国家卫生健康委员会“十三五”规划教材
全国高等学校教材
供口腔医学类专业用

𬌗　学

第 4 版

主　　编　王美青

副 主 编　谢秋菲　李晓箐

编　　者　（以姓氏笔画为序）

于世宾（空军军医大学口腔医学院）
王美青（空军军医大学口腔医学院）
卢燕勤（中南大学湘雅口腔医学院）
冯剑颖（浙江中医药大学口腔医学院）
师晓蕊（北京大学口腔医学院）
刘　洋（四川大学华西口腔医学院）
刘　静（暨南大学口腔医学院）
刘伟才（同济大学口腔医学院）
刘晓东（空军军医大学口腔医学院）
毕良佳（哈尔滨医科大学附属第四医院）
李　波（中国医科大学口腔医学院）
李保泉（吉林大学口腔医学院）
李晓箐（四川大学华西口腔医学院）
汪萌芽（皖南医学院口腔医学院）
张静露（南京医科大学口腔医学院）
秦力铮（首都医科大学口腔医学院）
康　宏（兰州大学口腔医学院）
阎　英（中山大学光华口腔医学院）
董　研（浙江大学医学院附属第二医院）
程蕙娟（上海交通大学口腔医学院）
傅开元（北京大学口腔医学院）
谢秋菲（北京大学口腔医学院）
熊　晖（武汉大学口腔医学院）

主编助理　张　勉（空军军医大学口腔医学院）

人民卫生出版社

图书在版编目（CIP）数据

殆学/王美青主编. —4版. —北京：人民卫生出版社，2020

第8轮口腔本科规划教材配网络增值服务

ISBN 978-7-117-29796-7

Ⅰ.①牙… Ⅱ.①王… Ⅲ.①口腔科学-医学院校-教材 Ⅳ.①R78

中国版本图书馆CIP数据核字(2020)第024455号

殆 学

第4版

主 编：王美青
出版发行：人民卫生出版社（中继线 010-59780011）
地 址：北京市朝阳区潘家园南里19号
邮 编：100021
E - mail：pmph @ pmph.com
购书热线：010-59787592 010-59787584 010-65264830
印 刷：北京盛通印刷股份有限公司
经 销：新华书店
开 本：889×1194 1/16 印张：16
字 数：483千字
版 次：2003年12月第1版 2020年8月第4版
2024年10月第4版第9次印刷（总第21次印刷）
标准书号：ISBN 978-7-117-29796-7
定 价：59.00元
打击盗版举报电话：010-59787491 E-mail：WQ @ pmph.com
质量问题联系电话：010-59787234 E-mail：zhiliang @ pmph.com

国家卫生健康委员会“十三五”规划教材
全国高等学校五年制本科口腔医学专业
第八轮　规划教材修订说明

1977年，卫生部召开了教材建设工作会议并成立了卫生部教材办公室，决定启动第一轮全国高等医学院校本科口腔医学专业卫生部规划教材编写工作，第一轮教材共5种，即《口腔解剖生理学》《口腔组织病理学》《口腔内科学》《口腔颌面外科学》和《口腔矫形学》。自本套教材第一轮出版40多年来，在原卫生部、原国家卫生和计划生育委员会及国家卫生健康委员会的领导下，在教育部支持下，在原卫生部教材办公室的指导下，在全国高等学校口腔医学专业教材评审委员会的规划组织下，全国高等学校五年制本科口腔医学专业教材已经过七轮修订、一轮数字化升级，形成了课程门类齐全、学科系统优化、内容衔接合理、结构体系科学的由规划教材、配套教材、网络增值服务以及数字出版组成的立体化教材格局，已成为我国唯一一套长期用于我国高等口腔医学院校教学的历史最悠久、内容最权威、结构最优化、形式最经典、质量最上乘的口腔医学专业本科精品教材。老一辈医学教育家和专家们亲切地称本套教材是中国口腔医学教育的“干细胞”教材。

2012年出版的第七轮全国高等学校本科口腔医学专业卫生部规划教材共15种，全套教材为卫生部“十二五”规划教材，全部被评为教育部“十二五”普通高等教育本科国家级规划教材。

2017年本套第八轮教材启动修订，当时正是我国进一步深化医教协同之际，更是我国医疗卫生体制改革和医学教育改革全方位深入推进之时。在全国医学教育改革发展工作会议上，李克强总理亲自批示“人才是卫生与健康事业的第一资源，医教协同推进医学教育改革发展，对于加强医学人才队伍建设、更好保障人民群众健康具有重要意义”，并着重强调，要办好人民满意的医学教育，加大改革创新力度，奋力推动建设健康中国。

教材建设是事关未来的战略工程、基础工程，教材体现了党和国家的意志。人民卫生出版社紧紧抓住深化医教协同全面推动医学教育综合改革的历史发展机遇期，以全国高等学校五年制本科口腔医学专业第八轮规划教材全面启动为契机，以规划教材创新建设，全面推进国家级规划教材建设工作，服务于医改和教改。第八轮教材的修订原则，是积极贯彻落实国务院办公厅关于深化医教协同、进一步推进医学教育改革与发展的意见，努力优化人才培养结构，坚持以需求为导向，构建发展以“5+3”模式为主体的口腔医学人才培养体系；强化临床实践教学，切实落实好“早临床、多临床、反复临床”的要求，提高医学生的临床实践能力。

为了全方位启动国家卫生健康委员会“十三五”规划教材建设工作，经过近1年的调研，在国家卫生健康委员会、教育部的领导下，全国高等学校口腔医学专业教材评审委员会和人民卫生出版社于2017年启动了本套教材第八轮修订工作，得到全国高等口腔医学本科院校的积极响应。经过200多位编委的辛勤努力，全国高等学校第八轮口腔医学专业五年制本科国家卫生健康委员会“十三五”规划教材现成功付梓。

本套教材修订和编写特点如下：

1. 教材编写修订工作是在国家卫生健康委员会、教育部的领导和支持下，由全国高等医药教材建设研究学组规划，口腔医学专业教材评审委员会审定，院士专家把关，全国各医学院校知名专家教师编写，人民卫生出版社高质量出版。

2. 教材编写修订工作是根据教育部培养目标、国家卫生健康委员会行业要求、社会用人需求，在全国进行科学调研的基础上，借鉴国内外医学人才培养模式和教材建设经验，充分研究论证本专业人才素质要求、学科体系构成、课程体系设计和教材体系规划后，科学进行的。

3. 教材编写修订工作着力进行课程体系的优化改革和教材体系的建设创新——科学整合课程、淡化学科意识、实现整体优化、注重系统科学、保证点面结合。继续坚持“三基、五性、三特定”的教材编写原则，以确保教材质量。

4. 本套教材共 17 种，新增了《口腔医学人文》《口腔种植学》，涵盖了口腔医学基础与临床医学全部主干学科。读者对象为口腔医学五年制本科学生，也可作为七年制、八年制等长学制学生本科阶段参考使用，是口腔执业医师资格考试推荐参考教材。

5. 为帮助学生更好地掌握知识点，并加强学生实践能力的同步培养，本轮编写了 17 种配套教材。同时，继续将实验（或实训）教程作为教学重要内容分别放在每本教材中编写，使各学科理论与实践在一本教材中有机结合，方便开展实践教学工作，强化实践教学的重要性。

6. 为满足教学资源的多样化，实现教材系列化、立体化建设，本套教材以融合教材形式出版，将更多图片以及大量视频、动画等多媒体资源以二维码形式印在纸质教材中，扫描二维码后，老师及学生可随时在手机或电脑端观看优质的配套网络数字资源，紧追“互联网 +”时代特点。

获取网络数字资源的步骤

1. 扫描封底红标二维码，获取图书“使用说明”。
2. 揭开红标，扫描绿标激活码，注册 / 登录人卫账号获取数字资源。
3. 扫描书内二维码或封底绿标激活码随时查看数字资源。
4. 登录 zengzhi.ipmph.com 或下载应用体验更多功能和服务。

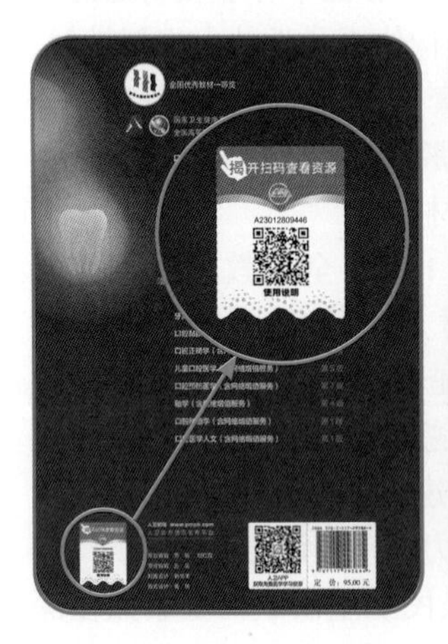

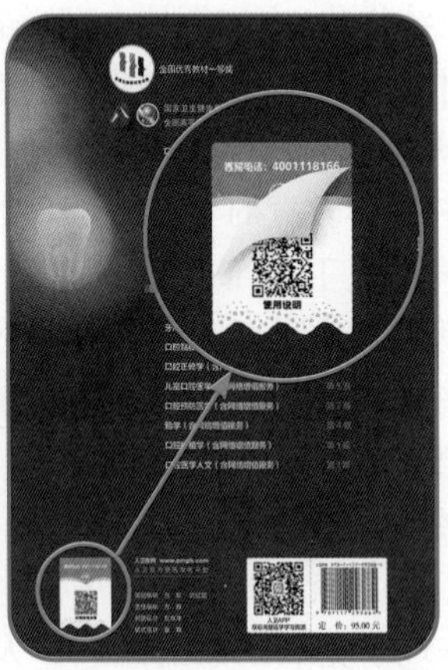

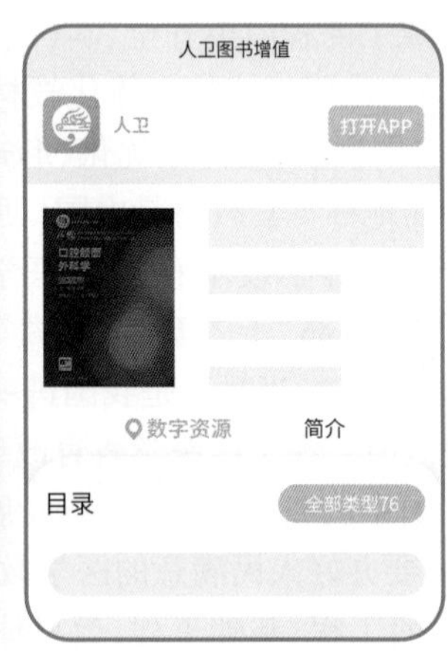

7. 本套教材采用大 16 开开本、双色或彩色印刷，彩图随文编排，铜版纸印刷。形式活泼，重点突出，印刷精美。

为进一步提高教材质量，请各位读者将您对教材的宝贵意见和建议**发至“人卫口腔”微信公众号（具体方法见附件）**，以便我们及时勘误，同时为下一轮教材修订奠定基础。衷心感谢您对我国口腔医学本科教育工作的关心和支持。

人民卫生出版社

2019 年 11 月

附件

1. 打开微信，扫描右侧“人卫口腔”二维码并关注“人卫口腔”微信公众号。
2. 请留言反馈您的宝贵意见和建议。

注意：留言请标注“口腔教材反馈 + 教材名称 + 版次”，谢谢您的支持！

第八轮全国高等学校五年制本科口腔医学专业规划教材目录

教材名称	版次	主编	副主编
口腔解剖生理学(含网络增值服务)	第8版	何三纲	于海洋
口腔组织病理学(含网络增值服务)	第8版	高　岩	孙宏晨　李　江
口腔颌面医学影像诊断学(含网络增值服务)	第7版	张祖燕	王　虎
口腔生物学(含网络增值服务)	第5版	边　专	王松灵　陈万涛　贾　荣
口腔临床药物学(含网络增值服务)	第5版	刘　青	
口腔材料学(含网络增值服务)	第6版	赵信义	孙　皎　包崇云
牙体牙髓病学(含网络增值服务)	第5版	周学东	陈　智　岳　林
口腔颌面外科学(含网络增值服务)	第8版	张志愿	石　冰　张陈平
口腔修复学(含网络增值服务)	第8版	赵铱民	周永胜　陈吉华
牙周病学(含网络增值服务)	第5版	孟焕新	束　蓉　闫福华
口腔黏膜病学(含网络增值服务)	第5版	陈谦明	华　红　曾　昕
口腔正畸学(含网络增值服务)	第7版	赵志河	周彦恒　白玉兴
儿童口腔医学(含网络增值服务)	第5版	葛立宏	邹　静　秦　满
口腔预防医学(含网络增值服务)	第7版	冯希平	杜民权　林焕彩
𬌗学(含网络增值服务)	第4版	王美青	谢秋菲　李晓箐
口腔种植学(含网络增值服务)	第1版	宫　苹	王佐林　邸　萍
口腔医学人文(含网络增值服务)	第1版	邱蔚六	周学东　俞光岩　赵铱民　樊明文

第八轮全国高等学校五年制本科口腔医学专业规划教材配套教材目录

教材名称	教材名称
口腔解剖生理学习题集	牙周病学习题集
口腔组织病理学习题集	口腔黏膜病学习题集
口腔颌面医学影像诊断学习题集	口腔正畸学习题集
口腔生物学习题集	儿童口腔医学习题集
口腔临床药物学习题集	口腔预防医学习题集
口腔材料学习题集	殆学习题集
牙体牙髓病学习题集	口腔种植学习题集
口腔颌面外科学习题集	石膏牙雕刻训练教程
口腔修复学习题集	

中国医学教育题库(口腔医学题库)

题库名称	主　编	副主编	题量	
			一类试题*	二类试题**
口腔解剖生理学	何三纲	于海洋	2 000	6 000
口腔组织病理学	钟　鸣	罗海燕	2 000	6 000
口腔颌面医学影像诊断学	张祖燕	王　虎	900	2 700
口腔生物学	边　专	王松灵　陈万涛　贾　荣	800	2 400
口腔临床药物学	刘　青		800	2 400
口腔材料学	赵信义	孙　皎　包崇云	900	2 700
牙体牙髓病学	周学东	陈　智　王晓燕	2 500	7 500
口腔颌面外科学	张志愿	石　冰　张陈平	3 000	9 000
口腔修复学	赵铱民	周永胜　陈吉华	3 000	6 000
牙周病学	孟焕新	束　蓉　闫福华	1 000	3 000
口腔黏膜病学	曾　昕	程　斌	800	2 400
口腔正畸学	赵志河	周彦恒　白玉兴	1 500	4 500
儿童口腔医学	葛立宏	邹　静　秦　满	1 000	3 000
口腔预防医学	胡德渝	卢友光　荣文笙	800	2 400
𬌗学	王美青	李晓箐	800	2 400
口腔种植学	宫　苹	王佐林　邸　萍	800	2 400

* 一类试题:包含客观题与主观题,试题经过大规模实考测试,参数稳定,试题质量高,保密性强,主要为各院校教务管理部门提供终结性教学评价服务,适用于组织学科期末考试、毕业综合考试等大型考试。

** 二类试题:包含客观题与主观题,题型丰富,覆盖知识点全面,主要为教师提供日常形成性评价服务,适用于日常教学中布置课前预习作业,开展课堂随堂测试,布置课后复习作业以及学生自学、自测、自评等。

全国高等学校口腔医学专业第五届教材评审委员名单

前　言

𬌗学与口腔医学众多学科关系密切，是口腔医生极其重视的一门基础与临床结合非常紧密的学科。近年来，𬌗学研究进展很快，因此第4版《𬌗学》教材在前3版基础上做了较大幅度的调整。

根据教材编写的"三基"原则（基本理论、基本知识、基本技能），以及加强素质培养、注重整体优化的特点和要求，第4版教材的撰写聘请了来自全国18所院校的23位专家，经过两轮全体编委面对面讨论、数以十计的多人次交叉互审以及编委反复修改，现编写工作终于告一段落。

第4版教材的内容设置体现了基础与临床相结合、理论与实践相结合、实用性与前瞻性相结合的学科及教材特点：①精选了𬌗学研究中最基本的𬌗、颞下颌关节、颌骨肌、下颌运动及其神经调控等基础内容，其中"下颌运动及其神经调控"，从神经科学的角度展现了𬌗学知识的深度；②设置了口颌系统功能检查的"桥梁"章，将分散在临床各个学科的相关内容归纳、总结，既从临床可行性、便利性角度，详细介绍了𬌗学相关的检查内容和检查方法，又从学科发展角度，介绍了有关仪器设备的使用方法和功能特点，充分体现𬌗学知识的宽度；③设置了"咬合检查与治疗"章，集中介绍与临床关系密切的𬌗学基本知识、基本理论和基本技术，及其在口腔正畸学、口腔修复学、牙周病学等多个口腔临床学科中的应用，体现了𬌗学知识的广度；④系统讲解了磨牙症、颞下颌关节紊乱病和唇舌颌面颈肌功能紊乱等疾病的临床特点及诊疗方法，重点讲解了咬合的诊疗要点，体现𬌗学知识的厚度。全书内容循序渐进，具有系统性、完整性、思想性、科学性、启发性、易读性、先进性、实用性和开放性等教材特征。

虽然𬌗学与多学科关系密切，兼有基础和临床特征，但第4版教材尽量避免与其他教材所述内容之间不必要的重复，特别是避免与《口腔解剖生理学》《口腔颌面医学影像诊断学》《口腔修复学》《口腔正畸学》《牙周病学》和《口腔颌面外科学》等教材相关内容的重复。同时，本版教材特别注意不同学科知识点之间的衔接，以体现口腔医学的整体观以及𬌗学与多学科之间互相渗透、密不可分的学科特色。

感谢人民卫生出版社推出了"数字融合"的新教材模式，使许多𬌗学内容不仅可以通过传统的图文并茂方式阐述，而且可以通过二维码将视频、动画等生动形象的内容展现出来，这无疑对学习这门曾被冠以"玄学"的课程有极大的帮助。

第4版教材的编委都是长期从事𬌗学及相关领域工作的专家，对所撰写内容了如指掌、视若家珍，撰写、编排、校对诸事，亲力亲为，谨慎、悉心。特别是在南京医科大学口腔医学院的大力支持下，编委张静露及其编写团队专门录制了口颌面功能仪器检查的设备使用方法与诊断技术，为没有条件现场学习相关内容的学员，提供了宝贵的资料。

尽管怀着满腔热忱，以积极负责的专业精神践行教书育人的誓言，但是编写中还是难免有疏漏，或因学科特点所致，存在一些相悖的概念和学术观点，撰写时因作者水平所限未能中立、客观地呈现，还有待今后不断改正。

王美青
2020年3月于西安

目　录

绪　论

𬌗学(occlusion)是关于咬合生理、病理特征的科学,是以咬合功能为中心,以临床治疗为目标,研究咬合功能对相应咬合形态的需求以及咬合形态对机体多种相关功能活动影响的规律。它既有临床医学内容,也有基础医学内容,是一个理论性、专业性和实践性均很强且涉及多个医学学科的口腔医学专业分支学科。

咬合是一个极其活跃的生物体结构,在人的一生中历经牙齿萌出、建𬌗、自然磨耗、天然牙脱落等生理、病理过程,以及病损、治疗等疾病和治疗过程。咬合不是孤立的,构成咬合的牙生长在牙槽骨中,上、下颌牙之间的咬合运动依赖于咀嚼肌的收缩以及颞下颌关节的功能活动,因而咬合与牙周组织、颞下颌关节以及咀嚼肌的关系非常密切;支配咬合功能活动的三叉神经系与颈椎系有着重要的解剖学、生物力学和神经生理学等方面的联系,因此咬合与头颈功能的关系也很密切。咬合变化需与这些组织结构的功能相协调,否则可能会出现相应的疾病,最常见的疾病有牙隐裂、牙折、楔形缺损、重度磨损等牙体疾病,创伤性牙周病、颞下颌关节紊乱病、磨牙症、颈椎功能紊乱等。临床上,恢复咬合功能的治疗常通过建立一定形态的咬合接触关系来实现,如果不能成功建立正常咬合接触形式,不仅咬合功能得不到有效的恢复,还有可能出现上述相关组织结构的功能障碍。因此,口腔医师应对咬合生理、病理特点,以及咬合功能与咬合形态的关系,有非常清晰的认识,既能掌握𬌗学理论,又能运用一定的技术,如调𬌗技术,可有效地治疗和预防相关疾病,防止出现咬合相关的医源性问题。

一、𬌗学的诞生与发展

早期的𬌗学研究与口腔修复学的关系最为密切。一百多年以前,人们开始研究咬合的功能问题,这主要体现在口腔修复学理论中对于颌位关系的研究报道,并逐渐形成了以颌位关系为主体研究内容的独立学科——颌学(gnathology)。在研究有关颌位关系的记录、转移和重建等过程中,逐渐形成了下颌运动、咬合接触、颞下颌关节、口颌面颈部神经肌肉生理病理等研究热点,以及以颞下颌关节紊乱病、磨牙症、牙周病、颈椎功能紊乱等为代表的口颌面颈功能障碍性疾病的研究方向,并出现了与口腔生物力学的交叉研究,以及以检查和诊断口、颌、面、颈功能为主要目标的诊断技术,从而确立了现代𬌗学的学科体系。

𬌗学发展过程中的节点性研究有以下方面:

(一)铰链轴理论

多数牙缺失进行义齿修复时,首先需要确定将来建𬌗时下颌相对于上颌的位置关系,然后再在该位置关系下建立正常的咬合接触关系,因此准确地将这一颌位关系记录下来并转移到𬌗架上,是保障义齿治疗效果的关键步骤,显然这是一个仿真课题。经过一系列探索之后,该领域的研究焦点逐渐集中在合理简化下颌运动、在𬌗架上模拟最简单的下颌运动——开闭口运动方面,于是出现了"是否存在并可以记录和再现开闭口运动轴",即探索铰链轴(hinge-axis)的系列研究。

早期铰链轴研究可能源于解剖学家的思考,1866 年 Balkwill 指出,从侧面来看,下颌处于闭口咬合位时,髁突位于关节窝内偏后方的位置,张口时髁突作铰链运动。对铰链轴理论贡献最大的应是 McCollum(1936 年)发明的、用以转移颌位关系的面弓(face-bow),以及 Stuart(1939 年)在此基础上发明的新型𬌗架,从而在离体状态下成功地再现了开闭口运动;另外,Posselt(1956 年)利用 X 线片测量分析方法描述了下颌运动中,下颌骨(包括髁突)的位置变化规律,与此同时,Bennett(1908 年、1924 年)、Needles(1923 年)、Wadsworth(1925 年)、Granger(1954 年)先后论述了关于颞下颌关节运动可以分解为铰链运动和滑动运动的学术观点；Granger（1952 年）还指出，实际上每侧关节均包括两个关节：盘-髁之间的杵臼关节和盘-窝之间的滑动关节。这些认识都不同程度地丰富了铰链轴理论。

（二）下颌边缘运动

下颌边缘运动的研究与铰链轴理论的研究密切相关，在探索铰链轴的研究中，Posselt 通过在尸体上模拟铰链运动等下颌运动，绘制了下颌运动的矢状面轨迹图，该图被称为边缘运动轨迹（trace of mandibular border movement，or envelop）。他指出，人类在保持双侧髁突最大限度后退状态下开口时，切牙处开口度可达 20mm 左右，并将这种开闭口运动称为铰链开闭口运动（terminal hinge opening and closure）。该运动与自然开闭口运动不同，相当恒定，虽然是被动运动，但可操作性和可重复性均较强。Posselt 认为修复学中对铰链运动的兴趣，不仅由于该运动存在于正常功能活动中，而且还由于该运动可以被准确地定位、记录，并可以再现于𬌗架上。

20 世纪 80 年代前后出现了一种电子仪器——下颌运动轨迹描记仪（mandibular kinesiograph，MKG），用以描记下颌运动的范围及其特征。该仪器可清楚地显示边缘运动轨迹的形态。从此，有关颌位关系和下颌运动的理论与记录技术基本完善，三个基本颌位也根据最新研究成果被重新命名，即以牙尖交错位代替了正中𬌗位，后退接触位代替了正中关系位，下颌姿势位代替了下颌休息位，体现了对有关理论认识的飞跃。

（三）𬌗的生理与病理特征研究

有关𬌗的生理和病理特征的研究，不仅与口腔修复学密切相关，而且与牙周病学、口腔正畸学以及磨牙症、颞下颌关节紊乱病等疾病的研究有非常紧密的联系。

首先，在修复学研究中，继颌位关系问题之后，咬合接触问题也受到广泛的重视。咬合接触与颌位是两个密切联系的概念，咬合是建立在一定颌位关系之下的上下颌牙的接触关系，因而有关咬合与颌位的研究常互相渗透、难分彼此。早期𬌗学研究也非常强调颌位关系，但随着颌位关系的理论逐渐成熟，咬合接触问题更加凸显出来。追溯发现，实际上早在 20 世纪 30 年代，Schuyler 等学者就开始关注咬合接触问题，但是他们提倡在自然牙中建立平衡𬌗关系，提倡把最广泛、最紧密的咬合接触关系（牙尖交错𬌗）建立在正中关系位（也就是后来所称的后退接触位）上。然而 Posselt 通过记录下颌边缘运动轨迹证明，将正中关系位和正中𬌗位作为一个颌位看待的观点是错误的，并由此派生出长正中、正中自由域等概念，该学派主张将正中𬌗接触关系建立在正中关系位的前方。虽然这些有关咬合接触关系的观点在后来的研究中尚未被广泛接受，但这些论点的出现表明，当时咬合接触问题已受到关注。

其次，在牙周病学研究方面，1950 年 Branstad 在关于牙周病咬合创伤的研究中用了异常动态咬合（malarticulation）一词，认为咬合时铰链运动异常将导致咬合接触异常，可出现咬合创伤。作者反复强调其对生理性咬合（physiological articulation）的认识，强调𬌗架在诊断咬合方面的重要意义，指出𬌗架对于口腔医学就如同显微镜对于病理学及微生物学，其重要意义可见一斑。这些观点至今在正畸学领域仍有较大的影响。

再次，在功能紊乱性疾病的研究方面，1961 年牙周病学专家 Ramfjord 报道了对磨牙症患者的肌电研究结果，认为正中关系位-正中𬌗位之间的𬌗干扰（简称为 CR-CO 干扰）是磨牙症的重要病因，可导致肌功能异常，出现异常肌电活动。磨除这种咬合干扰，肌电便趋于正常，磨牙症症状可以缓解甚至消失。20 世纪 60—70 年代，Ramfjord 和 Ash 陆续报道了关于咬合接触关系对咀嚼功能（尤其是颞下颌关节的功能）影响的研究结果，并出版了第一部𬌗学专著。在以后的 30 年里该专著不断再版，直至 2005 年已出版了 5 版，这标志着𬌗学理论体系的不断成熟与完善，并从过去以颌位为中心、依托于口腔修复理论的颌学（gnathology）中独立出来，成为一门内涵丰富、涉及与𬌗关系相关的口腔医学几乎各个学科的独立而完整的科学体系。在这一体系中，逐渐出现了咬合接触部位、咬合干扰、早接触、生理𬌗、病理𬌗、口颌系统（stomatognathology system）等概念，阐述了神经肌肉反馈机制在口颌系统功能正常及功能紊乱方面具有重要意义的观点，并突出了咬合、口颌系统神经肌肉功能与颞下颌关节紊乱病、磨牙症、牙周病、颈椎功能紊乱等疾病的密切关系，成为口腔医学中一门重要的集基础医学与临床医学于一体的应用基础学科。

学习笔记

二、𬌗学的基本研究内容

从上述𬌗学研究的发展历程可以看出,𬌗学与口腔医学临床实践密切相关,同时采取了大量的基础医学以及交叉学科的研究手段,其内容包括了功能正常和疾病两个方面。其基本研究领域大致涉及以下几个方面:

(一)基础研究

1. 𬌗与颌位研究 𬌗与颌位是𬌗学研究的主体内容,其中关于𬌗的研究包括𬌗的形态及其功能特点,𬌗的生长、发育,构成𬌗的牙与牙列的生物力学特性及其解剖学基础,𬌗的检查与诊断方法,𬌗的评价标准等;关于颌位的研究主要包括颌位的形成机制,颌位的可重复性及其再现方法,颌位变化及下颌运动的规律,颌位的临床记录与应用等。

2. 咀嚼肌 包括咀嚼肌的形态学特征、生理学特性、代谢规律,咀嚼肌与口颌系统其他组织结构之间的关系,咀嚼肌疼痛与功能紊乱的特点、规律及其与外周和中枢神经系统之间的联系等。

3. 颞下颌关节 包括颞下颌关节的解剖学、运动学、影像学、生物力学,颞下颌关节生长、发育和改建规律以及有关的组织病理学等内容。

4. 神经系统 包括口颌系统神经支配特点,涉及有关感觉信号(例如痛觉、本体觉等)的传导,下颌运动的中枢控制(包括反射运动、随意运动和非随意运动等),相关初级中枢之间以及初级中枢和高级中枢之间的联系等。

(二)临床研究

1. 颞下颌关节紊乱病 关于颞下颌关节紊乱病的研究有许多,其与𬌗学研究相关的内容主要集中在咬合病因、病理机制、临床表现、分类、诊断、治疗以及咬合因素的控制与预防等方面。

2. 磨牙症 磨牙症是一种常见的颌面部功能紊乱疾病,也是𬌗学研究的重要内容之一,其内容包括磨牙症的病因、病理机制、诊断与治疗等。

3. 𬌗学与其他口腔临床学科之间的关系 𬌗学是口腔医学研究的中心内容之一,恢复和维持正常的咬合功能是口腔医学重要的治疗目标,因此𬌗学与各口腔临床学科有着非常密切的关系。首先𬌗学的诞生和发展与口腔修复学关系十分密切;口腔正畸学是通过非手术性医疗手段建立正常牙列、咬合关系的科学,而正颌外科则是通过手术建立正常牙列与咬合关系的科学,这些涉及牙列、咬合的治疗,无不与𬌗学理论有着密切的联系;牙体充填术也需要遵循𬌗学有关𬌗面形态与𬌗功能关系的理论,牙周病的调𬌗治疗,更是与𬌗学的基本理论密不可分。因此𬌗学理论对于口腔临床学科具有非常重要的指导意义。另一方面口腔各学科的进展,也在不同程度上丰富着𬌗学研究的内容,例如种植体、烤瓷修复材料、固定矫治术等技术和方法,其有关𬌗的问题更加深入和广泛。

4. 𬌗学与其他医学领域的关系 𬌗学研究的核心——咬合,还与颈椎等部的功能活动有关,有研究指出,咬合与运动系统的多种功能活动有关,甚至与认知、心理等活动关系密切。这为𬌗学研究提出了新的临床应用课题,进一步拓宽了𬌗学的研究领域。

学习笔记

三、我国𬌗学的研究状况

早在20世纪50年代,我国的𬌗学研究就紧跟学科发展趋势,开始对咬合形态、颞下颌关节形态、咀嚼肌功能特点等内容进行了广泛、深入的探讨。20世纪80年代初期,王惠芸首先综述了国外𬌗学研究状况,之后北京医科大学(现北京大学)王毓英(1985年)、第四军医大学(现空军军医大学)王惠芸(1990年)和华西医科大学(现四川大学)徐樱华(1990年)先后出版了𬌗学方面的专著,全面、系统地阐述𬌗学的基本理论和技术方法,标志着我国𬌗学研究的全面展开。纵观半个多世纪以来我国𬌗学研究的进展,主要有以下几方面突出的成就。

(一)口颌系统生理病理学研究

关于咬合与颞下颌关节、咀嚼肌以及中枢神经系统关系的研究,包括解剖学、组织学、胚胎学、生理学、影像学等许多领域的研究成果。其中颞下颌关节的影像特征、翼外肌解剖与功能关系、颞下颌关节骨关节炎病理、口颌面痛等方面的研究,基本与国外的研究同步。这些研究在促进现代𬌗学理论体系的建立和完善方面发挥了巨大作用。

（二）颞下颌关节病以及磨牙症的咬合病因、诊断与治疗研究

颞下颌关节病和磨牙症都是口颌系统的功能紊乱性疾病，前者是正常生理功能障碍，后者是出现了异常运动。虽然咬合紊乱对这两种疾病的意义尚存在很大的争议，但咬合与这两种疾病之间的关系，一直是𬌗学研究的主要内容之一，并已取得丰硕的成果。我国的相关研究内容涉及疾病的病理学特点、临床表现、影像诊断、治疗方法（包括咬合治疗）与疗效评价等诸方面，体现了多学科之间的交叉和渗透。动物实验研究也非常丰富，其中有关病理学研究内容，已进入分子水平。

（三）口颌系统生物力学研究

由于口颌系统是一个特殊的运动系统，咬合又具有特殊的生物力学特点和规律，因此生物力学研究方法在𬌗学研究领域具有特殊的地位。我国有关研究内容涉及牙、牙周组织、颞下颌关节等，包括生物力学参数及性能的测定，仿真建模与运算，修复义齿的应力分析等方面。对于认识牙磨损、楔形缺损等牙体病，创伤性牙周病，颞下颌关节病等疾病的生物力学机制，建立和完善义齿设计与制作理论，都具有十分重要的参考价值。

2002 年中华口腔医学会颞下颌关节病学及𬌗学专业委员会的正式成立，标志着我国的𬌗学研究进入了新的历史时期。

四、研究及学习𬌗学的基本方法

𬌗学是一门实践性很强的综合性学科，一方面在临床实践中发现有关咬合的规律性和普遍性问题，另一方面寻求解释有关现象以及解决有关问题的理论和方法。由𬌗学的这一学科特点所决定，其研究和学习方法融汇了几乎所有医学学科的有关研究方法，不仅包括解剖学、组织学、生理学、病理学、生物化学、分子生物学、生物力学等一系列医学基础学科的理论和技术，而且还包括口腔临床医学各个学科的关于咀嚼器官和咀嚼功能的检查、诊断和治疗等内容。特别需要重视的是，𬌗学与许多学科有交叉，例如生物信息的采集、识别以及生物传感技术等。因此学习𬌗学，既要理解和掌握其理论知识，融会贯通各相关学科的内容，又要积极实践，在实践中发现问题、解决问题；既要探索有关组织结构的正常生理功能规律，又要分析有关疾病的病因、病理和诊断要点，探索有关治疗方法，在实践中体会，在应用中总结、提高。

学习笔记

（王美青）

第一章 𬌗

内容提要

𬌗是指上下颌牙发生接触的现象，牙尖交错𬌗是指最广泛、最紧密接触的𬌗关系，离开牙尖交错𬌗的其他咬合关系统称为非正中咬合。牙的主要功能之一是咀嚼，施加在咬合面上的力可以被分解为与咬合接触面相垂直的咬合压力和相平行的咬合研磨力；对研磨型下颌运动有引导作用的上颌牙局部咬合小面称为𬌗导。咬合接触点区域的形态特征对各咬合分力的大小、方向以及𬌗导都有重要的影响。牙齿磨损是指在没有菌斑、龋坏及外伤情况下牙齿硬组织丧失的现象，生理性磨损随年龄增长而增加；由正常咀嚼以外的其他因素所导致的牙体硬组织丧失可归为病理性磨损，病理性磨损是机械磨损、酸蚀、磨牙症等因素所导致的结果。颌位指下颌骨相对于上颌骨乃至颅骨的位置关系，具有良好重复性的三个基本颌位是牙尖交错位、后退接触位和下颌姿势位。正中关系是指在适当的垂直距离下，下颌对上颌的位置关系集合，其最上位即为“正中关系位”，此时的咬合接触关系称为正中关系𬌗。

学习笔记

第一节 功能性咬合接触

本节重点介绍在功能活动中咬合接触的形态特征。

一、牙尖交错𬌗及其相关的接触特征

牙尖交错𬌗（intercuspal occlusion，ICO）旧称正中𬌗（centric occlusion，CO），是指上下颌牙尖交错达到最广泛、最紧密接触的咬合关系。正常情况下，正中咬合接触点数量可以是数十个至上百个不等。未经磨耗的天然牙咬合接触面多呈弧形，接触范围较小；经生理性磨耗后，咬合接触的面积会增大。牙尖交错𬌗是各功能活动中最常涉及的咬合接触关系，由于正中咬合接触与非正中咬合接触在功能活动中密切关联，因此在分析正中咬合接触时，也常不可避免地涉及非正中咬合接触。

（一）前牙咬合接触点的分布

正常牙尖交错𬌗时，下颌切牙切缘及唇面一小部分与上颌切牙的舌面轻接触或几乎不接触。与上颌切牙相接触的下颌切牙唇面区域称为功能性外斜面（functional outer aspect，FOA），这是一个切颈径小于1mm的区域，该区域所在部位在下颌前伸咬合运动中可有微小的动态变化（图1-1-1）；在下颌前伸咬合运动中，与下颌切牙功能性外斜面相对应的上颌切牙舌面部位称为引导斜面（guiding aspect），引导斜面提供前伸咬合运动路径。在牙尖交错𬌗状态下，下颌尖牙的牙尖顶及牙尖的远中唇斜面与上颌尖牙牙尖的近中舌斜面相接触。

（二）后牙咬合接触点的分布

后牙咬合面形态比较复杂，不仅有尖、嵴、沟、窝等凸凹结构，而且位于颊、舌向的牙尖有着明显不同的功能，因此后牙咬合接触点及其分布特征也复杂多样。

1. 后牙咬合接触点在牙列矢状方向的分布区域 在正常牙列中，下颌后牙颊𬌗交界线以及上颌后牙舌𬌗交界线各呈一条假想的支持尖曲线，同样，上颌牙列以及下颌牙列的后牙中央窝也各呈

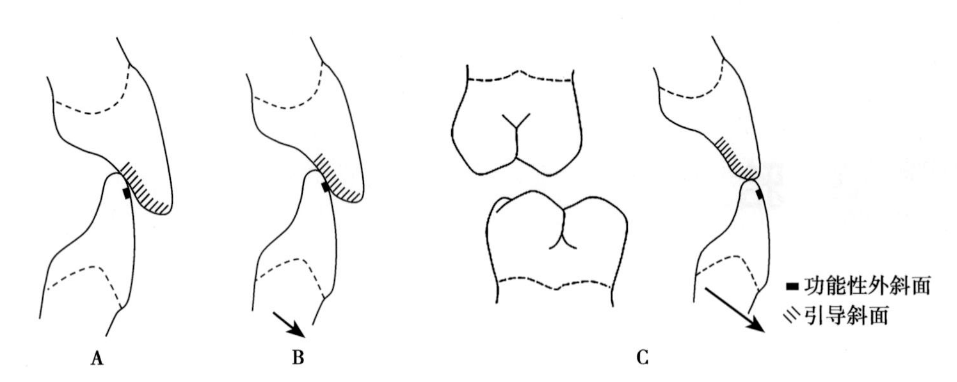

图 1-1-1 下颌切牙的功能性外斜面与上颌切牙的引导斜面
A. 牙尖交错𬌗时，下颌前牙的功能性外斜面与上颌前牙的引导斜面的接触为轻接触或几乎不接触 B. 下颌前伸咬合运动时，下颌前牙的功能性外斜面与上颌前牙的引导斜面接触 C. 下颌前伸咬合运动到前牙对刃时的咬合接触（前牙接触后牙不接触）

一条假想的中央窝曲线。正中咬合时，牙列的支持尖曲线与对颌的中央窝曲线相对应（图 1-1-2）。因此后牙咬合接触点主要分布在支持尖曲线和中央窝曲线附近。

上颌牙的远中斜面与下颌牙的近中斜面在近远中向的接触点可称为闭合终止点（closure stopper），简称终止点（stopper）；而上颌牙的近中斜面与下颌牙的远中斜面，在近远中向的接触点称为平衡点（equalizer）。由于纵𬌗曲线的存在，闭口咬合时，平衡点与终止点基本上同时接触，从而使上、下颌后牙受到近远中向方向相反的咬合分力作用，这有利于咬合时下颌位置的稳定；若平衡点先于终止点接触，正常的闭口运动将可能因平衡点的优先接触而失衡，下颌将沿着这个平衡点引导的方向发生偏移运动（图 1-1-3）。

学习笔记

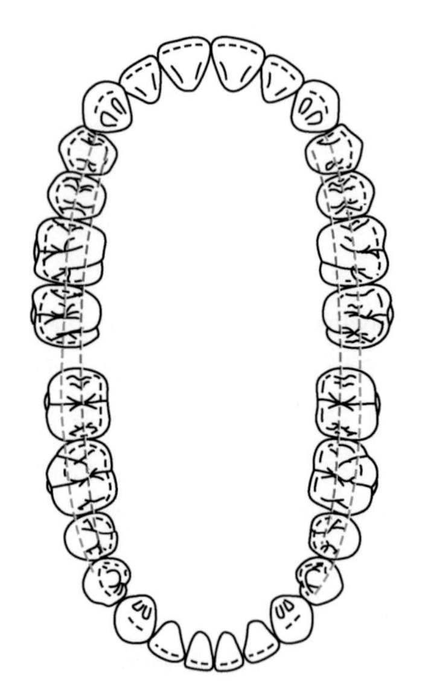

图 1-1-2 牙尖交错𬌗时，后牙咬合接触点在牙列矢状方向的分布特征
---示上颌的舌𬌗交界线（舌尖连线，即上颌的支持尖曲线）与下颌的中央窝曲线相对应
---示下颌的颊𬌗交界线（颊尖连线，即下颌的支持尖曲线）与上颌的中央窝曲线相对应

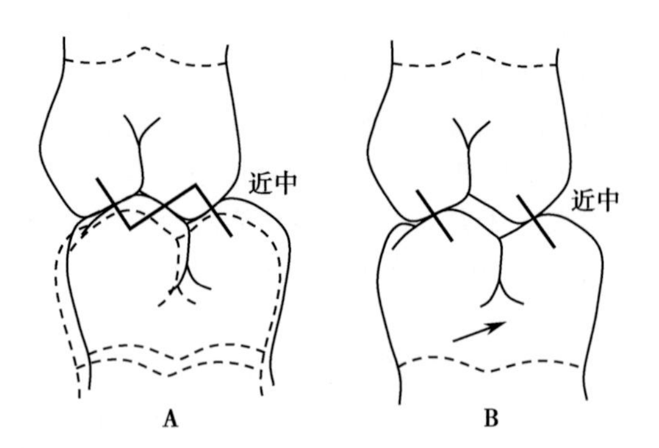

图 1-1-3 不同尖窝接触形式及其咬合稳定性（近远中向观）
A. 平衡点与闭合终止点同时接触，下颌位置稳定
B. 平衡点先于终止点接触，下颌会被引导向前，下颌位置不稳定

2. 后牙咬合接触点在牙列冠状方向的分布区域 从冠状面观察，上颌后牙的舌尖以及下颌后牙的颊尖［即支持尖（supporting cusp），或称捣碎尖（stamping cusp）］颊舌径较大，约占牙冠颊舌径的 55%～60%，牙尖较圆钝。上颌后牙颊尖和下颌后牙舌尖［即引导尖（guiding cusp），又名剪割尖（shearing cusp）］颊舌径较小，牙尖高且锐（图 1-1-4）。

后牙颊舌向的咬合接触关系可以模式化为尖-窝三点接触(图 1-1-5):A 点位于上颌颊尖舌斜面与下颌颊尖颊斜面之间,B 点位于上颌舌尖颊斜面与下颌颊尖舌斜面之间,C 点位于上颌舌尖舌斜面与下颌舌尖颊斜面之间。咬合时如果 A、B 两点接触而 C 点不接触,或 B、C 两点接触而 A 点不接触,仍然可得到较稳定的咬合关系,因为接触点位于支持尖的不同方向上,接触点介导的咬合力在锥形牙尖内,形成的合力沿牙长轴方向传递;如果 A、C 两点接触而 B 点不接触,则接触点介导的咬合力落在方向相同的引导斜面上,有使下颌牙向舌侧方向或上颌牙向颊侧方向移动的趋势,因而这种咬合接触不稳定(图 1-1-6)。可见 B 点的接触非常重要。

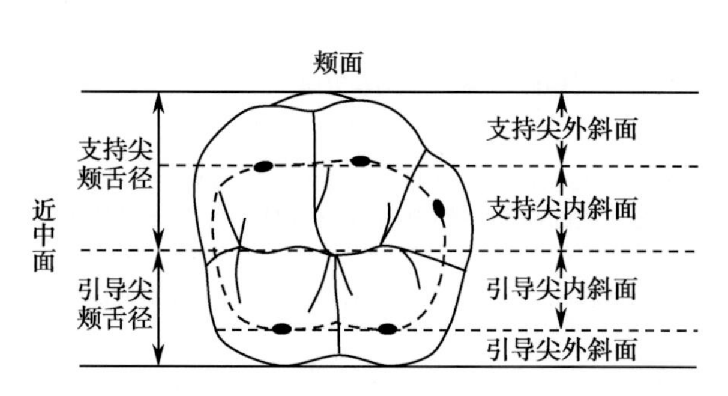

图 1-1-4 下颌第一磨牙支持尖与引导尖的𬌗面分布特征
支持尖的颊舌径较大,牙尖顶更靠近颊侧 1/3

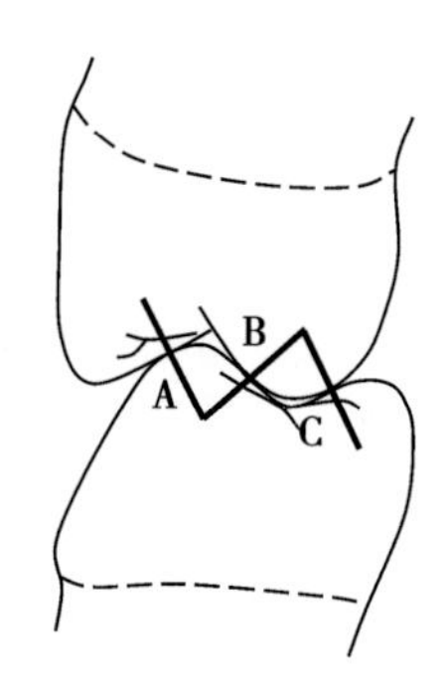

图 1-1-5 典型的尖-窝三点式接触关系(颊舌向观)
A、C. 上、下颌后牙支持尖外斜面与引导尖内斜面之间的接触点 B. 上、下颌后牙支持尖内斜面之间的接触点

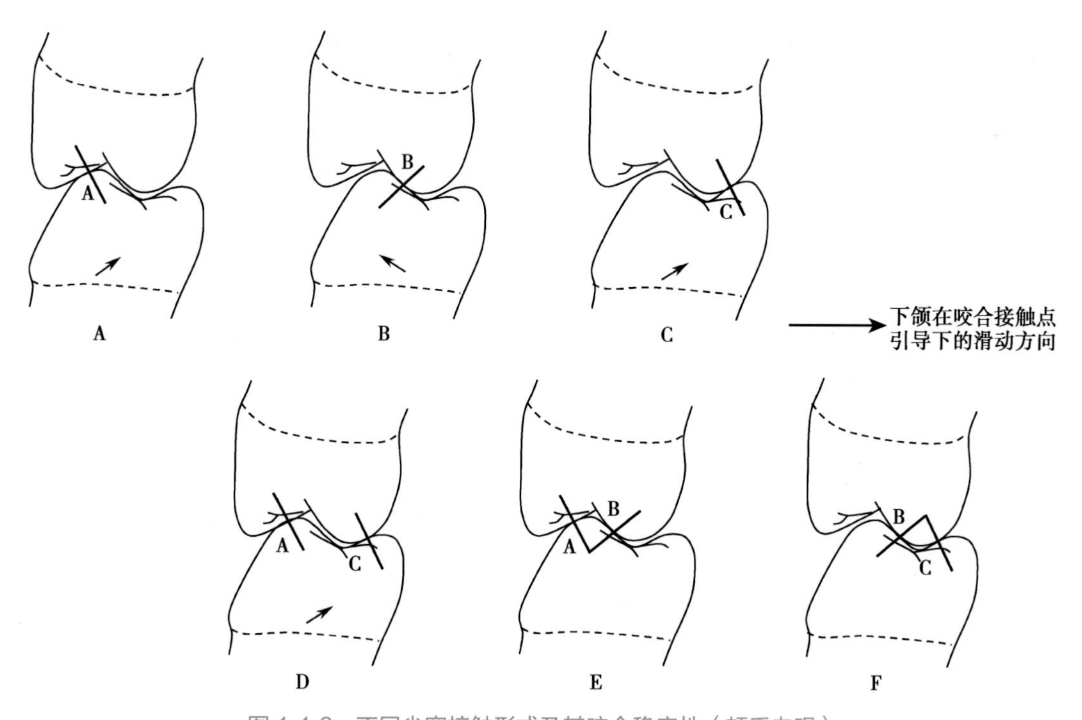

图 1-1-6 不同尖窝接触形式及其咬合稳定性(颊舌向观)
A. A 点接触,不稳定 B. B 点接触,不稳定 C. C 点接触,不稳定 D. A、C 点接触,不稳定 E. A、B 点接触,稳定 F. B、C 点接触,稳定

牙尖交错𬌗时,上、下颌后牙支持尖的内斜面相互接触,而其外斜面仅有一小部分与对颌牙有咬合接触;与支持尖相接触的引导尖内斜面称为引导斜面(图 1-1-7)。工作侧支持尖外斜面上在牙尖交错𬌗时没有咬合接触的一个小区域,在从牙尖交错𬌗开始的下颌侧方咬合运动中,可能会与对颌牙的引导尖内斜面发生咬合接触,这一接触部分的𬌗颈径常小于 1mm,称为支持尖的功能性外斜面(图 1-1-7,图 1-1-8),系咬合接触的储备区。

学习笔记

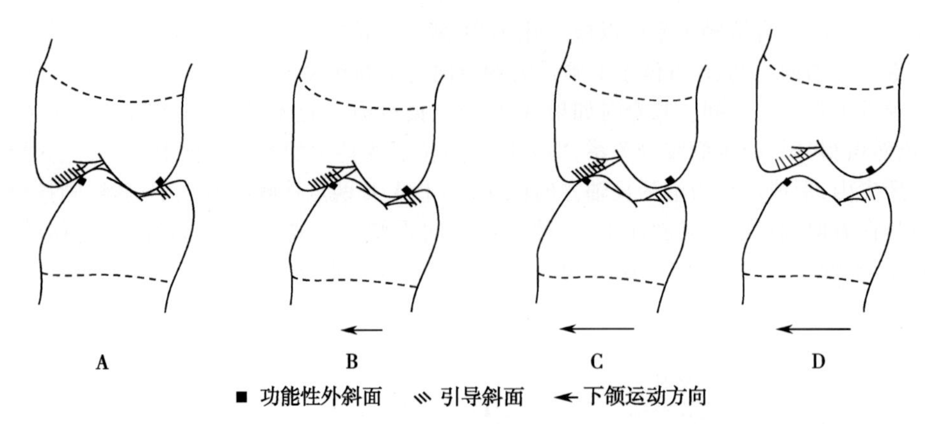

图 1-1-7 支持尖功能性外斜面的咬合接触特征

A. 牙尖交错𬌗时，支持尖的功能性外斜面（牙尖顶以外的区域）与对颌牙不接触 B. 侧方咬合运动范围较小时，工作侧上、下颌后牙支持尖的功能性外斜面可使与对颌牙引导尖的内斜面接触 C. 继续向侧方作咬合运动至同名牙尖相对时，组牙功能𬌗者（C）工作侧下颌后牙支持尖的外斜面与对颌牙引导尖的内斜面接触；尖牙保护𬌗者（D）工作侧上、下颌后牙不接触

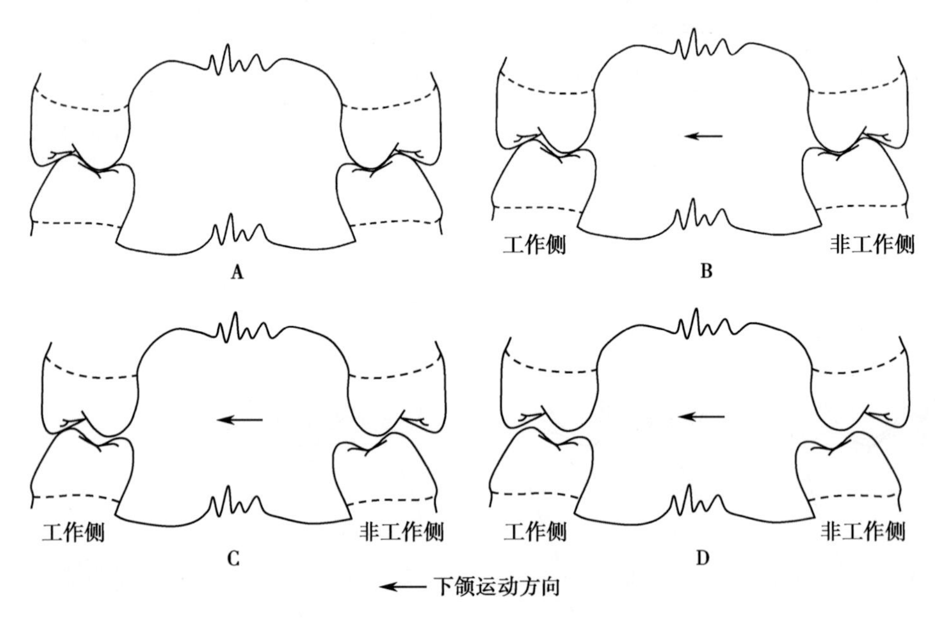

图 1-1-8 支持尖与引导尖的咬合接触特征

A. 牙尖交错𬌗时，支持尖与引导尖的咬合接触关系 B. 侧方咬合运动范围较小时，工作侧上、下颌后牙支持尖与对颌后牙引导尖的咬合接触 C. 继续向侧方咬合运动时，若工作侧多个牙接触，即形成组牙功能𬌗，工作侧上颌后牙颊尖（引导尖）的舌斜面与下颌后牙颊尖（支持尖）的颊斜面接触 D. 继续向侧方咬合运动时，若工作侧仅由尖牙引导，即形成尖牙保护𬌗，仅工作侧尖牙接触（图中未显示），工作侧上、下颌后牙均不接触

3. 后牙咬合接触点在垂直方向的分布特征 后牙咬合接触的垂直向特征采用一般方法不易观察到。通常可将后牙的咬合接触模式化为以下四种。

（1）尖-窝三点式接触（cusp-fossa tripod contact）：是指分布于上、下颌后牙支持尖的牙尖顶附近与对颌牙的牙窝底附近、以三个接触点为典型接触特征的尖窝接触关系（其典型表现如图 1-1-5 所示），是一种较为稳定的尖窝接触（cusp-fossa contact）形式。

（2）牙尖-边缘嵴接触（cusp-marginal ridge contact）：是指支持尖与对颌牙边缘嵴之间的一种接触形式（图 1-1-9）。

（3）牙尖顶-窝或边缘嵴接触（cusp tip-fossa or marginal ridge contact）：是指牙尖顶与对颌牙𬌗面较平的区域（如牙窝底或边缘嵴等）之间的接触（图 1-1-10）。

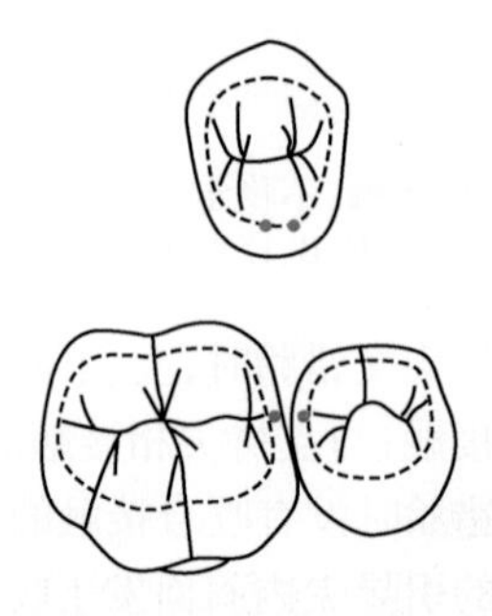

图 1-1-9 牙尖-边缘嵴接触

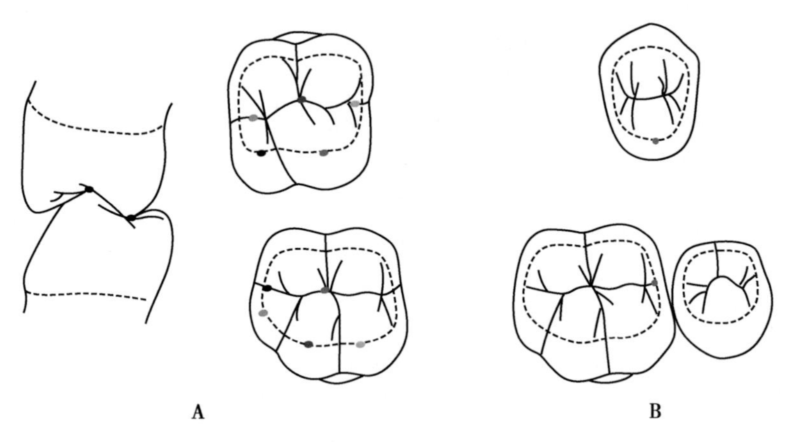

图 1-1-10 牙尖顶-窝或边缘嵴接触
上、下颌牙上同样颜色的点为咬合时互相对应接触的咬合点

（4）牙尖-卵圆窝接触（cusp tip-ovoid fossa contact）：是指牙尖与对颌牙较平坦的卵圆形牙窝底之间的接触，多在牙体充填物或修复体上（图 1-1-11）。牙体治疗时，如果原来的三角嵴等结构被破坏，而且难以恢复成其他类型的接触关系时，可做成该牙尖-卵圆窝式接触。

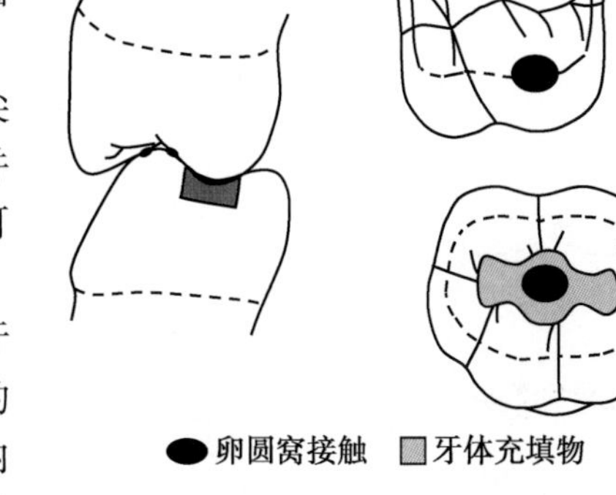

图 1-1-11 牙尖-卵圆窝接触

天然牙的垂直终止接触点往往是牙尖与牙窝（尖窝接触）、牙尖与边缘嵴（尖嵴接触）两种接触类型并存。一般来说尖窝接触比尖嵴接触稳定，尖嵴接触可能造成纤维性食物嵌入邻牙间隙中（食物嵌塞）。

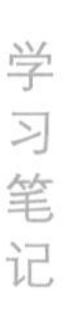

4. 后牙咬合接触点在牙列上的分布特征 后牙咬合接触点数究竟有多少尚没有一致的结果，笼统的对应接触关系见表 1-1-1 和表 1-1-2。实际上口腔内上、下颌牙列的咬合接触点分布特征有很大的个体差异。

表 1-1-1 正常牙尖交错𬌗时，下颌颊尖与对颌牙𬌗面窝的对应接触关系

下颌颊尖	相对的上颌𬌗面窝
下颌第一前磨牙颊尖	上颌第一前磨牙近中窝
下颌第二前磨牙颊尖	上颌第二前磨牙近中窝
下颌第一磨牙近中颊尖	上颌第一磨牙近中窝
下颌第一磨牙远中颊尖	上颌第一磨牙中央窝
下颌第一磨牙远中尖	上颌第一磨牙远中窝
下颌第二磨牙近中颊尖	上颌第二磨牙近中窝
下颌第二磨牙远中颊尖	上颌第二磨牙中央窝

表 1-1-2 正常牙尖交错𬌗时，上颌舌尖与对颌牙𬌗面窝的对应接触关系

上颌舌尖	相对的下颌𬌗面窝
上颌第一前磨牙舌尖	下颌第一前磨牙远中窝
上颌第二前磨牙舌尖	下颌第二前磨牙远中窝
上颌第一磨牙近中舌尖	下颌第一磨牙中央窝
上颌第一磨牙远中舌尖	下颌第一磨牙远中窝
上颌第二磨牙近中舌尖	下颌第二磨牙中央窝
上颌第二磨牙远中舌尖	下颌第二磨牙远中窝

二、非正中咬合的接触特征

离开正中咬合的其他咬合关系统称为非正中咬合（eccentric occlusion），这包括前伸、后退以及侧方咬合。非正中咬合接触部位不仅是牙齿的咬合负重部位，而且对下颌运动具有重要的引导作用。咬合接触正常，则所引导的下颌运动流畅、无障碍，否则可能会出现下颌运动异常，甚至导致咬合创伤。

非正中咬合接触特征如下：

（一）下颌前伸咬合运动中的𬌗接触特征

正常下颌前伸咬合运动中，前牙接触后牙不接触，咬合接触的部位是上颌前牙的舌窝和切嵴的舌侧与下颌前牙切缘及其唇侧（图 1-1-12）。有时下颌前伸咬合运动中后牙有轻接触或有不干扰下颌前伸运动的接触，这些后牙接触部位多位于上颌后牙牙尖的远中斜面以及下颌后牙牙尖近中斜面之间。

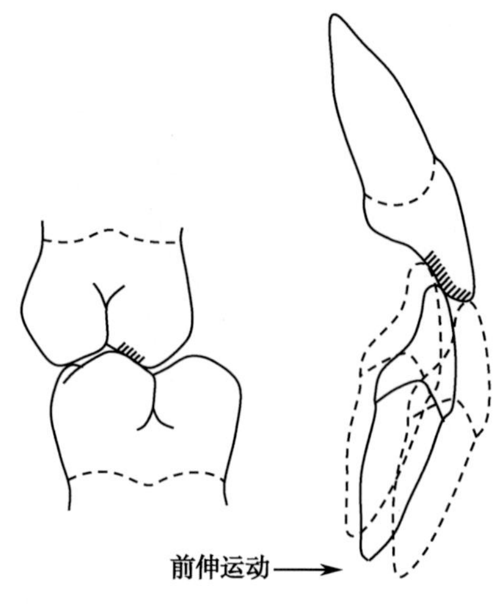

图 1-1-12 下颌前伸咬合运动中的𬌗接触特征

（二）下颌侧方咬合运动中的𬌗接触特征

下颌侧方咬合运动中，工作侧咬合接触可能是尖牙接触（尖牙保护𬌗），也可能是一组牙接触（组牙功能𬌗），正常情况下，在工作侧咬合引导下，非工作侧的牙在下颌侧方咬合运动中会脱离接触，即使接触也是轻接触，不干扰由工作侧咬合接触所引导的侧方运动（见图 1-1-7）。

尖牙保护𬌗的引导性咬合接触部位是上颌尖牙的舌面，与之相对应的是下颌尖牙的唇面（例如唇侧牙尖嵴）；组牙功能𬌗的引导性咬合接触部位是上颌后牙颊尖的舌斜面，与之相对应的是下颌后牙颊尖的颊斜面，同时可能有上颌后牙舌尖的舌斜面与下颌后牙舌尖颊斜面之间的接触，但这种接触很轻，不妨碍颊尖引导的咬合运动。如果此时非工作侧有咬合接触，则通常是上颌后牙舌尖的颊斜面与下颌后牙颊尖的舌斜面（见图 1-1-7）。

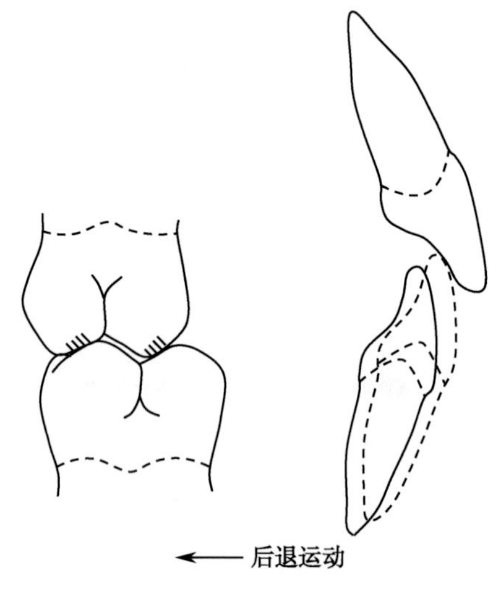

图 1-1-13 下颌后退咬合运动中的𬌗接触特征

（三）下颌后退咬合运动中的𬌗接触特征

下颌从牙尖交错位后退到后退接触位，正常情况下运动的轨迹是前上到后下的直线，距离约 1mm，咬合接触部位在上颌后牙牙尖的近中斜面与下颌后牙牙尖的远中斜面之间（图 1-1-13）。

（四）正常咬合运动中的咬合接触变化规律

通常可以用牙尖运动轨迹作为指标，描述咬合接触的变化规律（图 1-1-14，图 1-1-15），正常咬合运动中，侧方咬合运动中工作侧牙尖移动的轨迹称为工作道（working path），非工作侧牙尖移动的轨迹称为滑行道（orbiting path），前伸咬合运动以及侧前伸咬合运动中牙尖移动的轨迹依次称为前伸道（protrusive

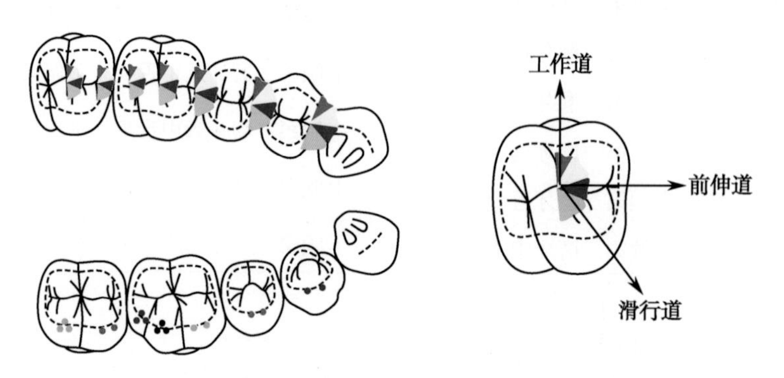

图 1-1-14 咬合运动中下颌后牙颊尖与对颌牙𬌗面的接触区域

侧方咬合运动中下颌后牙工作侧颊尖（工作道，红色）、非工作侧颊尖（滑行道，绿色）与对颌牙的接触区域，前伸咬合运动（前伸道，蓝色）及侧前方咬合运动（黄色）中下颌后牙颊尖与对颌牙的接触区域

学习笔记

图片：ER1-1-1 下颌颊尖在上颌𬌗面的运动轨迹

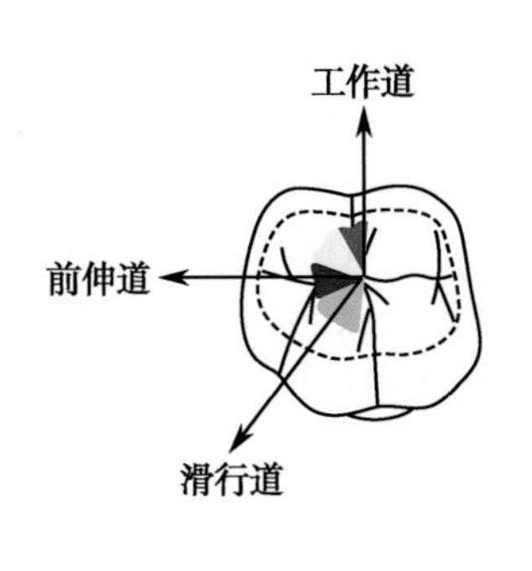

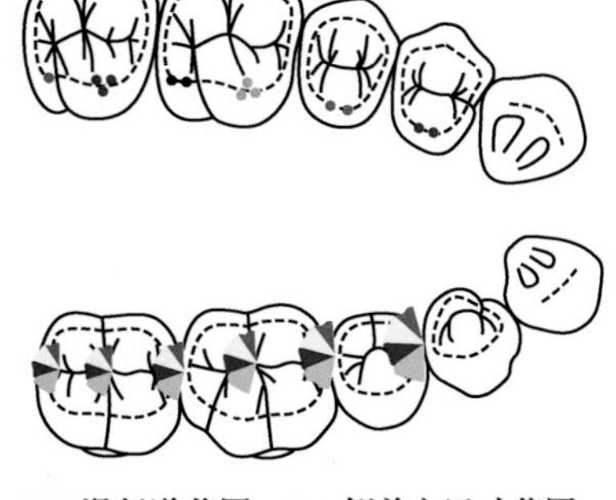

图 1-1-15　咬合运动中上颌后牙舌尖与对颌牙殆面的接触区域

侧方咬合运动中上颌后牙工作侧舌尖（工作道，红色）、非工作侧舌尖（滑行道，绿色）与对颌牙的接触区域，前伸咬合运动（前伸道，蓝色）及侧前方咬合运动（黄色）中上颌后牙舌尖与对颌牙的接触区域

图片：ER1-1-2 上颌舌尖在下颌殆面的运动轨迹

path）和侧前伸道（latero-protrusive path）。通常工作道、滑行道、前伸道以及侧前伸道为对颌的牙尖提供了相应咬合运动的引导面，在这些引导面区域内的咬合运动不应有障碍，否则会对运动构成干扰。

（五）殆的相互保护

正常殆可以为咬合运动提供良好的引导，使下颌的各向运动平滑无阻力。实现这一目标的一个重要机制是，在咬合运动中，引导区域的殆接触使非引导区域脱离咬合接触。由于在不同的咬合运动中引导区域和非引导区域可以互相转换，因此引导区域使非引导区域脱离咬合接触的现象被称为殆的相互保护（mutually protected articulation or mutually protected occlusion），在殆的相互保护中脱离咬合接触的现象称为殆分离（或分殆，disocclusion）。

殆的相互保护体现在各个方向的咬合运动中，如前伸咬合运动中前牙接触、后牙殆分离；后退咬合运动中后牙局部接触、前牙殆分离；侧方殆时工作侧接触、非工作侧殆分离；牙尖交错殆时后牙紧密接触、前牙轻接触等。殆分离可以减少牙齿被磨损的机会以及形成咬合干扰的机会。切道斜度、髁道斜度、前牙成组接触、后牙组牙功能殆及尖牙保护殆、覆殆覆盖程度、牙尖斜面斜度、牙尖及其牙尖嵴与对颌牙沟窝之间的相对位置关系等，都对殆分离有重要影响，例如：有些牙列拥挤者，殆面发育沟与对颌牙尖的接触关系异常，发育沟不能给对颌牙尖提供合理的运动空间，可导致不能及时出现殆分离。

学习笔记

三、早接触、殆干扰及其临床意义

（一）早接触（premature contact）

正常情况下，下颌由姿势位闭合到上下颌牙发生最初接触的颌位（轻咬）时，如果只有少数牙甚至个别牙接触，而不是尖窝交错广泛而紧密的接触，这些少数牙（或个别牙）的接触称为早接触（图 1-1-16）。如果出现了早接触，重咬的时候，下颌可能需要偏斜或避让这些早接触才能达到较广泛的咬合接触，一段时间后，开闭口型会习惯性地避开咬合高点直接到较广泛的咬合接触颌位，形成有偏斜的习惯性肌力闭合道。此时临床上检出早接触是较困难的，需要对习惯性肌收缩进行相关治疗后才能有效检查出真正的早接触位置。

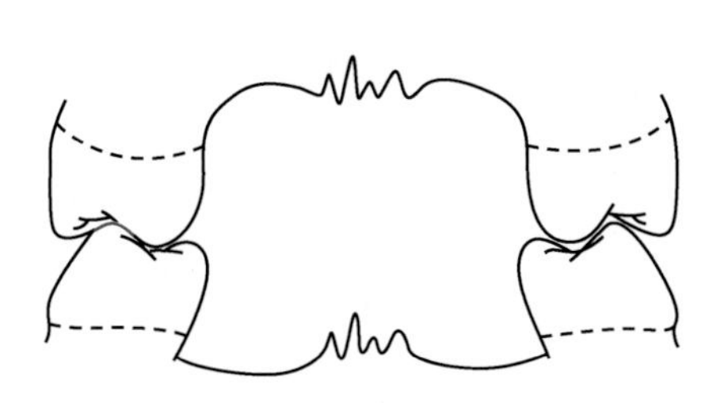

图 1-1-16　早接触（红色线示）妨碍其他部位发生咬合接触

（二）殆干扰（occlusal interference）

某些咬合接触阻碍或干扰了下颌在保持牙接触情况下所进行的平滑协调的咬合运动，使下颌运动发生偏斜，这类异常咬合接触称为殆干扰。殆干扰包括前伸殆干扰、侧方殆干扰以及后退殆干扰。

1. 前伸殆干扰（protrusive interference）　下颌前伸咬合运动至切嵴相对，正常情况下应当是上下颌前牙对称性（成对）接触，后牙不接触，或后牙有接触但应轻

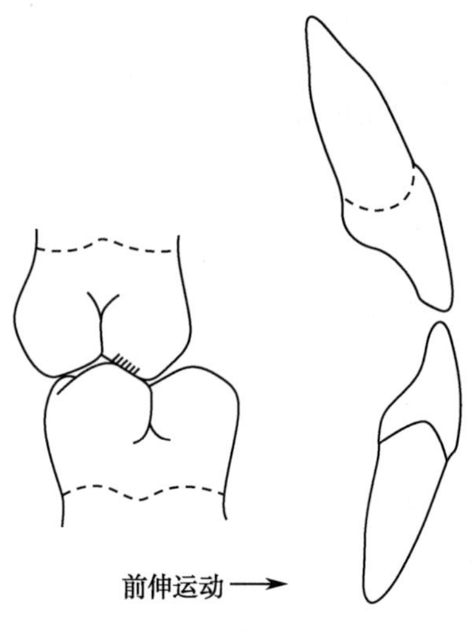

图 1-1-17 前伸𬌗后牙干扰（阴影部分示）

于前牙接触；如果前伸咬合运动时后牙有接触并且干扰了前牙的接触，则称其为前伸𬌗后牙干扰（图 1-1-17）；如果前牙仅有个别牙接触，则称其为前伸𬌗前牙干扰。临床上习惯将前伸𬌗后牙干扰简单地称为前伸𬌗干扰。

前伸𬌗后牙干扰常常是由于前牙覆𬌗太小而覆盖过大，不能提供足够的引导斜面，或是个别后牙伸长、Spee 曲线曲度过大等原因造成的。前伸𬌗后牙干扰多发生在上颌后牙牙尖的远中斜面及下颌后牙牙尖的近中斜面。

2. 侧方𬌗干扰（laterotrusive interference） 正常情况下，下颌作侧方咬合运动时，工作侧为尖牙保护𬌗或组牙功能𬌗，非工作侧后牙不接触，或非工作侧有接触但轻于工作侧接触；如果非工作侧咬合接触干扰了工作侧的接触，则称其为侧方𬌗非工作侧干扰；如果工作侧仅有除尖牙以外的个别牙接触，该个别牙的接触对下颌向工作侧的运动有引导作用，且该引导产生的下颌运动与该工作侧尖牙引导的下颌运动不和谐，则称其为侧方𬌗工作侧干扰。侧方𬌗非工作侧干扰多见于上颌后牙舌尖的颊斜面和下颌后牙颊尖的舌斜面；侧方𬌗工作侧干扰多见于上颌后牙颊尖的舌斜面和下颌后牙颊尖的颊斜面（图 1-1-18）。

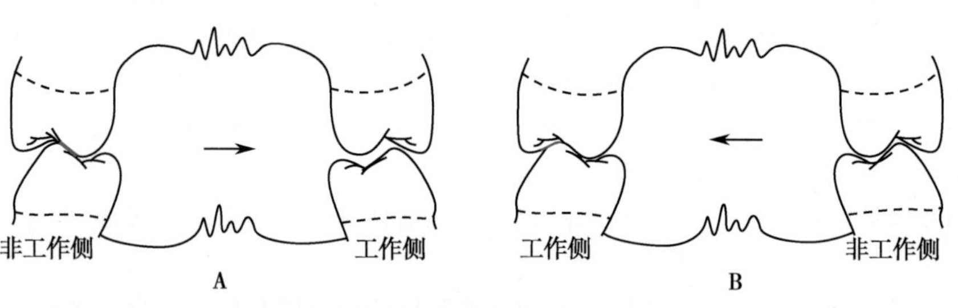

图 1-1-18 侧方𬌗干扰（红色线示）
A. 侧方𬌗非工作侧干扰 B. 侧方𬌗工作侧干扰

3. 后退𬌗干扰（retruded interference） 正常情况下，下颌作后退咬合运动时应双侧后牙接触，如果仅一侧后牙有咬合接触，或后退运动时下颌在一些咬合接触的引导下有明显的偏斜，则称这些咬合接触为后退𬌗干扰。后退𬌗干扰多见于上颌后牙牙尖的近中牙尖斜面和下颌后牙牙尖的远中牙尖斜面（图 1-1-19）。

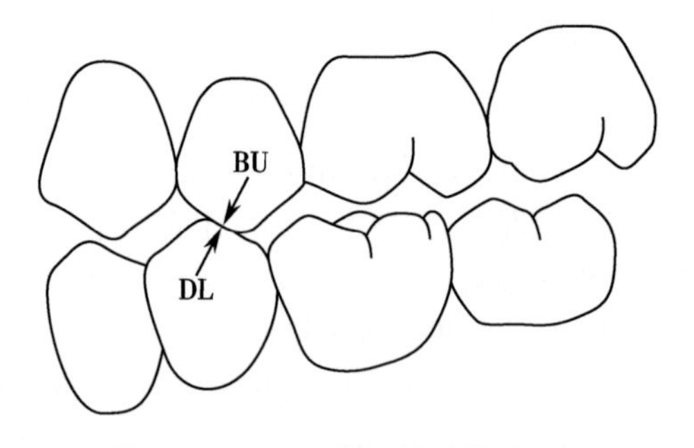

图 1-1-19 后退𬌗干扰（箭头示）

（三）临床意义

早接触和𬌗干扰可统称为𬌗紊乱。𬌗紊乱是否可导致咀嚼系统功能异常，出现相应的临床症状，与机体的适应能力或生理耐受性等个体特质有关，通常当𬌗紊乱程度超出机体适应能力时才表现出相应的症状。𬌗紊乱所导致的症状多从适应力最低的部分开始，可表现在咀嚼肌、颞下颌关节、牙周、牙体乃至颈肩等部位，个体差异较大，进程各不相同，临床表现也多种多样。

（李晓箐 易新竹）

第二节 𬌗生物力学

人类由异形牙构成的弓形牙列，正常情况下左右对称、上下对应，其𬌗面无论在矢状方向还是冠状方向均呈曲线形，分别形成纵𬌗曲线和横𬌗曲线。牙是咀嚼肌收缩的效应器官，咀嚼过程中，咀嚼肌的收缩力不仅作用于食物、牙，还作用于牙周组织乃至颞下颌关节等。因此上下颌牙的咬合接触关系一方面应有利于发挥穿透、撕裂、磨细食物的功能，另一方面还应有助于形成促进相关组织生理性改建的咬合力，而不形成创伤力。牙咬合面的接触形态对殆的这一生物力学特性有直接影响。

一、咬合分力

力的三要素是大小、方向和作用点。咬合力的大小由咀嚼肌收缩力的大小所决定，总体咬合力的方向主要由咀嚼肌收缩力的方向决定，咬合力的作用点即为咬合接触点。

根据力学原理，施加在咬合面上的力可以被分解为与咬合接触面相垂直的和相平行的两部分分力，其中与咬合接触面相垂直的分力称为咬合压力（compressive force），与咬合接触面相平行的分力称为咬合研磨力（grinding force）（图 1-2-1）。咀嚼食物的过程包括捣碎、研磨等环节，咬合压力是捣碎食物的主要生物力，而咬合研磨力则是研磨食物的主要生物力。咬合接触点的形态特征对各咬合分力的大小、方向具有重要的影响。影响后牙咬合分力的典型接触形态是牙尖斜面。牙长轴、殆曲线以及殆平面等解剖因素也会不同程度地影响咬合分力。

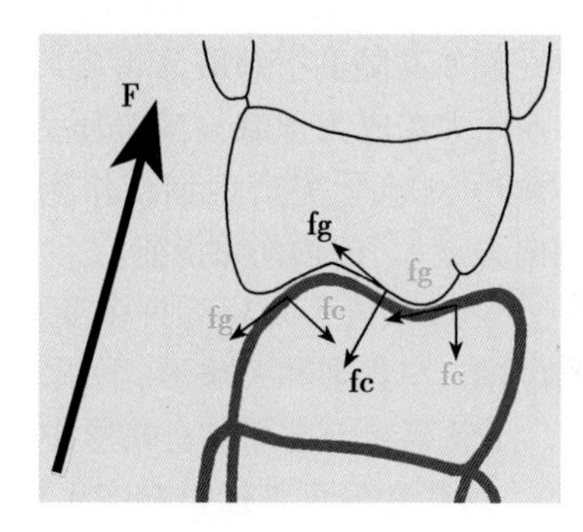

图 1-2-1　施加于下颌牙的咬合分力

F：咀嚼肌收缩力；fc：咬合压力，垂直于牙尖斜面；fg：咬合研磨力，平行于牙尖斜面

动画：ER1-2-1 牙尖斜面对咬合力的分解作用

（一）牙尖斜面斜度对咬合分力的影响及其临床意义

1. 牙尖斜面斜度对咬合分力的影响　牙尖斜面斜度影响着咬合压力和咬合研磨力的比例分配。以下颌磨牙支持尖（颊尖）在正中咬合时颊舌向的受力情况为例，正常情况下，下颌磨牙颊尖舌斜面是正中咬合时的主要承力部位，咬合压力的方向主要为垂直于颊尖舌斜面的方向，模拟正中紧咬加载时，最大根尖主应力出现在牙根尖的舌侧区域（图 1-2-2）；当殆面接触形态异常时，颊尖舌斜面可能不再是正中咬合时的主要承力部位，咬合压力方向及其根尖主应力方向将发生相应的变化，例如，平面殆者，牙面舌侧部分可成为正中咬合时的主要承力部位，模拟正中紧咬加载时，其根尖主应力方向出现在根尖颊侧区域（图 1-2-3）；后牙反殆时下颌磨牙的舌尖成为支持尖，舌尖的颊斜面为正中咬合时的主要承力部位，模拟正中紧咬加载时，其根尖主应力方向也出现在根尖颊侧区域（图 1-2-4）。

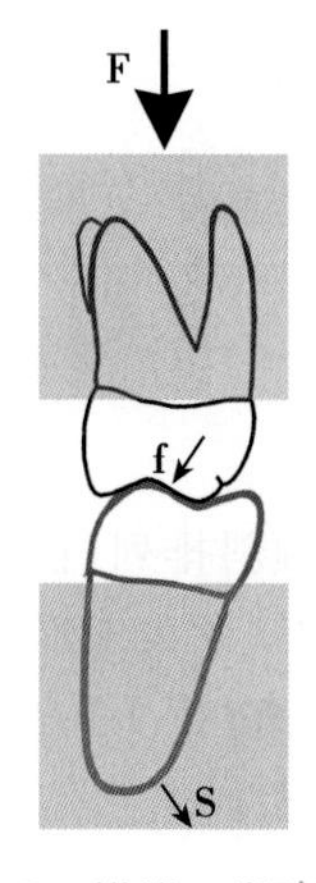

图 1-2-2　模拟正常殆垂直加载（F）时，牙尖斜面主要承力部位（f）及根尖主应力部位和方向（S）（颊舌向观）

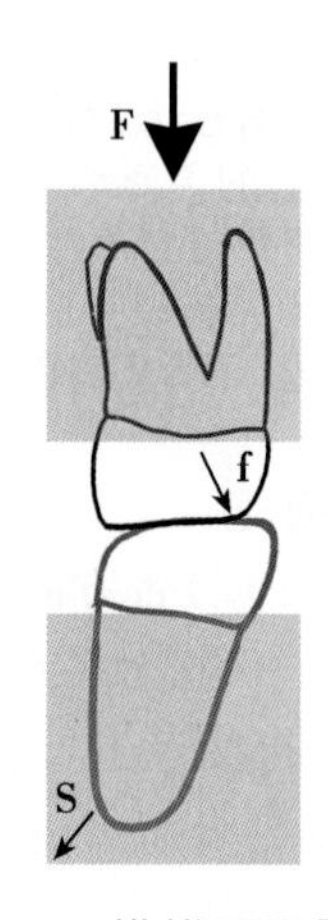

图 1-2-3　模拟平面殆垂直加载（F）时，牙面主要承力部位（f）及根尖主应力部位和方向（S）（颊舌向观）

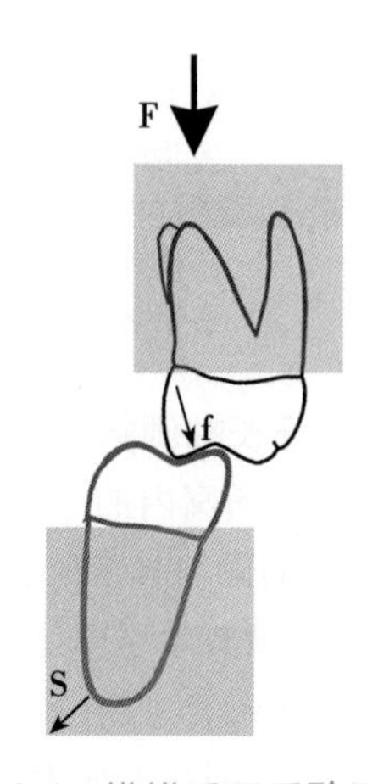

图 1-2-4　模拟后牙反殆垂直加载（F）时，牙面主要承力部位（f）及根尖主应力部位和方向（S）（颊舌向观）

在咀嚼过程中，随着咬合接触部位的动态变化，咬合分力大小和方向也发生变化，根尖主应力方向将出现以牙长轴方向为轴心的动态变化，下颌后牙根尖主应力方向从咬合相初期的颊侧逐渐

学习笔记

向舌侧转变，而上颌后牙根尖主应力方向则由咬合相初期的舌侧方向逐渐向颊侧方向转变（图 1-2-5）。

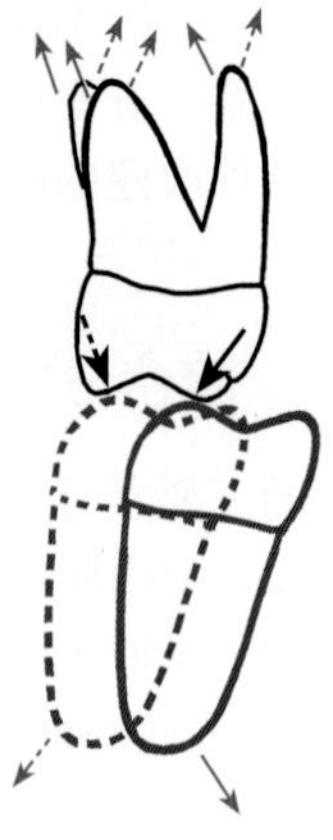

2. 牙尖斜面斜度对咬合分力影响的临床意义　牙体硬组织承载时，会在加载部位产生较高的应力，即出现应力集中。正常的咬合接触形态有利于产生合理的咬合分力，其在牙体组织乃至牙周组织中产生的应力不会造成组织的损伤；而异常的咬合接触形态，则可影响咬合分力的方向乃至咬合力的大小，导致局部应力集中，对组织产生创伤作用。例如，对于圆钝型牙尖，其牙尖斜面斜度较小，而对于高尖陡壁型牙尖，其牙尖斜面斜度较大。由于牙尖斜面的倾斜方向决定了咬合压力的方向，当牙尖斜面斜度较小时（例如圆钝的下颌磨牙颊尖），咬合压力方向更接近牙长轴方向（见图 1-2-1 中“fc”），整个牙体乃至牙周组织成为该咬合压力的主要承载结构，承载能力较强；而当牙尖斜面斜度较大时（例如高陡的下颌磨牙舌尖），咬合压力方向与牙长轴方向夹角较大，该牙尖常成为承载该咬合压力的主要结构（图 1-2-6），较小的咬合压力即可对该牙尖产生创伤作用。因此临床上常把高尖陡壁看作是“侧向力过大”的创伤𬌗指征。

图 1-2-5　模拟咀嚼运动咬合相闭口期（虚线示）及咬合相开口期，（实线示）下颌磨牙咬合分力方向（黑色箭头示）及其对应的上下颌磨牙根尖主应力方向（红色箭头示）（颊舌向截面观）

牙冠𬌗面外形可以有许多变异，例如：上颌第二磨牙𬌗面可有远舌尖直角形、窄长形和三角形，下颌第二前磨牙发育沟可有 H 形、U 形和 Y 形，下颌第二前磨牙可有畸形中央尖，第三磨牙可有多种𬌗面外形变异等。这些变异可直接影响该牙与对颌牙咬合接触点的形态，进而影响咬合分力的方向和大小。

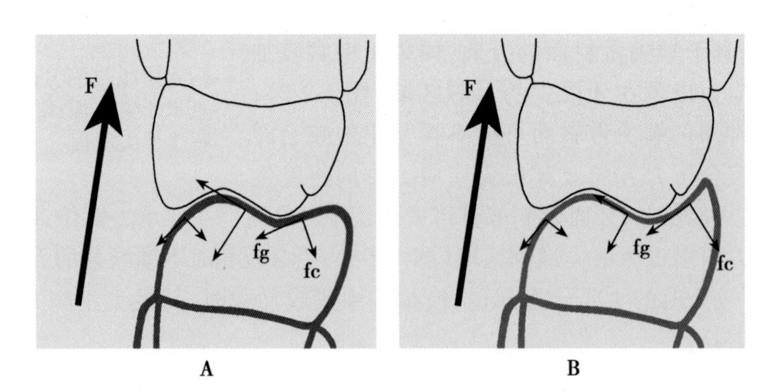

图 1-2-6　牙尖斜面斜度与咬合压力方向的关系

A. 舌尖颊斜面斜度较小，其所承咬合压力的方向与牙长轴方向交角较小，舌尖附近的牙体组织是该咬合压力的主要承载结构　B. 舌尖高耸形成高尖陡壁，咬合压力方向与牙体长轴方向交角过大，成为对高耸的舌尖具有创伤作用的“创伤力”，易导致该牙尖折裂　F：总咬合力；fc：咬合压力，垂直于牙尖斜面；fg：咬合研磨力，平行于牙尖斜面

（二）牙长轴倾斜程度对咬合分力的影响

生长在牙槽窝内的牙，在近远中方向和唇（颊）舌方向上均呈一定角度倾斜排列（图 1-2-7，图 1-2-8），当牙的倾斜异常时，上、下颌牙的牙尖斜面接触关系将发生变化，例如缺牙久未修复所导致的邻牙倾斜，倾斜牙远中牙尖斜面的方向可变得接近于与总咬合力方向相垂直（图 1-2-9），因此该牙尖对垂直向咬合力的分解作用很小，即该处咬合压力的比例非常大，而咬合研磨力的比例非常小，局部将出现明显的应力集中，不利于牙体、牙周组织的健康。

（三）其他因素对咬合分力的影响

在功能活动中，下颌前牙区的运动幅度大于后牙区，上、下颌牙列𬌗面之间的空隙呈前大后小的楔形，因此不同牙的牙尖斜面甚至同一牙尖的不同牙尖斜面，在同一咬合过程中（例如正中咬合）所承担的咬合分力并不相同，以中性𬌗接触关系者正中紧咬为例，下颌第一磨牙颊尖的各个牙尖斜面所承受的咬合负荷并不相同，颊尖的舌斜面和远中斜面承受的咬合负荷较大，在牙根尖的

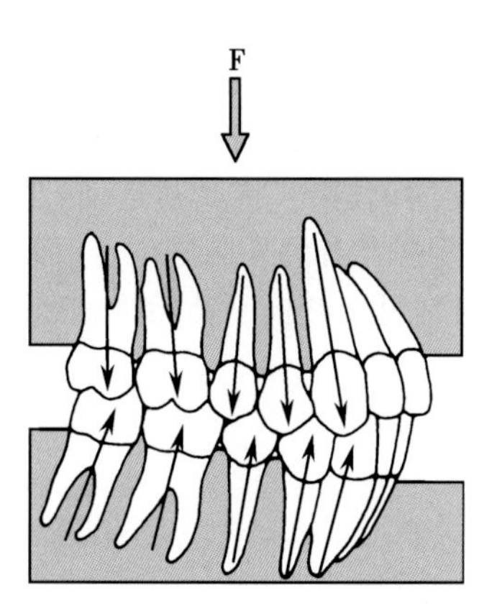

图 1-2-7　垂直加载与牙长轴方向（近远中向观）

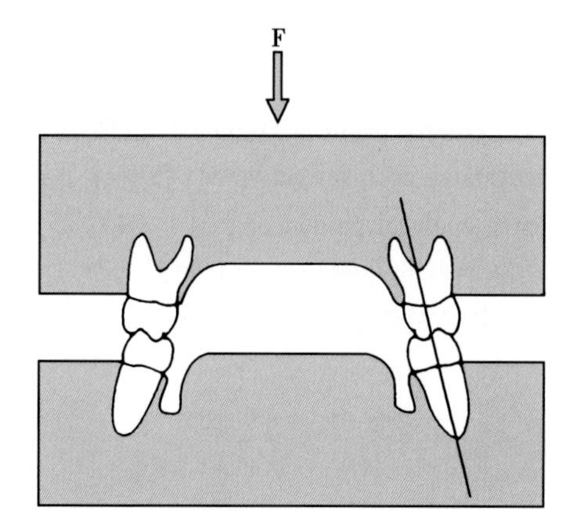

图 1-2-8　垂直加载与牙长轴方向（颊舌向观）

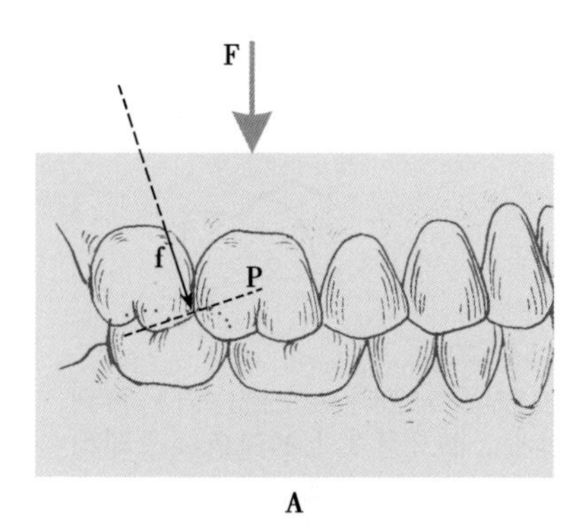

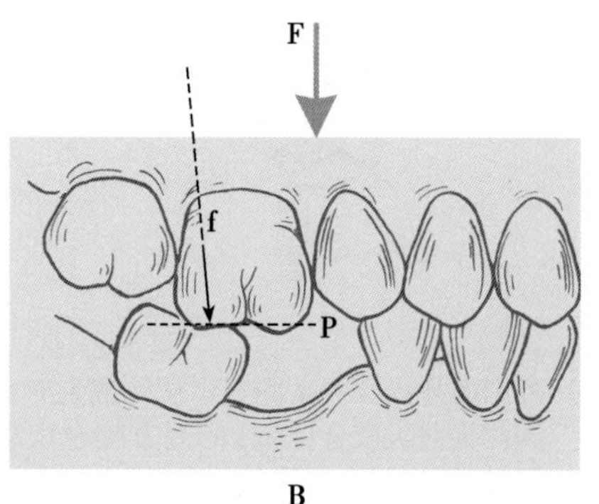

图 1-2-9　牙长轴倾斜程度对牙尖斜面倾斜方向及其所承咬合压力方向的影响
A. 牙长轴正常的下颌第二磨牙　B. 下颌第一磨牙缺失、第二磨牙向近中倾斜　P：下颌第二磨牙近颊尖远中牙尖斜面方向；f：下颌第二磨牙近颊尖远中牙尖斜面所承咬合压力方向；F：总咬合力方向

远中和舌侧可以测得最大应力（图 1-2-10），这不仅是牙尖斜面对咬合分力影响的结果，也反映了牙长轴倾斜度、𬌗曲线曲度以及𬌗平面角度等诸多因素对咬合分力的影响。

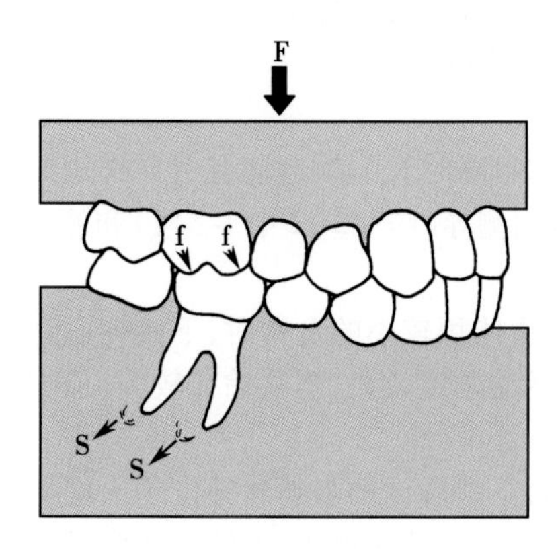

图 1-2-10　正常𬌗垂直加载（F）时，牙尖斜面主要承力部位（f）及根尖主应力部位和方向（S）（近远中向观）

二、𬌗导

𬌗导（occlusal guidance）指对研磨型下颌运动有引导作用的上颌牙局部咬合小面，在前伸、后退、侧方等咬合运动以及咀嚼运动（咬合相）中，𬌗导所在的部位不同，其功能也各有不同。

（一）前导

引导下颌从牙尖交错位做前伸咬合运动（或其逆运动）的𬌗导称为前伸𬌗导（protrusive occlusal guidance），简称前导（见图 1-1-1）。正常情况下前导位于上颌切牙的舌面，由于上颌切牙舌面略凹，在其引导下，下颌切牙在切割食物过程中的运动轨迹呈略凸向唇侧的弧线形。因此，当上颌切牙舌面异常时，例如常见的上颌侧切牙舌面畸形结节，可形成异常前导，导致前伸运动方向发生变化。有时上颌切牙舌侧的异常前导可因牙的磨损而逐渐消失。

（二）后导

引导下颌从牙尖交错位作后退咬合运动（或其逆运动）的𬌗导称为后退𬌗导（retrusive occlusal guidance），简称后导。正常情况下后导位于上颌后牙牙尖的近中斜面。由于下颌牙弓较窄，上颌牙弓较宽，牙弓前部较窄，后部较宽，因此后导常位于上颌后牙舌尖的近中；由于 Spee 曲线和补偿

学习笔记

曲线的存在，当上颌磨牙距离𬌗平面的距离较大时，后导可以不在磨牙区，而在前磨牙区。

（三）侧导

侧导（excursive occlusal guidance）包括引导下颌从牙尖交错位向外侧运动（或其逆运动）的外侧导（laterotrusive occlusal guidance）和引导下颌从牙尖交错位向内侧运动（或其逆运动）的内侧导（mediotrusive occlusal guidance）（图 1-2-11）。正常情况下，尖牙保护𬌗者的外侧导位于上颌尖牙舌面，组牙功能𬌗者的外侧导位于上颌后牙颊尖舌斜面；内侧导最常见于侧向平衡𬌗接触区域，例如上颌后牙舌尖的颊斜面。

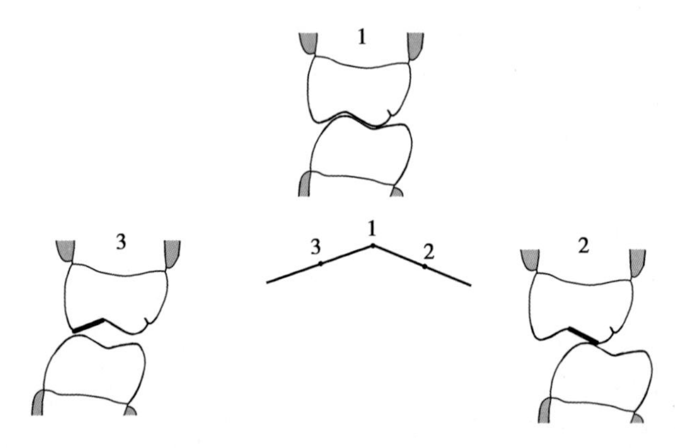

图 1-2-11 磨牙区侧导

外围磨牙咬合关系图显示从外侧尖对尖咬合位（3）到牙尖交错位（1），再到内侧尖对尖咬合位（2）的侧方咬合运动过程。磨牙牙尖上的黑色线段即为侧导，其中图 3 上为外侧导，图 2 上为内侧导。中间线条图显示该侧方咬合运动轨迹，轨迹图上的标号与外围磨牙咬合关系图上的标号一一对应，3-1 为外侧导，1-2 为内侧导

学习笔记

侧导表现非常复杂，因为下颌的侧方咬合运动并不完全是冠状方向运动，常伴有一定的矢状方向的运动，而且侧导可涉及多个上颌后牙颊尖舌斜面及舌尖颊斜面，即使尖牙保护𬌗者，在其侧方咬合运动后期（接近牙尖交错位时），后牙也参与侧方咬合引导，并在引导性咬合接触中嚼细食物；有时切牙也具有侧向咬合引导作用，例如在安氏Ⅲ类患者中，许多侧方咬合运动中有切牙的参与，这在接近正中咬合时更加明显；而在大范围后牙开𬌗者，尖牙或前磨牙乃至一些磨牙均没有侧导。另外，由于观察视野受限，侧导的检查比前导及后导的检查难度大。

（四）咀嚼𬌗导

咀嚼运动中的𬌗导简称为咀嚼𬌗导（chewing guidance），指咀嚼时对下颌运动有引导作用的咬合接触，出现在咬合相的开口段和闭口段（图 1-2-12），分别是内侧导（图 1-2-12 中 1-2 段）和外侧导的一部分（图 1-2-12 中 5-1 段）。

食物的性状不同，咀嚼𬌗导可以有不同的形态或范围，咀嚼体积较小的食物时，下颌侧向运动幅度较小，咀嚼𬌗导较小，咀嚼体积较大的食物时，下颌侧向运动幅度较大，咀嚼𬌗导较大，最大时可接近于侧导。

咀嚼𬌗导可因咬合关系变化出现在牙的不同位置。例如，正常后牙的咀嚼𬌗导位于上颌后牙颊尖的舌斜面和舌尖的颊斜面（图 1-2-12），当后牙反𬌗时，在咀嚼运动开口相，下颌后牙为避开处于反𬌗状态的上颌颊尖的阻挡，需要先按照上颌颊尖舌斜面的引导，向咀嚼侧运动，然后再转向非咀嚼侧、继而进行开口、闭口等运动；在进入咬合相（闭口段）时，又在上颌舌尖颊斜面（也可能是颊尖顶附近的颊斜面）引导下，向颊侧移动，以避开呈反𬌗关系的上、下颌牙颊尖的阻挡。在此过程中，开口相咀嚼𬌗导的位置由上颌后牙舌尖颊斜面变为上颌后牙的颊尖舌斜面，闭口相咀嚼𬌗导由上颌后牙颊尖舌斜面变为上颌后牙舌尖的颊斜面（也可能是颊尖的颊斜面），咀嚼环由正常的泪滴形变成 8 字形（图 1-2-13）。

（五）下颌牙咬合接触区的形态对𬌗导的影响

咬合运动的主体实际上是𬌗导所引导的下颌运动，因此咬合运动轨迹受𬌗导的影响比较大。

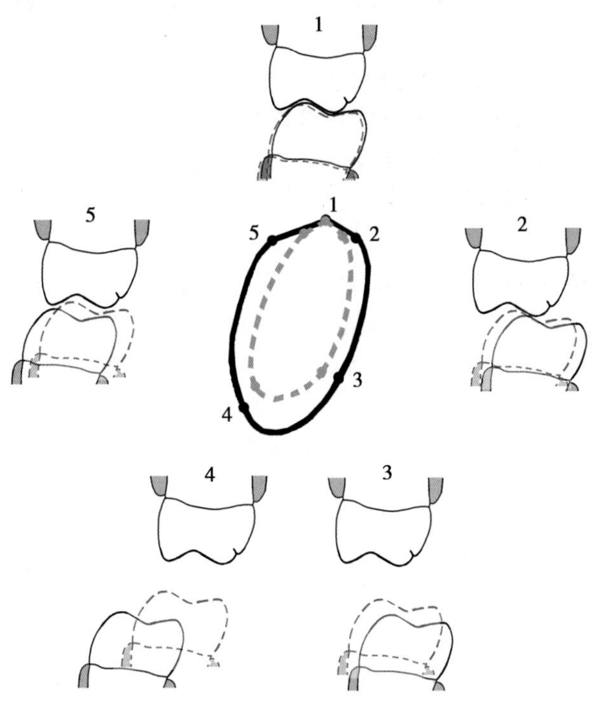

图 1-2-12　咀嚼殆导（右侧磨牙的右侧咀嚼运动）

食物大小及硬度影响着咀嚼运动环形轨迹的幅度以及咀嚼殆导的大小，咀嚼体积较大的食物时（实线部分示），咀嚼环幅度较大，咀嚼殆导较大；咀嚼体积较小的食物时（虚线部分示），咀嚼环幅度较小，咀嚼殆导较小

动画：ER1-2-2 正常后牙咀嚼运动环

学习笔记

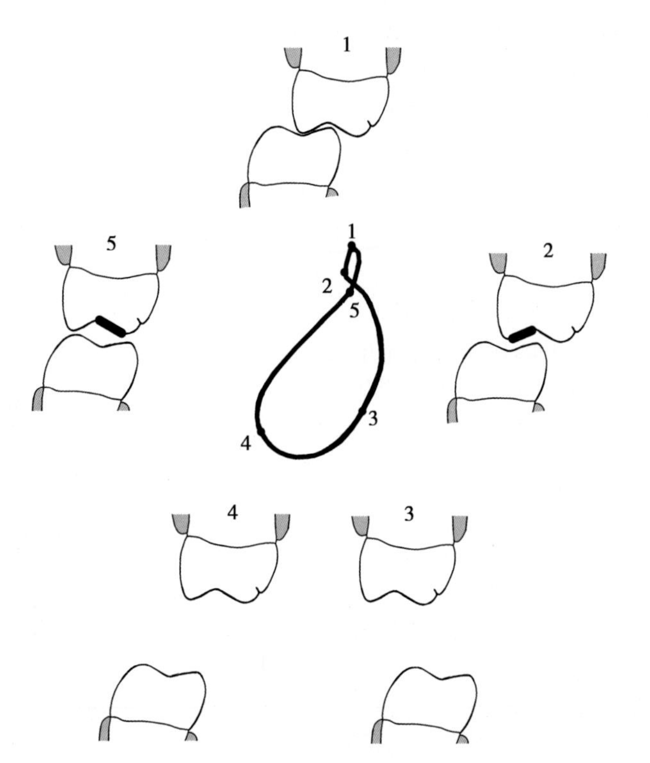

图 1-2-13　磨牙反殆关系及其对应的咀嚼殆导变化

外围磨牙咬合关系图中的加粗部分即为咀嚼殆导，正常咀嚼殆导见图 1-2-12。1：闭口位；2：咬合相开口段；3：开口相；4：闭口相；5：咬合相闭口段

动画：ER1-2-3 后牙反殆咀嚼运动环

此外，咬合运动还受到与𬌗导相接触的下颌牙咬合面形态的影响，如同行驶在平坦大路上的车，如果车轮不圆，也会导致行车颠簸。以侧向咬合运动为例，正常情况下，与外侧导相接触的是下颌后牙颊尖顶附近的颊斜面，而与内侧导相接触的是下颌后牙颊尖顶附近的舌斜面，因此，下颌后牙颊尖顶区域的颊、舌斜面形态，对侧方咬合运动轨迹以及咀嚼运动轨迹都有明显的影响。检查和治疗𬌗导时，应注意与𬌗导相接触的下颌牙相关形态。

三、正常𬌗的咬合生物力基本特征

从咬合生物力学的角度来讲，正常咬合接触应能有效分散咬合力，并避免形成与局部组织结构力学特性不匹配的咬合分力；应引导出满足功能需要的下颌运动，如有多个𬌗导同时参与引导咬合运动，各𬌗导之间应相互协调而不相互干扰。正常咬合接触不仅有利于高效咀嚼，还应不损伤咀嚼器官，并可促进咀嚼器官的功能改建；异常咬合接触不仅可能损伤牙体、牙周组织，而且可通过牙周-肌反馈机制，影响咀嚼肌的收缩活动，进而影响颞下颌关节的负重和运动功能。

（一）咬合压力应能被有效分解

正常尖窝交错的咬合接触关系有利于将源于咀嚼肌收缩的咬合力分解为作用于多个牙尖斜面的咬合压力和咬合研磨力，各咬合压力的方向不同且相互制约，下颌在牙尖交错位获得各向力学平衡关系（图 1-2-14），此时的咬合接触稳定性最好，因而有利于咀嚼肌的收缩，可以产生最大的咬合力。当失去这种稳定的咬合接触关系时，例如一侧后牙锁𬌗，锁𬌗的咬合接触位于牙轴面上，牙轴面呈弧形，没有牙尖斜面，不能有效分解咬合力，而且接触部位的咬合分力由于缺少制约性咬合分力的作用，具有推下颌牙向舌侧倾斜或推下颌向对侧运动的作用（图 1-2-15），此时咀嚼肌的收缩力除产生咬合力效应外，还会产生移动牙或移动下颌的效应，使得锁𬌗牙以及牙尖交错位都不稳定。机体可通过牙周力感受器的反馈活动来调节肌收缩力，增强颌位的稳定性、以避免出现对咀嚼器官的创伤效应。

学习笔记

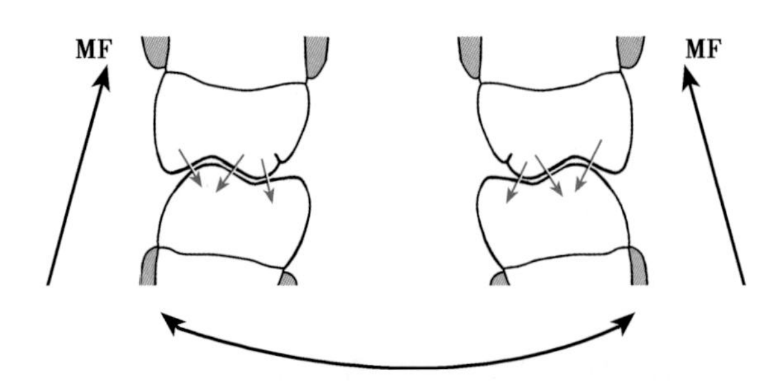

图 1-2-14　正常𬌗正中紧咬时，咬合压力及其与下颌位置稳定性关系

由于牙尖斜面对总咬合力（MF）的分解作用，产生了相互制约的多方向咬合压力（红色箭头示），下颌位置稳定

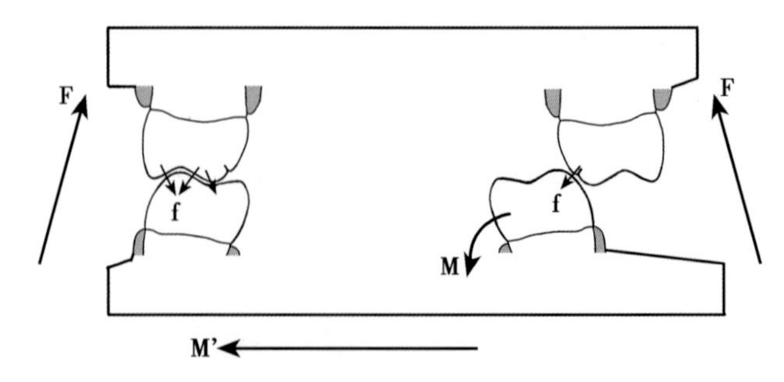

图 1-2-15　单侧后牙锁𬌗正中紧咬时，咬合压力及其与下颌位置稳定性关系

锁𬌗处咬合压力（f）使牙齿倾斜移动（M）或使下颌向对侧移动（M'）；F：升颌肌收缩力

（二）同时存在的多个𬌗导应相互协调

所谓咬合运动，是在不同𬌗导引导下的下颌运动。正常的咬合运动应平稳、流畅，避免出现颠簸、避让等情况，这就要求在同一咬合运动中，若有多个牙参与𬌗导的构成，那么各个牙的𬌗导之间应协调一致，从而对下颌运动产生一致性的引导作用。

上下颌牙列的咬合面呈多向曲面形，两个曲面之间作相对运动时，曲面与曲面之间并不能完全接触（同心圆运动除外），而是仅在局部有接触，其他大部分都不接触。因此，在前伸、后退、侧方咬合等不同状态下，上下颌牙列中应仅一部分牙有咬合接触，另一部分牙并无咬合接触，咬合接触部位因咬合运动的不同会有所不同，上下颌牙列哪些部位在哪些咬合运动中有接触，受𬌗面凸凹结构以及𬌗曲线曲度等因素的影响。

在不同咬合运动中上下颌牙列部分区域不接触的现象称为𬌗分离（disocclusion），如图 1-2-16 所示，咀嚼时，通常由咀嚼侧上颌后牙颊尖舌斜面作为咬合相闭口期的咀嚼𬌗导，但在咬合相的开口期，咀嚼侧上颌后牙舌尖颊斜面可脱离咬合接触（𬌗分离），而由对侧牙的咀嚼𬌗导承担咀嚼开口期的𬌗导。这种咀嚼侧𬌗分离机制有助于避免不同𬌗导之间可能存在的不协调问题。

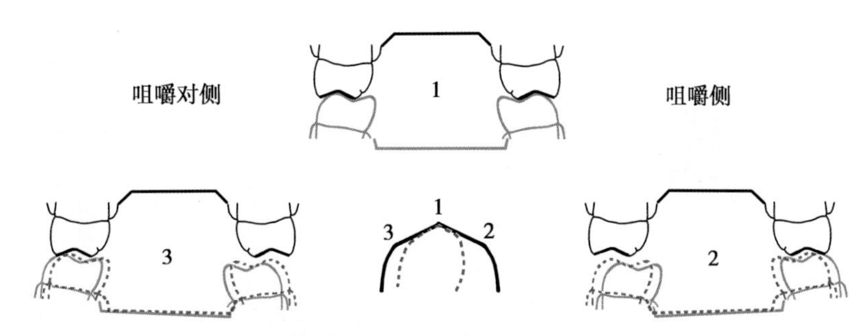

图 1-2-16 对侧咀嚼𬌗导充当咀嚼侧咀嚼过程中的咬合相开口期𬌗导

当咀嚼运动的侧向运动幅度较小（红色轨迹）时，对侧咀嚼𬌗导的这种作用并不明显。这种对侧咀嚼𬌗导使咀嚼侧咬合相开口期呈现𬌗分离的机制，可有效避免多个𬌗导之间可能存在的不协调问题（标注见图 1-2-12）

正常情况下𬌗导可以通过建𬌗初期的生理性磨损实现互相之间的协调，但有时一些错𬌗（如反𬌗、锁𬌗等）患者并不能通过磨损实现这一功能需求，结果各个𬌗导之间可能不能达到最后的协调关系，使得下颌在咬合运动中因多个𬌗导的存在而“无所适从”。由于多个不协调的𬌗导互相干扰，机体反射性回避活动将明显增加，以期减小对牙体、牙周组织等咀嚼器官的损伤，或减少出现这些损伤的机会，但这种反射活动的存在却增加了咀嚼肌以及颞下颌关节的负担。而且，咀嚼食物是生命之需，当下颌运动因咀嚼食物的需要依旧按照𬌗导所确定的方向而运行时，牙体、牙周组织以及咀嚼肌、颞下颌关节等相关组织受到损伤的风险将明显增加。

（王美青）

第三节 磨 损

牙齿磨损（tooth wear）主要发生在𬌗面、邻面以及牙颈部，指在没有菌斑、龋坏及外伤情况下牙齿硬组织丧失的现象，可以因正常咀嚼或非正常咀嚼摩擦所致，也可因咀嚼以外的其他因素，如酸蚀、器物的机械摩擦等导致，也可因多种因素共同作用所致。

一、生理性磨损

在口腔环境正常情况下，正常咀嚼过程中牙齿硬组织的丧失是生理性的、缓慢的、渐进性的，它发生在正常摄取、咀嚼和吞咽食物的过程中，由咬合面间、牙面与食物间或者牙邻面间相互摩擦所致，随年龄增长而增加，因而称为生理性磨损，又称为增龄性磨损（age-related wear）、咀嚼磨损（masticatory wear）或称磨耗（attrition）。

（一）生理性磨损的特点

以中性𬌗关系的生理性磨损为例：

学习笔记

1. 𬌗面生理性磨损的特点 𬌗面生理性磨损与牙的萌出后咬合接触时间以及咬合功能接触的部位密切相关,例如:上颌切牙舌面(切嵴以及近、远中边缘嵴),下颌切牙切端唇面;上颌尖牙牙尖顶附近的近中舌面,下颌尖牙牙尖顶附近以及远中斜缘的唇面(图 1-3-1);上颌后牙舌尖、颊尖的舌斜面,近中边缘嵴,下颌后牙颊尖、舌尖的颊斜面,远中边缘嵴等部位(图 1-3-2)。

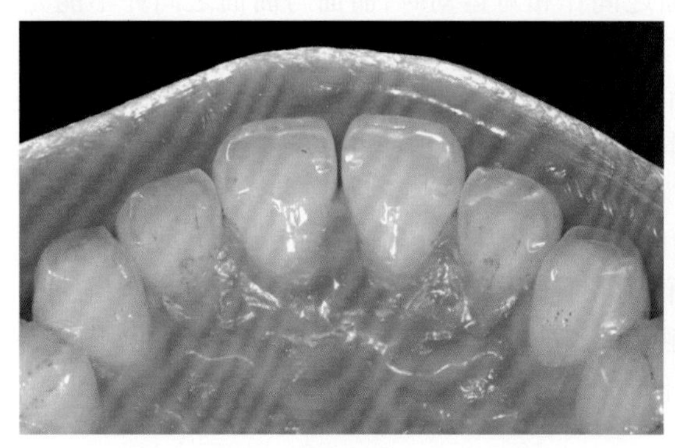
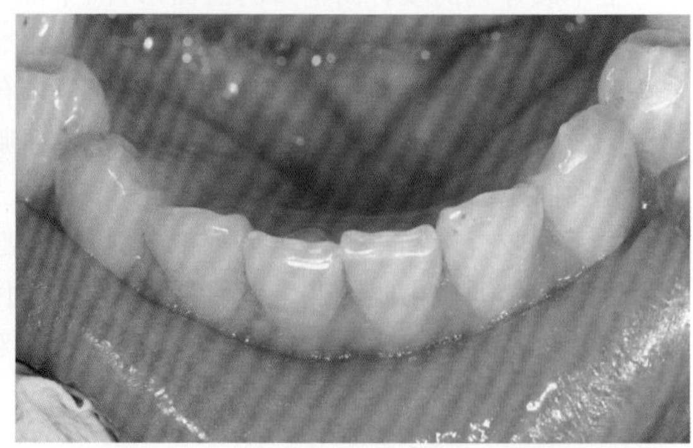

图 1-3-1 前牙生理性磨损

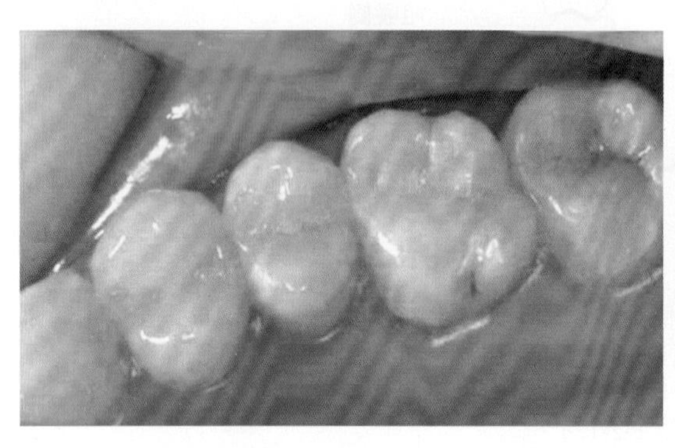
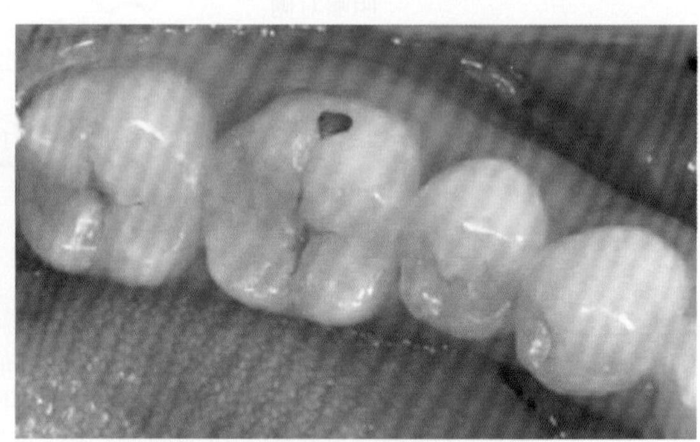

图 1-3-2 后牙生理性磨损

2. 邻面生理性磨损的特点 基本以邻接点为中心,前牙区的邻面磨损面基本呈龈切径(高)大于唇舌径(宽)的带状,后牙区的邻面磨损面则呈龈𬌗径(高)小于颊舌径(宽)的椭圆状。

(二)生理性磨损的意义

均衡的、渐进性的生理性磨损有以下意义:

1. 有助于形成良好的止接触点(或接触面),确保咬合的稳定性。
2. 有助于形成稳定的前导、侧导和后导,进而形成个体化的下颌运动型。
3. 牙齿𬌗面磨损所致的牙尖高度降低有助于减轻侧向咬合力,协调临床冠根比例。
4. 牙齿邻面磨损可以在一定程度上缓解后牙缓慢前移所造成的前牙拥挤。

二、病理性磨损

由正常咀嚼以外的其他因素所导致的牙体硬组织丧失,均可归为病理性磨损。

(一)病理性磨损常见的病因

1. 唾液分泌异常 唾液是体液的一部分,是口腔环境的主要组成部分。其主要作用:①稀释和缓冲随食物进入口腔的酸;②中性唾液不仅可抑制牙釉质脱矿,而且可使其再矿化;③消化、保护和润滑、清洁、发音、吞咽、杀菌、抗菌和排泄等。唾液量少以及唾液流动性差均可能增加牙齿硬组织病理性磨损的发生概率。

2. 外源或内源性酸 外源性酸包括:①环境:如制酸、化肥、酿酒等职业工作环境中的酸;②食物:如水果、软饮料等所含的酸;③药物:如补铁药、口嚼维生素 C、患胃酸缺乏症的替代性盐酸和止痛药复方乙酰水杨酸等。内源性酸主要来源于胃内容物返流(胃环境 pH 约为 2)等。内源和外源性酸均可造成牙齿硬组织的丧失。

学习笔记

3. 不良咀嚼习惯 长期咀嚼硬的、粗糙的和韧性较大的食物（如坚果、烤肉等），𬌗面承受的咀嚼压力以及食物与𬌗面之间的摩擦力均较大，易造成牙齿硬组织磨损；偏侧咀嚼习惯，或习惯用固定牙位切割、压碎、碾碎食物，易造成咀嚼侧或特定牙位的牙齿硬组织磨损；习惯吃零食等过度咀嚼运动，易造成牙齿硬组织过度磨损。

4. 不良咬合习惯 因职业或习惯，长时间、较大的力度反复咬某种硬物（如乐器口腔端、木工衔钉子、叼烟斗等）易造成相应部位牙齿硬组织磨损。

5. 刷牙方法不正确 刷牙是维持口腔卫生的基本方法，但刷毛过硬，牙膏中填料颗粒过大，刷牙速度过快、力度过大及横向刷牙等均可造成牙齿硬组织磨损。

6. 磨牙症 非生理功能状态下上下颌牙齿磨动或紧咬时，无食物缓冲，缺少唾液润滑，且通常力度大，易造成牙齿硬组织过度磨损（见第七章）。

7. 不良修复体 活动义齿的卡环和支托设置不当或使用过久后，会造成基牙硬组织磨损。固定义齿咬合面修复材料的硬度、弹性模量和耐磨性能等与牙齿硬组织的结构及功能不匹配，也会造成相应部位的牙齿硬组织磨损。

（二）病理性磨损的主要表现

1. 机械磨损（Mechanical wear） 正常咀嚼运动之外，高强度、反复的机械摩擦造成的牙齿硬组织的快速丧失，也称非咀嚼磨损。多发生在前牙区切牙的切缘，与增龄关系较小，通常磨损量较大或分布不均衡。典型的机械磨损为嗑食硬物形成的豁口形磨损，例如瓜子牙（图 1-3-3），其磨损形状与所嗑食的瓜子形态相吻合，呈典型的 V 字形缺损。

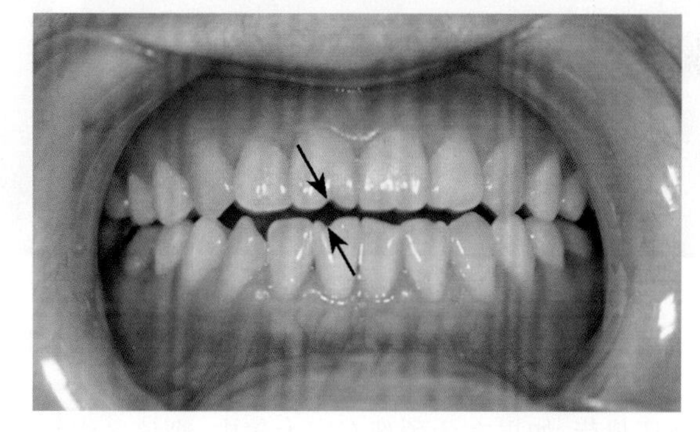

图 1-3-3 11、41 与瓜子形态相吻合典型的 V 字形缺损（女性，32 岁）

2. 酸蚀（erosion） 酸蚀由化学因素（酸或酸酐）造成的牙齿硬组织丧失，也称化学性磨损，与细菌作用无关，磨损形态多呈“杯状”（图 1-3-4），即牙𬌗面中央区域凹陷，边缘区域呈锐边状，常伴有过敏症状，通常有多个牙受累。因酸的来源以及酸的种类不同，酸蚀部位和表现也不尽相同，外源性酸所致的酸蚀通常累及前牙的唇面，造成前牙颈部深达釉牙本质界的刀削状光滑斜面，可有着色斑块；内源性酸蚀（如胃酸反流）可造成后牙的𬌗面与舌面的凹陷性损害（图 1-3-5）。

3. 磨牙症（bruxism） 反复高强度咬合所造成的牙齿磨损（图 1-3-6），其特点是上、下颌牙磨损面的形态相互吻合，表面光滑。

4. 楔状缺损（wedge-shaped defect） 牙齿唇、颊侧颈部硬组织发生缓慢不均匀丧失的现象，是牙体轴面不均匀磨损的一种表现。

（1）楔状缺损形成机制：牙颈部位于解剖牙冠与解剖牙根的交界处，该区域也是牙釉质与牙骨质交汇处，结构比较薄弱，容易发生应力集中和结构破坏。在行使咀嚼功能的过程中，牙齿承受

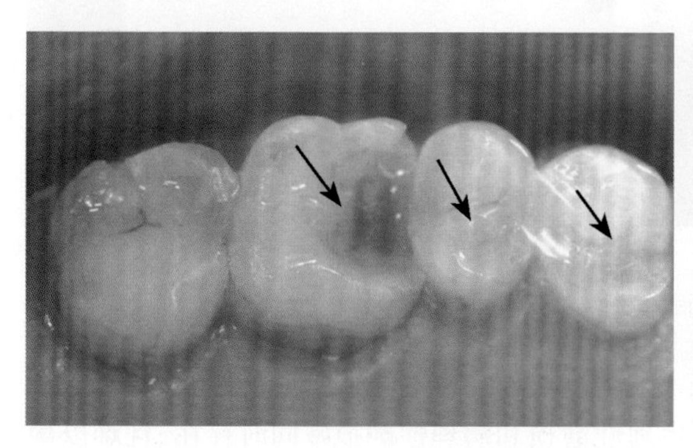

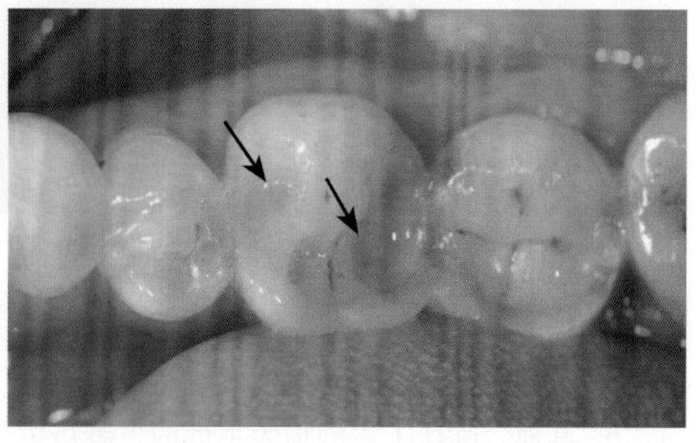

图 1-3-4 “杯状”磨损（男性，61 岁）

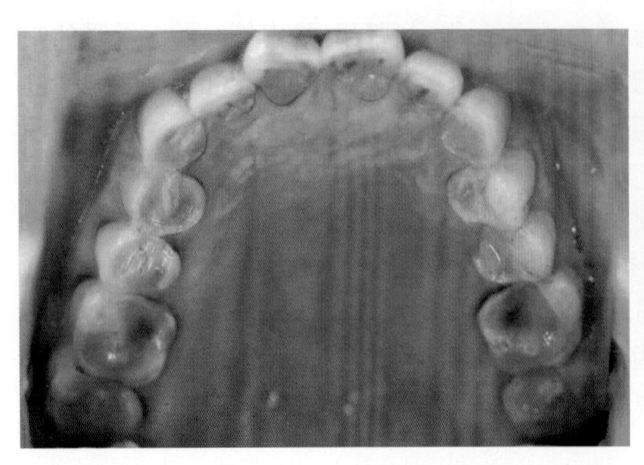
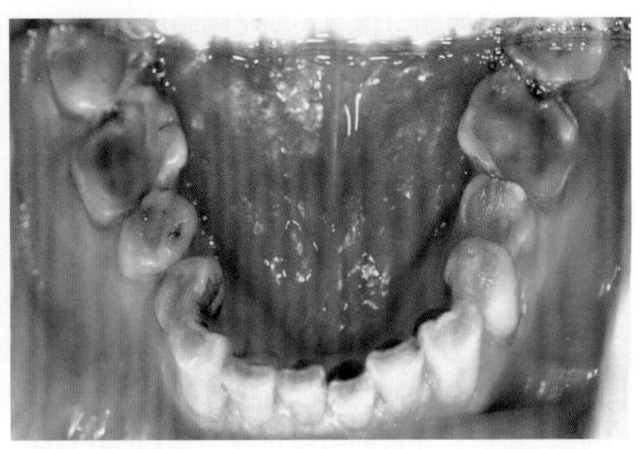

图 1-3-5 胃内容物返流所致的全牙列咬合面酸蚀（男性，42 岁）

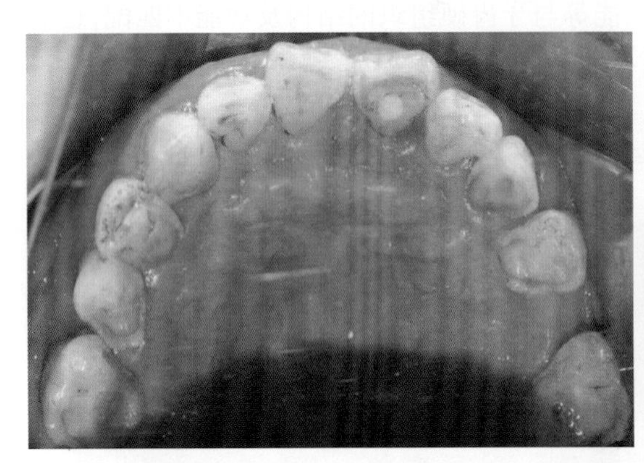
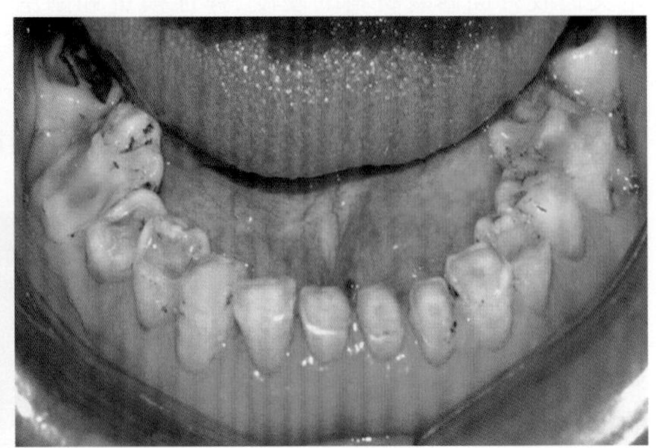

图 1-3-6 磨牙症患者（男性，61 岁）
上、下颌后牙支持尖以及下颌前牙切端重度磨损，横䂖曲线异常

学习笔记

着循环载荷，如果在牙颈部有应力集中，则该区组织容易疲劳，出现破坏，形成楔状缺损。另外口腔局部环境因素（例如牙颈部食物残渣滞留，致使局部容易出现酸蚀）、不当的刷牙等机械磨损也是导致楔形缺损的重要原因。

（2）楔状缺损类型：根据楔形缺损形态可分为两面型、三面型和卵圆型，以两面型多见，其缺损边缘整齐，表面坚硬而光滑，一般均呈现为牙组织本色，有时可有程度不等的着色；与酸蚀因素相关的磨损，形态圆钝和表浅；与刷牙相关的磨损也具有圆钝的内角；由应力异常引起的磨损则是锐内角（图 1-3-7）。

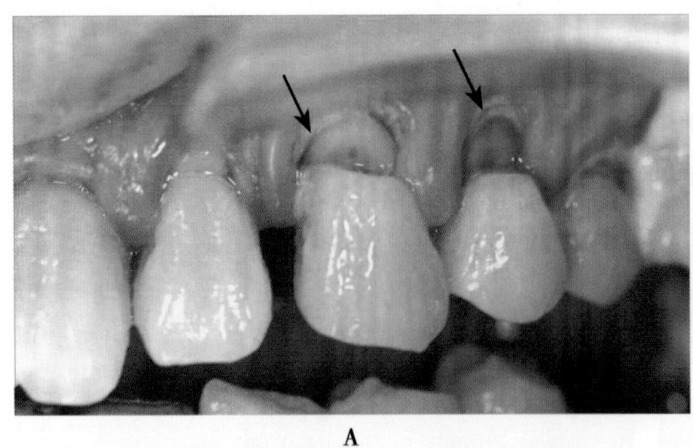
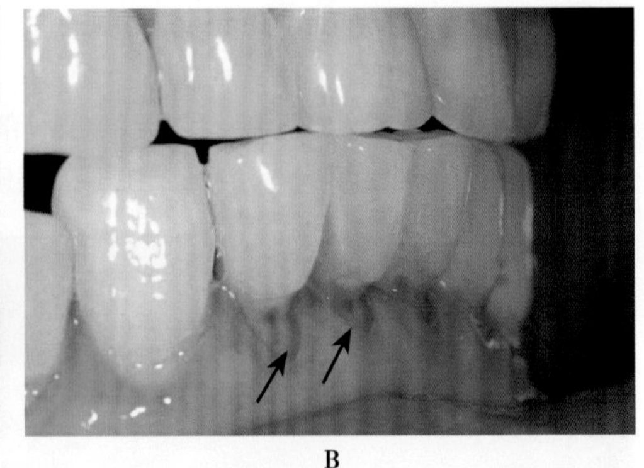

A　　B

图 1-3-7 楔形缺损（女性，67 岁）
A. 内角锐利型　B. 内角圆钝型

5. 其他 临床上以磨损为主诉的患者口内，生理性磨损和病理性磨损常同时存在，且难以确认是哪一病因造成了哪一部分磨损，总体上磨损程度与年龄不相符，诊疗时常根据磨损范围，分为

全牙列过度磨损、牙列不均匀磨损和牙体不均匀磨损。

（1）全牙列过度磨损：前牙受累时可影响美观，可伴有牙齿过敏甚至牙髓炎等症状（图 1-3-8，图 1-3-9）。

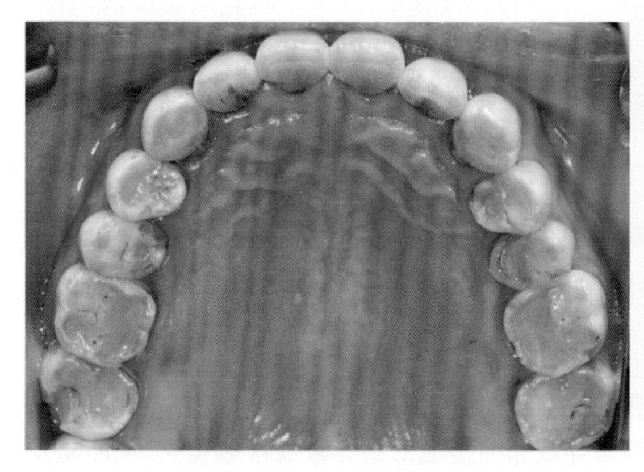
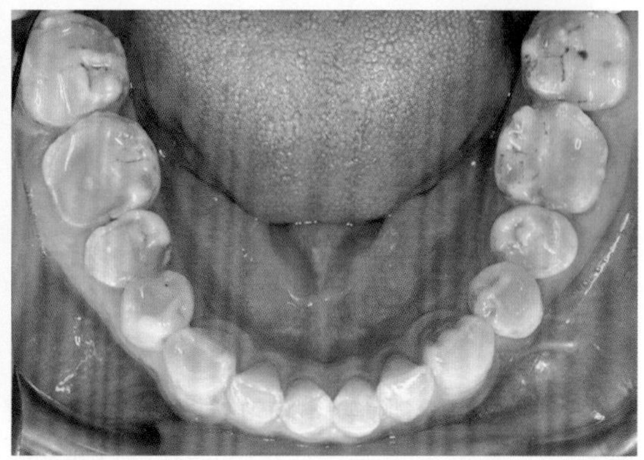

图 1-3-8 牙列重度磨损（男性，39 岁）

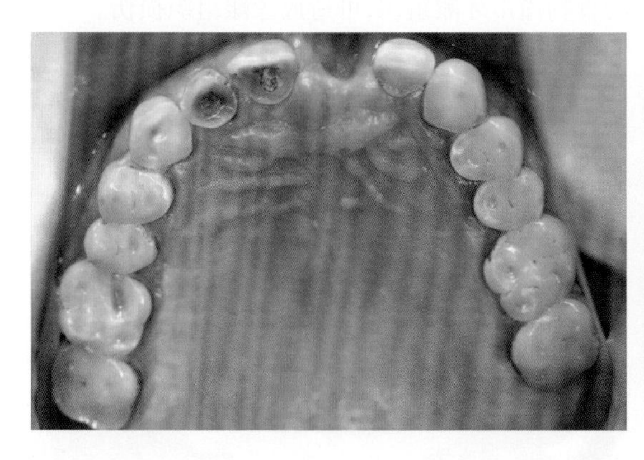
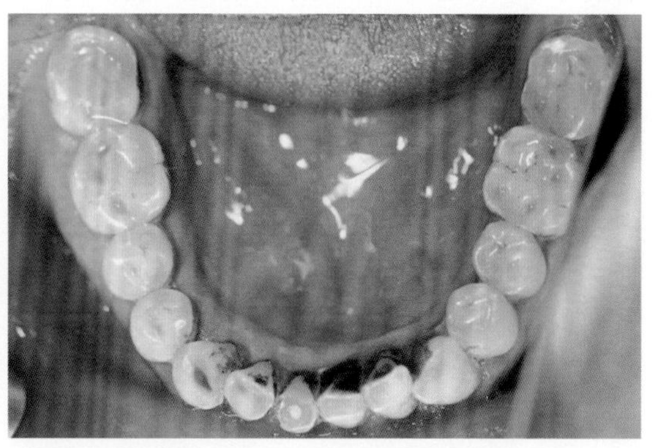

图 1-3-9 牙列重度磨损（男性，48 岁）

（2）牙列不均匀磨损：可由不良摄食或咀嚼习惯引起，如习惯用前牙某个区域切割食物，或习惯性用少数后牙压碎、碾碎坚硬、粗糙和韧性较大的食物（图 1-3-10）；有时磨损局限于一侧，多见于偏侧咀嚼习惯的个体；也可由咬合异常导致，例如内倾性深覆𬌗（图 1-3-11），上颌切牙舌面和下颌切牙唇面过度磨损，严重者可致牙体唇舌径减小。

（3）牙体不均匀磨损：前牙不均匀磨损可出现在前牙功能区的任何部位，常与咀嚼习惯和𬌗型密切相关；后牙不均匀磨损可出现在𬌗面的牙尖，近中、远中边缘嵴和中央窝等相关区域（图 1-3-12），并可导致其他非重度磨损区域因磨损不足而呈现为高尖陡壁。

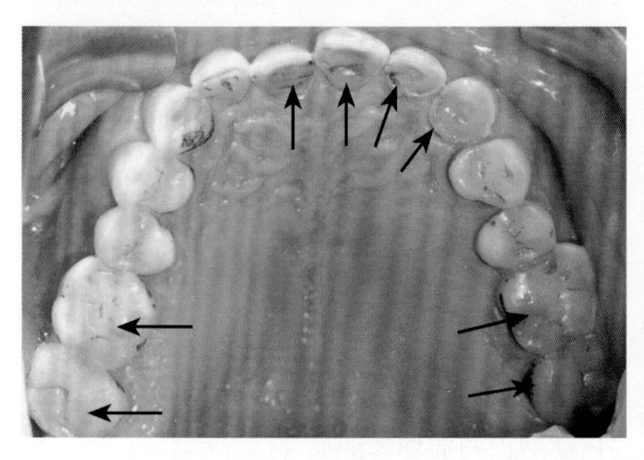
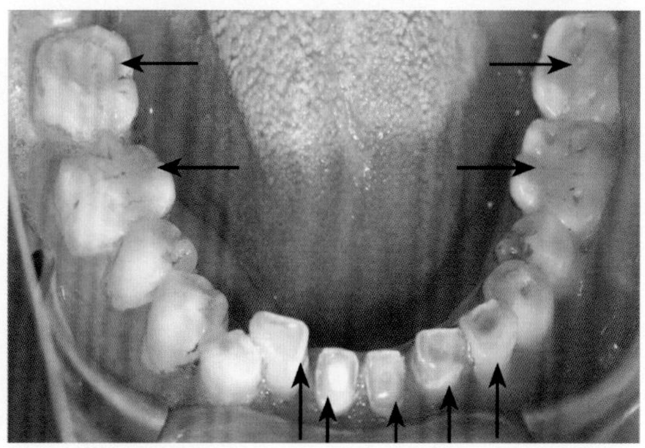

图 1-3-10 牙列不均匀磨损（男性，51 岁）

学习笔记

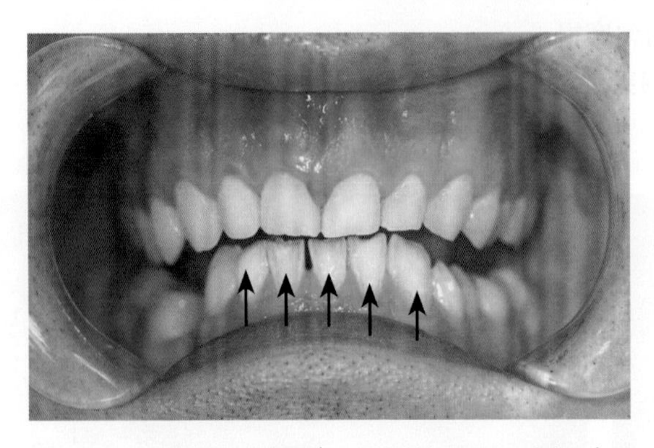
图 1-3-11 内倾性深覆𬌗，下颌前牙唇面磨损（男性，35 岁）

邻面可以出现磨损速度与牙的增龄性近中移动速度不匹配的情况，前牙、后牙磨损较慢而后牙向近中移动速度较快时，可出现牙列拥挤；前牙、后牙邻面磨损速度快、后牙向近中移动速度相对较慢时，可出现牙间隙。

（三）病理性磨损的危害

1. 牙体、牙髓组织损害 不均匀磨损可使𬌗面形成薄壁弱尖，受力时容易出现牙隐裂、折裂；过度磨损可使牙本质暴露、牙齿过敏，甚至可出现牙髓腔暴露、牙髓炎症状；楔形缺损严重者可出现牙髓炎症状，甚至牙体横断。

2. 牙周组织创伤 不均匀磨损可导致𬌗面解剖形态异常，侧向力过大，发生牙周组织𬌗创伤，出现牙松动、移位、咬合痛等症状；邻面接触点异常磨损可导致邻面接触形态异常或接触丧失，从而易发生食物嵌塞，嵌塞的食物压迫龈乳头，可造成龈乳头萎缩及牙槽骨水平吸收，导致牙周组织炎症；过度磨损可导致牙冠变短，牙冠轴面生理突度消失，咀嚼时食物撞击牙龈组织，可造成牙龈组织损伤。

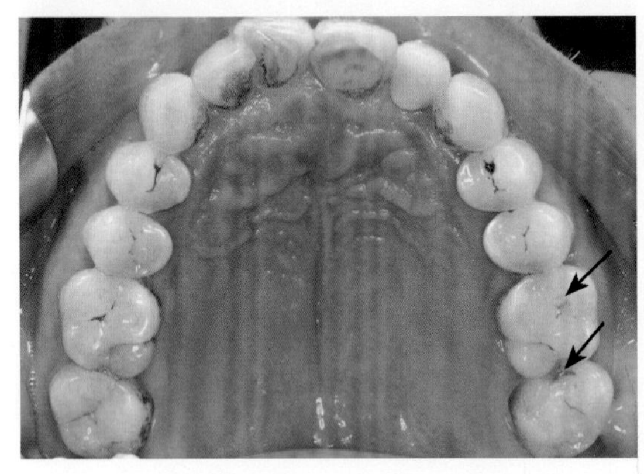
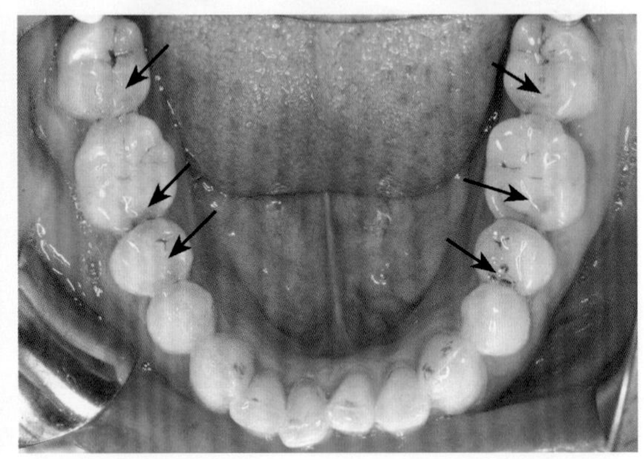
图 1-3-12 牙窝不均匀磨损（男性，53 岁）

3. 软组织损害 不均匀磨损导致的𬌗面形态异常可形成锐缘，不仅在其受力时易发生折裂，而且易咬伤邻近的颊、舌侧软组织，导致创伤性溃疡。

4. 形成𬌗干扰 不均匀磨损可导致𬌗面解剖形态异常，进而可形成𬌗干扰，如磨牙𬌗面中央过度磨损而边缘嵴磨损不足，形成过长的边缘嵴，咬合时嵌入对颌相邻牙间，构成“类第三磨牙伸长”的𬌗干扰（图 1-3-13），干扰下颌的自如运动。

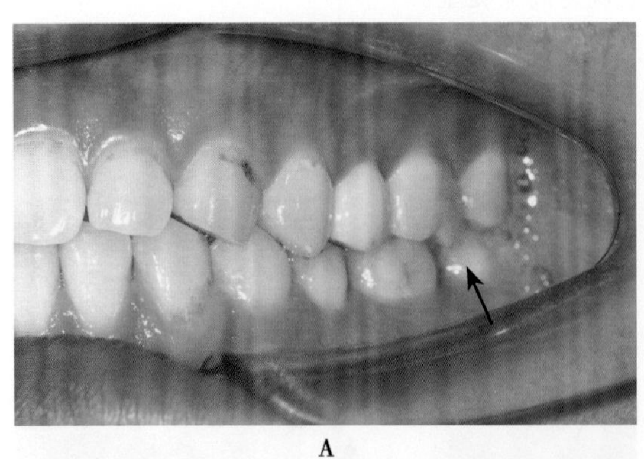
A

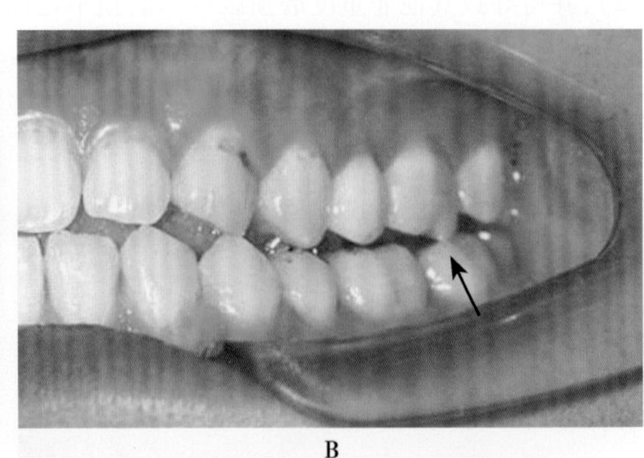
B

图 1-3-13 病理性磨损形成𬌗干扰

26 远中边缘嵴过长，静态𬌗状态下，嵌入对颌牙间隙形成局部非轴向力的咬合接触（A），动态𬌗状态下与下颌牙形成干扰性接触（B）

5. 影响牙列、咬合及颌位关系 后牙区功能尖重度磨损，可形成反横𬌗曲线；前牙区切缘过度磨损，可导致过度前伸性闭口；全牙列过度磨损，面下 1/3 高度降低，髁突可因过度闭口而向后上移位；两侧后牙磨损不均衡，可导致下颌位置偏斜。

6. 影响美观 前牙过度磨损将直接导致前牙美观问题；后牙咬合面异常磨损可导致咀嚼效能低下，使得咀嚼肌需要增强收缩力来满足咀嚼食物的功能需要，久之，有的个体可出现双侧咬肌丰满度过大，甚至下颌角也过度生长，形成方形脸，在一定程度上影响美观。

三、磨损程度的评价

临床上常用指数分级法记录和评价磨损程度，例如按照磨损累及牙体硬组织情况以及牙本质暴露情况来确定磨损程度的 Carlsson 指数法（表 1-3-1）。也有定量评价方法，即以磨损小面面积的大小来评价磨损程度。

表 1-3-1 Carlsson 指数法的等级和磨损情况

等级	磨损情况
0	牙釉质无丧失，𬌗面及切缘形态无变化
1	牙釉质有轻度丧失，𬌗面及切缘形态有轻微改变
2	牙釉质丧失明显，致使牙本质暴露
3	牙本质暴露面积超过 $2mm^2$，失去正常的𬌗面或切端形态，受累牙尖的高度降低
4	继发牙本质暴露

（李保泉）

学习笔记

第四节 颌 位

颌位（mandibular position）指下颌骨相对于上颌骨乃至颅骨的位置关系。由于下颌骨是一个游离骨体，仅借肌肉、筋膜等软组织与颅骨相连，因此下颌骨相对于颅骨的位置有较大的变化范围，下颌运动可以看做是颌位的动态变化。下颌骨位置的维系需要颌骨肌的主动收缩，这种收缩活动受到来自颞下颌关节、牙周、颌骨肌群等处的反馈调节。临床诊疗中主要关注的是稳定的、可重复的颌位。具有良好可重复性的三个基本颌位是牙尖交错位、后退接触位和下颌姿势位。

一、三个基本颌位

考察基本颌位需要综合考虑牙接触特点、咀嚼肌功能状态和颞下颌关节（髁突）的位置等因素，临床通常以切点和髁点作为观察点描述下颌相对于上颌的位置变化。

（一）牙尖交错位

牙尖交错位（intercuspal position，ICP）又称为最大牙尖交错位（maximal intercuspal position，MIP），指上下颌牙牙尖交错，达到最广泛、最紧密接触关系时下颌所处的位置，即达到最大牙尖交错关系时下颌相对于上颌或者颅部的位置关系。由于该位置因牙尖交错𬌗而存在，因此又称为牙位（tooth position）。牙尖交错接触时的咬合称为牙尖交错𬌗（intercuspal occlusion，ICO）。

1. 正常 ICP 的形态特点

（1）上下颌牙处于牙尖交错、最广泛、最紧密的接触关系。

（2）髁突基本位于下颌窝中央的位置。

（3）双侧口颌肌群收缩对称、有力，作用协调。因此，正常情况下下颌在双侧升颌肌作用下自然闭口到上下颌牙接触时，可以立即进入 ICP，即 ICP 是下颌肌力闭合道的终点。

（4）牙磨损、牙齿脱落、临床治疗等牙尖交错𬌗的变化都可能影响牙尖交错位。

（5）增龄性变化：ICP 在人的一生中相对稳定，但也是逐渐变化的，是一个与触压觉感受器有关的习得性颌位。乳牙萌出前没有牙尖交错位，乳牙初萌时，下颌开始探索其生理位置直至乳牙建𬌗完成时才形成相对稳定的 ICP。替牙期牙列的特征又发生改变,ICP 随之变化,恒牙期经过生理性磨耗,建立稳定的 ICP。之后随着年龄的增加,口颌器官的对功能活动的适应性改建以及牙的许多变化,都可能会对 ICP 产生影响。总体上,ICP 可随着 ICO 的存在而存在,随着 ICO 的变化而变化,随着 ICO 的消失而消失。

2. 肌位与牙位 从下颌姿势位开始升颌肌群轻微收缩,拉下颌向前上运动,下颌牙列与上颌牙列发生轻微接触,此时的下颌位置,称为肌接触位(muscular contact position,MCP),也称为肌位;此时用力紧咬,下颌便进入 ICP(即牙位)。理想状态下肌位与牙位一致,但存在早接触、咬合干扰或者牙尖斜面异常接触等情况时,会出现肌位与牙位的不一致现象。

3. ICP 与正中𬌗位 鉴于 ICP 时下颌骨的位置大多数居于正中,过去曾称为正中𬌗位(centric occlusion position,COP),意思是当上下颌牙达到此咬合关系时,下颌的位置相对于颅骨而言位于正中。由于偏𬌗等咬合异常的患者也存在上下颌牙最广泛、最紧密的接触关系,但此时其下颌的位置并非正中,显然"正中𬌗位"一词并不能准确反映该类患者其颌位的特征,因此现在以 ICP 一词取代了 COP 一词。

4. ICP 的影响因素 ICP 的存在是以 ICO 为前提的,无论 ICO 为何种形态,其所确定的最大牙尖交错时下颌的位置就是 ICP。影响 ICP 的因素有:

(1) ICO 异常:多数牙缺失、𬌗面过度磨耗、某些错𬌗、修复体等,可导致 ICP 垂直高度或水平位置发生变化。

(2) 肌功能异常:双侧升颌肌群收缩不一致,如一侧咬肌痉挛,可使下颌在进入 ICP 前出现偏斜接触,上下颌牙不能同时达到最广泛、最紧密的接触,ICP 不稳定。

(3) TMJ 异常:髁突形态发育异常、重度骨质吸收、关节盘移位、下颌骨骨折移位等,都会造成 ICP 的异常。

5. ICP 正常的意义 ICP 是下颌的主要功能位,咀嚼、吞咽、言语等口腔功能活动均与 ICP 密切相关。由于 ICP 在一定程度上决定着下颌的神经肌肉运动型,并影响着下颌闭口轨迹,同时因该颌位由𬌗面的解剖嵌合关系所决定,因而具有很好的可重复性,临床上可作为口腔检查、诊断和治疗的基准位。

学习笔记

(二) 后退接触位

从 ICP 开始,下颌可向后、下移动少许(约 1mm 左右)抵达一个位置,称为后退接触位(retruded contact position,RCP),此时双侧后牙的部分牙尖斜面保持接触而前牙无接触,这种咬合状态称为后退接触𬌗(retruded contact occlusion,RCO)。由于髁突颈上部受到颞下颌韧带深层水平纤维限制,故又称韧带位,髁突从该位不能再向后退,处于下颌的生理性后退边缘位置,从该位置开始髁突可以作铰链运动,故又称为铰链位。下颌从该位开始可以作开闭口、侧方和前伸运动。

1. RCP 的形成机制 下颌从 ICP 后退至 RCP 的主要机制有:①髁突后方为软组织结构,具有一定的可让性和缓冲空间;②颞下颌韧带深层水平纤维束对髁突过度后移具有限制作用;③颞肌后束收缩牵拉下颌向后。

2. RCP 与 ICP 的关系 人群中约 90%的人其 ICP 与 RCP 为两个不同的位置,这种特征被称为"二位"。人群中另约 10%的人其下颌不能从 ICP 后退,或者说 ICP 与 RCP 为同一个位置,称为"一位"。儿童中一位的比率较高,随着年龄增长,一位的比率逐渐减少,二位的比率明显增加。对于二位者,下颌从 RCP 开始在牙尖斜面的引导下直向前上运动约 0.5~1mm 距离,没有左右偏斜,进入 ICP,这种没有左右偏斜的矢状向位置关系,称为"长正中(long centric)"。但也有学者指出,没有绝对的"长正中",下颌从 RCP 向 ICP 运动的过程中左右偏斜小于 0.5mm 仍视为正常,这个有左右微小偏移的长正中范围被称为"正中自由域"(centric free area)。

3. RCP 的意义 RCP 是吞咽活动能够达到的主要位置,因此属于生理性颌位;RCP 为下颌在 ICP 时承受较大的咬合力提供了必要的缓冲空间;𬌗紊乱、𬌗重度磨耗以及大部分牙列缺损患者需要进行咬合重建时,可以利用 RCP 的可重复性进行建𬌗;有学者认为 ICP-RCP 之间的𬌗干扰对于颞下颌关节紊乱病和磨牙症具有病因学意义。

(三) 下颌姿势位

当人直立或端坐,两眼平视前方,不咀嚼、不吞咽、不说话时,升颌肌群轻微收缩以对抗下颌骨所承受的重力，此时下颌所处的位置称为下颌姿势位（mandibular postural position，MPP）。MPP 时上下颌牙之间有一前大后小的楔形间隙，在切牙区大约 2~4mm，称为息止殆间隙（freeway space）。过去认为下颌处于该位时口颌肌群完全处于松弛状态，故称为休息位或息止颌位（rest position）。但后来肌电图研究显示，升颌肌群在 ICP 下方约 8mm 时肌电活动水平最低，姿势位时咀嚼肌并非处于静息状态。故现在用下颌姿势位一词取代了休息位。

1. MPP 的特点 MPP 位于 ICP 的下后方约 2~4mm 处，无咬合接触。该位受体位的影响较大，头前倾或后仰均会影响该位。由于该位的形成与下颌所受重力作用有关，因此该位受到缺牙、镶牙等变化的影响，但在一段时间内，该位相对维持稳定，牙列缺失后义齿修复过程中确定垂直位置关系时，可以利用息止殆间隙的相对稳定性来恢复所需要修复的垂直高度。下颌骨重力作用诱发的闭颌肌牵张反射，是该位形成的生理基础，因此该位与咀嚼肌功能以及中枢神经系统的调节有关，肌紧张等肌功能异常会直接影响该位。此外，牙周和颞下颌关节本体感受器的反馈调节以及软组织粘弹性等对 MPP 的形成和保持也有一定的作用。

图片：ER1-4-1 三个基本颌位之间的关系

2. MPP 的意义 MPP 时上下颌牙不接触，不产生非咀嚼性磨损，牙周组织不受力。正常人在 24 小时内上下颌牙接触的时间仅约十几分钟，大部分时间上下颌牙都是处于不接触状态。这种状态下口颌肌群主要作张力性收缩。有紧咬牙或夜磨牙的患者，上、下颌牙的接触时间增加，易导致咀嚼肌疲劳、殆面的过度磨损，加重了牙周组织和颞下颌关节的负担。因此，保持 MPP 的相对稳定，维持正常的息止殆间隙，对维护口颌系统健康十分重要。

有关三个基本颌位之间的关系请参见口腔解剖生理学有关章节的叙述。

二、正中关系

正中关系（centric relation，CR）是一组下颌位置的集合，指下颌适居正中时相对于上颌的位置关系，其最上位称为"正中关系位"（centric relation position，CRP），此时髁突处于关节窝的前、上位置，并通过关节盘紧抵关节结节后斜面；此时的咬合接触关系称为正中关系殆（centric relation occlusion，CRO），在此位置上，下颌可以做约 15~25mm（切端距）的铰链开口运动，因而该范围也称为正中关系范围。文献中对 CR 的表述并不完全相同，这种现象至今依然存在。

图片：ER1-4-2 文献中对正中关系的不同表述

学习笔记

在有牙颌，正中关系位（CRP）实际上就是后退接触位（RCP）；在无牙颌，ICO 丧失 ICP 也随之消失，可以参照 CR 最上位 CRP 来重新确定患者的颌位关系。这种方法也常用于殆重建。

离开牙尖交错位和正中关系位的下颌位置关系均为非正中关系，包括前伸颌位关系、侧方颌位关系等，相应地，牙尖交错殆和正中关系殆以外的咬合接触均为非正中殆关系，如前伸殆、侧殆等。

文档：ER1-4-3 JPD 关于正中关系的定义

复习思考题

1. 试述牙尖交错殆时前牙的接触特征。
2. 试述非正中咬合运动中的咬合接触特征。
3. 何谓支持尖、引导尖，试述它们的解剖形态特点。
4. 何谓咬合压力？何谓咬合研磨力？其功能意义是什么？
5. 试述牙尖斜面对咬合分力的影响。
6. 何谓殆导？殆导有哪些类型？
7. 试述楔状缺损形成机制。
8. 试述病理性磨损常见的病因。
9. 试述正常 ICP 的形态特点和 ICP 的影响因素。
10. 什么是正中关系？

（康　宏）

第二章 颞下颌关节

内容提要

颞下颌关节双侧联动，每侧关节既可作转动运动又可作滑动运动，与咬合关系密切，能够在一定范围内通过改建来适应载荷的改变。关节软骨对应力的反应主要取决于软骨基质的组成和结构，关节软骨内由胶原-蛋白多糖-水凝胶构成的网架结构体系，关节盘胶原纤维的环状构筑特征，都是组织力学响应的重要结构基础。颞下颌关节润滑机制主要包括界面润滑和挤压润滑，表面活化磷脂和透明质酸是参与颞下颌关节润滑的两种主要组成成分。关节软骨、软骨下骨、关节盘等组织结构具有随功能需要而进行改建的能力，功能负荷超出组织生理性改建能力时，将导致相关组织出现病理性改建，骨关节炎便是病理性改建的主要表现之一。

学习笔记

第一节 颞下颌关节的生物力学

关节属于运动系统的一部分，其组织结构的主要特点是能够承受功能性负荷，并对负荷作出生物响应。关节生物力学主要研究关节组织承受负荷的特点和对不同负荷的生物学响应规律。与身体其他部位的滑膜关节相比，颞下颌关节（temporomandibular joint，TMJ）（图 2-1-1）具有一定的特点，体现在以下几个方面：①TMJ 双侧联动，一侧功能异常会影响另一侧的功能；②关节窝和髁突这两个骨性关节面之间形态差异较大，两者之间有关节盘在其中起协调形态差异的作用；③关节盘将颞下颌关节腔分为互不相通的上下两腔，上腔较大，行使颞盘关节的滑动功能；下腔较小，主要完成盘突关节的转动功能；④与咬合关系密切，作为负重关节，TMJ 的负荷来自于咀嚼肌力，后者又受到与咬合接触相关的牙周-咀嚼肌反射活动的调节；⑤TMJ 骨性关节面表层被覆较厚的纤维软骨，与厚度不均一的关节盘一起共同构成 TMJ 承载、分散和缓冲应力的组织结构基础；⑥TMJ 能够在一定范围内通过改建来适应载荷的改变，但改建能力随年龄的增长而降低。这些特点使得 TMJ 表现出与其他关节并不完全相同的生物力学响应规律。

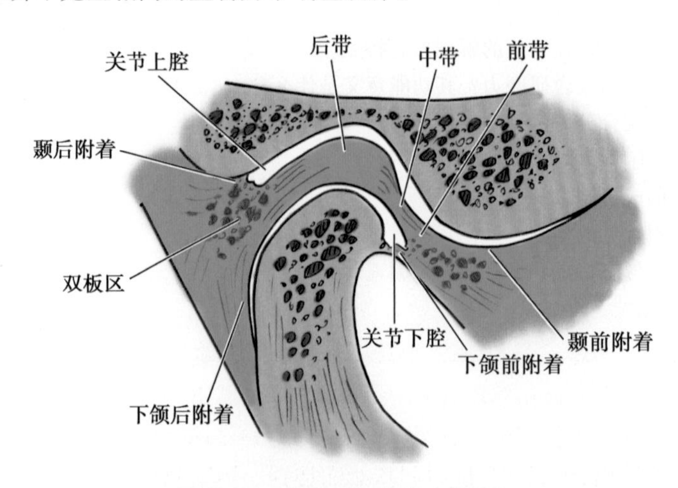

图 2-1-1 颞下颌关节的功能结构

一、颞下颌关节的负重

颞下颌关节主要承受各种下颌运动中咀嚼肌的收缩力，这种力刺激是关节组织生长、发育所必需的，也是关节组织改建的重要原因。同其他滑膜关节一样，TMJ 的骨关节面大小并不一致，两个骨关节面如果直接接触将使关节组织承受较大的峰值载荷和摩擦力，而位于两个骨关节面之间的关节盘以及覆盖在骨关节面上的关节软骨，则通过吸入和溢出关节滑液等机制，缓解这一生物力的作用，避免对关节产生创伤性刺激。同时，关节软骨细胞可以通过调整其合成与分解代谢活动作为对各种生物力的响应，在不同程度上表现为软骨组织改建和关节外形变化。

（一）应力与应变的概念

关节组织在长期的功能运动中，不断承受力的作用。这种力作用于关节软骨和关节盘组织内部，可形成一定的应力，而组织通过变形（即应变过程）来缓冲这种应力。要认识 TMJ 的生物力学特点，需要明确应力、应变的基本概念和描述关节生物力学特性的常用指标。

1. 应力（σ）　物体由于外因而变形时，在其内部任一截面的两方出现的相互作用力，称为内力，该内力具有抵抗这种外因所致变形的作用。在所考察的截面某一点单位面积上的内力称为应力，用公式表示：$\sigma=dFr/dA$，σ 即为应力，Fr 为载荷，A 为截面积，d 表示微分。

2. 应变（ε）　物体在受到外力作用时将出现形变，应变指介质局部的相对形变，可分为线应变和剪应变。线应变以外力作用下沿外力方向出现的单位长度介质的伸长或缩短量（%）来表示；剪应变则以一个平面内两个相互正交的微线段在外力作用下相互之间夹角的改变量（%）来表示。

3. 描述关节软骨生物力学特性的常用指标　描述关节软骨生物力学特性的常用数学关系式为应力-应变曲线，常用指标包括弹性模量、泊松比，以及组织黏弹性、应力松弛、蠕变、弹性滞后、渗透性等。

（1）应力-应变曲线：代表材料在外力或者外因作用下，应力与应变变化的相互关系曲线。在一定方位内（拉伸、压缩、剪切比例极限等），应力与应变成正比。

（2）弹性模量（E）：又称杨氏模量，表征材料抵抗弹性变形的能力，在数值上可用应力和应变的比值 E 表示。E 值越大，使材料发生一定弹性变形的应力也越大。在几何尺寸不变的情形下，E 越大，即材料刚度越大。对于有些材料在弹性范围内应力-应变曲线不符合直线关系的，则可根据需要取切线弹性模量。

（3）泊松比：在材料的比例极限内，由均匀分布的纵向应力所引起的横向应变与相应的纵向应变之比的绝对值，是反映材料横向变形的弹性常数。

（4）渗透性：流体在多孔介质中的流动称为渗流，多孔介质具有被流体透过的性能称为介质的渗透性，通常用渗透系数来表征，渗透系数愈大，介质的渗透性愈强。

（5）润滑：两个相互摩擦的表面，由于充填了一种介质，使摩擦力下降的现象称为润滑。关节面之间有过度的应力集中时，关节面之间的润滑质量将降低。

（二）颞下颌关节组织的力学响应规律

1. 关节软骨的力学响应规律　关节软骨是特殊类型的结缔组织，其主要功能是：①把施加于关节上的载荷扩散传递到较大的区域，以减少接触应力；②使对应的关节面间保持恒定接触并以最小的磨擦和磨损进行相对运动。

（1）关节软骨力学响应的组织结构基础：关节软骨是由黏弹性固体基质（图 2-1-2）和可自由流动的间隙液组成的二相混合物，是具有渗透性的多孔介质，其力学性能取决于其固体基质（胶原和蛋白多糖）的性质、间隙液（水）的流动以及固体基质和间隙液间相互作用，表现出相应的压应变、拉伸应变和剪切应变规律（图 2-1-3）。关节液体在软骨中流动不仅完成了软骨营养供给与代谢产物的排出，而且与关节面的润滑及承载时力学特点有着密切的关系。关节软骨的渗透性很低，在快速加载与卸载时，软骨类似于弹性材料，在承载时变形，卸载后立即复原。在持续性、缓慢加载作用时，其内部液体被挤出，组织变形随时间持续而加强。消除载荷后，若有充足时间使其吸收液体，软骨组织可以恢复原状。否则软骨组织不能完全恢复原状。

学习笔记

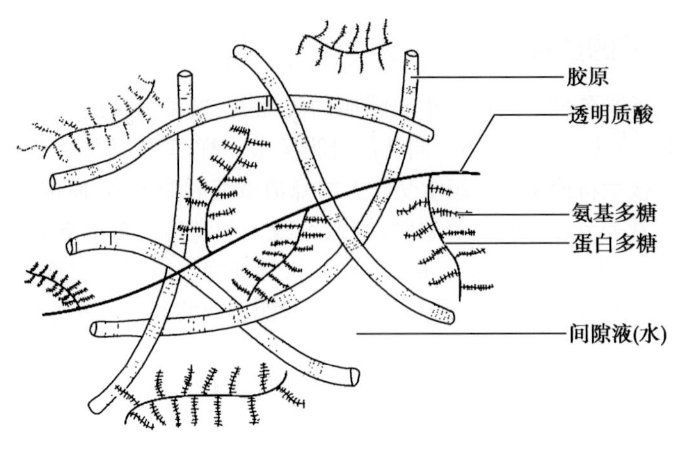

图 2-1-2　关节软骨基质

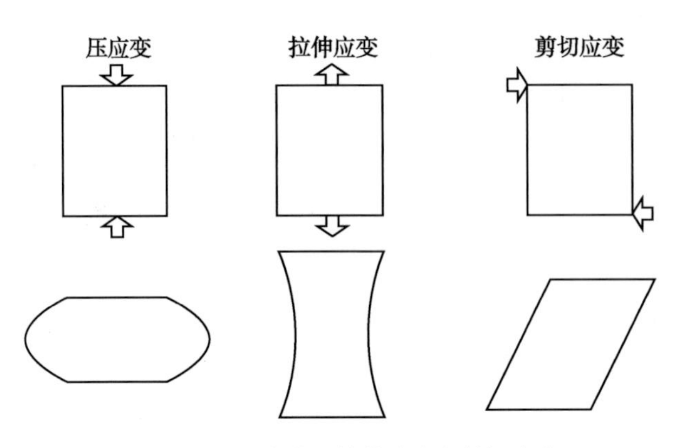

图 2-1-3　压应变、拉伸应变和剪切应变

学习笔记

文档：ER2-1-1 关节软骨内部应力缓冲体系

文档：ER2-1-2 关节软骨的压缩特性

关节软骨中存在由胶原-蛋白多糖-水凝胶构成的网架结构体系，这是关节软骨内部应力的主要缓冲体系，它使得关节软骨具有承载并分散载荷的能力，任何外源性或内源性因素造成关节软骨网架体系破坏时，都将引起软骨结构、代谢和功能的改变。关节软骨损害、变性与关节所承载负荷的频率和量级有关，载荷频率虽小但载荷较高，或载荷相对正常但循环载荷次数较多，均可引起关节软骨的疲劳，最终引起关节软骨的损伤和功能下降。

（2）关节软骨的力学响应特性

1）关节软骨的压缩特性：可反映在其渗透性（渗透系数 K）和黏弹性方面。对软骨施加一定的载荷并维持一段时间，在施加载荷的初期，压缩变形较大，随时间延长变形逐渐减小并达到平衡状态，在平衡状态下，不再发生液体的流动，由固体基质承受负荷，这种现象称为关节软骨的黏弹性蠕变效应（图 2-1-4）。正常关节软骨的渗透性随着压力和变形的加大而呈现显著下降趋势。

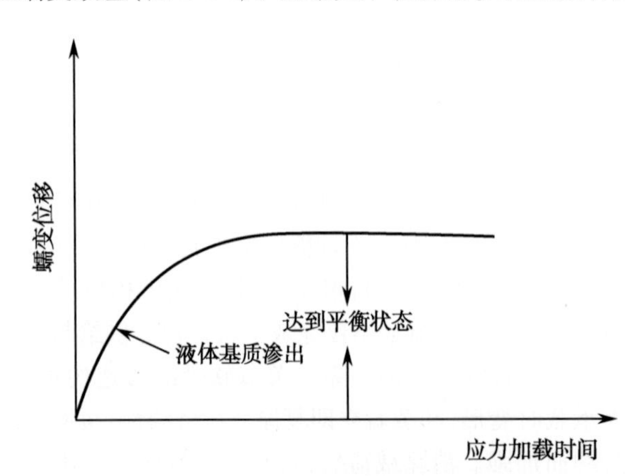

图 2-1-4　关节软骨的蠕变曲线

2）关节软骨的拉伸特性：关节软骨的拉伸力学特性主要依赖于胶原基质的排列和取向。软骨承受载荷，在拉伸应力-应变曲线上表现出明显的坡脚区（toe region），代表关节软骨承受生理应力-应变的范围（图 2-1-5）。成熟关节软骨的拉伸刚度和拉伸强度自表层向深层逐渐降低，因此关节软骨的表层结构对关节软骨具有保护功能。

3）关节软骨的剪切力学特性：关节软骨在功能运动中承受载荷时，在软骨各层之间通过剪切运动来改变软骨的形状

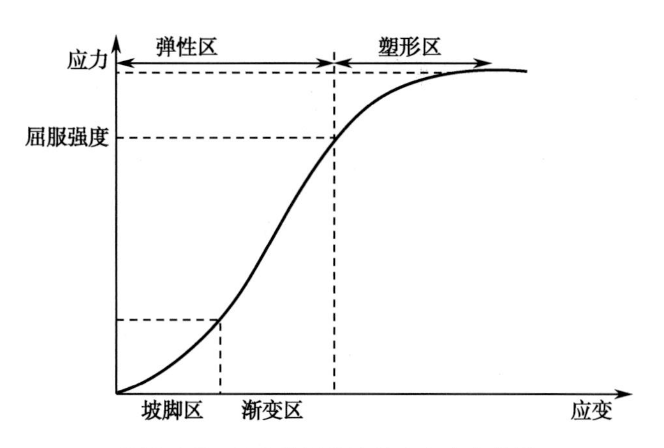

图 2-1-5 关节软骨的拉伸应力应变曲线

以适应关节面的形状。但是过度的剪切运动会导致关节软骨局部出现应力集中与微裂纹以及裂纹扩展现象。

2. 关节盘的力学响应规律

(1) 关节盘的显微构筑：关节盘由成纤维样细胞、软骨样细胞以及细胞外基质构成，在细胞外基质中，胶原和蛋白多糖是主要成分，占关节盘湿重的 15%～35%，两者分别占关节盘干重的 68%～83%和 0.6%～10%。胶原纤维有着不同的走行方向，在关节盘的表面，胶原纤维呈近远中向、内外向相互交叉呈网状排列；在中间带内部，胶原纤维呈前后向走行。中间带前后向走行的纤维与前后带中内外走行的纤维相互交织呈纤维环样结构，维持着关节盘的形状并赋予其较强的抗拉伸能力。关节盘内的蛋白多糖镶嵌在胶原纤维网中，因受到纤维束缚很难移动，同时蛋白多糖带有大量负电荷，使得关节盘组织渗透压较高，从而具有较强的抗压能力。关节盘中大分子量的蛋白多糖广泛分布于关节盘的前、中、后带，而小分子量的蛋白多糖如二聚糖等，主要集中在关节盘中间带的内外侧。关节盘内胶原纤维的这种特定走行特征决定了关节盘的形状及其生物力学特性，也决定了关节盘不同部位力学性质的异同。

(2) 关节盘的黏弹性：关节盘在恒定应变下，其产生的应力在初始的 5～30 秒内迅速降低，之后一直维持在一个较低水平，但不会消失，具有明显的应力松弛现象。应力松弛使得关节盘消耗掉了大量的应力。另外，关节盘也具有明显的蠕变现象，在应力作用于关节盘初期的数秒钟内，应变迅速增加，之后增加速度逐渐变缓，应变达到蠕变平衡。

关节盘在承受负荷时可以有效吸收和分散负荷，防止出现能量聚集效应进而对关节盘造成损伤。关节盘过度和持续承载会导致盘组织变性、变形，关节盘的质地与形状对其负荷缓冲能力具有重要影响，当关节盘变性或外形变化到一定程度时，其缓冲负荷的能力将明显下降，甚至丧失，最终导致关节盘穿孔。

二、关节盘的运动生物力学

颞下颌关节既可作单纯转动运动(铰链运动)，也可作滑动运动，以及转动兼滑动的复合运动，关节盘在这一功能活动中发挥着重要作用。

(一) 颞盘关节与盘髁关节

关节盘以其上表面与颞骨关节面形成颞盘关节(temporal bone-disc joint)，以其下表面与髁突形成盘髁关节(disc-condyle joint)，既参与颞盘关节的功能运动，又参与盘髁关节的功能运动，因此不仅受到压力、拉力而且受到较强的剪切力作用，在各种功能运动中保持着与髁突和颞骨关节面的紧密接触关系。因此，关节盘是维持颞下颌关节稳定的重要因素。

(二) 盘-突复合体

关节盘借内、外侧韧带紧密连接在髁突内外极上，与髁突形成盘突复合体，髁突在关节下腔很难作侧向运动，主要作矢状方向的转动运动，而盘突复合体则借较疏松的关节囊与颞骨关节面相连，因而盘突复合体可以在关节上腔作较大范围的滑动运动，并可沿颞骨关节面作滚动运动(图 2-1-6)。

学习笔记

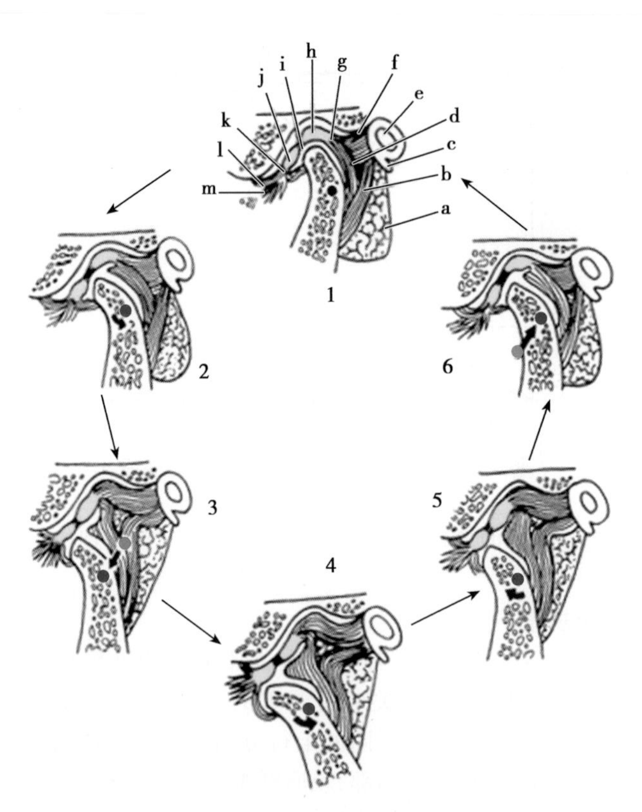

图 2-1-6　颞下颌关节的功能运动

a. 软组织垫;b. 关节囊后壁;c. 鼓板;d. 下颌后附着;e. 外耳门;f. 颞后附着;g. 双板区;h. 后带;i. 中间带;j. 前带;k. 下颌前附着;l. 颞前附着;m. 翼外肌附着处
1-2-3-4 示开口运动中髁突、关节盘与颞骨关节面的关系;4-5-6-1 示闭口运动中髁突、关节盘与颞骨关节面的关系。1. 闭口位;2. 小开口位;3. 大开口位,4. 最大开口位;红色圆点代表髁突的转动运动,蓝色圆点代表髁突的滑动运动

学习笔记

(三) 关节盘及盘后区组织液变化与关节内压

在功能运动中,关节盘及盘后区可因受压程度不同而吸收或排出不同量的组织液,从而通过组织充盈性膨胀等变化,适应关节内压的变化。在关节间隙较大、关节内压较低的状态,如在姿势位,或在关节间隙较小,关节内压较高的状态,如紧咬牙时,关节盘将出现与组织内液含量相关的增厚或变薄的功能性变化。

(四) 关节盘及盘后区厚度与关节运动

关节盘前、中、后带厚薄不一,使得关节功能运动中,形态吻合度较小的骨关节面之间能够借厚薄不一的关节盘而保持持续的紧密接触。在牙尖交错位时,关节间隙变窄,关节盘较厚的前带和后带位于关节间隙相对较大的前下间隙和上间隙处,而较薄的关节盘中带与髁突前斜面及关节结节后斜面相对。在运动状态下,髁突离开关节窝,关节间隙增大,髁突部分地与关节盘其他较厚的部位紧密接触,并通过接触部位施加一定的推力,使关节盘能够随着髁突一起运动。

(五) 关节盘运动与关节盘附着的牵拉作用

下颌前附着和下颌后附着的纤维较为疏松,相对于较致密的内外侧韧带而言,对盘-髁之间位置关系的牵拉作用较小,允许关节盘相对于髁突作较大幅度的矢状向运动,然而颞后附着则因含有较丰富的弹力纤维,对关节盘有向后上牵拉的作用,在闭口等功能活动中对关节盘施以后上方向的牵拉力,辅助其回到关节窝内,但是颞前附着的纤维较为致密,对关节盘过度向后方向的运动有一定的制约作用。

(六) 关节盘运动与翼外肌

牵引关节盘和髁突向前移动的生物力主要来自翼外肌上、下头的收缩,在下颌姿势位附近,颞后附着中的弹力纤维本身有卷曲现象,其对关节盘的牵引力几乎为零,这时翼外肌上头保持着轻微的收缩状态,使关节盘产生向前向内的旋转力;当盘突复合体向前运动时,颞后附着中的弹力纤维被拉紧，关节盘受到较大的向后的牵引力，因而产生向后的旋转运动，当下颌达到最大开口位附近，关节盘前带充满关节间隙宽度所允许的范围，髁突也到了最前位，牵引关节盘向后的力量达到其最大值。盘突复合体返回下颌姿势位时，翼外肌上头对髁突、关节盘的牵引力和关节盘颞后附着弹力纤维的弹性力之间的动态平衡，有助于维持运动中盘突关系的稳定（图 2-1-7）。

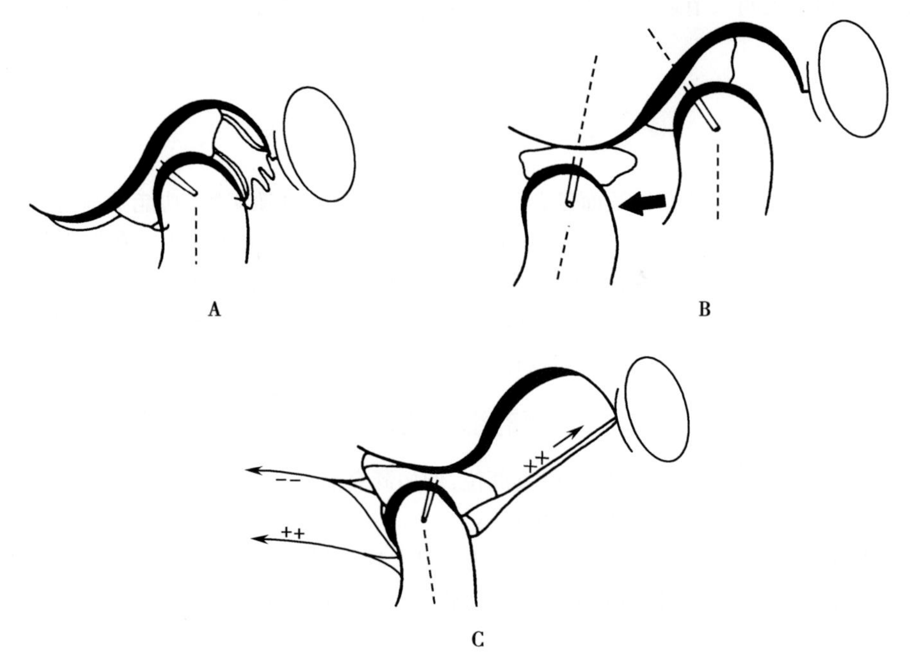

图 2-1-7　颞下颌关节运动中的盘髁位置关系变化
A. 闭口位盘髁位置关系　B. 开口运动中关节盘的位置　C. 最大开口时盘突位置关系

三、关节润滑

良好的润滑有助于减小关节运动时的摩擦力，减少关节组织的磨损，是维持 TMJ 健康的重要机制。关节滑液主要由滑膜细胞分泌，盘后区是滑液产生的主要部位。表面活化磷脂（surface-active phospholipids，SAPLs）和透明质酸（hyaluronic acid，HA）是参与滑膜关节润滑的两种主要组成成分。

（一）颞下颌关节的润滑机制

滑膜关节的润滑有两种机制：界面润滑（boundary lubrication）和挤压润滑（weeping lubrication）（图 2-1-8A、B）。关节运动时，滑液由关节腔的一个区域挤向另一个区域，位于界面和隐窝内的滑液被挤到关节面上，形成一单层润滑剂，称为界面润滑。挤压润滑是指借助与关节面之间存在的较厚液膜及液膜内的压力维持软骨的润滑，也称为液膜润滑。

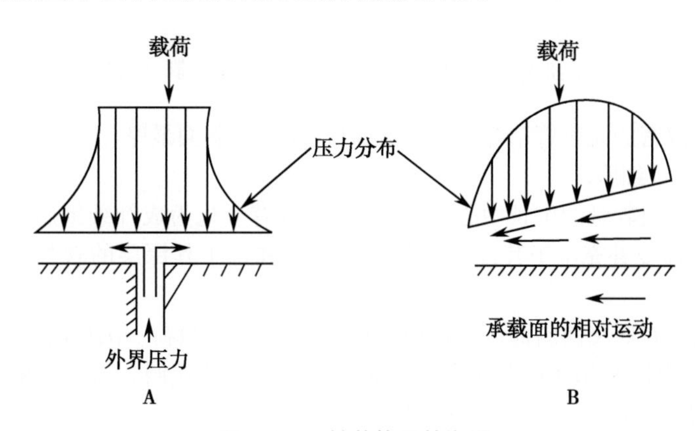

图 2-1-8　关节软骨的润滑
A. 界面润滑机制　B. 挤压润滑机制

（二）润滑的破坏机制

导致关节润滑破坏的主要原因是关节的超负荷。关节超负荷导致关节内组织暂时性缺氧，血管内皮细胞释放大量氧自由基，阻止透明质酸的合成，并使其降解。透明质酸的减少同时失去了对表面活化磷脂群的保护作用，挤压润滑机制就会失效，关节表面发生直接接触，则只能依靠界面润滑机制发挥作用，使得关节运动的摩擦力增大，导致关节面的损伤。

（康　宏）

第二节　颞下颌关节的改建

颞下颌关节软、硬组织处在口颌面复杂的生物力环境之中，可随年龄、功能负荷等因素而发生改变，这一现象称为改建（remodeling）。颞下颌关节的发育在20岁左右完成（女性更早于男性），然而关节组织的改建却一直处于动态平衡中。适当的生物力刺激不仅可以促进颞下颌关节的发育，而且可以促进软骨和软骨下骨的生理性改建；但长期异常生物力刺激，则可使改建后的关节形态无法满足正常关节的功能需要，从而导致相应的临床症状。

一、颞下颌关节软骨与骨关节面的组织改建

颞下颌关节骨关节面的改建常见于负重部位，例如髁突前斜面和关节结节后斜面。

（一）髁突软骨的组织结构及其改建的意义

髁突软骨由浅至深分为四层：纤维层、增殖层、肥大软骨层和钙化软骨层，被覆在骨关节面的表面。软骨分层排列是关节软骨适应生物力学变化的结构基础（图2-2-1）。

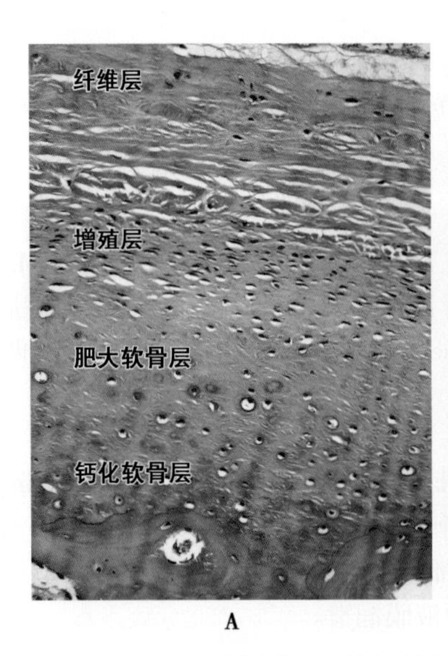

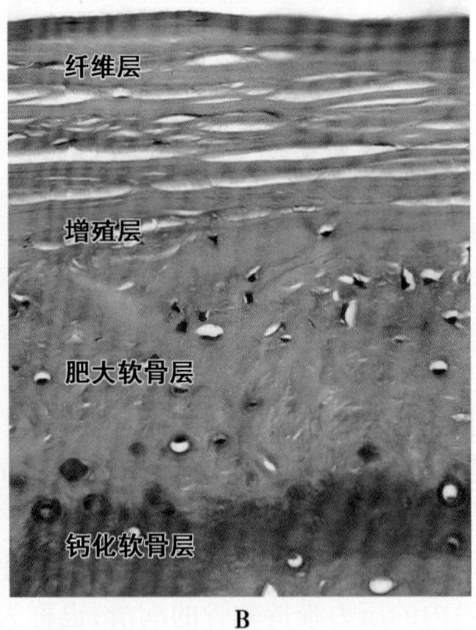

图2-2-1　髁突软骨的组织结构（×200）
A. 年轻成人正常髁突软骨　B. 老年人正常髁突软骨

1. **纤维层**　由致密的无血管结缔组织构成，在髁突的前斜面最厚，主要承担剪切负荷，主要成分为Ⅰ型胶原和成纤维细胞。

2. **增殖层**　是髁突软骨的生长中心，该层的细胞具有分化为成纤维细胞、软骨细胞和骨细胞的潜能，可以依功能需要补充位于其浅层的纤维层细胞和位于其深层的软骨细胞，在髁突的改建中起重要作用。

3. **肥大软骨层**　在髁突前斜面区域最厚，有助于承受压力负荷。圆形的软骨细胞被富含Ⅱ型胶原的细胞外基质包围，适当的关节负荷可以促进软骨细胞的代谢。随着年龄的增长，肥大软骨层内软骨细胞数量逐渐减少。

4. **钙化软骨层**　呈齿状将浅层的肥大层和深层的骨小梁相互交错连结在一起，细胞间质出现钙化。软骨细胞呈圆形，形态很大，胞质呈空泡状。

（二）髁突软骨下骨的改建

除细胞成分外，髁突软骨还含有大量的细胞外基质，主要由水、胶原蛋白、蛋白多糖、结构性糖蛋白以及少量脂质和无机盐等构成。软骨细胞和细胞外基质对于维持软骨组织稳态以及软骨组织生物学和力学特征都起到重要作用。髁突软骨内的细胞按照功能需要合成、分泌软骨基质，调整细胞外基质的成分比例，以维持关节软骨的生物力学性能，是髁突软骨随负荷改变而出现增生、磨损、畸形等病理性改建的生物学基础；在肥大层，软骨细胞可在负荷作用下终末分化，同时软骨基质发生钙化，完成类似软骨内成骨的过程，这一过程进展缓慢，但是具有明显的增龄特点。

髁突软骨的增龄性变化表现为：出生时，软骨各层细胞都比较丰富，是软骨最厚的年龄阶段。随着年龄的增长和口腔功能的增强，软骨细胞逐渐减少，软骨基质中蛋白多糖和胶原分子的质和量均发生变化，蛋白多糖聚合体单体数量减少、体积变小、形成大分子聚合体的比例下降，导致软骨组织抗压性能下降；胶原纤维直径随着年龄增长而增大，较粗的胶原纤维柔韧性降低、硬度增高。增龄后的软骨含水量下降，导致大分子支架应对负荷而反复形变的能力下降。因此，老年关节软骨的生物学稳定性和对生物力学的适应性均下降，加之软骨细胞数量减少，软骨自我修复能力下降，使老年髁突改建能力相对较弱，易发生软骨的退行性变。

颞下颌关节的软骨下骨包括骨皮质终板以及紧靠其下方的骨小梁。软骨下骨的基本功能是吸收应力、维持关节的形状。骨组织典型的生物学特点是在承受功能性负荷时发生组织改建，改建活动由成骨细胞和破骨细胞介导。正常情况下成骨细胞与破骨细胞偶联，维持骨量的动态平衡，对骨组织重新塑形，主要表现为破骨细胞所致的骨吸收，同心板层状的新骨沉积，继发骨单位替换原始骨，进而发生骨组织大小、形态和结构的改变。轻微的周期性力的作用能引起髁突软骨下骨进行性改建，以更好地适应功能的变化。颞下颌关节的骨改建活动遵循用之则强，废用则弱的 Wolff 定律。

负重过大或承载过久，可导致关节软骨下骨微损伤，出现骨小梁微裂，进而导致骨小梁断裂、崩解，使得相邻的骨髓腔彼此融合，甚至形成假囊肿。成骨细胞介导的成骨活动与破骨细胞介导的破骨活动之间失偶联，破骨活动较强时表现出骨吸收征象，成骨细胞活动较强时，则表现出骨质增生的征象，严重时可见到裸露的光滑的骨皮质，质地坚硬、光亮，形成所谓的骨质象牙化。关节失去了正常的骨质结构，吸收负荷震荡的能力降低，改变了软骨的生物力环境，导致关节软骨破坏，最终导致髁突骨组织的退行性变，关节结构乃至形态发生变化，影响关节的正常功能（图 2-2-2）。

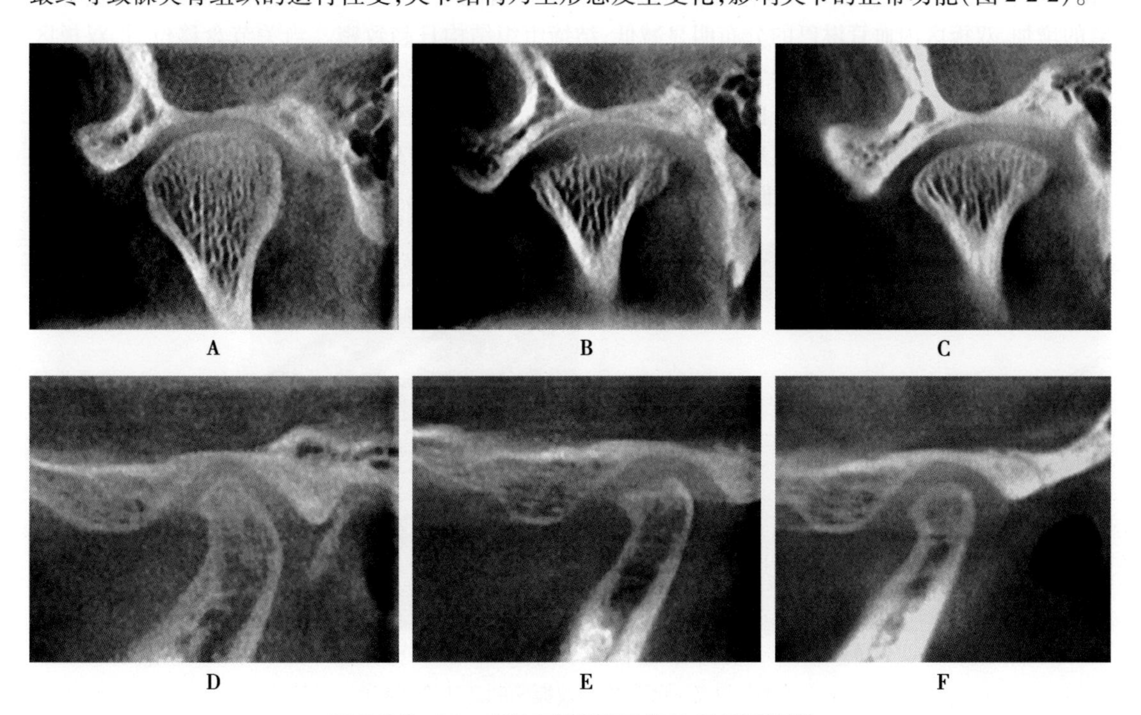

图 2-2-2　同一患者右侧髁突改建的 CBCT 影像

A、D. 示正常髁突影像　B、E. 示 8 个月后髁突骨质吸收，骨皮质线消失　C、F. 示 16 个月后髁突改建，骨质增生，骨皮质线恢复

（三）骨软骨交接区的改建

软骨基部的钙化也是颞下颌关节软骨下骨改建的重要形式之一。在生长发育阶段骨软骨的结合部位具有骨骺样的功能，可以通过软骨内成骨过程使骨量增加。进入成人后，钙化软骨与非钙化软骨之间是一条波浪状潮线。随着年龄增加，潮线多转变为几条平行但不连续的线段，有学者认为这是软骨基部钙化向关节软骨推进的结果。潮标向关节软骨异常推进可能致关节软骨变薄，负重时骨软骨交接区出现微裂隙，使骨髓腔的血管侵入软骨层，导致或加重骨关节炎。

（四）关节窝和关节结节的改建

关节窝和关节结节骨皮质表面覆盖的软骨组织与髁突软骨相比，其纤维软骨层、增殖层和钙化软骨层均较薄，肥大层基质成分较多，肥大细胞很少（在关节结节后斜面附近软骨细胞相对较多）。关节结节在婴儿出生时是平的，随着年龄的增长，关节窝逐渐加深，关节结节也日益凸显，有利于将髁突限制在关节窝内。在应力负荷作用下，关节窝也发生软骨和软骨下骨的改建，但形态和表面变化不如髁突改建明显。应用功能矫治器对生长发育期的儿童进行矫形治疗，可刺激髁突向后的增长，同时，关节窝发生向前下方的生长和改建。

二、关节盘及盘后组织的改建

（一）关节盘的改建

关节腔是个密闭的负压环境，关节盘可以通过吸收或排溢关节液等途径调整其体积（或厚度）大小，这有利于其在关节运动过程中适应外形不规则的骨关节面，协调盘突关系。除体积（或厚度）变化外，关节盘还可以随关节内压力变化表现出持续性或永久性组织形态变化，即关节盘的形态并非一成不变，而是与骨和软骨组织一样，具有生理性和病理性改建能力。生理性改建或一些程度较轻的病理性改建，大多不表现出临床症状，而较重的病理性改建则可能表现为关节盘的明显变形，甚至出现组织变性。变形的关节盘也可协同持续存在的异常咬合，共同对髁突施加异常作用力，导致髁突异常改建。关节形态也可反过来加重咬合变化，例如出现开𬌗、偏𬌗等畸形。

（二）关节盘双板区的改建

双板区位于关节盘后方，属于疏松结缔组织，正常情况下承受来自髁突的负荷较小。随着年龄的增加，双板区内血管淋巴的分布明显减低，结缔组织结构日趋致密。当关节盘移位后，双板区被前拉至髁突上方，在此受到异常负荷的作用，从而发生组织改建。采用手术方法建立兔关节盘前移位动物模型，可见早期双板区变化以破坏为主，表现为双板区变长变薄，胶原纤维和弹力纤维排列紊乱、断裂或玻璃样变。之后，双板区内出现软骨细胞、软骨外基质和大量的胶原纤维，动脉壁增厚、血流下降，最后形成类纤维软骨样组织（图 2-2-3）。

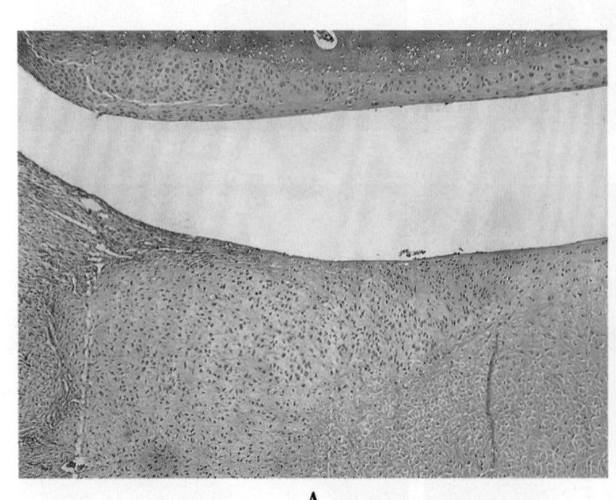

A

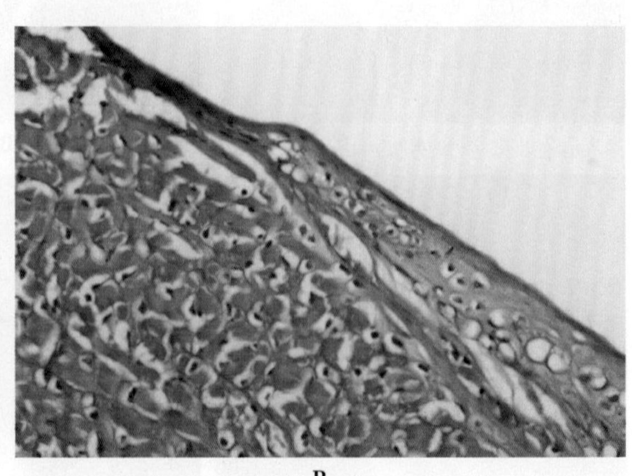

B

图 2-2-3 兔关节盘双板区的适应性改建

兔颞下颌关节盘不可复性前移位动物模型建立后 4 周，双板区发生适应性改建

A. 双板区靠近后带区域形成团块状软骨组织（×100） B. 双板区表面可见软骨组织形成，呈片状分布（×400）

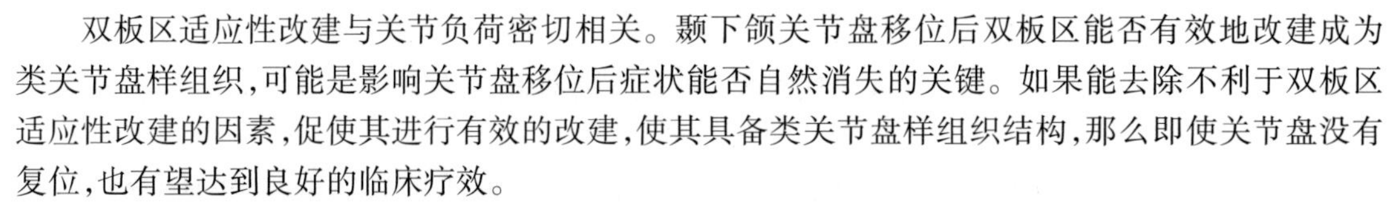

双板区适应性改建与关节负荷密切相关。颞下颌关节盘移位后双板区能否有效地改建成为类关节盘样组织，可能是影响关节盘移位后症状能否自然消失的关键。如果能去除不利于双板区适应性改建的因素，促使其进行有效的改建，使其具备类关节盘样组织结构，那么即使关节盘没有复位，也有望达到良好的临床疗效。

（三）滑膜的改建

滑膜的改建主要位于双板区，表现为滑膜增厚，滑膜的绒毛坏死并脱落。滑膜下结缔组织水肿，玻璃样变性，血管扩张充血和慢性炎性细胞浸润，部分滑膜细胞发生凋亡。有研究发现，滑膜细胞增生区的组织相溶抗原-DR（HLA-DR）阳性，可能与局部免疫反应的发生有关。持续的异常负荷可导致滑膜细胞分泌滑液功能下降，影响关节润滑，导致关节运动时摩擦力增加、关节面被磨损。

三、关节改建和关节病变转归

（一）关节组织的增龄性改建

颞下颌关节具有较强的适应性改建能力，使得颞下颌关节组织改建活动具有终身性、渐进性、生物力依赖性等特点。在18~25岁时髁突仍有较强的改建潜力，25岁之后相对稳定。50岁左右时，髁突骨小梁的排列垂直于改建活跃的区域，被视为适应负重功能而改建的结果。但是随着年龄增大，髁突表面可逐渐异常改建，70岁之后在髁突表面可见到一些侵蚀性缺损，这一变化无性别差异。有些较强的改建活动，可导致髁突形态变小，变平。髁突形态的最终变化结果取决于改建程度及其分布区域和范围。

（二）颞下颌关节紊乱病的自限性与关节组织改建

颞下颌关节紊乱病（temporomandibular disorders，TMD）是口腔临床的常见病，发病率达20%~60%，但因临床症状而求治的比例远低于发病率。临床病例随访、MRI检查和流行病学调查均显示，TMD表现出自限性的特点。所谓自限性疾病是指疾病在发生发展到一定程度后能自动停止，医师仅需对症处理甚至不予以治疗，靠患者自身修复能力便可以恢复的疾病。随着时间的推移，有些TMD患者的症状和体征表现出暂时性和自限性，只有一小部分患者会出现严重的远期效应。

颞下颌关节盘移位是TMD常见的亚型，盘突结构关系异常被认为是导致关节出现弹响、疼痛、张口受限等症状的主要机制之一（见第七章）。但许多盘突结构关系的异常者并未表现出明显的临床症状：20世纪80年代后期就有学者通过尸检发现，在生前并无TMD病史的死者中，存在关节盘可复性和不可复性前移位；有学者通过磁共振检查发现，无TMD症状的志愿者中，约1/3者存在关节盘移位，而有TMD症状者中，约1/3者没有明显的关节盘移位；TMD在人群中的症状年自愈率约为42.9%，体征年自愈率约为37.6%。大量的研究证明，正常人群中存在较高比例的关节盘移位，而且随着年龄的增长而增加。因此，关节盘移位并不一定是病理性的，其主要机制之一可能是在一些异常负荷状态下，关节软硬组织发生了适应性的改建，即改建后的关节组织结构能够适应其功能需要，因而不再表现出临床症状。

（三）关节异常改建与退行性变

当异常关节负荷所致的关节软硬组织损伤超出关节组织的自身修复能力时，便出现病理性改建，这种情况出现时，病程将向退行性（retrogression）发展。因此，临床上虽然一部分患者的症状可在较长时间内保持相对稳定，即表现出疾病自限性特征，但仍有部分患者可进一步发展为退行性变。

（四）关节改建与咬合

咬合与颞下颌关节之间存在着密切的生物力学关系，咬合的功能性刺激是颞下颌关节改建的重要原因之一。咬合治疗（如正畸、修复等）可能会启动渐进性的关节改建，以适应新的功能负荷的需要；较大幅度或较快速度的咬合改变（如正畸加力过快，修复体高度不当等）则可能会诱发关节的异常改建活动。因此临床上，应根据患者年龄、颞下颌关节的不同改建能力，制订个性化的治疗方案。

（冯剑颖）

学习笔记

第三节　颞下颌关节骨关节病

颞下颌关节（temporomandibular joint，TMJ）是滑膜关节，是骨关节病（osteoarthrosis，OA）的高发部位之一。颞下颌关节骨关节病是口腔颌面部常见疾病颞下颌关节紊乱病中的一种。骨关节病（OA）急性期有明显的疼痛，又称为骨关节炎（osteoarthritis）系微小损伤和大损伤激发非适应性修复反应和免疫炎性反应，导致运动关节出现的紊乱性疾病，其特征是细胞应激和细胞外基质降解，首先出现分子水平的关节组织非正常代谢，然后出现解剖和/或生理功能的退行性变，包括软骨降解、骨改建、骨赘形成、滑膜充血增生、关节炎症和正常关节功能丧失。OA 可以是原发性退行性病变，也可以是继发性的，即继发于创伤或发育异常等其他关节疾患的病变。原发性 OA 与异常负荷有关（例如负荷过大超过关节组织的适应能力），同时也与个体的易感因素密切相关，这些易感因素包括性别、年龄、代谢及营养状况、遗传背景以及系统性疾病（如自身免疫性疾病等）。

一、颞下颌关节骨关节病的致病因素

颞下颌关节骨关节病平均患病年龄为 34 岁，比其他关节早 10 年左右，女性高于男性。但到目前为止还没有确切的流行病学资料揭示在不同年龄阶段颞下颌关节骨关节病的患病率差异。最近的人类学研究表明，35 岁以下人类骨骼 TMJ 出现 OA 改变的比例为 4.7%，35 岁以上比例>30%；女性骨骼 TMJ 出现 OA 改变的比例为男性 2 倍以上。原发性颞下颌关节骨关节病的具体的致病因素较为复杂，可能是由于多种相互作用的因素协同导致的，可能的致病因素如下。

（一）异常生物力

学习笔记

人类对直立行走的进化性适应，使得膝关节、髋关节等关节具有较强的负重能力，但肥胖和衰老等因素依然可能造成这些负重关节易患 OA。TMJ 承受着较大的咀嚼肌收缩相关负荷。关节软骨正常但负荷过重，或者负荷正常但关节软骨薄弱，都可能会引起软骨基质内稳态的破坏，从而导致颞下颌关节骨关节病。

咀嚼肌收缩特性受到咬合模式的影响，因而咬合改变可通过牙周力感受器——咀嚼肌反馈调节机制，导致咀嚼肌收缩力变化，进而导致 TMJ 关节软骨和骨组织的适应性改建。另外，一些功能因素也可以导致咀嚼肌收缩异常，进而影响关节组织的改建活动，这些功能因素主要包括与下颌骨发育不对称相关的下颌运动型改变、单侧咀嚼习惯、磨牙症、下颌运动过度、肌紧张等。关节周围软组织松弛、创伤、关节盘移位、低反应的炎症状态等也会导致 TMJ 对于正常负荷的耐受力下降。

（二）性别因素

性别可以通过多种途径影响 OA 的发生，例如与骨代谢相关的激素水平变化、损伤风险的性别特征、关节生物力环境的性别差异等。雌激素在颞下颌关节骨关节病发生中扮演的角色是多面性的。一方面，适宜浓度的雌激素有助于维持正常骨、软骨基质的稳态，预防骨、软骨的退变；另一方面异常浓度的雌激素可以加剧颞下颌关节骨关节病软骨的退变和软骨下骨的破坏。雌激素的破坏作用可以被雌激素受体拮抗剂所抑制。此外，滑膜细胞和神经元细胞上也存在雌激素受体，雌激素可以刺激滑膜细胞产生炎性细胞因子，通过炎症反应诱发和加速颞下颌关节骨关节病的进程，或者增加机体对于疼痛的敏感性。女性对于颞下颌关节骨关节病的易感性还可能与松弛肽（一种孕激素）相关，松弛肽会造成 TMJ 周围软组织松弛，从而减低 TMJ 对于生物力的抵御能力。

（三）年龄因素

OA 的患病率随年龄的增长而增加，无论男性和女性都是如此，这可能与以下因素有关：关节组织中的细胞密度随着年龄增加而持续下降，纤维软骨中细胞外基质也逐渐减少，老年人下颌骨髁突、关节窝和关节结节表面致密的纤维层软骨基质逐渐被细胞数目较少、质地稀疏的纤维组织所代替。老化的关节组织不仅力学性状会发生改变，生物学性状也相应地改变。老年人细胞活性下降，合成细胞外基质的能力下降，对于细胞因子和生长因子的应答能力也随之改变。此外，本体

感受器的保护能力和关节周围肌肉和韧带的强度也会下降。

(四)营养状况和遗传背景

特定的营养物质在颞下颌关节退行性变发生中的作用还不十分明确,然而研究表明,一些营养物质的摄入与OA的发生和进展存在一定的相关性,例如维生素D和维生素C的摄入量与OA的发生和进展存在负相关性,血清维生素D水平较低的患者,其退行性病变更加明显。遗传背景很大程度上决定了个体对退行性疾病和疼痛的敏感性,雌激素受体的多态性、维生素D受体的不同基因型以及胶原基因突变等,都会改变个体对颞下颌关节退行性变的敏感性。儿茶酚-O-甲基转移酶基因的多态性可以使患者对咀嚼肌肉疼痛具有易感性。

二、颞下颌关节骨关节病病理

与大多数的运动关节表面覆盖着透明软骨不同,TMJ髁突以及关节窝、关节结节的表面由致密的纤维软骨覆盖。

异常生物力刺激是OA的主要致病因素,异常生物力可扰乱关节软骨细胞外基质合成与降解之间的平衡,导致软骨退变的发生。对颞下颌关节而言,异常咬合力是诱发颞下颌关节骨关节病的常见刺激因素。在颞下颌关节骨关节病开始阶段,退变的软骨会很快被修复,修复过程依赖于软骨细胞的增殖以及软骨细胞代谢活动的增加,并最终达到分解代谢与合成代谢的新平衡。此时通常可以没有临床症状或影像学变化,但是持续的异常咬合力刺激将很快打破新平衡,并渐进性的发展至颞下颌关节骨关节病的中、晚期。

(一)颞下颌关节骨关节病的病程进展

1. 颞下颌关节骨关节病早期阶段 通过TMJ关节镜可以观察到:颞下颌关节骨关节病早期阶段以关节软骨软化和肿胀为主要特征,同时伴有关节盘盘后组织的血管增生,而关节盘前部组织血管增生较轻,在关节窝表面和关节盘上可出现匍匐性滑膜炎,为关节盘盘后组织延伸到关节窝表面或关节盘并形成血管的表现。

在此阶段,软骨细胞外基质合成代谢和分解代谢失衡。胶原纤维网络出现局灶性崩解,导致蛋白多糖不再受胶原网络张力的限制,使得其结合水的能力增强,软骨含水量增加,软骨出现肿胀。软骨细胞外基质降解增加,细胞外基质降解产物可以扩散到滑液中,并可被滑膜细胞吞噬,滑膜细胞释放炎性介质和疼痛介质,引起继发性滑膜炎,导致关节疼痛和关节活动受限。滑膜炎还会导致关节积液,造成关节内压增高,从而影响滑膜的血流,损害软骨细胞的营养供给。

2. 颞下颌关节骨关节病中期阶段 通过TMJ关节镜可以观察到:颞下颌关节骨关节病中期阶段关节软骨会出现纤维化。由于关节软骨表面光滑度降低,关节盘可能会移位,关节盘盘后部组织褶皱消失,血管密度继续增加,关节盘盘后滑膜增殖并出现组织冗余。由于组织表面的纤维化可以进一步发展为关节粘连,以及关节盘前、后附着的位置改变,因此关节前、后隐窝可变小。

在此阶段,软骨细胞外基质合成代谢和分解代谢的失衡进一步加剧。胶原纤维网络显示出瓦解迹象,但纤维连接蛋白增加,纤维连接蛋白会抑制修复性软骨重建,并促进纤维素的生成。软骨表现为纤维化、裂隙、软骨与骨皮质分离或者软骨由于机械磨损而变薄。在这一时期,滑膜炎症会进一步加重,关节盘可能会移位。

3. 颞下颌关节骨关节病晚期阶段 通过TMJ关节镜可以观察到:颞下颌关节骨关节病晚期阶段关节软骨纤维化更加广泛,并可能出现软骨剥脱,可伴有关节盘移位、关节盘运动受限或关节盘穿孔。在这个阶段,虽然关节粘连和关节盘前、后附着的位置变化仍然存在,但关节盘盘后血管密度和组织冗余可能会降低。

在此阶段,细胞外基质成分含量继续降低,参与分解代谢的蛋白酶的合成和活性可能会继续增加,而当关节软骨变得非常薄或几乎完全被破坏时,蛋白酶的合成和活性可能会减少。胶原蛋白网络严重紊乱、降解,蛋白多糖严重损耗,经常可见到软骨细胞的坏死。软骨广泛纤维化,并有血管长入,最终软骨下骨裸露。关节盘移位和穿孔可能会发生,如果关节后区的滑膜炎能得到缓解,则临床上的疼痛症状会缓解。

颞下颌关节骨关节病关节镜表现见图2-3-1。

学习笔记

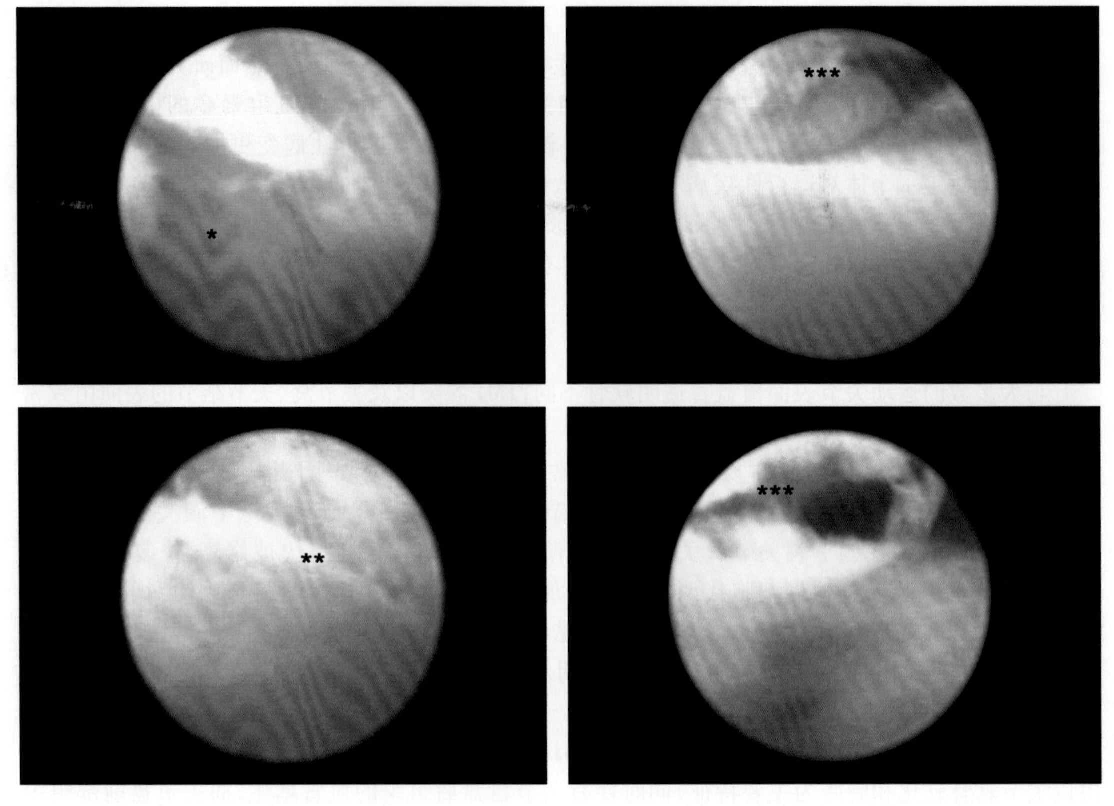

图 2-3-1　关节镜下可见滑膜炎（*示）、关节盘纤维化（**示）和关节窝纤维化（***示）

学习笔记

（二）颞下颌关节骨关节病组织病理学改变

颞下颌关节骨关节病病变大体观特征为：关节软骨表面因胶原纤维变性而出现软骨软化、纤维化，表现为软骨失去光泽、丧失弹性。关节软骨还可以表现为粗糙绒毛样突起、软骨性骨赘及溃疡。应力作用下关节承重部位软骨可部分或完全剥脱，软骨下骨暴露。软骨下骨的改变是多样性的，大体可分为：多孔样改变、边缘性骨赘、增生性骨刺、扁平、体积变小、蘑菇样改变以及象牙样改变。与膝关节和髋关节不同的是，颞下颌关节骨关节病较少出现象牙样改变，可能与 TMJ 关节盘的存在和较少发生骨坏死的疾病特点有关。

图片：ER2-3-1 颞下颌关节骨关节病的病理学表现 1

图片：ER2-3-2 颞下颌关节骨关节病的病理学表现 2

颞下颌关节骨关节病组织病理学特征为：最初的组织病理学改变为关节软骨胶原纤维水肿、排列紊乱，随后出现关节软骨的纤维化，关节软骨的纤维化以出现胶原纤维垂直裂隙为重要特征(图 2-3-2)。继续受损的关节软骨由于力学和生物学因素的作用变薄，甚至剥脱，仅有部分钙化软骨残留或者完全消失(图 2-3-3)。在颞下颌关节骨关节病的病理进程中，损伤和修复同时存在，颞下颌关节骨关节病早期阶段增殖层内部分细胞反应性增多，肥大软骨层细胞增殖形成簇状的细胞集落。然而随着受损软骨细胞的死亡，软骨细胞数量逐渐减少(图 2-3-2)。在钙化软骨层可出现不规则潮标，并可见到微骨折。软骨下骨的改变最早发生于骨-软骨界面，软骨下骨的重建可以直接发生在关节承重面下方，也可以位于关节的边缘。退变软骨区域下的骨组织增生导致骨-钙化软骨交界面的重塑，血管长入关节软骨。软骨下骨的重塑还可以导致活性骨细胞消失而产生骨空泡(图 2-3-2，图 2-3-3)。软骨下骨的病理改变是多样性的，可以是骨皮质增生、硬化，表层骨小梁增厚，关节边缘形成骨赘，也可以是骨皮质变薄甚至消失，骨小梁断裂，有肉芽组织长入骨髓腔中或形成软骨下囊肿。滑膜表现为滑膜炎症性改变，而这种炎症是非感染性的，关节窝软骨和关节盘上常常可见匍匐性滑膜炎。滑膜组织出现血管增加、滑膜内膜增生和细胞肥大。滑膜内膜增生和细胞肥大为滑膜的修复性反应，随着病情的发展，滑膜内膜细胞出现变性，内膜层下出现纤维化。此外，病变还会累及关节囊和骨骼肌，导致关节囊炎、肌炎，晚期出现肌肉萎缩。

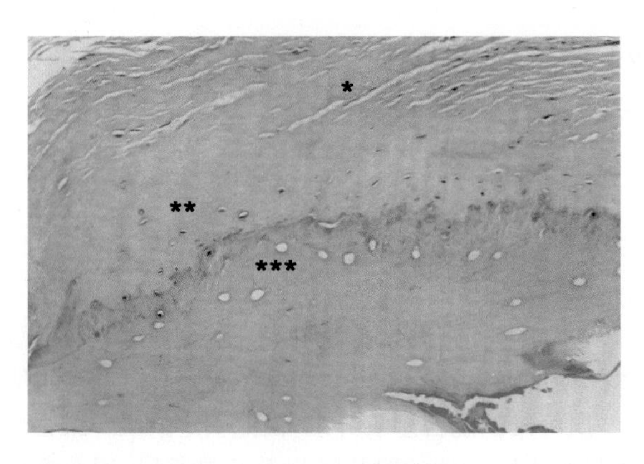

图 2-3-2　关节软骨的纤维化、排列紊乱，出现胶原纤维垂直裂隙（*示），软骨细胞数量减少（**示），软骨下骨产生骨空泡（***示）（×100）

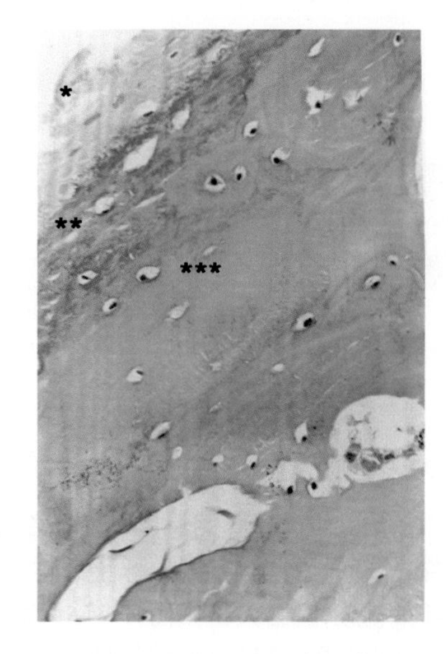

图 2-3-3　纤维软骨剥脱（*示），仅有部分钙化软骨残留（**示），软骨下骨产生骨空泡（***示）（×100）

复习思考题

1. 简要说明关节软骨二相理论的主要内容。
2. 试分析关节盘运动与翼外肌的关系。
3. 颞下颌关节与其他关节比较，独特性主要体现在哪些方面？
4. 简述髁突软骨的分层及其在颞下颌关节改建中的作用。
5. 颞下颌关节的改建和关节病变转归之间有什么联系？
6. 简要说明颞下颌关节退行性变软骨的病理学改变。

（秦力铮）

学习笔记

第三章　颌　骨　肌

内容提要

颌骨肌属于骨骼肌，具有骨骼肌共同的结构特征，但也具备其独特的结构与功能特点。首先，颌骨肌由含不同肌球蛋白重链异构体（myosin heavy chain isoform，MyHCs）的多种肌纤维构成，且含大量由两种 MyHCs 构成同一肌纤维的混合型肌纤维，由此决定的肌纤维生理特性也各异。第二，不同颌骨肌以及同一颌骨肌不同部位的肌构筑指数各具差异，因此各肌各部在生物力学属性上迥然不同。第三，颌骨肌运动单位具有异质性、区域化的特点，说明颌骨肌运动单位对速度和力量的调节更为精细。第四，颌骨肌收缩方式与下颌运动形式密切相关，开口运动时肌的收缩方式较闭口运动简单。

颌骨肌（jaw muscles）是位于颌面颈部与下颌运动密切相关的一组骨骼肌，它们附着于颌骨及颞下颌关节周围，收缩时产生相应的下颌运动或维持一定的下颌位置。根据它们在下颌运动中所起的作用，又可分为闭颌肌和开颌肌。闭颌肌包括咬肌、颞肌及翼内肌，其收缩主要使下颌产生闭口动作；开颌肌指翼外肌和舌骨上肌群，它们主要使下颌产生开口动作。通常完成一个动作均需多肌参加，且各肌起不同的作用。下颌姿势的维持与稳定以及下颌运动的完成，有赖于各颌骨肌或其他肌群间相互协同、拮抗以及精细配合。此外，颌骨肌的功能状态也是影响颅颌𬌗生长发育的重要因素。

颌骨肌在结构与生理特征上属于运动系统的骨骼肌，即每一块颌骨肌都有特定的形态、结构，占有特定的位置，具有特定的辅助装置，并有丰富的血管，受相应的神经支配，执行一定的功能。肌的结构特征及支配神经的性质共同决定肌的功能。本章首先从微观角度描述颌骨肌肌纤维的结构特点及收缩性能，然后以宏观视野阐述颌骨肌的构筑特征与生物力学特性，进而介绍颌骨肌运动单位的特性及整肌的功能活动特点。

第一节　颌骨肌的结构与生物力学特征

骨骼肌共同的结构特征是：由平行排列的、高度分化的多核细长肌纤维（肌细胞）构成，每根肌纤维表面被覆一薄层疏松结缔组织膜，称为肌内膜，许多肌纤维聚集排列成束，即形成肌束，包绕肌束表面的致密结缔组织膜，称为肌束膜。许多肌束聚集在一起，便构成一块肌肉，包裹肌肉表面的结缔组织膜称为肌外膜，肌外膜提供肌纤维附着并形成肌外形（图 3-1-1）。

与肢体肌和躯干肌相比，颌骨肌的形态、大小及肌纤维在肌内的排列与附着更多样化，肌纤维的分子结构更为复杂，故其收缩性能及整肌的生理特性也显示出许多不同于肢体肌和躯干肌的特点。本节在介绍骨骼肌相关特点的基础上，从肌纤维组成、类型，整肌中肌纤维的排列与配布等方面，介绍颌骨肌的结构与生物力学特征。

一、颌骨肌肌纤维的结构特征

肌纤维（muscle fiber）是骨骼肌收缩的主要结构单位，肌纤维各组成结构均与肌的收缩速度和收缩力水平相关联。

学习笔记

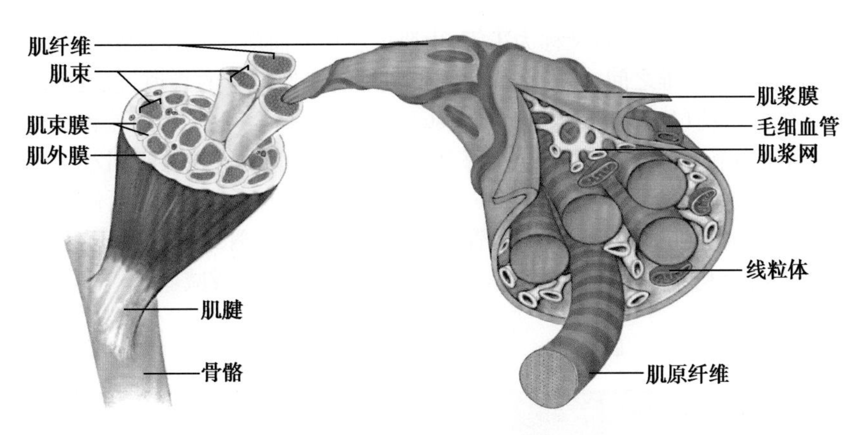

图 3-1-1 骨骼肌结构

（一）骨骼肌肌纤维结构

骨骼肌肌纤维呈细长圆柱状，在限定的肌肉内大小恒定，但在不同的肌肉间相差悬殊。人体骨骼肌肌纤维直径为 10~100μm，长度约为数毫米到数厘米甚至数十厘米不等。肌纤维最突出的结构特点是含有大量的肌原纤维和丰富的肌管系统，且其排列高度规则、有序（图 3-1-2）。

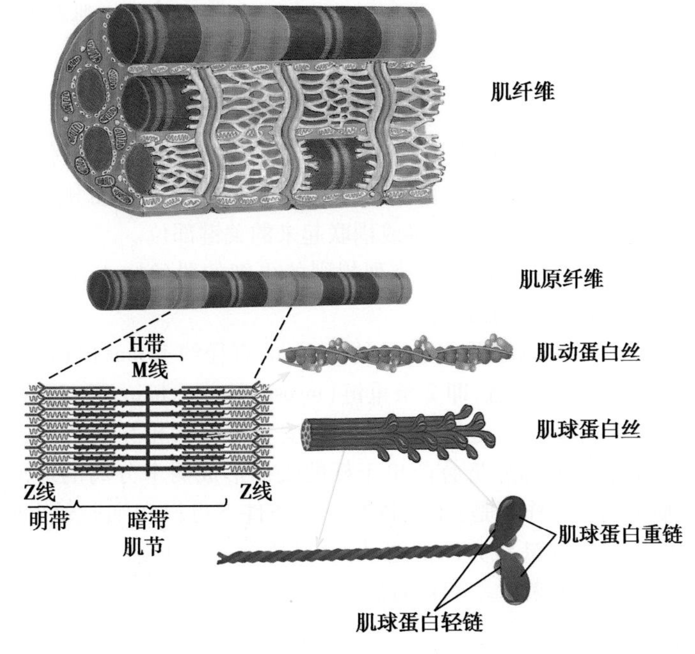

图 3-1-2 骨骼肌纤维内部结构

1. 肌原纤维和肌小节 肌原纤维（myofibril）是肌纤维内部的主要结构单元，呈细丝状，直径为 1~2μm，其长轴与肌纤维长轴相平行，且长度纵贯肌纤维全长。每条肌原纤维全长均呈现规则的明、暗交替带，分别称为明带和暗带。暗带的长度基本固定，肌肉处于静止、被动牵拉或收缩时均保持约 1.5μm 的长度；暗带中央相对透明的区域，称为 H 带，其长度随肌肉所处状态的不同而有变化；H 带中央有一条横向的暗线，称为 M 线。明带的长度可变，肌肉安静时较长，且在一定范围内可随肌的被动牵拉而变长，而在肌肉收缩时变短；明带中央也有一条横向的暗线，称为 Z 线（或 Z 盘）。肌原纤维上每一段位于两条 Z 线之间的区域称为肌小节（sarcomere）或肌节，它包含一个位于中间部分的暗带和两侧各 1/2 的明带，是肌纤维收缩和舒张的最基本的结构单位。由于明带的长度可变，肌小节的长度在不同情况下可变动于 1.5~3.5μm。通常骨骼肌处于安静状态时肌小节的长度约为 2.0~2.2μm。

2. 肌管系统（myotubule system） 肌管系统是指包绕在每一条肌原纤维周围的膜性囊管状结构，由来源和功能都不相同的两组独立的膜管系统组成，即横管系统和纵小管系统（图 3-1-3）。

横管系统(transverse tubular system)又称为T管,由肌内膜从表面横向凹入而成,其走行方向和肌原纤维相垂直,穿行在肌原纤维之间,并在Z线水平形成环绕肌原纤维的管道,包绕不同肌原纤维的管道彼此通连。纵管系统(longitudinal tubular system)又称为L管,也称为肌浆网(sarcoplasmic reticulum)。它们与肌小节平行走行,主要包绕每个肌小节的中间部分,在接近肌小节两端的横管时管腔出现膨大,膨大的部位称为终末池(terminal cisternae),每一横管和来自两侧肌小节的纵管终末池共同构成三联管结构(triad system)。横管和纵管的膜在三联管结构处并不直接相通,中间约有12nm的间隙,此种结构有利于细胞内外信息的传递(如信息放大或减弱)。

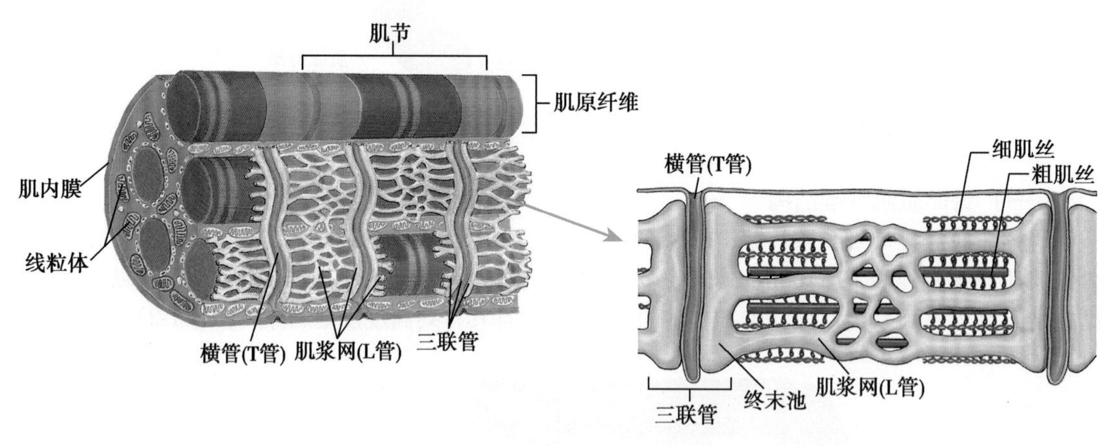

图3-1-3 肌原纤维与肌管系统

横管系统的作用是将肌细胞兴奋时出现在细胞膜上的电变化沿T管膜传入细胞内部;肌浆网和终末池的作用是通过对钙离子的贮存、释放和再积聚,触发肌节的收缩和舒张;三联管结构是将肌细胞膜的电变化和细胞内的收缩过程衔接或耦联起来的关键部位。

3. 肌丝的分子组成 肌原纤维由许多排列规则的更细的肌丝构成,肌丝包括粗肌丝和细肌丝,粗、细肌丝穿插重叠排列形成肌小节。

粗肌丝(thick filament)又称肌球蛋白丝,长约1.5μm,直径约15nm,由肌球(凝)蛋白(myosin)构成。肌球蛋白分子含有6条多肽链,即2条重链(myosin heavy chain,MyHC)和4条轻链(myosin light chain,MyLC)。两条肌球蛋白重链从C末端开始呈α螺旋状相互缠绕形成双链螺旋结构,构成肌球蛋白分子的杆,重链剩余部分折叠凸出于杆的表面形成两个分离的球形头,即横桥(cross-bridge)(图3-1-4)。横桥的主要作用是:①横桥在一定条件下可以和细肌丝上的肌动蛋白分子呈可逆性的结合,同时出现横桥向M线方向的扭动;②横桥含有ATP酶,其可以分解ATP而获得能量,作为横桥扭动和作功的能量来源。ATP酶活性可决定ATP解离的速度,从而影响肌纤维收缩的速度。

细肌丝(thin filament)又称肌动蛋白丝,长约1μm,直径约9nm,主要由肌动(纤)蛋白(actin)构

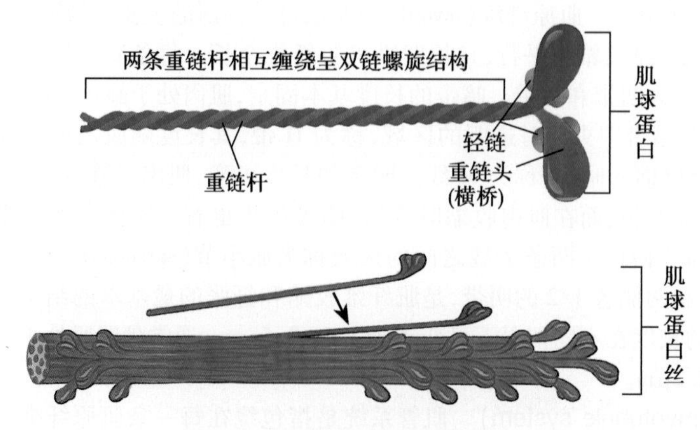

图3-1-4 肌球蛋白丝(粗肌丝)分子结构

成，原肌球（凝）蛋白（tropomyosin）及肌钙（宁）蛋白（troponin）也参与其构成（图 3-1-5）。肌动蛋白分子单体呈球状，但它们在细肌丝中聚合成双螺旋状，成为细肌丝的主干。原肌球蛋白也呈双螺旋结构，在细肌丝中和肌动蛋白双螺旋并行，但在肌肉安静时原肌球蛋白的位置正好处在肌动蛋白和横桥之间，因而遮盖了肌动蛋白分子上与横桥结合的位点，从而阻碍着后两者的相互结合。肌钙蛋白分子呈球形，含有 C、T、I 三个亚单位：亚单位 C 对肌浆中的 Ca^{2+} 有很高的亲和力；亚单位 T 的作用是将整个肌钙蛋白分子结合于原肌球蛋白上；亚单位 I 的作用是在亚单位 C 与 Ca^{2+} 结合时，将信息传递至原肌球蛋白，使后者的分子构象改变，解除其阻碍肌动蛋白与横桥间相结合的作用（图 3-1-5）。

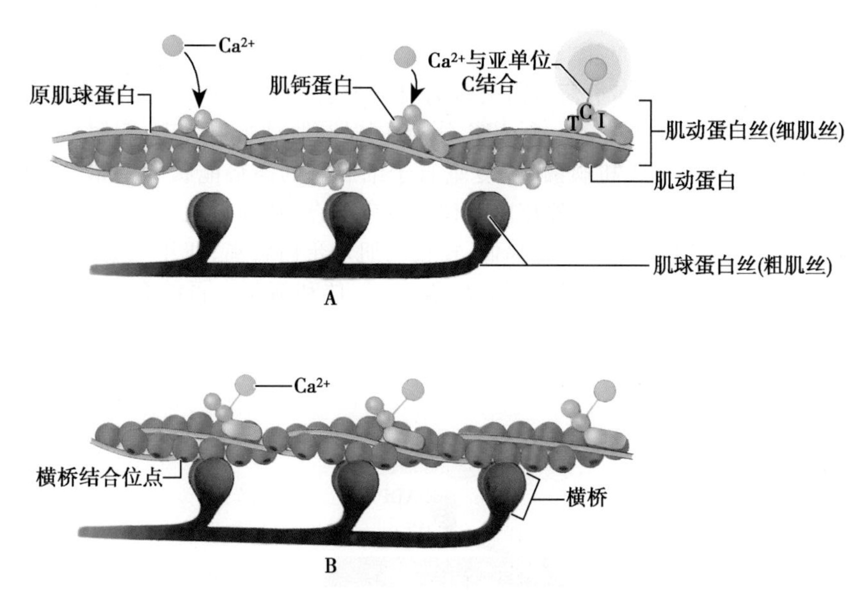

图 3-1-5　粗肌丝、细肌丝和钙离子关系
A. 肌松弛状态　B. 肌收缩状态

肌球蛋白和肌动蛋白与肌丝滑行直接相关，故称为收缩蛋白（contractile protein）。原肌球蛋白和肌钙蛋白不直接参与肌丝间的滑行，但在肌动蛋白和肌球蛋白的相互作用中起调节作用，可影响和控制两者间的相互作用，故称为调节蛋白（regulatory protein）。

（二）骨骼肌肌纤维收缩的分子机制及收缩过程

1. 肌纤维收缩的分子机制

（1）肌丝滑行学说：当肌肉收缩时，每个肌节两端的细肌丝沿着中间的粗肌丝滑动，使肌节的长度变短，从而导致肌原纤维乃至整条肌纤维以及整块肌肉的缩短（图 3-1-6）。这种用肌节中粗、

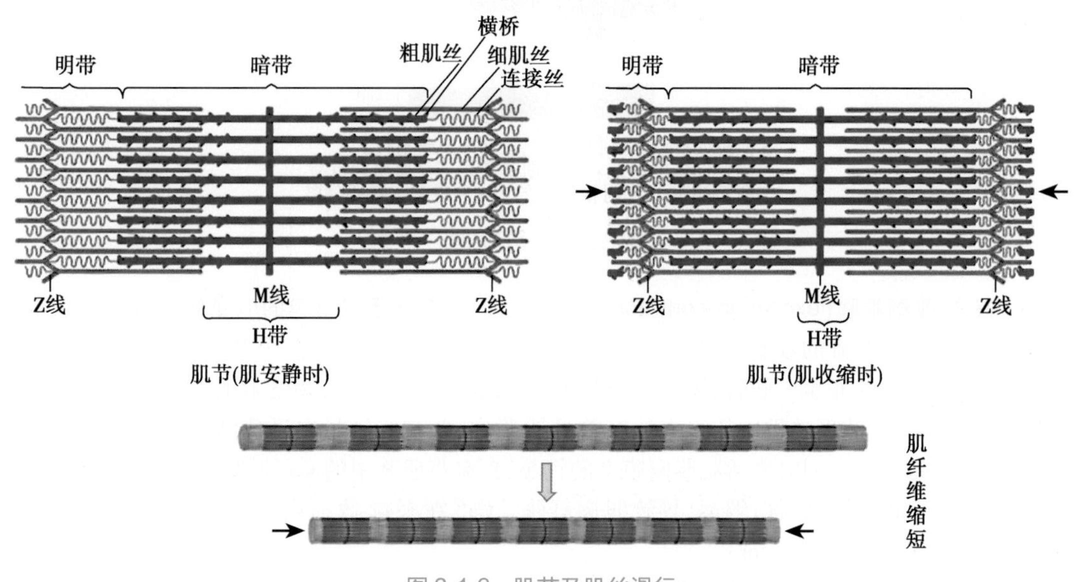

图 3-1-6　肌节及肌丝滑行

细肌丝之间相互滑行的假说来说明肌肉收缩的机制，称为滑行学说（sliding theory）。该学说认为：肌纤维的缩短是由于肌节中的细肌丝滑入粗肌丝之间的空隙使细肌丝末端相互靠近所致，而在此过程中粗、细肌丝本身的长度和结构保持不变。

（2）横桥周期：肌丝产生滑行现象的本质是在肌球蛋白与肌动蛋白相互作用下将分解 ATP 释放出的化学能转变为机械功的过程。能量转换发生在肌球蛋白的横桥和肌动蛋白之间，主要过程包括：①横桥 ATP 酶分解 ATP 形成 ADP 和无机磷酸，使横桥处于高势能状态，并垂直于细肌丝；②当肌浆中 Ca^{2+} 浓度增高时，Ca^{2+} 与肌钙蛋白结合使后者发生构象改变，继而使原肌球蛋白向肌动蛋白的双螺旋沟内移动，暴露出肌动蛋白的横桥结合位点；③肌动蛋白与横桥结合导致横桥构象改变，使其向杆臂方向扭动 45°，产生“棘齿作用”，拖动细肌丝向 M 线方向滑动，此时，横桥储备的势能转化为肌节缩短或克服肌肉负荷所需的张力，同时横桥上的 ADP 和无机磷酸与横桥分离；④横桥在 ADP 解离的部位重新结合一个 ATP 分子，同时与肌动蛋白解离；⑤解离后的横桥迅速将结合的 ATP 分解为 ADP 和无机磷酸，恢复垂直于细肌丝的高势能状态。如肌浆内钙离子浓度仍较高，横桥将与细肌丝上所暴露的相应新位点发生结合，从而再次重复上述扭动、肌丝滑行的肌收缩过程。一旦肌浆中钙离子浓度降低，横桥与肌动蛋白解离，肌小节的长度便恢复原状，表现为肌肉舒张。横桥与肌动蛋白结合、扭动、解离、复位和新位点再结合的过程，称为横桥周期（cross-bridge cycling）（图 3-1-7）。横桥与肌动蛋白的结合以及两者之间的能量转换是肌丝滑行的主要机制。

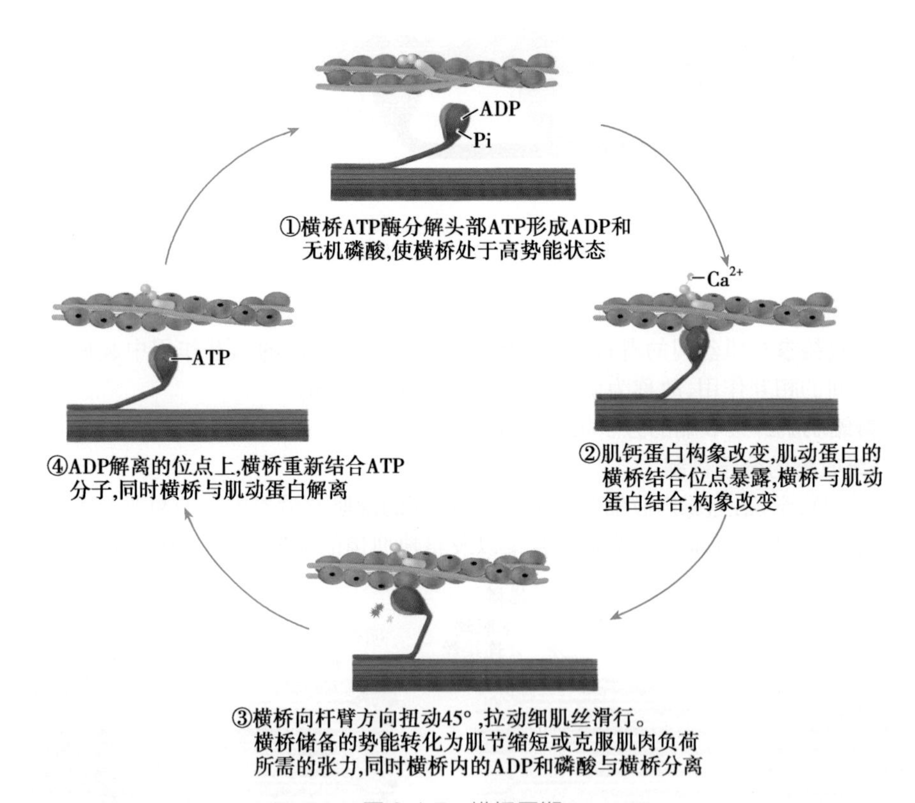

图 3-1-7 横桥周期

2. 兴奋-收缩耦联（excitation-contraction coupling） 存在于以肌膜的电变化为特征的兴奋过程和以肌丝滑行为基础的收缩过程之间的一个中介过程，它至少包括三个基本环节：①肌膜上的动作电位沿 T 管膜扩布至三联管，激活 T 管膜和 L 管膜的 Ca^{2+} 通道；②终末池上 Ca^{2+} 通道大量开放，释放出的 Ca^{2+} 顺浓度差迅速从终末池释放到肌浆中，并与肌钙蛋白迅速结合，触发肌肉收缩；③肌浆内 Ca^{2+} 浓度升高同时激活肌浆网膜上的钙泵，钙泵将肌浆中的 Ca^{2+} 回收至肌浆网，遂使肌浆 Ca^{2+} 浓度降低，Ca^{2+} 与肌钙蛋白解离，导致肌肉舒张。Ca^{2+} 在兴奋-收缩耦联过程中起关键性作用，故称为耦联因子（coupling factor）。

骨骼肌肌纤维的组成结构及其作用总结如下：

学习笔记

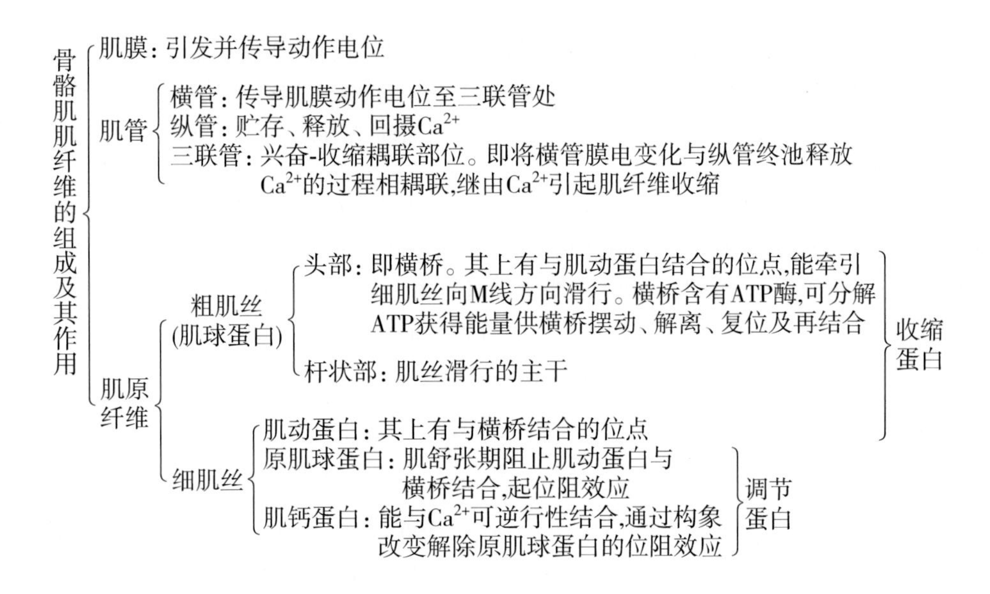

（三）骨骼肌肌纤维类型及其功能

肌纤维分类的主要依据是肌组织学和生理学的特点，其中主要包括：肌纤维收缩时的获能量方式，肌纤维收缩速度和抗疲劳特性，以及肌纤维本身的分子结构特征。根据不同的分类方法可将骨骼肌肌纤维划分为不同的类型，不同类型的肌纤维之间存在着一定的功能差异。

1. 根据能量代谢分类 肌纤维收缩时的获能量方式可以是无氧糖酵解和/或有氧氧化。通过氧化-糖酵解酶染色法检测氧化代谢相关酶，如琥珀酸脱氢酶、乳酸脱氢酶、磷酸化酶、α-甘油磷酸脱氢酶等的含量，可将肌纤维可分为三种类型：慢缩氧化型（slow-twitch oxidative，SO）、快缩氧化糖酵解型（fast-twitch oxidative glycoplytic，FOG）及快缩糖酵解型（fast-twitch glycolytic，FG）。三种类型的肌纤维由于肌红蛋白含量的高低呈现出色泽的差异，故分别被称为红纤维、中间型纤维和白纤维。

2. 根据 ATP 酶活性分类 ATP 酶染色法可反映肌球蛋白 ATP 酶的活性，利用此法可以明显的将肌纤维区分Ⅰ型和Ⅱ型纤维。Ⅰ型纤维的肌球蛋白 ATP 酶含量低，在 pH 10.4 预孵条件下Ⅰ型纤维染色浅，但在酸性预孵条件下，因Ⅰ型纤维所含的 ATP 酶能维持较高活性，故纤维染色深。Ⅱ型纤维的肌球蛋白含有丰富的 ATP 酶，在 pH 10.4 预孵条件下呈强阳性（染色深），但在酸性环境下，该酶的活性易受抑制，故酸性预孵条件下呈浅染发亮的特征，此种现象称为“酸逆转”。在 pH 4.35~4.45 预孵条件下，ⅡB 型纤维 ATP 酶部分地受到抑制，故表现为中等程度染色；而ⅡA 型纤维 ATP 酶几乎完全被抑制，呈浅亮染色（图 3-1-8）。

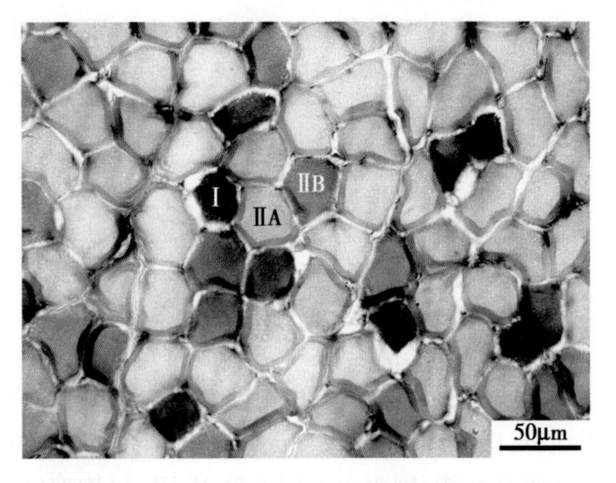

图 3-1-8 大鼠咬肌肌纤维型（肌球蛋白 ATP 酶染色法，pH 4.4）
Ⅰ、ⅡA、ⅡB 分别示Ⅰ型、ⅡA 型及ⅡB 型肌纤维
（暨南大学口腔医学院刘静医师提供）

肌纤维收缩的速度可根据肌球蛋白 ATP 酶的活性程度来估测，ATP 酶活性高的肌纤维通常缩短的速度快，称为“快肌”；ATP 酶活性低的肌纤维收缩速度较慢，称为“慢肌”。此外，肌球蛋白 ATP 酶活性与糖酵解能力高度正相关，Ⅰ型纤维以有氧代谢为主要获能方式，ⅡB 型纤维主要以无氧糖酵解提供能量，ⅡA 型纤维既可通过有氧代谢又能利用糖酵解提供能量。

3. 根据肌纤维生理特性分类 根据肌纤维收缩速度和抗疲劳特性的不同，可将肌纤维分为慢缩型（slow-twitch，ST）、快缩抗疲劳型（fast-twitch and fatigue resistant，FR）及快缩易疲劳型(fast-twitch and fatigue,FF)。慢缩型肌纤维收缩速度慢,兴奋阈低,容易发动而不易疲劳,主要参与和耐力有关的运动以及肢体姿势的维持;快缩抗疲劳型纤维的特点是快速收缩而不易疲劳,但产生的张力较低,适合于持久的快速运动;快缩易疲劳型纤维容易疲劳,适合于爆发性的短时、高张力的快速运动。

上述三种骨骼肌肌纤维根据分类方法,可分为不同的类型(见本页表格)。应注意的是,肌纤维的组织化学方法和生理学分类结果虽然相似,但并不意味着这些不同分类系统可相互替代。对于正常肌肉来说,组织化学方法与生理学分类之间具有中等程度的相关性。

快、慢肌纤维的形态结构特征、代谢特点及生理特性的比较及归纳见本页表格。

骨骼肌肌纤维的分类方法和类型

分类方法	类　型		
ATP 酶染色法分类	Ⅰ	ⅡA	ⅡB
生理学分类	慢缩型(S)	快缩耐疲劳性(FR)	快缩易疲劳型(FF)
氧化-糖酵解酶染色法分类	慢缩氧化性(SO)	快缩氧化糖酵解型(FOG)	快缩糖酵解型(FG)

快、慢肌纤维的形态结构、代谢特点及生理特性比较

特征		慢肌(Ⅰ)纤维	快肌(ⅡA)纤维	快肌(ⅡB)纤维
形态结构	纤维直径	小	大	大
	肌球蛋白类型	慢	快	快
	肌球蛋白 ATP 酶活性	低	高	高
	肌浆网	不发达	发达	发达
	线粒体数量	多	多	少
	线粒体酶活性	高	高	低
	毛细血管数量	多	中等	低
	支配肌的运动神经元(大小、阈值、传导速度)	体积小,阈值低 传导速度慢	体积大,阈值高 传导速度快	体积大,阈值高 传导速度快
代谢特点	有氧氧化能力 (细胞色素氧化酶、苹果酸脱氢酶、琥珀酸脱氢酶等)	高 (富含相关有氧代谢酶,氧化脂肪的能力为快肌纤维的4倍)	高 (相关有氧代谢酶含量高)	低 (相关有氧代谢酶含量低)
	无氧代谢能力 (镁-三磷酸腺苷酶、肌激酶、磷酸肌酸激酶、乳酸脱氢酶等)	低 (相关无氧代谢酶含量低)	高 (相关无氧代谢酶含量高)	高 (富含相关无氧代谢酶)
	肌糖元贮量	少	多	多
生理特性	收缩速度	慢	快	快
	收缩力量	小	大	大
	抗疲劳性	强	较弱	弱

4. 根据肌纤维收缩蛋白构型分类　应用细胞与分子生物学方法检测关键的肌纤维收缩蛋白分子成分,即肌球蛋白重链(myosin heavy chain,MyHC),可对肌纤维进行再分类,以此从分子水平判断其收缩性能,因为含不同类型 MyHC 异构型(myosin heavy chain isoform,MyHCs)的肌纤维在收缩力量、收缩速度和抗疲劳方面有明显的差异。MyHC 异构型现已成为区分肌纤维型和研究肌纤维组成特点的分子标识。现已证实,哺乳动物骨骼肌纤维的 MyHC 异构型有:MyHC-Ⅰ(慢缩Ⅰ型)、MyHC-Ⅱa(快缩Ⅱa 型)、MyHC-Ⅱb(快缩Ⅱb 型)、MyHC-Ⅱc(快缩Ⅱc 型)、MyHC-Ⅱx(快缩

Ⅱx 型)、MyHC-cardiacα(α-心肌型)、MyHC-ton(慢紧张型)、MyHC-eo(眼外型)、MyHC-neo(新生型)、MyHC-emb(胚胎型)、MyHC-Ⅱm(咀嚼型)11 型。其中 MyHC-Ⅰ、MyHC-Ⅱa、MyHC-Ⅱx、MyHC-Ⅱb 广泛分布于各种骨骼肌中,而其他的 MyHC 异构型只在特定的骨骼肌或某一发育阶段中表达,因而命名中体现其特定的部位或发育阶段。

不同 MyHC 异构型的酶学特点、力学特性差异较大,这些差异决定着不同肌纤维的收缩特性。不同 MyHC 异构型转变 ATP 为能量的速度不同,其速度决定了肌球蛋白和肌动蛋白的脱离速度,这是 MyHC 异构型和肌纤维的收缩速度有密切关系的生物化学基础。不同肌纤维收缩速度从大到小排列规律是:MyHC-eo>MyHC-Ⅱm>MyHC-Ⅱb>MyHC-Ⅱx>MyHC-Ⅱa>MyHC-cardiacα>MyHC-Ⅰ,而抗疲劳性则相反,按上述排序肌纤维的抗疲劳能力递增。构成肌球蛋白分子结构的轻链(MyLC)异构型,则在调节肌球蛋白 ATP 酶活性的 Ca^{2+} 敏感性方面发挥着重要作用,因而影响着肌纤维收缩的最大速度。

(四)颌骨肌的肌纤维类型及功能特点

颌骨肌在肌纤维结构特征、纤维类型以及整肌中各型纤维的构成比和空间分布上均有别于四肢肌和躯干肌。开颌肌和闭颌肌的纤维构成也有所不同,即使是同一肌的不同部位也存在肌纤维型分布的异质性。

1. 颌骨肌肌纤维的形态特征 与四肢肌和躯干肌比较,颌骨肌肌纤维具有如下特点:①颌骨肌纤维较肢体肌和躯干肌纤维细小,且Ⅱ型肌纤维比Ⅰ型肌纤维横截面积小;②含同一 MyHC 成分的肌纤维在不同颌骨肌中也存在大小差异,如颞肌 MyHC-Ⅰ型纤维直径最大,咬肌 MyHC-Ⅱ型纤维直径最小(图 3-1-9,图 3-1-10)。

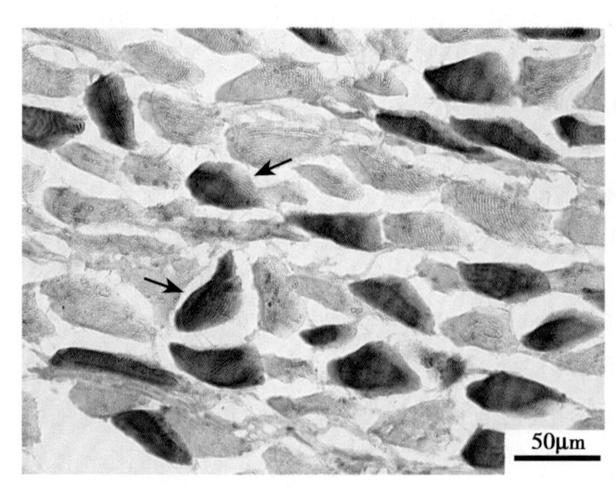

图 3-1-9 人颞肌中部 MyHC-Ⅰ肌纤维(箭头示)(ABC 法)
(暨南大学口腔医学院刘静医师提供)

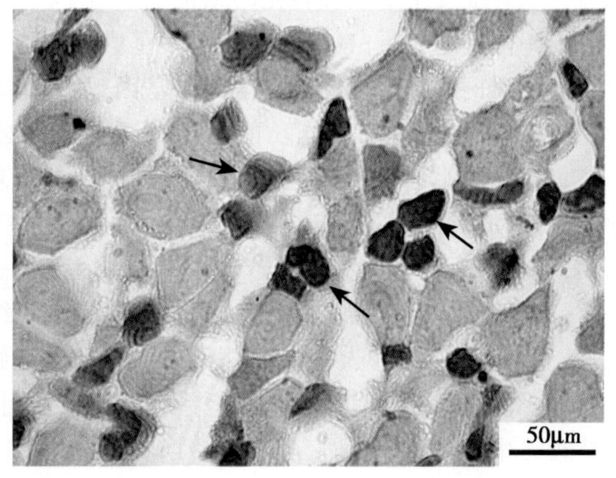

图 3-1-10 人咬肌浅部 MyHC-Ⅱ肌纤维(箭头示)(ABC 法)
(暨南大学口腔医学院刘静医师提供)

2. 颌骨肌肌纤维类型的分布特征及生理特点 肢体和躯干肌内各型肌纤维基本呈"镶嵌式"分布,而颌骨肌各型肌纤维呈显著的"同类纤维聚集"式分布。各型肌纤维在不同颌骨肌中的构成比有明显不同:Ⅰ型纤维在人类闭颌肌中的比率约占 70%,而其在开颌肌中的比率为 40%~45%;ⅡA 型纤维在闭颌肌和开颌肌中的比率分别约为 30%和 50%。即使在同一颌骨肌内,以及在肌主体部分的不同区域,肌纤维类型的构成、分布也存在微细的差别,尤其是闭颌肌,例如颞肌前部和咬肌深部含有较多的Ⅰ型肌纤维,颞肌后部和咬肌浅部则以Ⅱ型纤维居多,肌纤维类型的这种分布差异可能与遗传、肌肉的活动量、张力和结构等有关。另外,开、闭颌肌的肌纤维长度也存在明显差异,与开颌肌肌纤维相比,闭颌肌肌纤维较短,故在下颌运动中,闭颌肌伸长的相对幅度明显大于开颌肌。肌纤维的伸长可使肌组织内的力刺激生长因子(mechano-growth factor,MGF)上调,促进慢缩型肌球蛋白的表达,Ⅰ型纤维比例增加。开、闭颌肌纤维的这种构成差异和纤维长度差异,反映了两者生理功能的不同,闭颌肌更适合于从事缓慢的张力性运动,并产生平稳地、按梯度量递增的张力;开颌肌则更倾向于产生快速的时相运动。这可能与闭颌的主要功能之一是咬合有关,因为咬合异常时可能产生创伤力,平稳闭颌和快速开颌都有利于避免异

学习笔记

常咬合的创伤作用。

3. 颌骨肌肌纤维类型的分子构成特征及功能意义 与肢体肌和躯干肌比较，颌骨肌肌纤维除表达 MyHC-Ⅰ、MyHC-Ⅱa、MyHC-Ⅱx、MyHC-Ⅱb 外，其他如 MyHC-cardiacα、MyHC-eo、MyHC-neo 和 MyHC-emb 在成熟的颌骨肌纤维中也有表达，而在成熟的肢体和躯干肌中并不表达上述肌球蛋白异构型。所有灵长类动物包括人类的颌骨肌纤维中含有一种特殊的"超高速"肌球蛋白异构型（super fast myosin heavy chain isoform），这种纤维在四肢肌中不常见，显然，颌骨肌纤维类型的特殊性是专为下颌快速捕获食物而设计的。然而颌骨肌的Ⅰ型肌纤维的收缩速度比四肢肌和躯干肌更慢，且收缩差异性更大，这与咀嚼的精细而复杂的功能特点有关。

可以表达两种或两种以上 MyHC 异构体的单根肌纤维称为混合型纤维（hybrid fibers）。颌骨肌（尤其是闭颌肌）含有大量混合型纤维，这是其与四肢和躯干肌在肌纤维构成上的最大区别之一。颌骨肌的这类混合型纤维主要为 MyHC-Ⅰ型和 MyHC-Ⅱa 型肌纤维联合表达 MyHC-cardiacα 或 MyHC-Ⅱx 的肌纤维。此种结构特点使得混合型肌纤维的收缩特性介于兼有表达不同 MyHC 异构型纤维的特点，使其具有产生极细微级别不同张力和速度的特征，颌骨肌可借之在连续范围内精细调整其收缩力量和速度，以满足行使不同口腔功能的需要。

（五）颌骨肌肌纤维类型的转化及临床意义

骨骼肌的特定蛋白，尤其是肌球蛋白具有高度可塑性，在个体不同的生长、发育、成熟阶段，以及在受到外界干预因素作用时，这一可塑性特点可使肌纤维根据微环境变化而出现特定蛋白的表达变化，从而表现出肌纤维类型和组成的变化，这种现象称为肌纤维类型转化（muscle fiber type transformation），也称适应性转化。

肌纤维发生适应性转化的结构基础是不同肌纤维、甚至一条肌纤维内实际含有多种肌球蛋白的异构体或同功蛋白（isoform），即多基因族编码的一组功能上紧密相关的蛋白。当受到不同的外界刺激时，可激活不同的异构体基因，表达相应的肌球蛋白异构体。肌纤维类型的适应性转化，体现了肌组织对不同功能要求的适应。但必须指出，长期训练所致氧化酶和线粒体含量的增加，以及肌纤维的增粗等，只是生理适应的表现，不能看作是肌纤维类型的转化。咬合相关的下颌运动变化，可能既涉及肌纤维的生理性适应，又涉及肌纤维类型转化。但有关内容尚未明确。

学习笔记

除遗传、发育、衰老等因素外，常见的影响肌纤维类型转化的因素还包括如下几点。

1. 年龄 尽管人在出生时肌肉的组织结构便已经成熟，但纤维类型的分化还远没有完成。成熟的骨骼肌内仍然有一少部分纤维存在肌球蛋白异构型构成比的转变，有些肌纤维类型的转化可持续终生。对于颌骨肌，随着年龄增长，ⅡB 和ⅡX 型肌纤维比率将减少，ⅡA 型纤维的比率有所增加，而Ⅰ型肌纤维的比率和纤维横切面积将减少，但肢体肌中的Ⅰ型肌纤维的比率反而会有所增加或无明显变化。

颌骨肌Ⅰ型纤维的变化趋势可能类似于肌肉废用的机制，50 岁以后，骨骼肌收缩产生的最大张力可下降 10%~20%。对于颌骨肌，随着年龄的增长，肌纤维数量、体积、肌生理横切面积都将减少，肌收缩幅度及张力均有所降低，这可能与随着咬合力的降低、肌纤维功能活动的减少，肌纤维可能发生相应的转化有关。由于老龄化的骨骼肌依旧保持着较好的适应能力，通过规律的负荷训练和阻抗训练，肌纤维类型的变化可以在一定程度上逆转或改善，因此，健全的牙列和良好的咬合关系，应是改善颌骨肌功能、延缓颌骨肌退化的重要途径。

2. 性别与激素的影响 甲状腺激素、生长激素、胰岛素样生长因子及雄激素等与骨骼肌肌纤维的发生和发育有密切关系，其中甲状腺激素对骨骼肌纤维类型的影响最大。低甲状腺激素水平可在肌肉发育过程中抑制或延迟快肌纤维的出现，引起成熟骨骼肌肌纤维类型由快型向慢型的转化，而甲状腺激素水平升高则可导致骨骼肌肌纤维由慢型向快型转化；性激素对颌骨肌肌纤维类型有较大的影响，男性颌骨肌含有大量的Ⅱ型纤维，而女性颌骨肌则存在较多的Ⅰ型和中间型纤维；睾酮水平降低可引起肌纤维由快型向慢型转变；生长激素可使肌纤维型由快型向慢型转化。

3. 颅颌面形态的影响 下颌垂直距离、矢状关系的改变均可引起与下颌位置相关的颌骨肌肌纤维类型发生适应性转化。研究表明，增高下颌垂直距离，可使咬肌纤维的 ATP 酶活性下降，收缩速度减慢；向前牵引下颌骨，可使翼外肌Ⅰ型纤维和咬肌浅部ⅡA 型纤维的比率增加，两肌的生理特性更趋于慢肌；正颌手术使下颌前突和下颌后缩患者的下颌位置改变后，可使咬肌肌纤维类型由Ⅰ型向ⅡA 型转变且大大提高患者最大咬合力和咀嚼功能。

4. 下颌运动量的影响 咀嚼习惯、磨细食物的速度均可导致颌骨肌纤维类型发生适应性变化。长期食用软食、牙列缺失可使下颌日运动量减少，导致颌骨肌的生理横切面积减少，肌梭结构退化，肌纤维类型发生由慢型向快型的转化；长期口呼吸可持续牵引咬肌浅部和二腹肌前部，使这两部分的肌纤维类型由快型向慢型转化，且更耐疲劳。由此推测，磨牙症患者的颌骨肌中可能含有较高比例的 MyHC-Ⅰ型肌纤维。

5. 运动训练、电针刺激、交叉神经移植、失神经支配等其他因素的影响 运动训练能使肌纤维形态和代谢特征发生较大变化，肌纤维类型在一定程度上发生适应性转化，力量训练（抗阻训练）主要是增加肌肉体积和力量，肌肉体积的增加主要归功于肌纤维的增粗（主要为Ⅱ型纤维选择性肥大），对肌纤维类型转化的影响不大；耐力训练虽不能明显增加肌肉体积和力量，但能促进肌肉有氧代谢能力的提高（如肌纤维中的线粒体容积、密度增大，有氧代谢酶活性提高等），使其更耐疲劳。长期耐力训练可使相应肌肉的Ⅰ型纤维比例增加，引起肌纤维由快型向慢型的转化。长期低频电刺激使肌纤维有氧代谢增强，肌纤维类型由快型向慢型转化，抗疲劳性增强。此外，神经交叉移植、失神经支配、烟碱型神经受体（N 受体）阻断剂等皆可影响颌骨肌的肌纤维类型，使其发生适应性的转化。值得强调的是，肌纤维由快型向慢型转化的趋势大于由慢型向快型转化的可能性。即使是用神经交叉移植（把支配慢肌的神经用来支配快肌，支配快肌的神经改为支配慢肌）的方法，目前也只有快肌肌纤维类型明显转变为慢肌的证据，而慢肌纤维类型变化不大，说明慢肌具有明显的遗传保守性。

根据骨骼肌肌纤维结构与功能具有可塑性的特点，临床针对骨骼肌老龄化、废用以及失神经支配等原因引起的肌萎缩和功能障碍，可通过选择性负荷训练、拉伸训练和神经再支配等方法恢复和改善肌肉的强度和耐力。而化学去神经的方法（如肌肉局部注射肉毒杆菌毒素）可使Ⅱ型肌纤维，尤其是ⅡB 型肌纤维直径和面积减小，局部肌萎缩和张力减弱，因而可用以治疗眼肌痉挛、肌痉挛性或高张力性功能障碍、疼痛、多汗症、面部动力性皱纹及咬肌、腓肠肌等良性肌肥大。

学习笔记

二、颌骨肌的肌构筑与生物力学特征

肌纤维的结构特征赋予其特有的收缩功能，肌纤维的收缩特性取决于其所含收缩蛋白的理化属性（即 MyHC 异构体的组成与肌纤维类型），进而决定着整肌的收缩速度和收缩力大小。此外，整肌中肌纤维的排列方式、附着装置及神经支配也是决定整肌收缩幅度和张力水平的重要要素，它们与单根肌纤维的收缩性能共同决定了肌肉的收缩能力。

（一）骨骼肌的肌构筑

与整肌收缩张力和收缩幅度相关的肌纤维及其附着的配布特征，包括肌纤维数量、长度、排列方式、肌纤维与肌腱（腱膜）之间所形成的夹角（羽状角），以及由肌纤维总量所决定的肌生理横切面积大小等，统称为肌构筑（muscle architecture）。肌构筑包含三方面内容，即骨骼肌在身体内的配布，肌纤维在肌内的配布，以及肌节在肌纤维内的配布。肌节的长短、数量，肌纤维的长短、数量、排列，以及肌腱和腱膜在肌内的配布，都与骨骼肌的功能密切相关。

肌构筑包含有许多指标，统称为肌构筑指数（muscle architecture index），主要包括：①肌质量（muscle mass）；②肌长（muscle length）：肌束起点最近端至止点最远端的距离；③羽状角（pennation angle）：肌纤维与肌腱之间的夹角；④肌纤维长（fiber length）；单根肌纤维的长度；⑤肌节数（sarcomere number）：单根肌纤维的肌节总数；⑥生理横截面积（physiological cross-section area，PCA），即肌的所有肌纤维的横截面积之和，其计算公式如下：PCA = ［肌质量（g）×羽状角余弦值］/［肌纤维长（cm）×肌密度（g/cm^3）］，其中肌密度值为假定值 1.056g/cm^3；⑦最大收缩张力（maximum tetanic tension）（Po），即为肌在最适初长度下作等长收缩时产生的最大收缩力，其计算公式如下：最大收缩张力=生理横截面积×特异张力(specific tension),其中,特异张力指单位面积肌肉做等长收缩产生的最大张力。不同哺乳动物骨骼肌的特异张力在 15.7~29.4N/cm^2,按标准肌节长度 2.2μm 校正肌纤维,其特异张力平均为 22.5N/cm^2。

(二) 骨骼肌肌构筑设计的功能意义

肌构筑特征对骨骼肌收缩有重要影响,例如,有相同肌纤维型比例的猫的内收肌上部和下部,由于肌纤维长度不同(依次为 3.3cm 和 9.1cm),后者缩短的速度也是前者的三倍。对各项肌构筑指数进行量化分析和比较,可判断肌的张力、速度以及缩短幅度等生物力学特性。不同肌构筑指标的功能意义如下。

1. 肌生理横截面积及肌长度(或肌纤维长度)的功能意义 肌的生理横截面积可决定其产生最大张力的潜能;肌的长度(或肌纤维长度)直接影响该肌收缩时可能产生的最大速度和幅度;短肌纤维的生理横截面积与肌质量的比值大,肌纤维长度与肌质量的比值小,其生理设计是力量型,而长肌纤维收缩时运动幅度和运动速度较大,其生理设计为速度型。

2. 肌羽状结构的功能意义 肌的羽状结构是影响肌收缩速度、收缩幅度及收缩力的另一重要因素。如带状肌和梭状肌(图 3-1-11)的肌纤维平行于肌腹纵轴,羽状角为 0°,其单肌纤维的缩短可直接变成整肌的缩短。这种肌收缩时肌张力很小,但收缩幅度很大。若要获得较大的张力,必须增大肌的横截面积,肌纤维排列呈羽状是实现此目的途径之一。如图 3-1-12 所示为一个理想化的双羽状肌的作用原理。

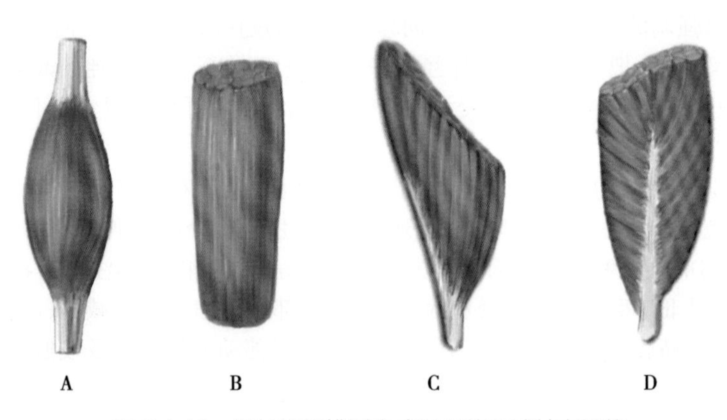

图 3-1-11 肌纤维的排列方式及肌的四种基本形状
A. 梭状肌 B. 带状肌 C. 单羽状肌 D. 双羽状肌

与同等体积的带状肌或梭状肌相比,羽状肌具有如下特点:①肌纤维收缩时沿肌腱轴线方向传导的力小于肌收缩力。由于羽状肌的肌纤维排列方向与肌腱呈一定角度,肌收缩产生的斜拉力可分解成两个互相垂直的分力,一个沿肌腱方向(其大小是肌纤维与肌腱夹角的余弦值),另一个与肌腱成 90°角。当肌纤维对称排列时,肌腱两侧的横向分力互相抵消,只有沿腱轴方向的力才有功能意义。但肌纤维角度的这种负面影响远不如羽状结构所带来的优势大,羽状角通常小于 30°,因而沿腱轴方向的分力可以是肌束拉力的 90%或更多(余弦 30°=0.87)。②羽状结构扩大了腱膜的附着面,供更多的肌纤维附着,使肌的有效横截面积增大。③羽状肌收缩时中央肌腱产生的位移会大于肌纤维缩短的距离。羽状肌的这些特点,有利于肌纤维的收缩始终处于长度-张力曲线的最适范围,如果需要作等长收缩,则羽状肌可包含更多的肌纤维,因而更有力量;如果需要速度,羽状肌尚可通过羽状角的变化增加中央腱的整体动幅,弥补因肌节数量较少而导致的肌纤维缩短幅度较小的不足。

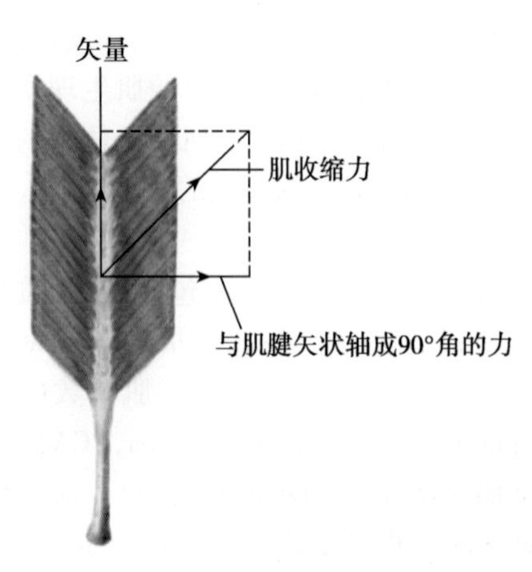

图 3-1-12 理想化的双羽状肌肌力矢量

(三) 颌骨肌的肌构筑特征及其生物力学意义

颌骨肌的肌构筑与躯干和四肢肌迥然不同,其肌纤

学习笔记

维排列多向且附着腱板更为复杂。

1. 颌骨肌的肌构筑特征

(1) 闭颌肌肌纤维排列呈多羽状，属多羽状肌，且腱板(膜)(aponeurosis)复杂。不同闭颌肌的肌纤维排列、羽状角及附着腱板有明显不同。与颞肌、翼内肌比较，咬肌的腱板和肌纤维排列更加复杂。咬肌内部存在多层次腱板，尤以咬肌浅部更明显。咬肌浅部可见3~5层腱板由浅至深与肌表面平行排列，肌纤维以这些腱板为附着按浅-深方向排列成羽状，纤维排列方向从接近垂直于腱板到接近平行于腱板，羽状角波动在9°~15°范围内(图3-1-13)。这种多层次腱板不仅为肌纤维附着提供了广泛的场所，同时也使肌纤维的排列和方向更具多向性。

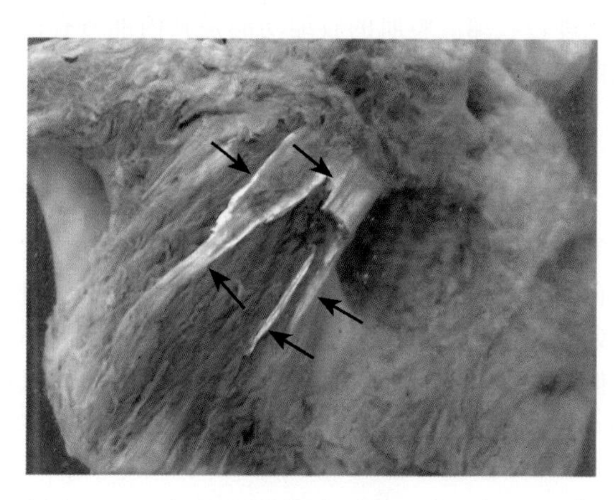

图3-1-13 人咬肌内部解剖示多层腱板(箭头示)
(暨南大学口腔医学院刘静医师提供)

(2) 开颌肌多属于带状短肌或梭状肌，即单根肌纤维可以走行肌肉全长，肌纤维排列与肌腱方向一致，羽状角接近0°。

2. 不同颌骨肌的肌构筑指数比较 相对于开颌肌而言，闭颌肌有较大的生理横截面积。咬肌、颞肌及翼内肌的生理横截面积平均值分别约为10.31cm^2、13.25cm^2、6.00cm^2，翼外肌为3.78cm^2，二腹肌前后腹均为1.16cm^2。闭颌肌的肌节长度约2.31~2.45μm，开颌肌则为2.65~2.89μm。相较于躯干肌和肢体肌的肌节长度(2.0~2.2μm)而言，颌骨肌的肌节较长，说明颌骨肌收缩时，肌节缩短的幅度较大，开颌肌肌节缩短会更明显。因此，颌骨肌收缩时，可通过肌节的缩短在一定程度上弥补由于肌纤维较短而使整肌缩短幅度较小的不足。此外，与开颌肌相比较，闭颌肌羽状角较大，肌纤维较短，收缩时的力臂较短，但是，由于闭颌肌有较大的羽状角，尚可通过羽状角的变化来增加整体的动幅。

学习笔记

同一颌骨肌各部的肌构筑指数亦有明显不同，颞肌的前部与后部、咬肌深部与浅部、翼内肌深头与浅头、翼外肌上头与下头等，均存在肌构筑差异。比较显示，生理横截面积以咬肌浅部最大，依次为颞肌后部、前部，咬肌深部，翼内肌深部，翼外肌下头部，翼内肌浅部和翼外肌上头部。生理横截面积与肌质量的比值则以翼内肌深、浅部最高，其次为咬肌深部和翼外肌上头部，最低者为颞肌后部。颞肌后部肌纤维最长(3.76cm)，翼内肌深部肌纤维最短(1.34cm)。

3. 颌骨肌的生物力学特性 不同颌骨肌肌构筑特征不同，使其具有不同的生物力学特性。闭颌肌的构筑特征更适合产生力量，且为多向矢量力，使其在咀嚼运动中能更好地适应多维运动的需求；而开颌肌的构筑设计则更有利于产生速度和位移。总体上，翼内肌深、浅部，翼外肌上头部及咬肌深部属力量型肌；咬肌浅部、颞肌前部及翼外肌下头部兼备力量和速度，为力量-速度结合型；颞肌后部更倾向于速度型。因此，咬肌深部、颞肌前部及翼外肌上头在维持下颌位置和平衡中起重要作用，而翼内肌深、浅部及咬肌浅部和颞肌后部，在产生咬合力和快速移位下颌中发挥主要作用。

颌骨肌的肌内结构的异质性，从生物力学角度充分体现了“肌力节省”的原则，即骨骼肌在完成某一运动的过程中，可选择性地使不同方向排列的肌束按顺序收缩，以适应各部位的不同运动或独立运动，从而获得最佳的工作效率。

(四) 颌骨肌肌构筑研究的临床意义

骨骼肌肌纤维型的差异还不足以说明骨骼肌之间力量和速度的差异，肌构筑差异，可进一步体现整肌的张力、速度以及缩短幅度等生物力学特性。因此，临床上开展肌移植术时，应按肌功能亚部化设计肌瓣，即根据受区的肌力和动幅需求，对供区肌瓣进行量化比较，选取适当的肌亚部进行移植，从而使移植肌与原位缺失肌在肌力和动幅上匹配，保证受区功能有效的恢复，又能减少供区肌力的丢失。供体肌无论配置于身体何处，都应考虑到受体肌的肌力、收缩速度、运动幅度等构筑特征，尽量使移植肌与受体肌的生理特性相匹配。

对于颌骨肌缺损的修复，除了达到静态外形和美观的要求，更应注重两侧面部功能运动的对称性。这就要求移植肌与颌骨肌在肌构筑和收缩特性上尽可能一致。应用颌骨肌肌瓣修复表情肌缺损和晚期面瘫时，针对表情肌肌力弱、收缩速度相对较快等特点，应尽量选择与表情肌收缩特性相符的、且更小化的肌亚部制作肌瓣，以避免出现供肌肌力相对较强，术后表情不对称等问题。

第二节 颌骨肌的功能活动

每根肌纤维都是一个独立的结构单位，它们至少接受一个运动神经末梢的支配，在体情况下肌纤维只有在其支配神经的传出冲动到达时才能进行收缩。整肌的收缩功能是其内部所有被动员的肌纤维在神经系统的支配下共同收缩的结果。

一、颌骨肌运动单位的特点

（一）运动单位及其分类

1. 运动单位 一个运动神经元和受其支配的肌纤维所组成的最基本的肌肉收缩单位，称运动单位（motor unit，MU）（图 3-2-1）。运动神经元轴突的终末分支与其所支配的肌纤维通常是一对一的关系，一根肌纤维仅接受一个分支，一个分支仅支配一根肌纤维。当运动神经元兴奋时，动作电位将沿着轴突及其分支向其所支配的所有肌纤维传播，使肌纤维同步收缩。运动单位是机体对运动响应最基本的功能单位，即所有运动都是通过中枢神经以运动单位（而不是单根肌纤维）的形式进行调控的结果。

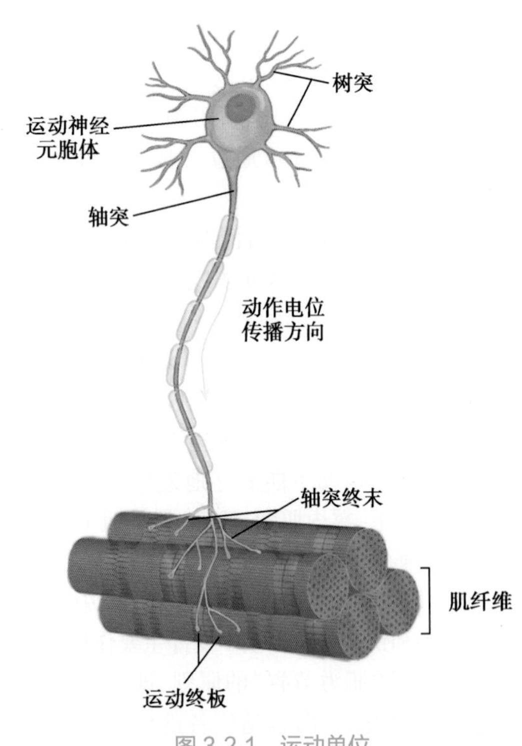

图 3-2-1 运动单位

运动单位的大小可用单个运动神经元轴突分支所支配的肌纤维数量来表示；运动单位的空间结构则反映了一个运动单位中肌纤维在肌腹内的分布情况，也代表运动单位在具体肌组织中的覆盖范围。单块肌中运动单位的数量、各运动单位的大小及其空间结构，均可影响肌的收缩速度和收缩力。

不同肌中运动单位的实际大小差别很大，即一个运动单位中的肌纤维数目因肌的不同而有所差别。从事精细活动的肌，如眼外肌、骨间肌和喉外肌，一个运动神经元仅支配约 10 根肌纤维；而大的四肢肌则超过 1 000 条。因此，也可以用神经支配率来代表运动单位的大小。神经支配率还反映了神经系统对肌功能的调控能力，支配率越小，运动神经系统对肌的调控越精细；支配率越大，其调控的精细度越低，但能产生较大的收缩力。

2. 运动单位的类型及其特性 肌张力除与运动单位的大小有关，还与运动单位的特性及其所支配的肌纤维的类型有关。根据运动神经元的放电性质和肌纤维的反应特性，运动单位可分为三类：

（1）慢缩抗疲劳型（S 型）：为小型运动神经元，传导速度慢，具有相当长的不应期，支配的肌纤维多为 Ⅰ 型肌纤维。此型运动单位收缩张力小，收缩时间长于 50 毫秒，不易疲劳。

（2）快缩易疲劳型（FF 型）：为大型的位相性运动神经元，传导速度快，支配 ⅡB 型肌纤维。运动单位的特点是收缩速度快，平均收缩时间为 25 毫秒，收缩张力大，但极易疲劳。

（3）快缩抗疲劳型（FR 型）：是介于前两者的大型运动神经元，传导速度快，支配 ⅡA 型肌纤维。这种运动单位的收缩张力较大，收缩较快，且不易疲劳。

（二）运动单位的募集与运动调控

肌收缩时产生张力的大小与兴奋的肌纤维数目有关，肌收缩时参与的肌纤维数目越多，产生的肌张力就越大。另外，肌张力还与运动神经元传到肌纤维的冲动频率有关，由于一块肌中的肌纤维可属于不同的运动单位，因此同时兴奋的运动单位数目决定了肌张力总和的大小，而同一运动单位的肌纤维的兴奋频率，反映了该肌纤维的功能性放松（休息）特征。

1. 运动单位募集　参与活动的运动单位数目以及不同兴奋频率的同一运动单位，在不同功能状态下被募集的现象称为运动单位募集（motor unit recruitment，MUR），也称运动单位动员（motor unitinvolvement，MUI）。在收缩力相对较低时，募集更多的运动单位是增加肌收缩力的主要机制，称为空间募集（space recruitment）；而收缩力较高水平时，提高诱发冲动频率可使收缩力增加至最大，称为时间募集（time recruitment）。事实上，两种机制是同时存在的，且在不同的肌肉之间所发挥的作用并不完全相同。小且远侧端的肌肉更多地依赖于时间募集来产生较大的收缩力，大且近侧端的肌肉则主要是通过空间募集来获得较大的收缩力。

2. 募集顺序与运动调控　募集不是随机过程，也不是运动单位的交替或轮流，而是有一定的规律，即运动单位以有序的和可以预见的方式参与运动和姿势的调节。轻度收缩系相关神经元的轻度兴奋所致，由小运动神经元群的规律性兴奋而驱动；当收缩力增强时，比较大的运动神经元开始参与，只有产生最大的收缩力时，最大的运动神经元才兴奋，这一功能特性就是 Henneman“大小原则”（Henneman size principle），即不同运动单位的募集遵循从最小、慢缩抗疲劳型向最大、快缩易疲劳型的顺序募集。也就是说，在低张力水平，慢缩、抗疲劳肌的运动单位首先募集，随着力量的增大，其后才有更大、更快、易疲劳的运动单位加入。大小原则反映了一些与神经元大小有关的特性。运动单位的这种有序募集和大小原则，使得肌肉收缩更完善、更能被精确调控，从而保证肌肉从弱到强收缩时产生的肌收缩力按梯度平稳地增加。

（三）颌骨肌运动单位的大小和结构特征

1. 颌骨肌运动单位的大小　与四肢近端肌和躯体肌相比，颌骨肌运动单位的神经支配率相对较低，且运动单位的范围较局限，可认为颌骨肌在运动的控制上有更集中的结构，对精细运动有较好的调控能力。

学习笔记

不同颌骨肌的运动单位数量和大小也不同。据测算，咬肌和颞肌的运动单位数分别为 1 452 和 1 331，每一运动单位中肌纤维的数量分别是 640 和 936。颞肌运动单位平均生理横切面积为 $0.29mm^2$，咬肌为 $0.22mm^2$，故颞肌运动单位神经支配率高于咬肌。按颌骨肌特异张力为 $30N/cm^2$ 计算，颞肌运动单位的收缩张力为 81mN，咬肌为 66mN。

2. 颌骨肌运动单位的构成特征　颌骨肌运动单位在构成上有如下特点：①一个运动单位所包含的肌纤维并非只含一种 MyHC 异构体，可由不同 MyHC 异构体的肌纤维组成。②运动单位中包含大量混合型纤维和多种 MyHC 异构体，故简单地将运动单位分为慢收缩抗疲劳型、快收缩抗疲劳及快收缩易疲劳型三种类型存在局限性。

（四）颌骨肌运动单位的生理特性与功能

颌骨肌的功能取决于其运动单位的生理特性，包括力量输出、收缩效能及疲劳性。

1. 颌骨肌的力量输出　肌肉的力量输出大小与肌生理横截面积以及肌纤维生化特性等性质有关，不同颌骨肌和同一肌的不同区域，运动单位生理横截面积存在较大的差异，因此它们在力量的产生上也存在较大的差异；颌骨肌的深部和前部以慢缩型运动单位居多，且运动单位范围较局限；肌的浅层和后部以快缩型运动单位多见，运动单位范围相对较大。相对于含快缩型运动单位较多的肌区而言，富含慢缩型运动单位的肌区是精细调节肌力和抗疲劳的最佳装备。颌骨肌运动单位的这种局部区域化特征，使其可精确调节各个肌区的力量输出，从而使颌骨肌具备产生多样化的力学效果。

2. 收缩效能与疲劳　颌骨肌运动单位在构成上包含不同的混合型纤维，大量混合型纤维的存在提供了产生力量和速度的非常细小的等级机制，这些纤维随收缩速率不同而产生不同的力量，使颌骨肌在收缩速率变化较大的范围内能精确地控制收缩的力量，获得最佳的收缩效能。在维持肌张力或下颌运动为低速的状态下，以慢、抗疲劳型运动单位的活动为主；当咀嚼速度和咬合力增加时，快、抗疲劳型运动单位以及部分快、易疲劳型运动单位被募集，以提高肌收缩力；在速度和咬合力需达高水平时，快缩型运动单位也加入，使肌收缩力和速度都进一步提高。

颌骨肌运动单位特征使其具有作用依赖性。不同的运动单位亚群可以被独立支配，即不同的激活方式可以促成一定范围的肌纤维活动，引起相对应的下颌运动。为适应完成不同的任务，颌骨肌可通过激活不同的运动单位来渐次分配不同肌纤维的活动，使肌内部按功能需要产生各种取向的力及不同级别的收缩速度。颌骨肌内不同运动单位的非同步性收缩也是保持肌张力持久而不易疲劳的另一原因。

二、颌骨肌的收缩特性

（一）骨骼肌的收缩形式

骨骼肌在接收到神经冲动时能产生张力和/或缩短，借以完成躯体的运动或对抗外力的作用。按肌收缩时的张力和长度变化特点，可将肌收缩形式分为等长收缩、等张收缩和离心收缩三类。

1. 等长收缩 肌收缩时仅有张力的增加而长度不变的收缩形式称为等长收缩（isometric contraction），又称为静力性收缩（static contraction）。肌等长收缩时由于长度不变，因而不能克服阻力做机械功。然而，此类收缩却是肌静力性工作的基础，在人体运动中起支持、固定及维持某种身体姿势（如直立、悬垂、支撑等）的作用。等长收缩在关节实现位移运动中起重要作用。例如，当止于关节一端的肌收缩使关节向另一端运动时，此端必须有固定肌作静力性收缩，对关节该端的位置起固定作用。

2. 等张收缩 肌收缩所产生的张力大于外加的阻力时，肌肉缩短，并牵引骨骼杠杆做相向运动，每次收缩一开始，肌张力便不再增加，这类收缩形式称为等张收缩（isotonic contraction）。等张收缩时肌肉起止点靠近，故又称向心收缩（concentric contraction），也称为动力性收缩（dynamic contraction）或时相性收缩（phasic contraction）。此类收缩是身体实现各种运动和加速度运动的基础。

3. 离心收缩 肌收缩所产生的张力小于外力时，肌虽收缩但却被拉长，使肌肉起止点逐渐远离的收缩形式称为离心收缩（eccentric contraction）。此类收缩在人体运动中起着制动、减速和克服阻力等作用，可避免运动损伤。如下蹲时，股四头肌在收缩的同时被拉长，以控制重力对人体的作用，使身体缓慢下蹲，起缓冲作用。又如下坡跑、下楼梯以及从高处向下跳等也需要相应肌肉进行离心收缩，以减缓身体向下的速度，不致于造成身体损伤。离心收缩时肌肉做负功。

肌在完成工作或对抗地心引力对身体的作用时，上述三种收缩形式往往同时或按顺序发生。等长收缩出现在所有等张收缩的起始静态期，此时肌产生的张力也是等张收缩要克服的负荷。

（二）负荷与肌收缩的关系

当肌克服某一外力而缩短，或肌因缩短而牵动某一负荷时，肌就完成了一定量的机械功，其数值等于它所克服的阻力（或负荷）和肌缩短长度的乘积，即肌的输出功率（output power）。

肌收缩产生张力和/或缩短的能力取决于肌收缩时所遇到的负荷条件和肌本身的功能状态。肌在体内或实验条件下可能遇到的负荷主要有以下两种：①前负荷（preload）：在肌收缩之前就加上的负荷，使肌在收缩前即处于某种被拉长状态，使其在一定的初长度的情况下进入收缩；②后负荷（afterload）：在肌收缩后才遇到的负荷或阻力，不能增加肌收缩前的初长度，但能阻碍肌收缩时的缩短。

1. 前负荷对肌收缩的影响 肌在不同前负荷即不同的初长度的情况下收缩，其产生的张力和速度也不同。将肌在不同前负荷下其长度与张力的变化描绘在坐标上可得到一条曲线，即肌收缩的长度-张力曲线（length-tension curve）（图 3-2-2A）。从该曲线上可找出一个最适前负荷，肌在这一前负荷条件下工作时，可以产生最佳的收缩效果和最大的张力。最适前负荷的存在说明肌有一个最适初长度。骨骼肌在体内所处的自然长度，大致相当于它们的最适初长度，正好与肌小节保持在静止时 2.0~2.2μm 状态下的肌长度吻合。此时组成肌节的粗、细肌丝处于最理想的重叠状态，使肌收缩时每一个横桥附近都存在与之起作用的细肌丝，因而呈现最佳的收缩效果。机体中骨骼肌的长度变化一般保持在最适初长度的 30% 以内。为了确保这个范围，肌纤维的长度、肌腱的长度、附着点及其与关节配置的巧妙安排已经进化到足以适应每块肌肉执行功能的需要。

2. 后负荷对肌收缩的影响 当前负荷固定不变时，使肌在有后负荷的条件下进入收缩，开始时由于肌遇到负荷阻力而不能缩短其长度，只表现张力的增加，直到肌张力增加到与负荷相等的程度时，肌才开始以一定的速度缩短。肌在后负荷作用下其张力与缩短速度之间的关系也可在坐标上绘制得到一条曲线，称张力-速度曲线（tension-velocity curve）（图 3-2-2B）。肌做功的大小或功率输出受后负荷大小的影响。后负荷过大时虽然肌张力可增大，但缩短幅度和速度将减少或变为零，不利于做功；而后负荷过小，缩短幅度和速度增大但张力减少，也不利于做功。因此，在其他因素不变时，肌在中等程度的后负荷时所能完成的功率输出最多。与维持身体固定姿势和对抗重力有关的肌（如比目鱼肌、颈后肌群等），收缩时以产生张力为主，近于等长收缩；而一些与肢体运动和屈曲有关的肌（如肱二头肌、腓长肌等），则随负荷的不同而表现为不同程度的等张收缩。

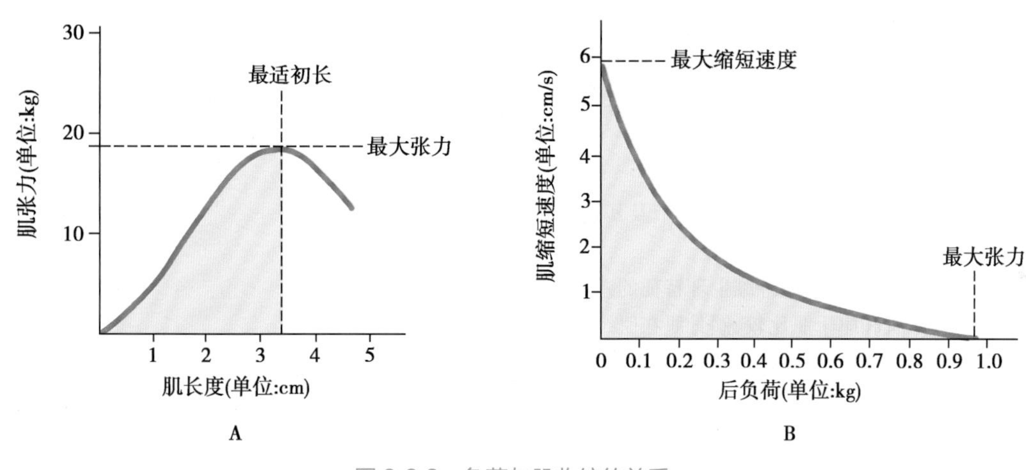

图 3-2-2 负荷与肌收缩的关系
A. 长度-张力曲线 B. 张力-速度曲线

（三）肌收缩能力的改变对肌收缩的影响

前、后负荷的改变对肌肉收缩时张力产生、缩短速度以及作功能力等方面的影响，是在肌肉功能状态恒定的情况下对所处负荷条件改变所作的不同反应。但肌内部功能状态和/或特性，即肌收缩能力（contractility）的改变也可影响肌的收缩效能。通常将影响肌收缩效能的肌内部功能状态和特性的改变，称为肌收缩能力的改变，以区别于肌收缩时外部条件即前、后负荷改变所导致的收缩效能的改变。肌肉收缩能力提高，收缩时产生的张力和缩短程度，以及缩短的速度皆会提高。

钙离子、咖啡因、肾上腺素等体液因素可能通过影响肌肉的收缩机制而提高肌收缩能力；而缺氧、酸中毒、肌肉中能源物质 ATP 缺乏、蛋白质和横桥功能特性的改变，都能降低肌收缩能力。

（四）颌骨肌的收缩特性与下颌功能运动

下颌运动中，加载于颌骨肌上的前负荷可以认为是下颌骨的重量。颌骨肌通过肌纤维的收缩既改变了长度，又增加了张力。在开口、前伸、侧方以及从开口到闭口的运动，其相应颌骨肌的活动以长度缩短为主，张力变化不大，即以等张收缩为主；而在牙尖交错位紧咬牙时，闭颌肌张力增加，长度没有明显改变，属于等长收缩。

在口腔非功能活动状态下，颌骨肌内部存在的被动张力取决于肌节的瞬时长度，当肌节处于最佳初长度时，其张力可以忽略不计；但当肌纤维被拉长，肌张力则以指数的方式成倍增加。除张力增加外，肌纤维的被动伸长可增加肌梭的感觉传入，引起该肌的反射性收缩，以对抗肌肉长度的变化和张力的增加。下颌开口度可以改变颌骨肌肌纤维的初长度，如下颌开口度处于 14mm 时，咬肌牵张反射强度达最大值，之后随着开口度的增加，咬肌牵张反射活动减弱。颞肌则在开口度为 34mm 时，仍维持较高的反射性肌张力。开口度对咬肌和颞肌牵张反射的不同影响，在一定程度上反映了这些肌肉的肌纤维长度、走向和排列等特性，以及这些肌肉在咬合运动中的功能活动特点。

1. 闭颌肌与下颌功能运动 在闭口运动开始之初，闭颌肌的缩短速度明显快于闭口运动即将结束时的收缩速度，这与整个闭口运动的速度变化相一致。闭口过程中，咬肌和翼内肌始终维持

学习笔记

一定的肌张力，但在闭口末期其纤维内部存在着短暂的离心收缩，同时伴随闭颌肌收缩张力的下降。这可认为是一个由肌系统所赋予下颌在接近咬合位时的天然的减速机制，以避免咬合撞击。此外，在开口期间，闭颌肌被牵拉所产生的张力对于限制开口运动有着重要的意义，该被动张力可以使开口运动在开口末期减速，它对最大开口度有决定性作用。

2. 开颌肌与下颌功能运动 下颌运动中，开颌肌在肌节长度、收缩速度及张力产生上几乎是同步的，它们能够在相当小的开口位产生最大的等长收缩张力，但在大开口位时其张力有所降低。与闭颌肌在开口运动中被动产生的张力相比，开颌肌在闭口运动中被动产生的张力微不足道。

由于开、闭颌肌在结构和生理特性上的差异，使其具有不同的收缩特性。在下颌运动中，闭颌肌收缩形式、产生张力及速度变化更为多样和复杂。

下颌运动以及下颌姿势的维持过程中，除颌骨肌的功能活动外，还包含至少 20 块肌在内的其他肌活动，例如胸锁乳突肌、斜方肌、舌骨下肌群等颈背部肌肉。肌系统在空间活动的自由度远远大于下颌运动的空间变化，说明在咀嚼系统中存在着肌的力学贮备。

复习思考题

1. 试述骨骼肌肌纤维的结构特征。
2. 试述肌肉收缩全过程的主要环节及其发生的基本机制。
3. 如何划分骨骼肌肌纤维类型。
4. 比较并阐明快、慢肌纤维生理特征的差异及其发生机制。
5. 与肢体肌和躯干肌比较，颌骨肌在肌纤维类型上有何特点。
6. 颌骨肌肌纤维类型的分布特征。
7. 颌骨肌肌纤维类型的功能意义，如何理解颌骨肌肌纤维类型的转化。
8. 颌骨肌肌构筑设计的生物力学意义。
9. 颌骨肌运动单位的特点。
10. 颌骨肌收缩特性与下颌功能运动的关系。

学习笔记

（刘 静）

第四章 下颌运动及其神经调控

内容提要

下颌运动(mandibular movement)是咀嚼、言语、许多表情、吞咽、呕吐等口腔功能的基本活动,由颌骨肌收缩而产生。颌骨肌是随意肌,其收缩活动受神经系统支配,并受到来自牙、颞下颌关节、颌骨肌本身(例如肌梭)等器官感觉传入信号的反馈调节。因此,正常下颌运动是与颞下颌关节功能相适应、能满足各项口腔功能所需、在神经系统精确调控下的功能性活动。本章将先介绍基本的、一般的下颌运动反射性调控,在此基础上再介绍功能性下颌运动——咀嚼运动的中枢调控机制。咀嚼中枢作为整个咀嚼运动发起和维持的中心环节,在脑干内以节律/模式发生器形式存在,并与脑干内三叉神经核团相互联系。咀嚼运动受到高级中枢的调控和外周感觉传入的反馈调节,而且与其他许多脑功能密切相关。

第一节 反射性下颌运动

学习笔记

反射性下颌运动指通过神经反射引起、一般不需意识控制的下颌运动。这种反射性调控是最基本的、一般的神经调控机制,以此为基础高级中枢对功能性下颌运动进行随意性和节律性调控。反射性下颌运动的传入神经通路是指反射弧中相关感受器至三叉神经运动核的神经联系通路,感受器涉及本体感受器、触-压觉感受器、痛觉感受器等,传入神经分为三叉神经中脑核和三叉神经节两类分别介导单突触和多突触反射,三叉神经运动核的 α 运动神经元及其传出神经是调控颌骨肌收缩的最后公路,分别支配颌骨肌产生收缩。常见的下颌反射有闭颌反射、开颌反射、下颌卸载反射、水平颌反射等。个体下颌运动型不仅是下颌运动反射性调控的综合、平衡结果,也是口颌系统保护性反射的结果。

一、反射性下颌运动的概述

神经调控下的颌骨肌收缩是下颌运动的动力来源。下颌运动中颌骨肌的神经控制,不仅有反射性和随意性的双重性质,而且对于咀嚼运动来说,还具有节律性特征。因此,首先了解下颌运动的反射性调控机制,是进一步学习功能性咀嚼运动神经调控机制的基础。

(一)三级神经调控机制

一般认为中枢运动调控系统对骨骼肌活动的调控由三级结构完成(图 4-1-1),包括:①运动策划结构,含大脑皮质联络区、基底神经节和皮质小脑;②组织、协调与实施结构,含大脑运动皮质、脊髓小脑;③运动执行结构,含脑干和脊髓。下颌运动的随意性体现了大脑皮质具有决定性意义的策划和协调功能,反射性则体现了脑干运动核团的基础性执行功能,而节律性则体现了下颌运动控制中枢不同结构之间复杂的交互作用。另外,下颌运动还受小脑和基底神经节的影响。有研究显示三叉神经的感觉信息可传入小脑,这可能在下颌由不同开口位准确到达牙尖交错位的过程中,发挥着重要作用。而且牙尖交错位的改变、咬合关系的变化(如正畸牙的移动)以及殆间装置的使用所引发的适应性变化,可能都需要小脑参与调控。基底神经节则主要在肌紧张和下颌运动的精确调节方面发挥重要作用。在三级神经调控机制中,反射性调控是下颌运动最基本的神经调控方式。

图片:ER4-1-1 高位中枢对颌骨肌运动控制示意图

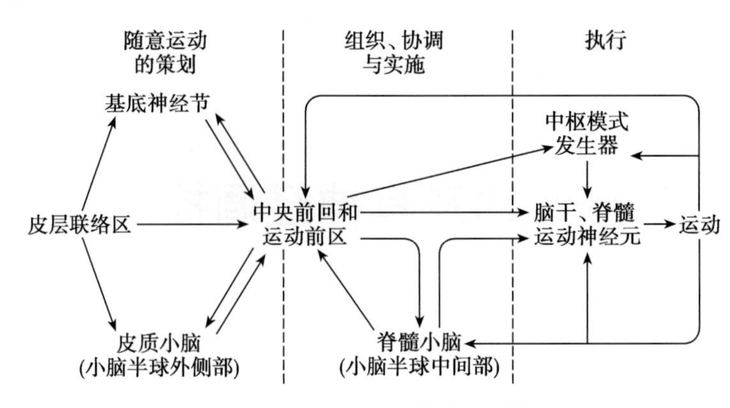

图 4-1-1　下颌运动的神经调控

（二）反射性下颌运动的概念

反射性下颌运动（reflex mandibular movement）指通过神经反射引起、一般不需意识控制的下颌运动，也称定型下颌运动。通常有特定的感觉刺激、固定的运动轨迹，且运动强度由刺激强弱决定。

ER4-1-2

图片：ER4-1-2 非条件反射和条件反射的比较

1. 调控下颌运动的神经反射　神经反射（nervous reflex）是机体在中枢神经系统的参与下，对内、外环境刺激所做出规律性应答反应的生理现象，其结构基础是反射弧（reflex arc），包括感受器、传入神经、神经中枢、传出神经和效应器。神经反射通常指非条件反射（unconditioned reflex），即非条件刺激引起的规律性反应，它具有先天性、相对稳定的特点。条件反射（conditioned reflex）则指无关刺激通过与非条件刺激反复结合，从而转变为条件刺激、引起的规律性反应，它主要通过后天训练而建立，并可因强化的停止、强制性指令或其他因素的干扰而消退，属于学习和记忆的过程。调控下颌运动的神经反射不仅有非条件反射，也有条件反射。例如，条件反射参与形成下颌运动的学习记忆过程，在形成个体化下颌运动型（包括偏侧咀嚼习惯的形成）过程中发挥着重要作用。

学习笔记

在调控下颌运动的反射弧中，涉及口颌系统的多部位和多种类的感受器，包括参与下颌运动的颌骨肌感受器、调节下颌运动的牙周感受器、颞下颌关节的感受器，以及位于牙体、牙髓、皮肤、黏膜等处的感受器。传入神经主要是三叉神经传入纤维，其胞体一部分在三叉神经节，另一部分在三叉神经中脑核。神经中枢依涉及突触级数差异而不同，单突触反射主要涉及胞体在三叉神经中脑核的传入纤维末梢、三叉神经运动核；而多突触反射包括胞体在三叉神经节的传入纤维末梢、三叉神经脑桥核（又称感觉主核）和脊束核等核团的中继神经元以及三叉神经运动核。传出神经和效应器为共同的三叉神经运动核传出纤维、运动神经末梢与颌骨肌的神经-肌肉接头以及颌骨肌。运动神经元通过轴突的分支末梢，经神经-肌肉接头与颌骨肌细胞相联系，并与其构成结构和功能性运动单位，进而调控颌骨肌的收缩。

ER4-1-3

图片：ER4-1-3 运动单位

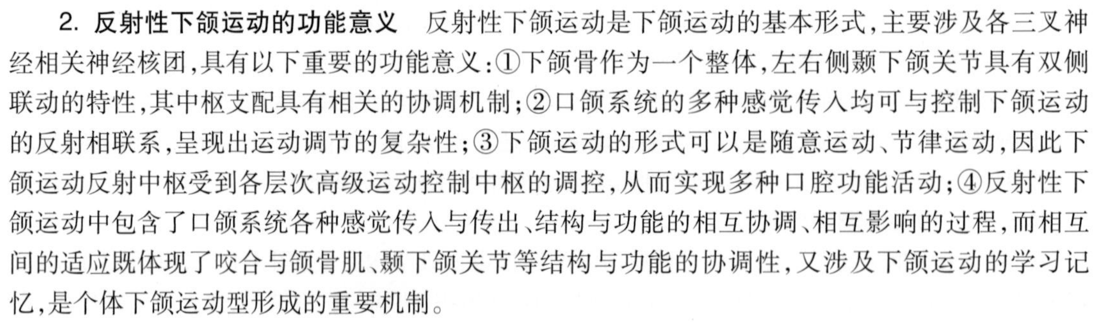

2. 反射性下颌运动的功能意义　反射性下颌运动是下颌运动的基本形式，主要涉及各三叉神经相关神经核团，具有以下重要的功能意义：①下颌骨作为一个整体，左右侧颞下颌关节具有双侧联动的特性，其中枢支配具有相关的协调机制；②口颌系统的多种感觉传入均可与控制下颌运动的反射相联系，呈现出运动调节的复杂性；③下颌运动的形式可以是随意运动、节律运动，因此下颌运动反射中枢受到各层次高级运动控制中枢的调控，从而实现多种口腔功能活动；④反射性下颌运动中包含了口颌系统各种感觉传入与传出、结构与功能的相互协调、相互影响的过程，而相互间的适应既体现了咬合与颌骨肌、颞下颌关节等结构与功能的协调性，又涉及下颌运动的学习记忆，是个体下颌运动型形成的重要机制。

二、反射性下颌运动的传入神经通路

ER4-1-4

图片：ER4-1-4 电刺激咬肌神经对三叉神经运动核的激活

反射性下颌运动的传入神经通路是指反射弧中相关感受器至三叉神经运动核的神经联系通路。与下颌运动调控有关的感受器有多种，而传入神经主要是三叉神经感觉纤维，包括三叉神经中脑核或三叉神经节初级感觉神经元的周围突和中枢突，其中单突触反射由周围突侧支、中枢突或其分支直接与三叉神经运动核形成突触联系，多突触反射则由中枢突或其分支经过中间神经元（二级感觉神经元等）的接替，再与三叉神经运动核形成突触联系。不同性质的感受器具有不同的传入神经通路（图 4-1-2）。大部分感觉传入亦可通过三叉神经感觉核（脑桥核和脊束核等）中继，再主要交叉至对侧经三叉丘系到背侧丘脑的腹后内侧核换元，其三级感觉神经元最后投射到中央后回下部，产生主观感觉。

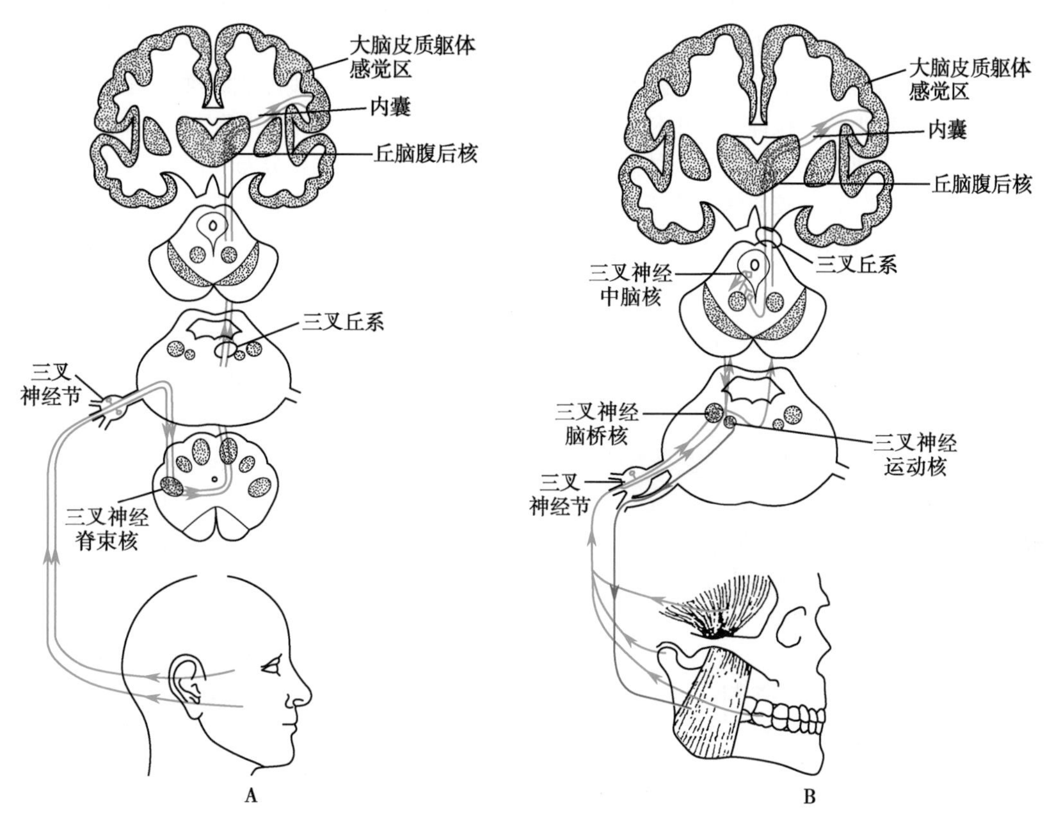

图 4-1-2　反射性下颌运动的传入神经通路
（北京大学口腔医学院谢秋菲医师供图）
本体感觉传入可直接与三叉神经运动核的运动神经元形成突触联系，而三叉神经运动核的传出神经则支配颌骨肌
A. 三叉神经痛觉和温度觉传导通路　B. 三叉神经本体感觉和触觉传导通路

（一）反射性下颌运动的相关感受器

感受器是专门感受机体内外环境变化的特殊结构，其功能是把环境变化的刺激转化为生物电信号，并引发传入神经产生动作电位。感受器具有适宜刺激、换能作用、编码功能和适应现象等生理特性。依据所接受刺激的来源不同，感受器可分为内感受器（interoceptor）和外感受器（exteroceptor），分别感受内、外环境的变化；依据刺激性质的不同，感受器可分为力、化学性、温度和光的感受器等；能感受多种刺激信号的感受器称为多型感受器（polymodal receptor），如感受多种伤害性刺激产生痛觉的多型伤害性感受器（polymodal nociceptor）。就躯体感觉而言，一般分为浅感觉和深感觉两类，浅感觉包括痛觉、温度觉、触-压觉等，深感觉又称本体感觉，包括位置觉和运动觉，相应的感受器依次称为痛觉、温觉、触觉、压觉感受器和本体（觉）感受器。与反射性下颌运动有关的感受器种类多样，分布于口颌系统的多个部位，也正是这些感受器对各种刺激的感受，诱发和调节了各种反射性下颌运动。同时，这些感觉传入的相互配合和协调作用，也是实现功能性下颌运动的基础。

1. 本体感受器　与反射性下颌运动有关的本体感受器（proprioceptor），有肌梭、腱器官以及一些位于颞下颌关节的感受器等，主要分布于颌骨肌及其肌腱、颞下颌关节周围等处，感受空间位置、姿势、运动状态和方向等信息。其中颞下颌关节的感受器是指分布于关节囊、韧带及骨膜等处的皮肤异变感受器（如环层小体、鲁菲尼小体等），可以感受关节的活动程度、屈曲和伸展等，属于力感受器（mechanoreceptor）。牙周组织中也有与颞下颌关节感受器相似的力感受器或触-压觉感受器，感受牙的动度和受力情况，参与下颌运动的调节。这些力感受器、触-压觉感受器亦可归入本体感受器。

学习笔记

（1）肌梭（muscular spindle）：是颌骨肌中的本体感受器，位于肌纤维之间，与肌纤维平行排列，是一种有包囊的梭状感受器。其内部的特化肌纤维称为梭内肌纤维，其外部的普通肌纤维称为梭外肌纤维（图 4-1-3）。梭内肌纤维根据其形态又分为核袋纤维和核链纤维。梭内肌纤维的中央部不能收缩，但有很好的弹性。当肌肉受到拉伸时，梭内肌纤维也相应变化，产生神经冲动由肌梭内的Ⅰ、Ⅱ类传入纤维传至中枢。梭外肌纤维由来自三叉神经运动核的 α 运动神经元支配。梭内肌纤维是由 γ 运动神经元兴奋引起收缩、变短，提高肌梭的灵敏度。当梭内肌纤维收缩时，因肌梭的敏感程度较高，较小的牵拉即可产生较强传入信号到中枢，这种反馈机制被称为 γ 环路。肌梭属于感知肌长度、收缩速度和加速度的本体感受器。在颌骨肌中，肌梭主要分布于闭颌肌，其分布密度咬肌高于颞肌和翼内肌、咬肌深层高于浅层，颞肌的垂直纤维部高于横行纤维部，而在翼外肌和开颌肌中则少见甚至没有。

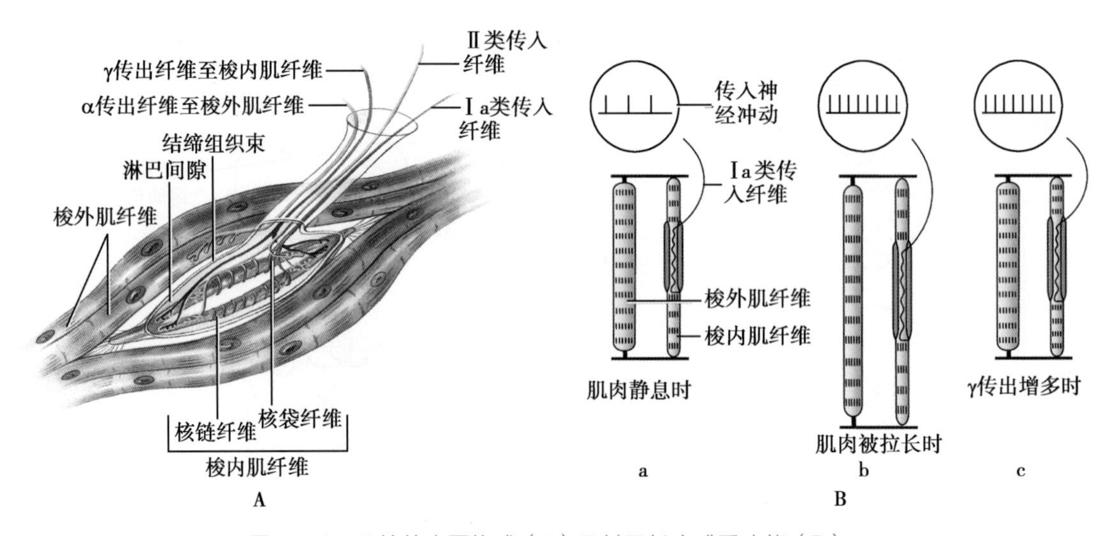

图 4-1-3　肌梭的主要构成（A）及其肌长度感受功能（B）
（北京大学口腔医学院谢秋菲医师供 A 图）

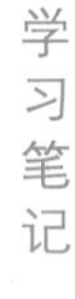

图片：ER4-1-5
肌梭与腱器官

（2）腱器官（tendon organ）：位于颌骨肌和韧带中，最常见于肌肉、腱连接处，与梭外肌纤维呈串联关系。它由分层的结缔组织被囊包裹，内有几条有髓神经纤维分布。颌骨肌的等长收缩（张力升高）是对腱器官最敏感的刺激，其主要功能是感受颌骨肌收缩时张力变化，发挥反馈性调节收缩张力的作用，并防止肌肉因过度收缩而损伤。颞下颌关节韧带中的腱器官属慢适应的高阈感受器，其功能是防止在开口运动中对颞下颌关节的过度牵拉。

（3）环层小体（lamellar corpuscle）：又称帕奇尼小体（Pacinian corpuscle），成群分布于颞下颌关节囊深层，散在分布于肌腱、关节盘和骨膜等部位，约有 30 层被囊，中间是含神经末梢的中轴，是一种快适应的力感受器，只对突然施加的导致组织变形的力刺激起反应，尤其对振动敏感（图 4-1-4）。颞下颌关节处的环层小体可感知关节活动的加速度和压力变化。

（4）鲁菲尼小体（Ruffini corpuscle）：位于颞下颌关节囊浅层的鲁菲尼小体，由有髓纤维构成，属有包囊的神经末梢，为慢适应感受器（图 4-1-4），产生有意识的关节静态位置变化和运动的感觉。位于牙周组织中的鲁菲尼小体由大直径（1～15μm）的有髓鞘的纤维组成，无囊包裹且表现出多样性，可以是通过指状突起和胶原组织接触的大分支末梢，也可以表现为没有指状突起的小神经末梢（图 4-1-5），结构上有显著的变异。在牙周组织中，通常胞体位于三叉神经节的鲁菲尼小体大多分布在牙根中部，而胞体位于三叉神经中脑核的鲁菲尼小体则聚集在根尖附近。这些感受器对牙齿施力有两种反应模式，一种是快适应性的，即很快就能对刺激形成适应，而减少或完全停止向中枢发出冲动。另一种是慢适应性的，在接受刺激后不容易形成适应，而持续地发放冲动传入（图 4-1-4）。

（5）其他：如颞下颌关节囊、脂肪垫和滑膜中的游离神经末梢，属于高阈慢适应感受器，可感知关节的过度运动。又如牙周组织中的游离神经末梢（图 4-1-5），也参与本体感觉，特别是牙周膜内的梭形末梢，可以极为敏感地感受牙体受力的方向、大小，天然牙的被动触觉阈限能低至 10mN

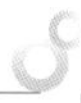

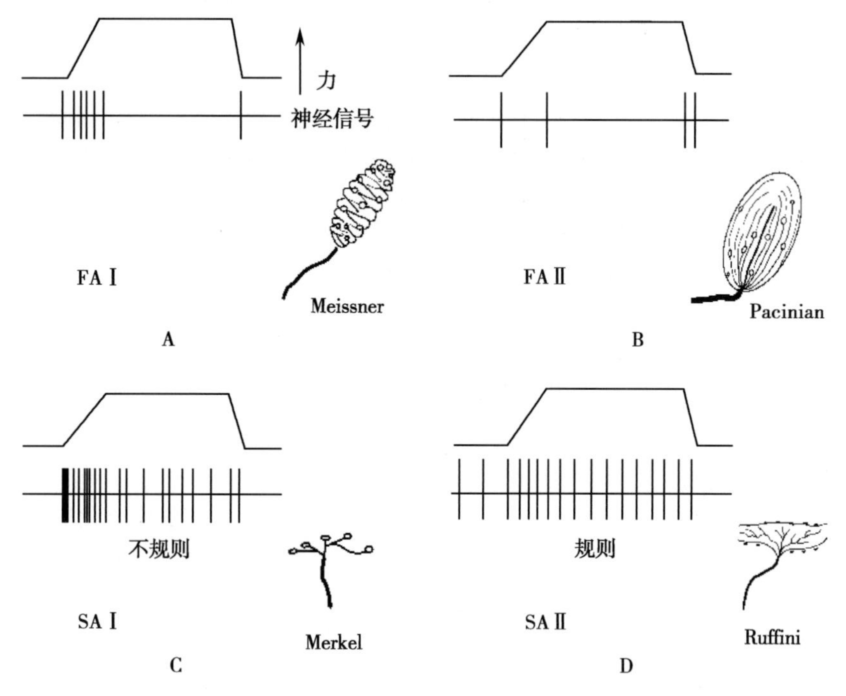

图 4-1-4　感受器分类和特征
（北京大学口腔医学院谢秋菲医师供图）
FA：快适应力感受器；SA：慢适应力感受器

(1g)的水平，参与本体感觉和定位。牙周组织丰富的本体感受器，对于调节咬合压力、协调下颌运动是必不可少的。更为重要的是，牙齿咬合正常，才能保持正常的敏感度，而错位的牙齿，敏感度将受到不同程度的影响，因此错㝽患者对食物物理性质的鉴别能力减低。

2. 触-压觉感受器　在颅面部和口腔的皮肤、黏膜中存在多种触-压觉感受器，有游离的神经末梢，还有特殊的有被囊的末梢结构如梅克尔小体、麦斯纳小体、鲁菲尼小体、环层小体等。

(1) 梅克尔小体(Merkel's corpuscle)：又称为梅克尔盘，属于Ⅰ类慢适应力感受器(SA Ⅰ，图 4-1-4)，位于表皮突起的基底层，呈扁平状，有指状突起伸入角质形成细胞之间。当这类感受器受到刺激时，起初可传出强的、有一定适应而逐渐减弱的信号，以后是慢适应的持续弱信号，可能是一种稳定状态的信号，从而使人能够确定与某物体持续性的接触。它是压觉感受器，主要分布在口腔黏膜及唇部。

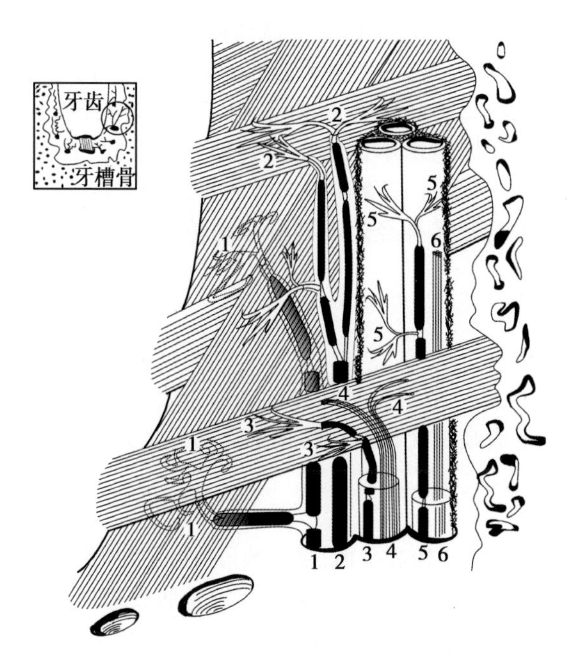

图 4-1-5　牙周组织中的力感受器
（北京大学口腔医学院谢秋菲医师供图）
1. 复杂的类似鲁菲尼小体；2、3、5. 简单的类似鲁菲尼小体；4、6. 单独的无髓鞘的轴突束（仿 Byers MR）

(2) 麦斯纳小体(Meissner's corpuscle)：属于Ⅰ类快适应力感受器(FA Ⅰ)，又称触觉小体，是由一系列穿插分布有神经末梢的板层结构形成的小柱状结构，位于真皮乳突内，散布在舌尖和唇部。一些 FA Ⅰ 神经末梢可能止于这些柱状结构内(图 4-1-4)。当它受到刺激后很快产生适应，对轻物体在皮肤和黏膜上的移动非常敏感。

3. 热感受器和冷感受器　在皮肤黏膜上的热感受器和冷感受器通常呈点状分布，成为热点和冷点，一般认为分别对应的是鲁菲尼小体和克劳斯(Krause)终球，分别由C类纤维、Aδ和C类纤维传入，热点少于冷点，在口腔黏膜的热点主要分布于上下颌前牙周围。另外，牙周膜感受器对温度变化刺激也有一定反应。

4. 痛觉感受器　是游离神经末梢(free nerve ending)，主要感受各种伤害性刺激，并产生痛觉，是在颌骨肌、颞下颌关节、皮肤黏膜和牙髓中广泛分布的一类感受器。其中牙髓神经多属有髓鞘的感觉神经(A类纤维，占75%)，末梢伸达冠髓的表层，有些达前期牙本质，还见有牙髓神经短距离地沿牙本质小管进入已钙化的牙本质。一些Aδ类牙髓神经纤维对牙本质的机械刺激有反应，如钻磨、气流和探查。当牙本质表面受到急剧冷热和静水压力刺激时，主要激活Aβ纤维，其兴奋阈值较低，可产生尖锐快痛，可定位，通常认为它与牙本质敏感有关。而只占25%的C类纤维主要介导炎症性反应，刺激阈值较高，产生持续钝痛，为弥散性慢痛，不能准确定位。一般情况下，持续的冷热和化学刺激才会激发C类纤维，可促使其释放神经肽等多种血管活性物质，可能对牙本质过敏有重要的调节作用。有些牙髓神经纤维仅对一种类型的刺激有反应，也有的对多种不同的刺激有反应。另外牙周膜感受器对伤害刺激也有一定反应。

5. 味觉感受器　味觉感受器是分布于舌黏膜上的味蕾，系由上皮细胞分化形成的特殊结构，能将接受的化学刺激(味质)转化为神经冲动，传入中枢后产生基本的酸、甜、苦、咸、鲜等基本味觉，以及各种复合味觉。

(二) 三叉神经中脑核以及三叉神经节的传入神经

与反射性下颌运动有关的传入神经，因其胞体所在位置不同可以分为以下两部分：

1. 三叉神经中脑核传入神经　是指神经元胞体位于三叉神经中脑核的初级感觉传入纤维(图4-1-2B)，主要接受来自颌骨肌、颞下颌关节及牙周组织的本体感觉(含触-压觉)。三叉神经中脑核包含有大量的假单极神经元，由于其胞体已在中枢，其周围突是三叉神经中脑核传入神经的主要组成部分。

学习笔记

2. 三叉神经节传入神经　是指神经元胞体位于三叉神经节的初级感觉传入纤维，即初级感觉神经元的周围突和中枢突。因为其胞体不在中枢，又是假单极神经元，反射弧中感受器信号先由其周围突传向胞体，再由其中枢突传向下一级神经元，都参与了由感受器到神经中枢的感觉信号传导。研究表明，三叉神经节传入神经涉及两类感觉传入，一类是来自舌、唇、口腔黏膜与口周围组织的感受器所接受的浅感觉(如温度觉、痛觉等)，其二级感觉神经元位于三叉神经脊束核(图4-1-2A)；另一类是来自颞下颌关节、颌骨肌及牙周组织本体感受器的部分深感觉(含触-压觉)，其二级感觉神经元位于三叉神经脑桥核(图4-1-2B)。三叉神经节传入神经中的传入纤维，一般经过脊束核和脑桥核等中间神经元中继，因此与三叉神经运动核的运动神经元形成的是多突触联系。

三、反射性下颌运动的传出神经通路

反射性下颌运动的传出神经通路是指反射弧中神经中枢三叉神经运动核至效应器颌骨肌的神经联系，由于是两个细胞间的联系，该通路实际上就是三叉神经运动核中运动神经元的轴突，其与颌骨肌细胞间的神经-肌肉接头则是结构和功能的联系部位。

(一) 三叉神经运动核及其传入纤维联系

三叉神经运动核(trigeminal motor nucleus)位于脑桥的较高平面，呈卵圆形，在三叉神经脑桥核的内侧，主要由典型的大中型多极运动神经元组成，其中运动神经元是调控颌骨肌收缩的最后公路。与反射性下颌运动相关的传入纤维可来自：①三叉神经中脑核的初级感觉传入纤维，形成单突触反射的联系(图4-1-6)；②三叉神经脑桥核和脊束核的交叉和不交叉的三叉神经二级纤维，以及其他脑神经感觉核的纤维，属于兴奋性中间神经元的纤维，形成多突触反射的联系；③三叉神经感觉核(包括三叉神经中脑核、脑桥核和脊束核等)、运动核等抑制性中间神经元的纤维，形成抑制性突触联系，可能是相关回返性抑制、拮抗肌间的交互抑制，以及腱器官传入抑制的基础；④两侧大脑皮质运动区的皮质脑干束的直接和间接的神经纤维，形成随意运动控制的通路联系；⑤来自红核、顶盖，以及内侧纵束等的纤维，可能构成小脑等对下颌运动调节的通路联系。

图片：ER4-1-6 下颌运动反射的最后通路

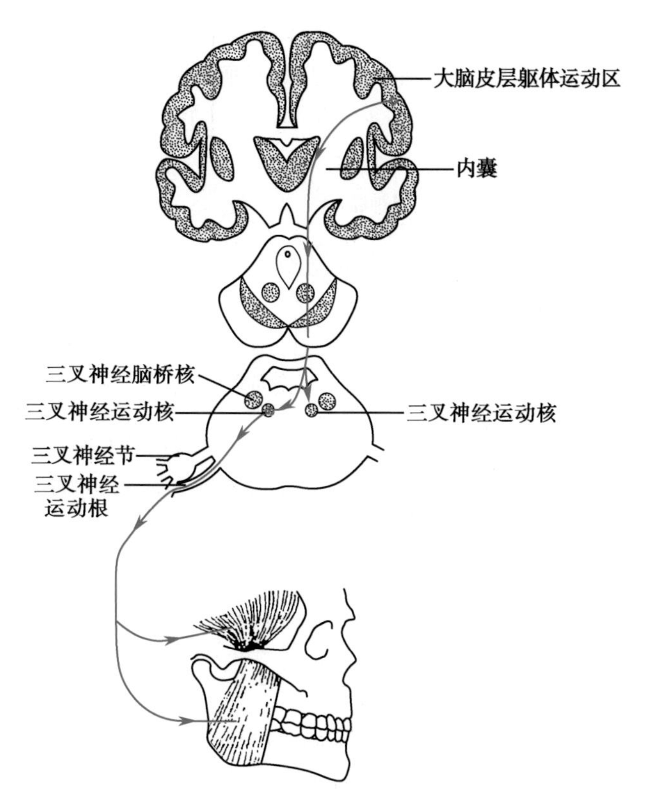

图 4-1-6　下颌运动的传出神经通路
（北京大学口腔医学院谢秋菲医师供图）

学习笔记

（二）三叉神经运动核传出纤维对颌骨肌的支配

三叉神经运动核由若干相对独立的亚核组成，每个亚核的运动神经元轴突分别支配各自不同的颌骨肌。由三叉神经运动核中运动神经元轴突组成的三叉神经运动纤维，在三叉神经运动根中沿三叉神经感觉根的前内侧出脑，经卵圆孔出颅，并入下颌神经，分出纤维随翼内肌神经，随下颌神经前干再分支成颞深神经、咬肌神经和翼外肌神经分别支配同名颌骨肌（图 4-1-6），也有纤维支配广义的颌骨肌，如下颌舌骨肌、二腹肌前腹等。

四、常见的下颌反射

（一）牵张反射

牵张反射（stretch reflex）是指牵拉伸长骨骼肌时引起该肌收缩的反射，其感受器为肌梭，反射弧是下颌反射活动中最简单的单突触反射通路。颌骨肌牵张反射的基本机制是：当颌骨肌受牵拉时，其肌梭因拉长而产生神经冲动，通过Ⅰa 纤维传入三叉神经中脑核，其周围突分支或中枢突直接与三叉神经运动核 α 运动神经元形成单突触联系，兴奋 α 运动神经元，产生的冲动经运动神经传出，支配受牵拉颌骨肌的肌纤维，引起肌肉收缩。可分为肌紧张和腱反射两大类。

1. 肌紧张（muscle tonus）　是颌骨肌最常见、最基本的牵张反射，用以维持颌骨肌的基础张力和下颌姿势。例如，重力缓慢而持续地作用于下颌骨，闭颌肌受到持续牵拉作用而出现一定程度的持续紧张，以维持下颌姿势位。这种肌紧张系闭颌肌中肌梭激活而引发的一种单或多突触反射。在这种牵张反射中，由于肌梭与梭外肌纤维平行，肌肉收缩时对肌梭的牵拉作用将减弱，肌梭发放的传入冲动因此而减少。为维持下颌姿势位，闭颌肌需要进行持续的、缓慢的、较弱的等长收缩，此时需要支配梭内肌纤维的 γ 运动神经元的参与，其兴奋可使梭内肌纤维收缩，以使肌梭保持适当的“灵敏度”（见图 4-1-3）。

图片：ER4-1-7
腱反射和肌紧张的比较

2. 闭颌反射（jaw-closing reflex）　是一种产生闭口运动的腱反射（tendon reflex），这种单突触反射的潜伏期很短，人类只有 6ms。其感受器是闭颌肌的肌梭，效应器是闭颌肌的梭外肌纤维（图 4-1-7）。与颌骨肌的紧张性牵张反射不同，闭颌反射是一种闭颌肌受到突然快速牵拉引发的时相性牵张反射，可产生突然的相位运动。因其与膝跳反射（knee-jerk reflex）相似，因而也称为颌跳反

ER4-1-8

文档：ER4-1-8 颌骨肌的 H-反射

射（jaw-jerk reflex）。如果选择不同肌肉测试时，又可以相应肌肉的名称命名，例如称为咬肌反射或颞肌反射。这种潜伏期较短的闭颌反射活动也可以通过刺激牙周组织本体感受器引发，不过其传入纤维有的属于三叉神经中脑核传入神经，多数是三叉神经节传入神经。

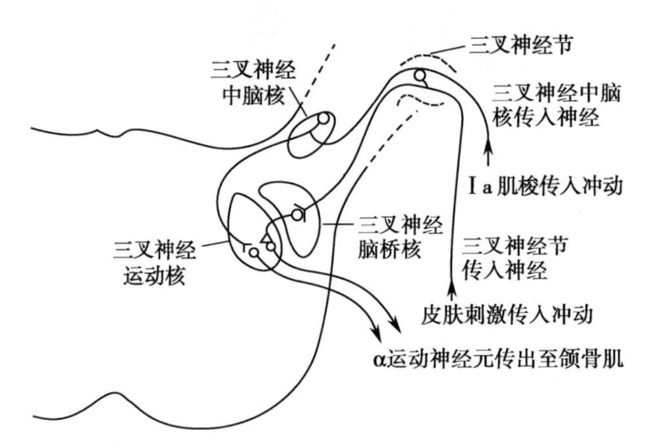

图 4-1-7 开颌反射与闭颌反射的神经传导通路
（北京大学口腔医学院谢秋菲医师供图）
初级传入神经元位于三叉神经节和中脑核

（二）反牵张反射

反牵张反射（inverse stretch reflex）指颌骨肌因牵张反射而收缩时，由腱器官兴奋而引起的牵张反射的逆反射。其生理机制是：牵拉肌肉首先激活肌梭，引起肌肉反射性收缩，由于肌长度变化停止后肌继续收缩（等长收缩）将使肌张力上升，张力感受器腱器官被激活，其发放的冲动通过Ⅰb 纤维传入，与牵张反射中枢（三叉神经运动核）的 α 运动神经元形成双突触联系，抑制 α 运动神经元。有时也抑制该肌的协同肌、兴奋该肌的拮抗肌。在口颌系统中，当下颌闭合到牙尖交错位时，闭颌肌长度即不再改变，由此开始的反牵张反射可抑制闭颌肌群活动，这一机制有利于控制秴力，并为下一次开口运动做好准备。牙列缺失时闭颌肌的这一反牵张反射机制丧失，减少了闭颌肌自然放松的机会，合理的修复则可恢复这一生理性反射活动。

学习笔记

（三）开颌反射和下颌卸载反射

1. 开颌反射（jaw-opening reflex） 是通过反射产生的开颌活动。其反射弧涉及两个或多个突触，其传入纤维是来自颞下颌关节、牙周、口腔黏膜和面部皮肤的多种感受器，而传出纤维亦主要由三叉神经运动核运动神经元的轴突组成，支配二腹肌前腹、翼外肌下头和其他开颌肌（图 4-1-8）。当颞下颌关节、牙齿和口腔黏膜的感受器受刺激时，位于三叉神经脊束核的中间神经元兴奋；当舌、咽、喉的感受器受到刺激时，兴奋的中间神经元位于孤束核（solitary tract nucleus）。开颌反射是胎儿最先表现出的反射活动，轻微地刺激口腔黏膜力感受器可以引发这种反射。

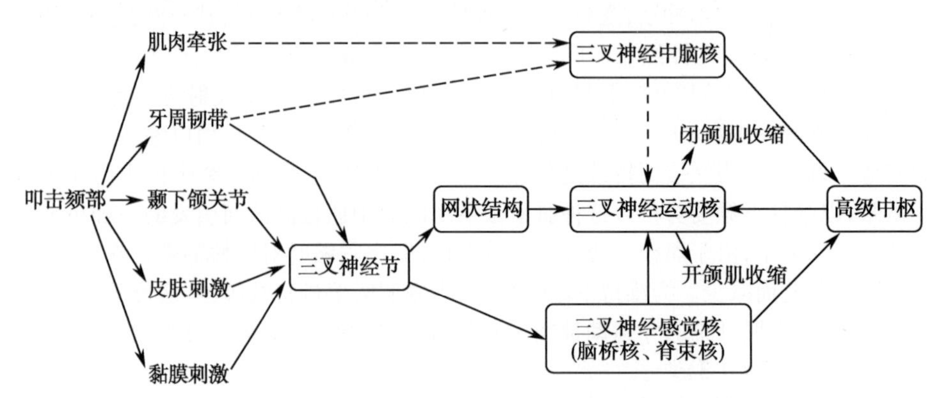

图 4-1-8 下颌反射活动
（北京大学口腔医学院谢秋菲医师供图）
叩击颏部可激活多种感受器，除经三叉神经中脑核至三叉神经运动核诱发闭颌肌收缩外，亦可传导至高级中枢再经下行通路调控运动神经元的活动。而对颞下颌关节、口腔黏膜和面部皮肤的刺激，则通过三叉神经节再经中继后，激活三叉神经运动核诱发开颌肌收缩咀嚼中遇到异物时也会引发开颌反射，使牙齿脱离有害刺激的物体，因此该反射也是一种保护性反射。在这种情况下，闭颌和开颌两个肌群的活动必须协调以完成所需的开颌反射，即相关的感受器兴奋后，传入神经纤维一方面激活抑制性中间神经元，再抑制三叉神经运动核的闭颌肌 α 运动神经元，迅速抑制闭颌肌收缩，以防止牙齿继续咬硬物；另一方面激活兴奋性中间神经元，再兴奋三叉神经运动核的开颌肌 α 运动神经元，使开颌肌迅速收缩，牙齿脱离潜在的危害。这个过程体现了反射性下颌运动的调控所具有的协调特性。

2. 下颌卸载反射(jaw-unloading reflex)　是一种保护性反射，可以防止牙齿突然咬碎硬物造成上下颌牙齿相互有力的撞击。生活中最常见的是用牙咬碎坚果，果壳突然破碎，闭颌肌收缩的阻力突然消失。下颌卸载反射机制，使得闭颌肌的活动急剧受抑，而开颌肌(特别是二腹肌)活动增强，牙齿因而不会撞击到一起。尽管所涉及的感受器和中间神经元尚未确定，可能与开颌反射类似，但从这一反射极短暂的潜伏期看，可能也属于单突触或双突触反射。

(四) 水平颌反射

水平颌反射(horizontal jaw reflex)是指下颌向侧方或前后向运动的反射。这一反射涉及𬌗接触以及𬌗导对下颌运动的影响，其临床意义很重要。水平颌反射还可能与肌功能变化引起的结构改变有关，如某些错𬌗及颞下颌关节疾病等。由于翼外肌与其他肌相比体积小、部位深，关于其水平颌反射特点的研究较少。有限的研究表明确实存在水平颌反射，但其神经机制仍不清楚。感受器多数涉及牙和牙周膜，如刺激猴和兔子的牙齿可以引发与翼外肌活动有关的下颌水平运动。

(五) 牙周膜反射

牙周膜反射(periodontic reflex)是轻叩牙齿刺激牙周膜中的本体感受器所引起短暂的咬肌等咀嚼肌的收缩活动。如对一侧上颌切牙的唇侧或舌侧施加压力，可观察到下颌向对侧偏斜，这时对侧的颞肌、颊肌和双侧翼外肌活动明显增强。可能的反射通路由经三叉神经脑桥核中继的三叉神经节传入神经，或直接经三叉神经中脑核传入神经，再与三叉神经运动核构成。牙周膜反射有一定的特异性。牙长轴向或水平向受力，以及不同的水平方向受力时，会有相应的颌骨肌活动应答模式。牙周膜反射的意义在于，低位中枢即可根据咀嚼食物的性质，或随着咀嚼过程中食物硬度和弹性的变化，通过改变颌骨肌活动模式而调节加于上下颌牙齿的咀嚼压力。

学习笔记

五、反射性下颌运动与个体下颌运动型

个体下颌运动型(individual pattern of mandibular movement)指个体所形成的、避免疼痛与不适的、能耗少、能发挥最大效能的、具有个体特征的下颌运动形式。个体下颌运动型的形成，与个体化下颌运动的影响因素直接相关，如𬌗型。𬌗面形态决定着牙支持组织受力的方向，支持组织(牙周组织等)本体感受器受到应力的刺激，传到神经中枢，经过信息整合作用，通过传出神经支配相关的颌骨肌收缩，而颞下颌关节、肌、肌腱、筋膜、韧带等处传入的信息也参与"运动程序"(形成个体下颌运动型的过程)的形成。其生理意义是限制某种可能有伤害性刺激效应的运动，确定一个就现有咬合等运动系统结构状况而言，危害作用最小、最适当的下颌运动型。由此可见，个体下颌运动型不仅是下颌运动反射性调控的综合、平衡的结果，也是口颌系统保护性反射的结果。

另外，由于下颌运动的颌骨肌是随意肌，个体下颌运动型的形成，实际上也是一个下颌运动的学习记忆过程，𬌗对颌骨肌收缩的影响即𬌗程序(occlusal program)作用，就属于此类。乳牙萌出后，婴儿逐渐获得了牙位的感觉，通过咬合接触运动，探索为上下颌牙齿接触所需要的下颌位置。最初的运动就像开始学走路一样是不协调的，随着更多的牙齿萌出和建𬌗，由于牙周组织及颞下颌关节本体感觉、舌及黏膜的触觉等感觉的诱导作用，个体化下颌运动型逐渐形成。在正常情况下，𬌗形态的改变极为缓慢，神经肌肉的功能和颞下颌关节形态的改变与𬌗的改变完全能达到协调一致。但在某些异常情况，如修复、正颌手术治疗等，𬌗形态改变幅度较大、速度较快，因此尽快实现各因素之间的协调一致是获得良好治疗效果的保障。

一般认为反射性运动的学习记忆机制主要发生在神经调控环节，除了单纯反射性运动的记忆机制外，还涉及多个反射性调控的综合与记忆，调控中枢的可塑性可能具有重要意义。例如，当一侧缺牙时，则该侧的咬合能力减弱，形成偏向于用对侧咀嚼的运动型，其中涉及口颌系统保护性反

射机制和“习惯化”的学习记忆机制。临床上有些患者在去除导致偏侧咀嚼的病因后仍然习惯于偏侧咀嚼,需要接受行为矫正的训练。

（汪萌芽）

第二节　咀嚼运动的中枢机制

咀嚼运动是由咀嚼中枢发起的一种功能性下颌运动,具有节律性特征,受到高级中枢的调控和外周感觉传入的反馈调节。咀嚼运动的中枢机制正逐步成为现代船学研究的热点之一。

一、咀嚼运动脑干节律（模式）发生器

咀嚼中枢是整个咀嚼运动发起和维持的中心环节,在脑干内以节律(模式)发生器形式存在。

（一）咀嚼运动脑干节律（模式）发生器

脑干节律(模式)发生器作为节律性咀嚼运动的基本中枢,主要由节律发生器(rhythm generator)和模式发生器(pattern generator)两部分组成。脑干节律(模式)发生器类似脑干的呼吸和吞咽活动的模式发生器,具有独立于高级中枢和外周感觉传入、自我维持节律性神经活动的特性。脑干节律(模式)发生器一旦被驱动或激活,便可自动产生稳定的节律性神经冲动。脑干节律(模式)发生器能被高级中枢下行的冲动驱动,随意开始或停止节律性咀嚼运动,也可由周围感觉传入冲动激活(图 4-2-1)。当排除了高级中枢和周围传入时,脑干节律(模式)发生器产生的下颌运动型是非常规律的,代表了个体的基本咀嚼运动型。

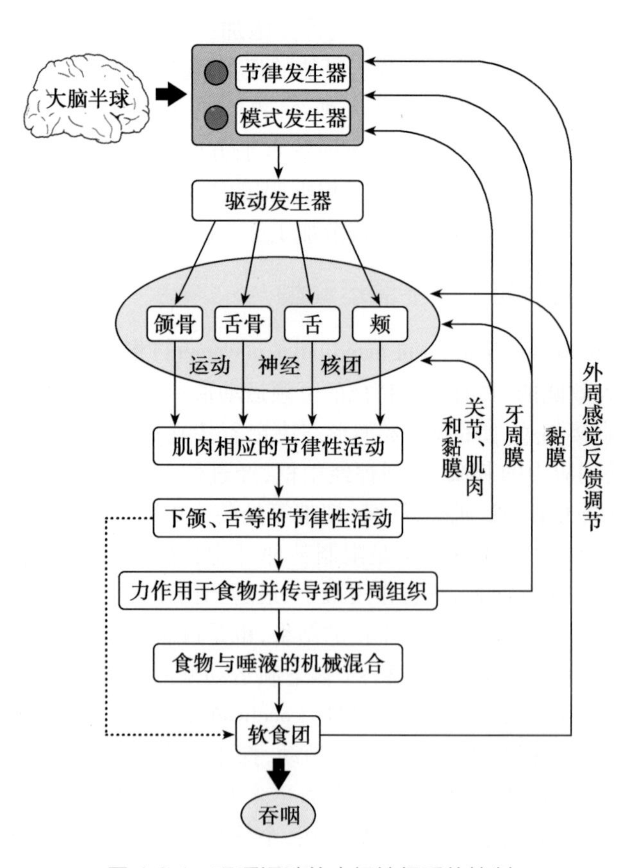

图 4-2-1　咀嚼运动的中枢神经系统控制

脑干节律(模式)发生器位于延髓中部的网状结构,节律发生器位于内侧,模式发生器位于外侧。脑干节律(模式)发生器对咀嚼的控制分为两个过程:①产生咀嚼周期节律和运动模式;②激活驱动发生器(driving generator)。咀嚼运动的基本节律和运动模式(即节律性运动模式)产生后,通过激活驱动发生器,进而驱动三叉神经运动核以及颅面部的其他运动神经核团(如运动舌骨、舌

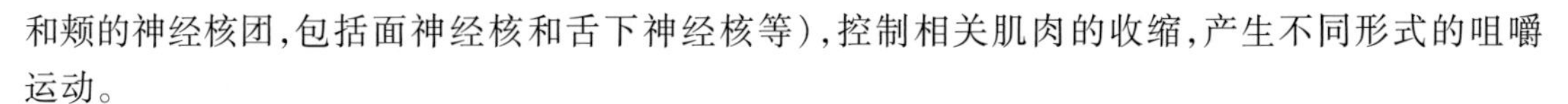

和颊的神经核团，包括面神经核和舌下神经核等），控制相关肌肉的收缩，产生不同形式的咀嚼运动。

（二）脑干节律（模式）发生器相关的神经元

脑干节律（模式）发生器主要由中间神经元构成。这些中间神经元通过突触相互联系，形成局部神经元网络。脑干节律（模式）发生器的功能由两组独立的中间神经元完成：一组产生咀嚼周期节律，控制每个运动周期内功能相互拮抗的运动神经元之间兴奋、抑制时相；另一组生成运动模式，塑造运动神经元在时间和空间上的输出模式，后者在给定的运动任务中，控制着运动幅度。

（三）脑干节律（模式）发生器与脑干运动神经核团之间的联系

脑干节律（模式）发生器产生的信号并不直接向三叉神经运动核传递，而是通过驱动发生器中继。驱动发生器位于三叉神经运动核附近的三叉神经上核，主要由许多不同的前运动神经元（控制运动神经元活动的神经元）组成。前运动神经元对中枢产生的节律性运动信息和外周反馈的感觉信息进行整合，在保证正确行使咀嚼功能的过程中发挥重要作用。开口相关的驱动发生器和闭口相关的驱动发生器交替活动，控制开、闭颌肌的收缩，产生开闭口的交替活动。驱动发生器还能驱动颅面部的其他运动神经核团，如运动舌骨、运动舌和运动颊的神经核团，协调不同模式的咀嚼运动。

（四）高级中枢对脑干节律（模式）发生器的控制

大脑皮质有很多区域都参与了咀嚼运动，其中包括皮质咀嚼区（cortical masticatory area，CMA）、初级感觉运动区、运动前皮质和辅助运动区等。皮质咀嚼区可以发动咀嚼，但它不是发动咀嚼运动的基本中枢，由于在咀嚼过程中舌和下颌运动必须协调，提示除发动咀嚼外，皮质咀嚼区协调的咀嚼运动还涉及舌、唇、颊等不同肌肉系统的运动，并且可以根据口面部的感觉来反馈调整它们的运动。在人类的咀嚼运动中，大脑皮质的冲动向双侧三叉神经运动核投射，一侧大脑半球的皮质可以控制双侧颌骨肌的运动，因此，在皮质中可能存在两种控制咀嚼的神经元，一种只控制对侧颌骨肌运动，而另一种则可向双侧三叉神经运动核投射。运动前皮质和辅助运动区的激活范围可根据下颌运动的复杂性不同而有所不同，例如顶叶可能参与了下颌的侧向运动。杏仁体在咀嚼的控制中也发挥着作用，杏仁体核的投射纤维终止于三叉神经运动核神经元的前运动神经元，电刺激杏仁体的中央部和外侧部均可引发下颌运动。

学习笔记

二、脑干三叉神经核团

与咀嚼运动相关的三叉神经核团位于脑干，主要由三叉神经感觉核和运动核组成。三叉神经感觉核贯穿整个脑干直至第四脑室门，分布于中脑、脑桥和延髓内，自上而下包括三叉神经中脑核、脑桥核（又称感觉主核）和脊束核三部分（图 4-2-2）。三叉神经脑桥核分为背侧和腹侧两部分，接收头面部触压觉的纤维传入，三叉神经脊束核接受痛温觉的纤维传入，三叉神经脑桥核和脊束核及其各亚核似有一定分工，但又有广泛的核内联系。三叉神经运动核位于脑桥内，控制颌骨肌的随意运动。

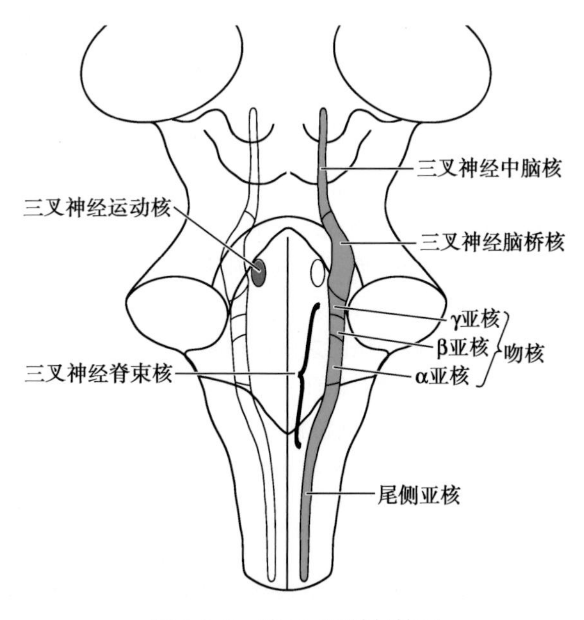

图 4-2-2　脑干三叉神经核团

（一）三叉神经中脑核

三叉神经中脑核（mesencephalic trigeminal nucleus）为一般躯体感觉核，位于导水管周围灰质的外缘处，从中脑上端起向下延伸到脑桥中段，细而长，开始靠近中线，其下端膨大，内含本体感觉传入神经元胞体。三叉神经中脑核主要接受牙周，颌骨肌、面肌和眼球外肌等来源的本体感觉信号。来自颌骨肌的传入纤维，沿下颌神经经三叉神经入颅分布至中脑核全长；来自上、下颌牙及其牙周膜的传入纤维，沿上颌神经和下颌神经经三叉神经入颅，终止于中脑核的背外侧部。

（二）三叉神经脑桥核

三叉神经脑桥核（pontine trigeminal nucleus）为一般躯体感觉核，位于三叉神经中脑核的尾侧和外侧、脑桥被盖部三叉神经运动核的外侧，向下续三叉神经脊束核。三叉神经脑桥核接受三叉神经传入纤维，与头面部的触觉传递有关。由此核发出的二级传入纤维，大部分交叉到对侧后上行，参与组成三叉丘脑束。

（三）三叉神经脊束核

三叉神经脊束核（nucleus of spinal trigeminal tract）为一般躯体感觉核，位于延髓段，属于脊髓颈节上段，是脊髓颈段胶状质和后角固有核向上的延续，向上与三叉神经脑桥核相延续。三叉神经脊束核是口腔颌面部、牙齿、颞下颌关节、面部表浅组织等处伤害性刺激向中枢传导的第一门户。三叉神经中的一般躯体感觉纤维经三叉神经半月神经节进入脑桥后，传导痛觉和温度觉的纤维下降入延髓，在三叉神经脊束核的外侧组成三叉神经脊束，其纤维逐渐终止于三叉神经脊束核。此核发出的二级传入纤维，主要交叉至对侧参与组成三叉丘脑束（三叉丘系），与头面部痛觉和温度觉的传导有关。

三叉神经脊束核由上到下分为吻侧亚核或吻核（oral nucleus of spinal trigeminal tract）和尾侧亚核（caudal nucleus of spinal trigeminal tract）。吻核可以进一步细分为三个亚核 α、β 和 γ，最上端的部分是 γ 亚核，是三叉神经脑桥核在三叉神经运动核尾侧的延续部分，其背侧包含向三叉神经运动核和舌下运动核投射的神经元，而 γ 亚核腹侧部分的神经元与脊髓颈节和上部节段以及面神经核和外展神经核相联系。β 亚核大约位于面神经核水平，其下方是 α 亚核，其向下延伸替换为三叉神经脊束核尾侧亚核，传递口面部痛觉和温度觉。α 和 β 亚核中的神经元大致相当于灵长类动物中的极间亚核，由于其投射到背侧丘脑、小脑、脊髓以及口面相关运动核，因此与感觉和运动功能有关。

（四）三叉神经运动核

三叉神经运动核（trigeminal motor nucleus）为特殊内脏运动核，位于展神经核上方的外侧，脑桥中段被盖部网状结构的背外侧。三叉神经运动核处于三叉神经感觉核的中心位置，大致在三叉神经脑桥核水平。三叉神经运动核主要由支配颌骨肌的运动神经元组成，与较小的联合中间神经元群混合。支配闭颌肌的运动神经元位于三叉神经运动核背外侧和外侧 1/3 部分，支配开颌肌的运动神经元在三叉神经运动核尾部 1/3 部分。分布于颌骨肌的运动纤维，经三叉神经运动核和三叉神经脑桥核之间离开脑桥，参与构成三叉神经运动根。

三叉神经运动核接受双侧皮质脑干束的纤维，可控制颌骨肌随意运动。此外，三叉神经运动核还接受三叉神经感觉传入纤维，控制由面浅部刺激特别是由舌和口腔黏膜的刺激而引起的咀嚼运动。一般认为，三叉神经运动核的背侧部支配三叉神经分布区的腹侧肌，三叉神经运动核的腹侧部则支配三叉神经分布区的背侧肌；核上部支配颌面上部的肌肉，核下部支配颌面下部的肌肉。当一侧三叉神经运动核或运动根损伤，发生同侧颌骨肌瘫痪，而一侧皮质脑干束损伤时，不发生或仅有轻度的颌骨肌瘫痪。双侧皮质脑干束损伤造成的核上瘫，表现为双侧颌骨肌瘫痪但不发生明显的肌肉萎缩，可有下颌反射亢进。

（五）三叉神经核团之间的联系

三叉神经运动核与脑干内的结构联系紧密，直接向三叉神经运动核投射的脑干结构包括三叉神经中脑核、三叉神经脑桥核、三叉神经脊束核、三叉神经上核、Kolliker-Fuse 核和蓝斑核。三叉神经运动核与三叉神经中脑核等核团之间的纤维联系，为各种下颌反射活动的解剖学基础。

三、咀嚼运动的外周反馈调控

咀嚼运动中不仅存在高级中枢对运动神经元的控制，而且存在外周感觉传入（例如咬合相关信号）通过三叉神经感觉-运动环路，对颌骨肌的功能及咀嚼运动进行反馈调节。无论是高级中枢

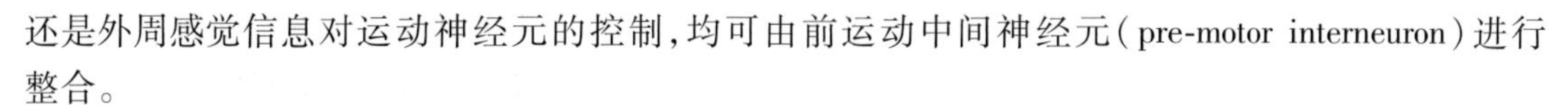

还是外周感觉信息对运动神经元的控制，均可由前运动中间神经元（pre-motor interneuron）进行整合。

（一）三叉神经系统前运动中间神经元的整合作用

在三叉神经系统中，前运动中间神经元与三叉神经运动神经元之间存在着单突触兴奋性或抑制性联系。这种前运动中间神经元主要位于双侧三叉神经运动核的背侧、内侧和外侧区域；三叉神经运动核的外侧与同侧三叉神经脑桥核背部之间也存在前运动中间神经元；三叉神经脑桥核和三叉神经脊束核γ亚核的背侧也有前运动中间神经元，它们与同侧三叉神经运动核有突触联系；在双侧三叉神经脊束核β亚核内侧的网状结构内（即模式发生器所在位置）也有前运动中间神经元；在三叉神经脊束核α亚核和三叉神经尾侧亚核喙部水平，舌下神经核周边网状结构内也分布有前运动中间神经元，该区域已知包含投射到舌下神经核的神经元。三叉神经运动核中存在投射到双侧运动神经元的联合中间神经元，这些中间神经元的存在确保了下颌运动的双侧同步特征。

单个中间神经元可以被中枢主要的传入和传出命令所激活。口腔黏膜、牙周膜、舌和口腔周围皮肤机械感受器以及口外区域或颌骨肌（如咬肌和二腹肌等）的痛温觉感受器的传入冲动，均可传至中间神经元。另外，至少有一部分中间神经元，不仅协助产生咀嚼运动模式，而且也促进其他口腔生理活动过程中产生多种运动模式。

（二）咀嚼运动的外周反馈控制

咀嚼过程中意外咬到坚硬物体能迅速中断咀嚼循环，表明咀嚼运动受外周感觉传入的干预和反馈调节。在咀嚼运动过程中，根据口内食物类型、大小、质地以及食物在口腔内的位置变化，牙周本体感受器、口内痛温觉和触觉感受器、颌骨肌本体感受器等受到不同的刺激，这些刺激被转化为相应的神经冲动，经三叉神经感觉神经传入咀嚼运动中枢；咀嚼运动中枢根据这些感觉信息作出反应，对咀嚼节律以及运动模式进行实时调整；咀嚼运动中枢下传神经冲动至驱动发生器，通过咀嚼相关的运动核团以及运动神经，调节颌骨肌的收缩力和方向，进而对咀嚼运动进行精细调控，产生不同的咀嚼运动型，获得较高的咀嚼效率。

来自外周感受器的感觉反馈对于优化𬌗力至关重要。除食物形状可以作为外周刺激外，咬合接触特性（见第一章第二节）对𬌗力具有重要影响，因而对神经系统具有重要的反馈调节作用。这种调节作用至少涉及以下两条平行的通路：①前馈策略：神经系统在闭口运动开始之前已经预测到需要克服的食物抵抗或咬合接触的影响，进而在牙齿与食物以及上下颌牙咬合接触之前便命令肌肉产生足够的咀嚼肌力。皮质和其他延髓上部运动中枢对咀嚼功能的影响可能通过这种前馈策略发挥作用。②反馈机制：下颌运动发动后通过使用更加直接的、瞬时的反馈信息（例如作用于牙齿的力和肌张力等信息）来调整𬌗力，其感受器主要来自口内牙周本体感受器和腱器官。𬌗关系异常导致的颌骨肌的收缩异常可通过这一反馈机制发挥作用。

四、咀嚼与正常脑功能

咀嚼是口颌面部的重要功能活动，受到脑调控的同时，也会对脑功能产生一定的影响。

（一）脑对咀嚼的调控

咀嚼是一个复杂的运动过程，有许多脑区参与，包括初级感觉运动区、辅助运动区、岛叶、丘脑、基底核及小脑等。大脑皮质及皮质下结构对咀嚼运动的调控是网状的，根据口内环境的变化，大脑皮质还会产生部分适应性的重塑。

不同脑区对咀嚼运动的调控作用或特点如下：①初级运动区位于中央前回和中央旁小叶前部，参与肌力改变的调控，躯体感觉的输入对该区的运动起感觉性调控作用。②反复刺激前外侧额叶和外侧旁中央皮质，可产生咀嚼样节律性的下颌运动或吞咽运动。③辅助运动区在自主运动的控制方面发挥重要的作用，如运动的计划、开始和执行等，辅助运动区更类似于促进运动的执行。辅助运动区前区在更高水平的计划中发挥作用，例如，在运动的早期准备阶段辅助运动区前区被激活，夜磨牙患者紧咬牙、研磨时与正常咀嚼相比，辅助运动区呈现低激活状态，这是由于夜磨牙患者下颌运动自主性更强导致的。夜磨牙患者咀嚼与正常人相比，咬合时大脑皮质和皮质下结构的激活范围更局限，包括运动执行（如新纹状体、丘脑、小脑）、计划（辅助运动区前区）和注意

学习笔记

（顶下小叶）等相关结构。④咀嚼时前额叶、顶上小叶、顶下小叶、枕叶和基底神经节也有激活，前额叶对记忆有非常重要的作用，顶上小叶、顶下小叶与舌的运动过程有关，而且左侧顶叶的激活程度大于右侧顶叶，豆状核的壳和苍白球与咀嚼不同阶段的过渡相关。

（二）咀嚼对脑功能的影响

咀嚼运动不仅有利于进食和颌面发育，对中枢神经系统的活化也有一定作用。脑功能有缺陷的患者使用种植义齿恢复咬合后脑功能会有所改善，但种植义齿对脑功能正常者则无明显影响。

文档：ER4-2-1 咀嚼与其他脑功能

咀嚼对脑功能的影响主要包括以下四个方面：①促进脑内中枢神经组胺的分泌而产生饱食感，并活化能量消耗的代谢作用，继而通过释放脂肪酸消化酶来控制体重；②增加脑血流量，从而有利于给激活的神经元供氧，维持神经元的高水平代谢活动；③影响某些大脑区域的激活情况，进而影响人的记忆、认知等脑功能活动；④影响内分泌活动，咀嚼运动后促肾上腺皮质激素有短暂降低，并抑制应激激素（肾上腺素、去甲肾上腺素、糖皮质激素和血管紧张素等）的分泌。

复习思考题

1. 反射性下颌运动的功能意义有哪些？
2. 叩击颏部可诱发哪些反射性下颌运动？其反射通路如何？
3. 什么是个体下颌运动型？有何生理意义？
4. 简述咀嚼运动中枢的构成、位置和特性。
5. 简述咀嚼运动中枢对咀嚼的控制。
6. 简述与咀嚼相关的脑干三叉神经核及其功能。
7. 简述咀嚼运动的外周反馈控制。
8. 简述咀嚼对脑功能的影响。

学习笔记

（李　波）

第五章 口颌系统功能检查

内容提要

口颌系统的功能检查，是临床医师了解和评价患者功能状态的重要途径，也是准确诊断和制订针对性治疗计划的客观依据。其中临床检查是直接、快速获取疾病信息的方法，完善的临床检查包括病史采集，口颌面部的一般情况评价，下颌运动、颞下颌关节、咀嚼肌以及咬合检查等。𬌗架是再现上、下颌位置关系以及咬合接触情况的重要工具，可辅助临床医师对咬合问题进行全面分析。生物电子设备在口颌系统检查中的应用越来越多，目前应用较广的主要有计算机数字化咬合分析，颌音的频谱分析，咀嚼肌肌电图，下颌运动轨迹描记，髁突运动轨迹描记，感觉功能的定量测定等。

学习笔记

第一节　口颌系统功能的临床检查

本节讲述口颌系统功能的临床检查方法，这部分内容可以在椅旁快速地实施，在临床中应用较为广泛。临床检查之前，需告知患者检查的必要性和重要性，并解释清楚检查的内容和目的，以取得患者信任从而积极配合。完善的临床检查应包括患者就诊时的口颌系统状态的记录，例如病史、口颌面部的一般情况、下颌基本运动功能情况以及其他口内情况。这些信息对诊断、治疗以及治疗效果的评价都非常必要。

一、病史采集与评估

（一）病史采集和病历书写

1. 主诉　是患者就诊的主要原因，患者准确描述的主诉是获取病史的开端。有口颌面部功能紊乱的患者，常不能准确描述其就诊诉求，此时医师应该仔细询问，帮助患者明确就诊的主要问题，提取疾病的部位、临床症状、持续时间等三方面的重要信息。

2. 现病史　应详细记录主诉症状起始时间、可能诱因、主要症状、加重或缓解因素、病程、治疗经过和转归等信息。询问现病史时，应特别注意询问与口颌系统健康和功能状态密切相关的临床表现，如口颌面部的慢性疼痛史，关节的杂音情况，以及下颌的运动是否出现过受限或张口偏斜等情况。

3. 既往史　应着重询问与口颌系统功能相关的系统疾病史（如面部创伤史，是否患有类风湿关节炎等运动系统疾病等）、口腔治疗史。

4. 其他　除主诉、现病史和既往史外，还应重点询问与口颌系统健康相关的危险因素，包括不良口腔习惯（如夜磨牙、口呼吸、紧咬牙、咬手指、偏侧咀嚼）或嗜好（如喜咬硬物）等。

（二）生理（病理）状态的初步评估

针对临床问诊结果和患者的病史，对咀嚼系统的生理功能状态进行初步的评价，指导下一步的临床检查和必要的辅助检查。例如，对于问诊发现患者有慢性的口颌面部疼痛者，需考虑对该疼痛的发生与加重相关因素的进一步检查，而如果问诊时发现患者在下颌功能运动时有颞下颌关节杂音，则需要根据杂音发生的频率、时相和杂音的性质做初步的临床判断。

（三）患者心理状态的评估

心理因素是引起口颌系统功能失代偿的重要原因之一。临床检查时，对患者的心理状态进行评估对于治疗方案的制订非常重要。临床可采用 SCL-90 症状自评量表进行初步的筛查，并按照 RDC/TMD 的标准对患者心理因素作出相关评价。

（四）治疗意愿的评估

患者的治疗意愿对治疗效果和疾病预后有重要影响，整个诊疗过程需要充分尊重患者的意愿。所有治疗方案的实施都应在患者知情同意的前提下进行。医师需要履行告知义务，向患者仔细说明病情和针对性的治疗计划，治疗相关的时间安排，以及可能出现的相关问题。

二、颌面部一般情况检查

对患者口颌面部一般情况进行检查和记录时，可选择文字记录的方式，但拍照记录患者的颜面基本情况更有利于进行治疗前后的比较，是临床常用的检查记录方法。拍照时应注意，患者取直立体位，不佩戴饰物（包括眼镜），头发不遮挡面颊、耳及唇部。拍照时需正对被摄者面部拍摄，画面应包含患者发际线到颏部的颜面部（必要时包含肩部，用于评估体态）。然后在照片上进行定点分析。

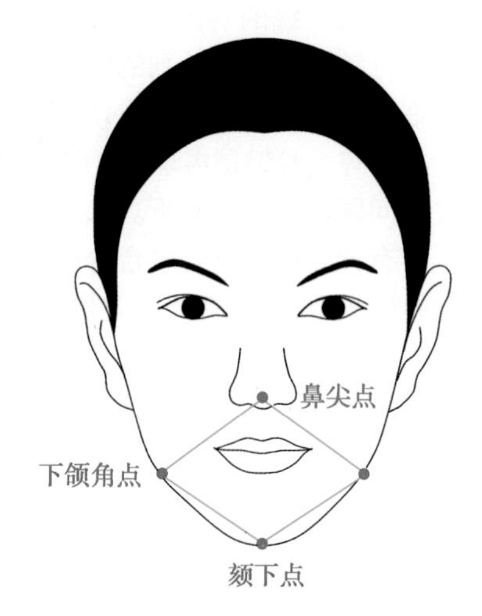

图 5-1-1 直立体位时，下颌角点的测量分析方法

（一）颌面部对称性

常用参考点为下颌角点（下颌角的最外侧点）、颧弓点（颧弓的最外侧点）、外眦点（眼睑闭合时睑裂的最外侧点）、鼻尖点（鼻尖的最突点）和颏下点（下颌最低边缘的中点）。分别左右成对地测量下颌角点（图 5-1-1）、颧弓点（图 5-1-2）、外眦点（图 5-1-3）到鼻尖点的距离，以及到颏下点的距离，进行左右配对比较，如果左右侧的相差数值不超过 6mm，可认为面部是基本左右对称的。

微笑时观察牙列中线与面中线的关系：理想状况下，上、下颌牙列中线对齐，且与面中线保持一致。但实际情况下，上、下颌牙列中线之间，牙列中线与面中线之间往往存在着一定的偏差。上颌牙列中线与面中线之间偏离 3mm 以内，上、下颌牙列中线之间偏离 2mm 以内，从美观上来讲是可以接受的。牙列中线与面中线的偏离程度越大越影响美观。

（二）颌面部的比例

一般情况下，正常人的口颌面部比例协调，沿眉心点及鼻下点作平行线，可以将面部大致在垂直向上等分为三部分，称三庭。发际线至眉心点为面上 1/3，眉心点至鼻下点为面中 1/3，鼻下点至

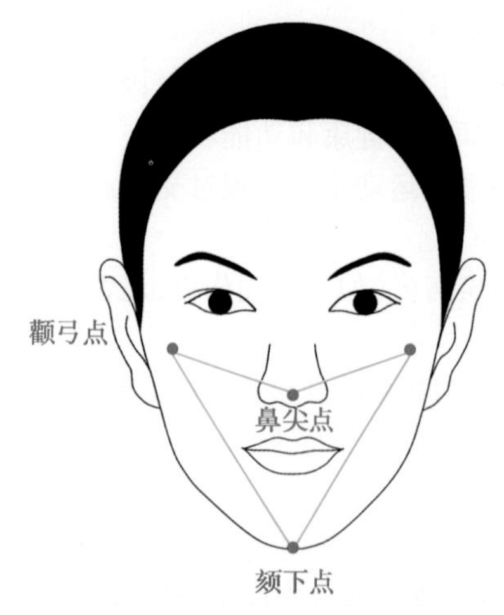

图 5-1-2 直立体位时，颧弓点的测量分析方法

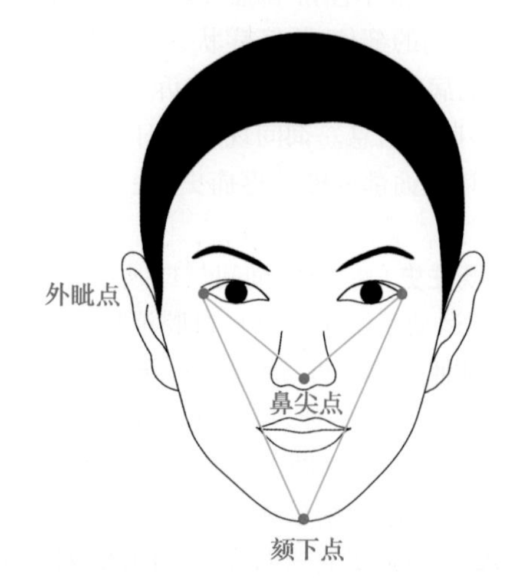

图 5-1-3 直立体位时，外眦点的测量分析方法

学习笔记

颏下点间为面下 1/3(图 5-1-4)。咬合异常可能会影响到面中 1/3 和面下 1/3 的比例。参考面下 1/3 高度(下面高)占面部高度的比例,临床上可以分为:①均面型:面部各部分比例协调,大三庭的垂直距离基本相等;②长面型:面下 1/3 的距离长,上颌骨或下颌骨垂直生长过度,颧骨及下颌角宽度不足,面型窄长,下颌骨趋向于向下后方旋转,有开𬌗的趋势;③短面型:面下 1/3 的距离短,上颌骨或下颌骨垂直生长不足,下颌骨有逆时针方向旋转生长和形成反𬌗的趋势。

(三)侧貌的分析

临床上常将额点(侧貌额部的最前点)至鼻下点(鼻中隔的边缘最低点)的连线(L1)(图 5-1-5)和鼻下点至颏下点连线(L2)作为分析侧貌的重要指标。按照测量结果的不同,可大致分为直、凸和凹三类面型。①直面型:L1 与 L2 近似重叠为一条直线,上下颌的矢状向位置协调;②凸面型:L1 与 L2 相交所成角度小于 180°,上颌相对下颌前突;③凹面型:L1 与 L2 相交所成角度大于 180°,下颌相对上颌前突。

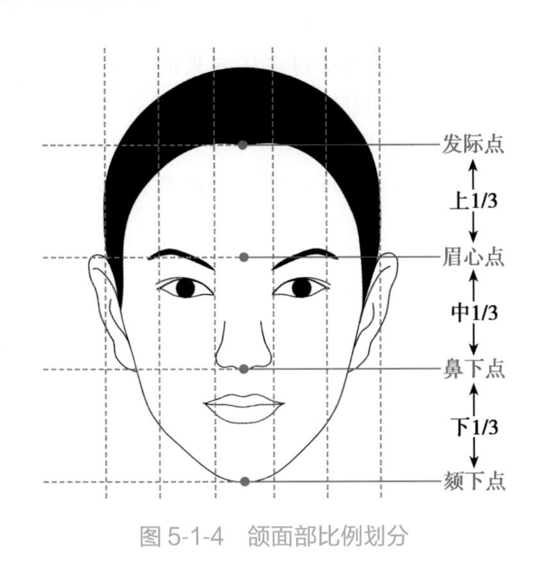

图 5-1-4 颌面部比例划分

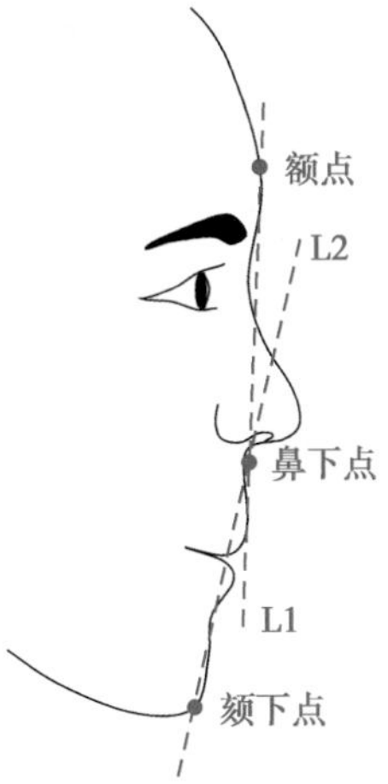

图 5-1-5 侧貌分析

三、下颌运动检查

下颌运动的临床检查主要包括运动方向、幅度、对称情况等,定量描述时常以颏部和髁突的运动为主要观测点。

(一)开口运动

开口运动主要记录开口幅度(简称开口度)和开口时下颌运动方向(简称开口型)。

1. 开口度 以开口时上下颌切牙间的距离加覆𬌗来表示,需记录自由开口度(包括无痛自由开口度和伴有疼痛的自由开口度)(图 5-1-6)和被动开口度(图 5-1-7)。正常张闭口运动时应无疼痛,开口度为 40~60mm,小于 40mm 为张口受限,大于 60mm 为开口过大。评估开口度时需注意,正常开口度是基于大多数正常人的平均测量值,主要作为参考值,开口度是否异常仍要根据个体具体情况综合判断。临床上亦可以患者手指宽度为标准,以上下颌切牙间容纳三横指为正常,能容纳两横指为中度张口受限,一横指为重度张口受限,不能放入手指为牙关紧闭,超过三横指则为开口过大。记录最大自由开口度,如果有疼痛,记录疼痛出现的范围。如果有张口受限,注意记录被动牵张(在上下颌切牙区施加开口方向的力)是否能继续增大开口度,记录被动开口度。

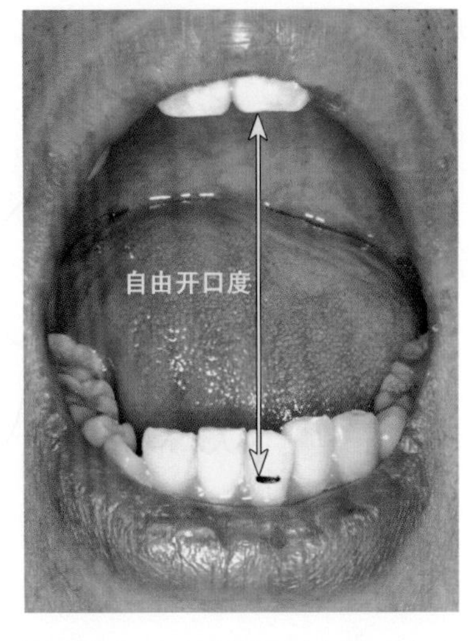

图 5-1-6 开口度测量方法(自由开口度)

2. 开口型 是开口过程中下颌运动的方向特征。可

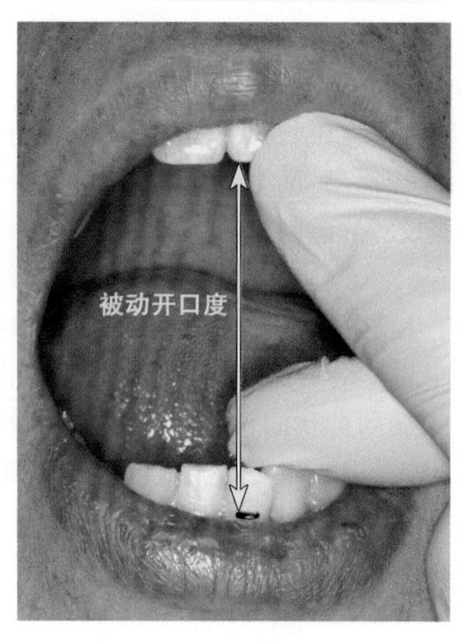

图 5-1-7　开口度测量
被动开口度：检查者用手指施加外力，帮助患者开口

以在上下颌切牙上标记参考线，观察记录下颌运动过程中下颌切牙参考线相对于上颌切牙参考线的位置变化情况。从正面观察时，正常开口型应为直线下降（图 5-1-8），用“↓”符号记录；开口时若下颌切牙参考线左右偏移的距离在 2mm 范围以内，仍然可以判断为直线开口型。若开口过程向左或向右的偏斜大于 2mm，则记录下颌向左或右偏斜，用“↲”或“↳”符号记载。若患者在做开口运动时出现下颌先向一侧偏斜再回到正中的情况，则记录为开口型偏摆，用“⦚”符号记载。开口过程中出现震颤则用“≀”符号记载。还需要观察开闭口过程中有无绞锁或弹跳。当开闭口过程中遇到阻碍，如关节盘脱出、破裂等，而不能继续开口或闭口的现象叫绞锁，可分为：①闭口绞锁（close lock）：即闭口后有阻碍，不能再张大，可通过手法或其他治疗手段使髁突越过脱位的关节盘，出现响声后，才能继续张大；②开口绞锁（open lock）：即开口后有阻碍，不能闭口，也称为特异性脱位（spontaneous dislocation），可用手法复位；③一过性绞锁（transient lock）：即开闭口过程中的短暂停顿。

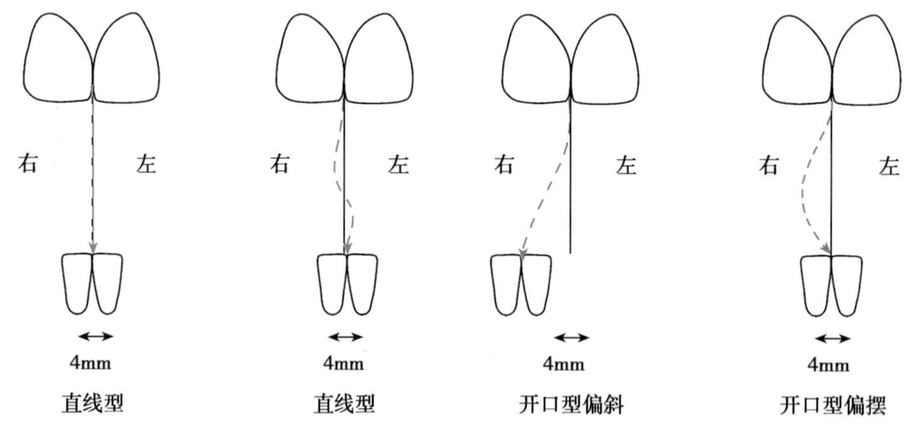

图 5-1-8　开口型

（二）前伸咬合运动

检查在最大前伸咬合运动中，上下颌切牙切嵴间的距离变化以及左右位置关系的变化（偏斜情况），最大前伸运动测量值加上颌前牙覆盖的毫米数，为前伸动度（图 5-1-9）；正常前伸动度为 8～12mm，

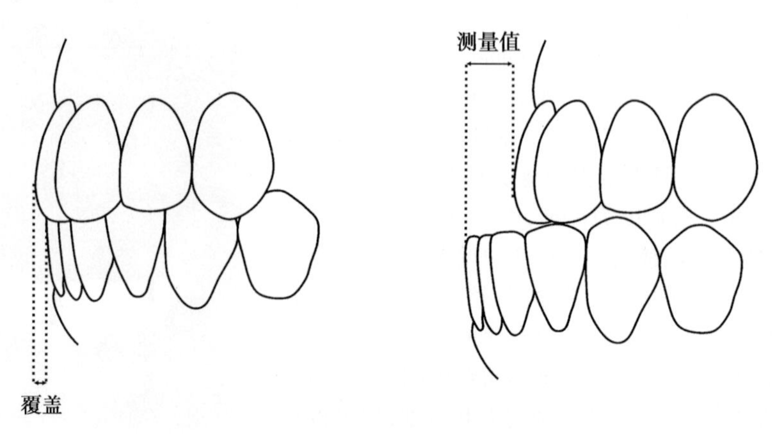

图 5-1-9　前伸动度测量
实际前伸的距离＝前牙覆盖+最大前伸运动测量值

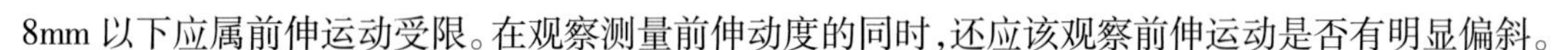
8mm 以下应属前伸运动受限。在观察测量前伸动度的同时，还应该观察前伸运动是否有明显偏斜。

（三）侧方咬合运动

检测最大侧方咬合运动过程中，下颌运动的幅度和方向变化。在上下颌牙列的切牙唇面做上下颌牙相连续的直线标记，在保持上下颌牙接触的情况下，使下颌尽量向左（或右）运动至最大限度，记录下颌切牙唇面标记至上颌切牙标记线间的距离，即为侧向运动的范围（图 5-1-10）；正常范围为 8～12mm，8mm 以下应属受限。

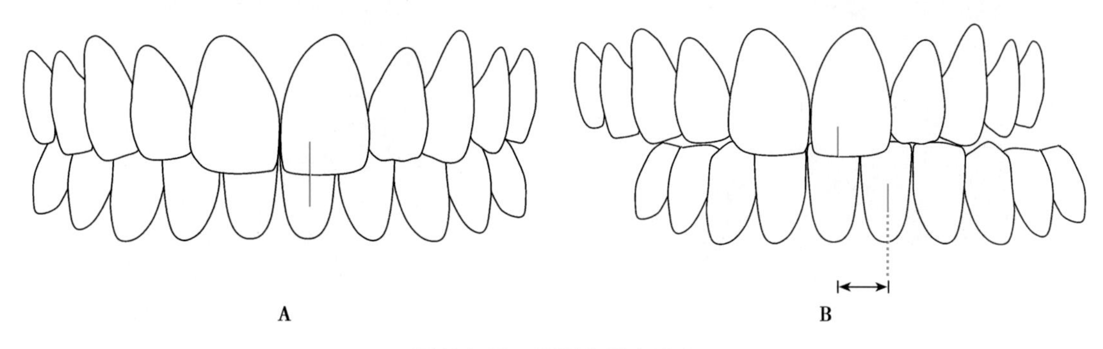

图 5-1-10　测量左侧方动度
A. 初始　B. 左侧向运动范围

（四）后退咬合运动

检查从牙尖交错位至后退接触位的过程中，双侧后牙是否均匀及对称接触、下颌有无明显偏斜、及长正中的大小（正常成人的长正中约为 0.5～1mm）。后退运动通常由最后的磨牙牙尖斜面引导，下颌后牙牙尖的远中斜面与上颌后牙牙尖的近中斜面接触。

四、咀嚼肌触诊

通过触诊咀嚼肌有无触痛、有无扳机点，对比收缩强度和紧张程度，从而大体判断咀嚼肌的生理和功能状态。临床检查时使用示指和中指的指腹，以约 1kg 的压力按压口外肌，约 0.5kg 压力按压关节和口内肌，检查有无压痛点，有无痛性结节，并对比其肌张力。触诊采用柔和且稳定的压力按压，单次稳定按压 1～2 秒。按压时询问患者是否有疼痛或不适感。临床可采用灵敏性高、可比性强的视觉模拟评分法（visual analogue scale/score，简称 VAS）来记录疼痛指数以评价疼痛的强度，具体操作：在长度为 10cm 的线段上等距离地标识出 0～10 的刻度，0 表示“无痛”，10 表示“最剧烈的疼痛”，让患者根据自身疼痛状况测试并记录疼痛程度，分数越高，说明疼痛越强烈。0 无痛；1～3 轻度疼痛（睡眠不受影响）；4～6 中度疼痛（睡眠受影响）；7～10 重度疼痛（严重影响睡眠）。轻度疼痛平均值为 2.57±1.04；中度疼痛平均值为 5.18±1.41；重度疼痛平均值为 8.41±1.35。复诊时可对比痛的程度是增加还是减少，以及减少的程度。

咀嚼肌功能临床检查包括：

（一）颞肌

颞肌前份触诊的位置在颧弓上和颞下颌关节前（图 5-1-11）。颞肌中份触诊的位置在颞下颌关节的正上方和颧弓上方（图 5-1-12）。颞肌后份触诊的位置在耳朵的上部和后面（图 5-1-13）。口内触诊颞肌腱可用示指沿下颌支前缘向上触压至喙突（图 5-1-14）。

（二）咬肌

分别触诊颧弓咬肌浅层附着部位、关节的正前方即咬肌的深层及下颌支下缘咬肌浅层的附着部位（图 5-1-15，图 5-1-16）。

（三）翼内肌

用手指扪诊下颌角内侧，检查翼内肌止端（图 5-1-17）。

（四）翼外肌下头

口内触诊翼外肌下头，让患者下颌偏向检查侧，中度开口，沿上颌结节向后向上触压翼外肌下头（图 5-1-18）。

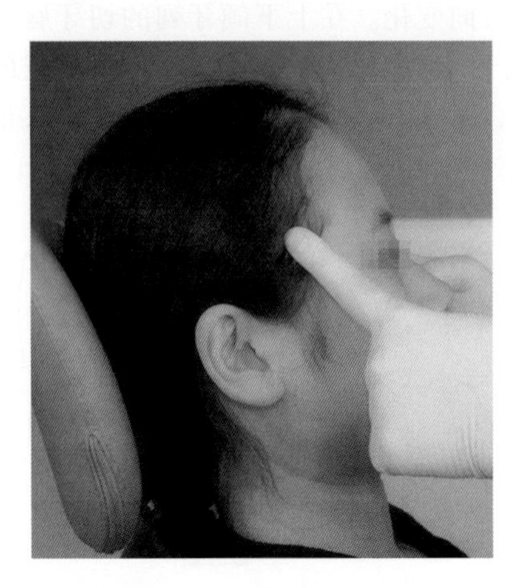

图 5-1-11　颞肌前份的触诊

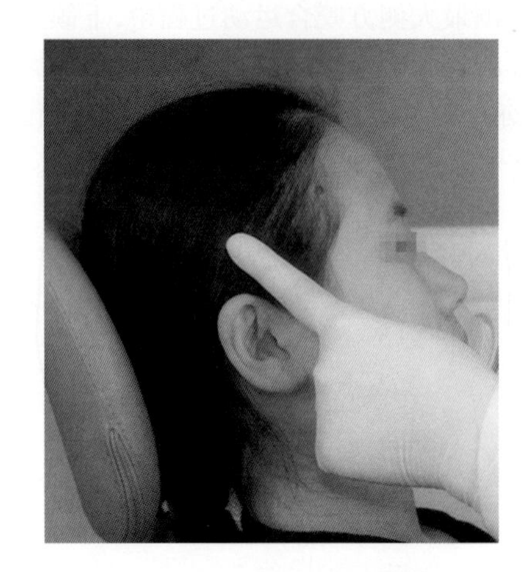

图 5-1-12　颞肌中份的触诊

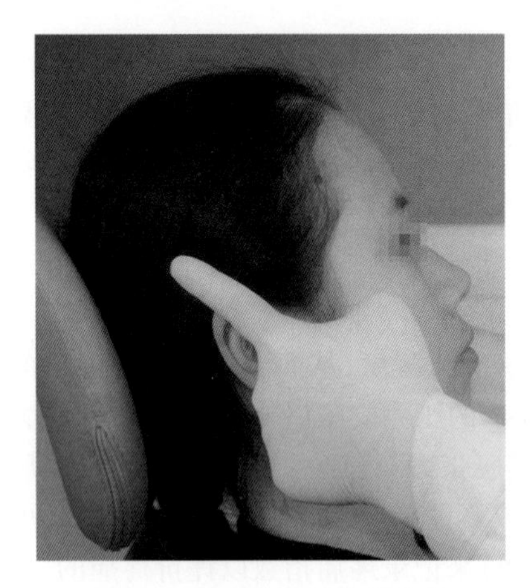

图 5-1-13　颞肌后份的触诊

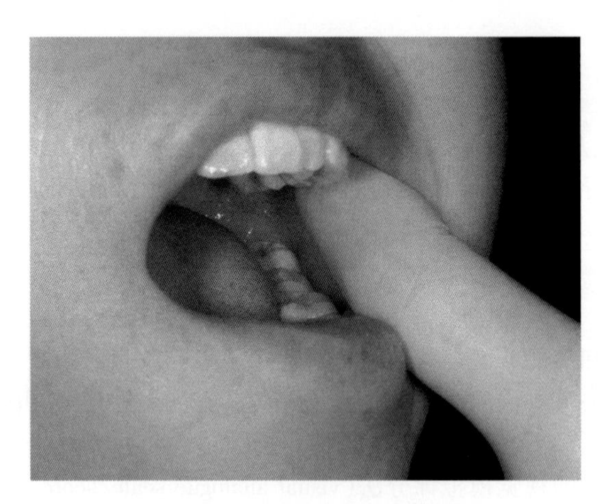

图 5-1-14　颞肌腱的触诊

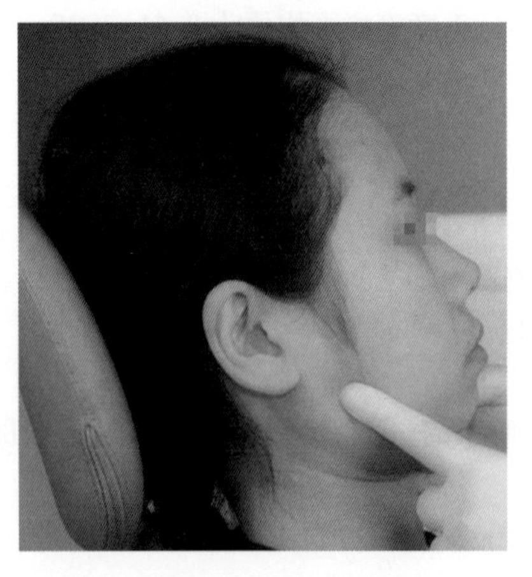

图 5-1-15　咬肌浅层的触诊

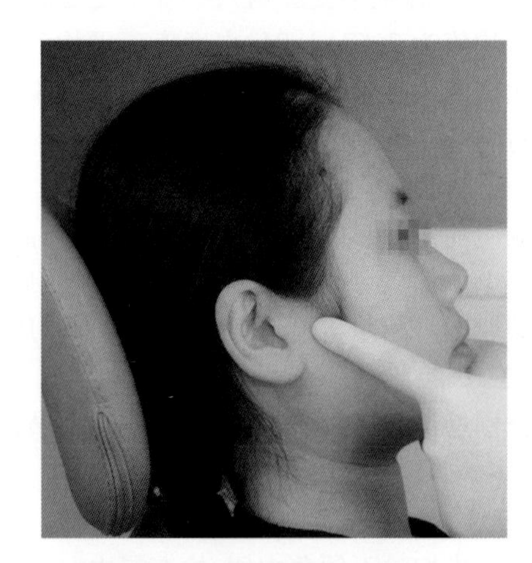

图 5-1-16　咬肌深层的触诊

学习笔记

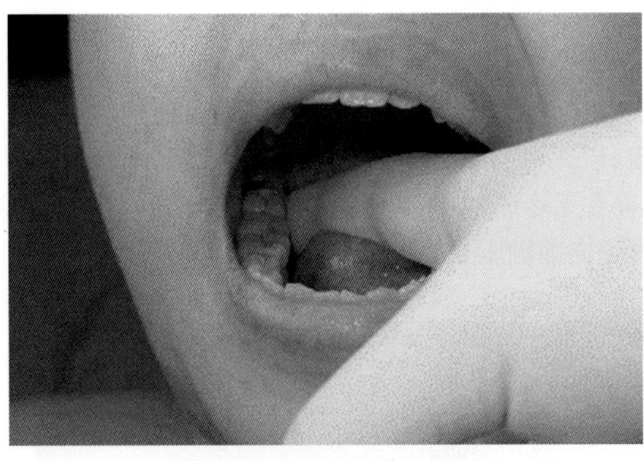

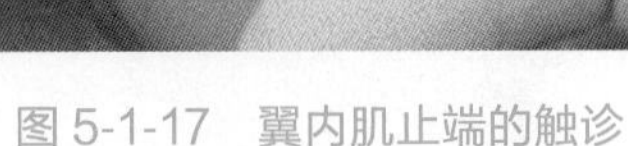

图 5-1-17　翼内肌止端的触诊

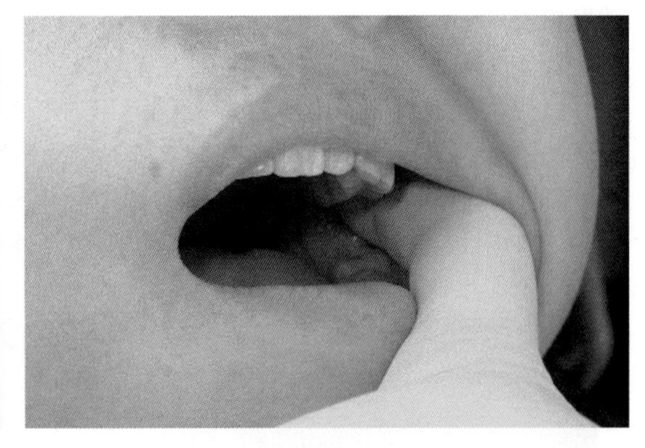

图 5-1-18　翼外肌的触诊

（五）二腹肌后腹

将手指放在下颌角与胸锁乳突肌之间，从下颌角后内向上内触诊可扪得二腹肌后腹（图 5-1-19）。

（六）胸锁乳突肌

检查时在耳后乳突下，沿其行径进行触诊（图 5-1-20）。

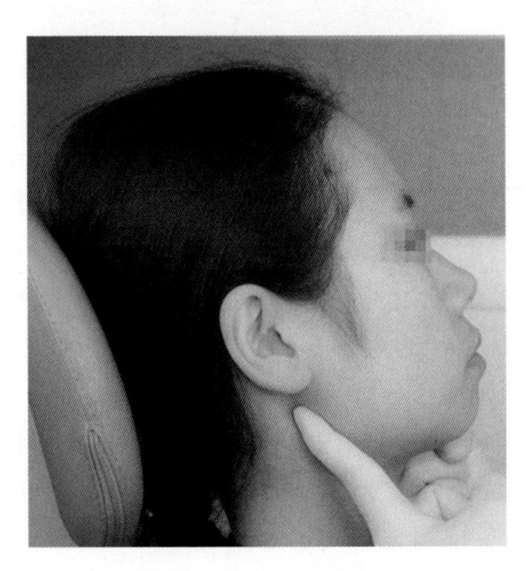

图 5-1-19　二腹肌后腹的触诊

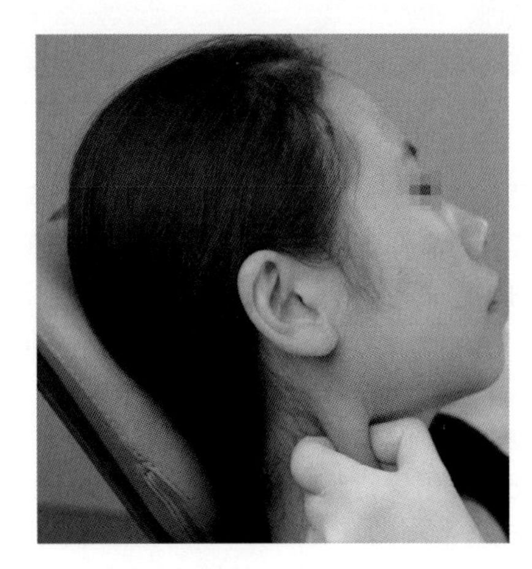

图 5-1-20　胸锁乳突肌的触诊

翼外肌上、下头和翼内肌因其解剖位置深在，难触诊；常采用“运动试法”来评估肌肉的症状。运动试法依据的原理是：当肌疲劳或有症状时，进一步的功能运动（收缩或被动拉长）会引发疼痛。在这些难以触及的肌肉中，运动试法是一种有效评估是否确有深部疼痛的方法。在运动试法中，如果该肌肉是疼痛真正来源的话，其收缩或拉长都会增加疼痛。

1. 翼外肌下头运动试法　当翼外肌下头收缩时，下颌作前伸或开口运动。牙尖交错时翼外肌下头被拉长。如果翼外肌下头是疼痛的来源，下颌在对抗阻力下前伸和紧咬牙时，疼痛增加。将舌板置于后牙间，由于不能达到牙尖交错，翼外肌下头不会被拉长，疼痛反而可能减轻或消除疼痛。

2. 翼外肌上头运动试法　紧咬牙时翼外肌上头收缩以稳定关节盘。如果翼外肌上头是疼痛的来源，咬合或将舌板置于后牙间时，疼痛将增加。若闭颌肌（颞肌、咬肌、翼内肌）是疼痛的来源，用该方法检查会出现类似结果，应注意鉴别。翼外肌上头疼痛与闭颌肌疼痛的鉴别方法是：如果下颌大开口运动没有引发疼痛，则咬合痛来自于翼外肌上头（这时拉长了闭颌肌而不是翼外肌上头）；如果开口使疼痛增加，则翼外肌上头和闭颌肌都可能受累，通常很难区分疼痛是来自翼外肌上头还是闭颌肌，除非患者自己能分辨疼痛肌的位置。

3. 翼内肌的运动试法　翼内肌是闭颌肌，闭口时收缩，大开口时被拉长。如果翼内肌是疼痛的来源，紧咬牙、大开口和将舌板置于后牙间咬合时，疼痛都会增加。

五、颞下颌关节触诊

颞下颌关节功能临床检查包括：颞下颌关节和肌肉疼痛、颞下颌关节弹响及杂音、颞下颌关节动度检查。

（一）颞下颌关节和肌肉疼痛检查

可用手指对双侧关节对称部位同时轻轻按压，检查有无压痛点，并对比髁突运动的协调性。TMJ 关节囊和肌肉的触诊时使用示指和中指的指腹，以柔和且稳定的约 1kg 的压力按压 1~2 秒。

TMJ 触诊时，触压耳屏前的双侧关节囊外侧，检查有无疼痛，并结合下颌的开闭口运动，比较髁突运动的协调性（图 5-1-21）；触压关节囊后份，可经外耳道向前触压关节后壁，检查有无疼痛（图 5-1-22）。

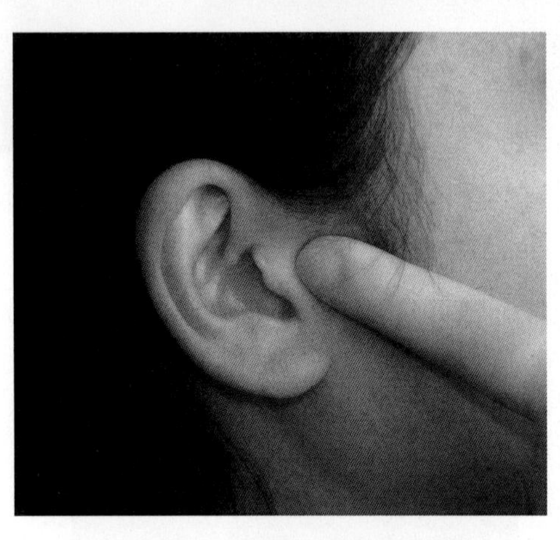

图 5-1-21 髁突的触诊

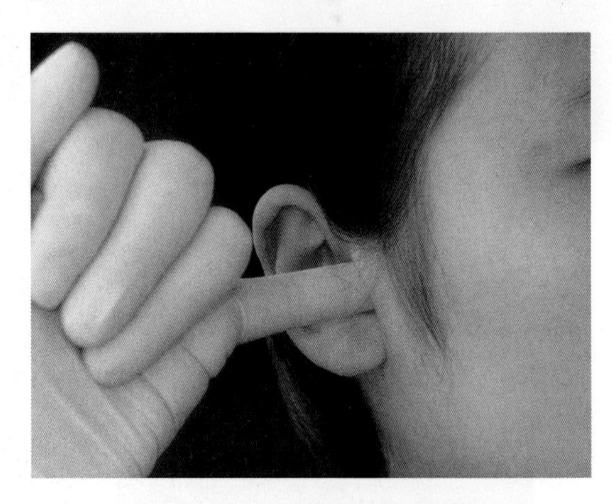

图 5-1-22 关节囊后份的触诊

触诊髁突时需注意触诊的位置，指尖应触摸髁突前下运动时关节凸起的侧面。如果手指在侧面放置的位置向前了 1cm，患者紧咬牙则感知到咬肌深层的收缩。这个放置位置的微小差别可能会影响检查者对疼痛来源的解释。同时应注意，腮腺有一部分延伸到关节区并能产生腮腺疾病的症状。检查者应对鉴别症状是来自关节、肌还是腮腺予以充分的重视。

学习笔记

（二）颞下颌关节弹响及杂音检查

检查下颌运动（开闭口及左右运动）时 TMJ 有无弹响、杂音，记录弹响的性质、时程和部位。临床检查时可用手指感觉弹响时发生的震颤、听诊器听取音响、也可用传感器拾取声响转换成示波器的波形，常用的有音图，从不同波型中判断声响的性质及稳定性。

检查咬合时产生响声的性质可确定 TMJ 的稳定性，可让患者有节奏地叩齿，如叩齿声是清脆、短暂的实响，说明 TMJ 是稳定的；如叩齿声为模糊、沉闷的滑走声音，说明 TMJ 不稳定。

临床可采用加压试验鉴别发生在开口初期的弹响是韧带性还是关节盘性弹响。即在下颌做开闭口运动过程中，对下颌施加一个约 1kg 向头颅方向的压力。如弹响消失、下颌运动不发生明显偏斜或受限，提示该弹响可能来源于关节囊韧带；如弹响发生的时相变晚，表现为开口时相和闭口时相的弹响时段均延迟，且声响变大，提示该弹响可能来源于移位的关节盘；如弹响消失、下颌运动发生明显偏斜或受限，提示该弹响可能来源于移位的关节盘，并且关节盘的弹性减弱，有出现不可复性关节盘移位的倾向。

（三）颞下颌关节动度检查

检查下颌运动（开闭口及左右运动）同时可记录运动时双侧关节的运动幅度和运动的对称性；如发现关节动度明显下降或者双侧明显不对称的情况，需记录，必要时请专科医师会诊。

六、咬合检查

（一）咬合接触检查和记录方法

临床上除以文字记录口内观察所见的咬合接触特征外，还可采用咬合纸、咬合蜡等方法检查咬合接触，并可使用拍照的方式辅助记录咬合。口内摄影时需在排除唾液和水雾的干扰下，镜头长轴垂直于被摄面进行拍照记录，完成良好的照片记录（图 5-1-23）。另外，还可以制取研究模型对咬合接触进行多角度观察、分析。

图片：ER5-1-1 理想的咬合接触点模式蜡型

1. 咬合纸检查 是临床最常用的咬合检查方法。利用不同颜色、不同厚度的咬合纸，标记不同接触状态的咬合接触点；通过牙面着色情况，判定咬合接触的部位、范围。检查牙尖交错位咬合

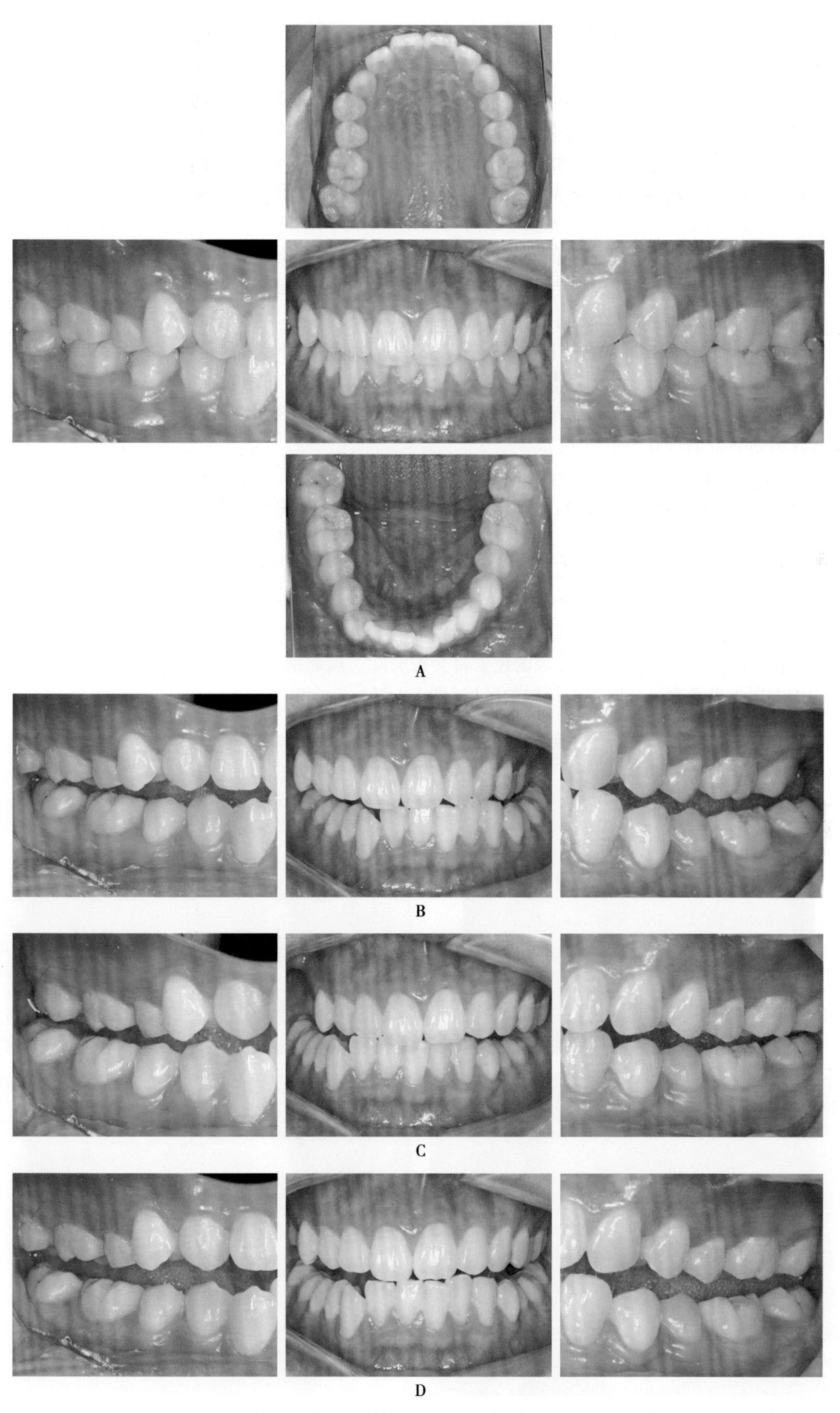

图 5-1-23　拍照辅助记录口内牙列情况
A. 牙尖交错𬌗　B. 左侧方咬合　C. 右侧方咬合　D. 前伸咬合(对刃咬合)

学习笔记

接触点时，应干燥牙面，于患者全牙列𬌗面放置咬合纸（厚度从厚到薄），嘱患者在牙尖交错位反复轻咬，检查咬合印迹。

首先，嘱患者咬住蓝色咬合纸（200 或者 100 微米厚度），反复做前伸运动和侧方运动。此时，功能运动过程中的所有接触点和牙尖交错𬌗的咬合接触点染上蓝色。再换用红色咬合纸（40 微米），嘱患者在牙尖交错位咬合，牙尖交错位的咬合接触点被复染成红色，而功能运动过程中的接触点仍然是蓝色。通过牙面着色的情况，可以判断咬合接触的部位和范围，从而发现可能存在的咬合干扰（图 5-1-24）。运动状态比较复杂时可以用多种不同颜色的咬合纸检查不同动作的咬合接触情况，例如：用红色咬合纸检查正中咬合接触，用蓝色咬合纸检查前伸咬合接触，用绿色咬合纸检查工作侧咬合接触，用黑色咬合纸检查非工作侧咬合接触，用橙色咬合纸检测后退咬合接触等，使用时可按照不同的检查目的进行选择。

2. 咬合蜡片及硅橡胶咬合材料检查　该方法类似于咬合纸检查，只是将咬合纸换成咬合用软蜡片或咬合用硅橡胶置于牙列上，通过检查咬合后蜡片或硅橡胶的透光程度，推测咬合接触情况。这两种方法均不在咬合面上留下痕迹，无法在牙面定位，因此检查出来的咬合接触结果对咬合治疗操作的指导价值具有一定局限性。

3. 咬合线检查　用以检查局部是否有咬合接触，例如平衡侧咬合接触等。用持针器将牙线作成圈形，套在一侧下颌后牙区，患者用对侧咬合时，牵拉牙线，如果牙线不能自由拉出，则表明有平衡侧或非工作侧的咬合接触存在。同样方法可检查前伸咬合时后牙的接触情况。咬合线法仅能判断有咬合接触的牙位，而不能定位，临床不推荐单独使用，而需要结合其他方法，如咬合纸检查。

素材组：ER5-1-2 不均匀磨损的发病机制

学习笔记

4. 夜磨牙的咬合接触点检查　为了解患者睡眠时咬合接触情况，可用表面覆盖有色素的厚度为 0.15mm 的聚甲基丙烯酸甲酯薄膜，在患者的石膏模型上压制个性化的牙套，嘱患者睡觉时戴用。当夜磨牙发生时，发生接触区域的色素将会被磨除。晨起摘下，检查颜色的变化，红色印记消失的地方即为患者夜磨牙时发生接触的区域（图 5-1-25）。

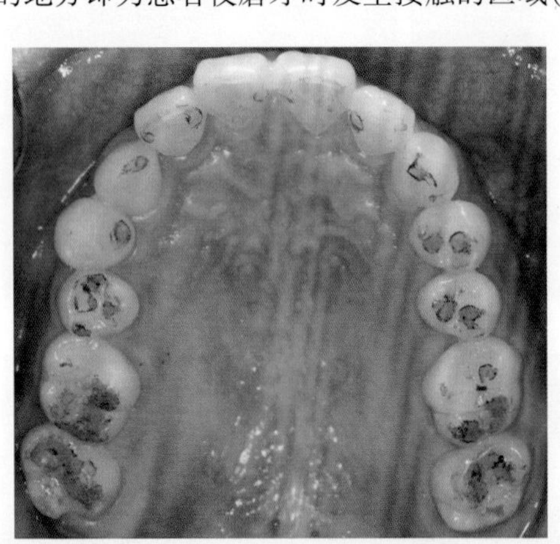
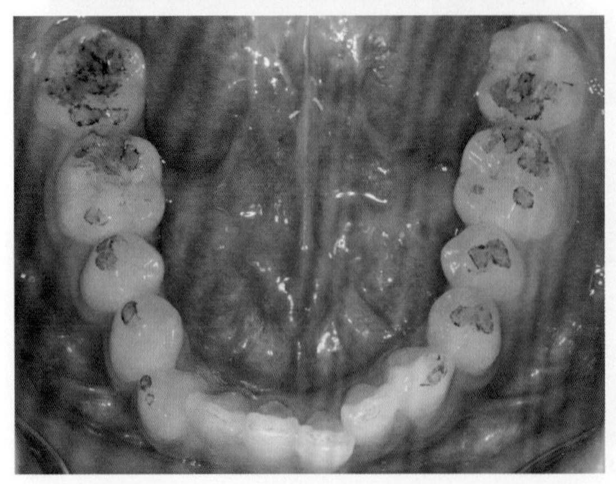

图 5-1-24　咬合纸准确定位咬合部位和范围
可见右侧上颌第一磨牙远颊尖和右侧下颌第一磨牙远中尖有疑似咬合干扰存在

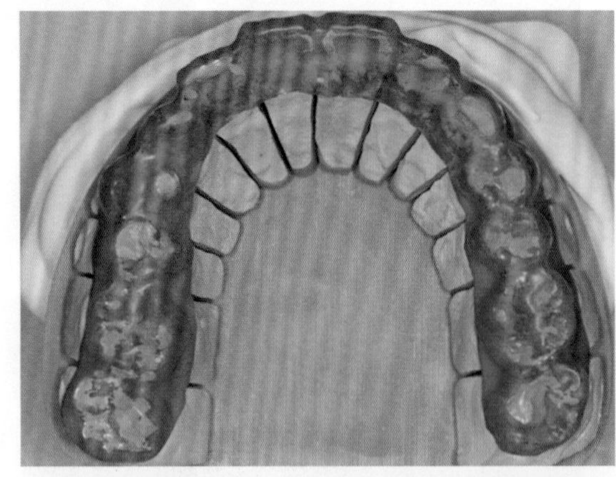
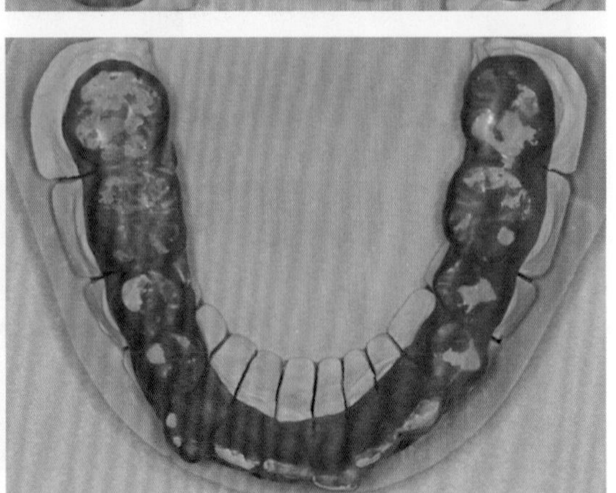

图 5-1-25　夜磨牙的检查
透明区域为磨牙发生时的接触区域

5. 模型分析　除上述临床检查方法外，还需要通过制取研究模型，在口外进行检查分析，可以更清楚、全面、准确地观察到唇、颊、舌面等各个角度的咬合接触情况。精确的印模和模型是检查分析的起点，非常重要，不精确的模型会把误差传递到后续所有的分析步骤，导致病情分析和治疗计划的错误。目前，临床一般使用藻酸盐印模材和硅橡胶印模材制取印模，再利用硬石膏或者人造石来灌注研究模型。不同材料各有优劣，可以根据印模的用途和医师操作习惯进行选择。

（1）模型制作要求：用于咬合检查分析的研究模型（包括印模）必须符合以下基本要求：①清晰：清楚地反映口腔软、硬组织的细微结构；②准确：印模应该准确反映牙列的三维尺寸；③完整：口腔内软硬组织，包括牙列、基骨、移行皱襞、腭穹窿、系带等结构都应该在印模上清楚地反映出来；④所有的接触面应无瑕疵，否则会影响判断；⑤研究模型需制作分割代型，便于进行定量测量分析（图 5-1-26）。

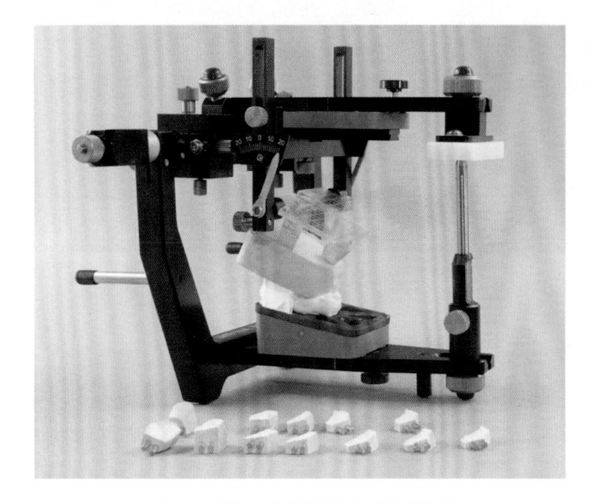

图 5-1-26　分割好的研究模型

（2）咬合模型分析：借助研究模型，可在口外再现口内的咬合情况，方便医师从各个角度和方向直观地观察咬合接触情况，获取更全面的信息；并且可以更加便捷地进行定量的测量。例如在口内检查牙尖交错𬌗的接触状态时，只能观察到唇、颊面的接触状态（图 5-1-27）；而借助研究模型，可以观测到舌侧面的咬合状态（图 5-1-28）。

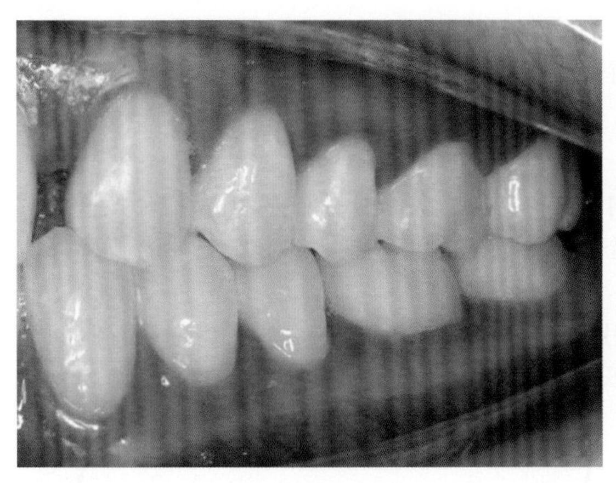

图 5-1-27　在口内观察到磨牙良好的中性咬合（颊侧面）

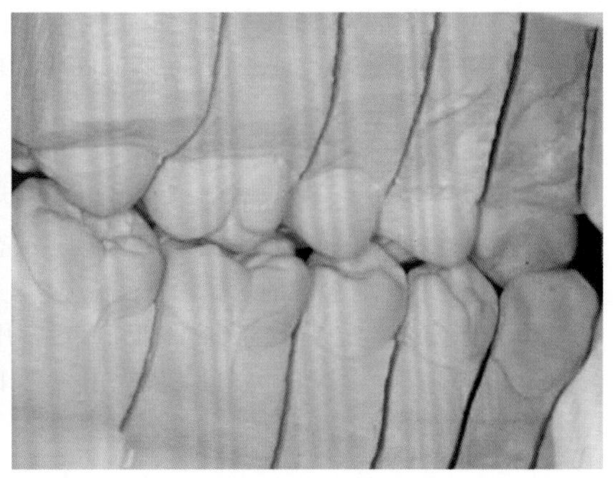

图 5-1-28　在模型上观察到磨牙良好的中性咬合（舌侧面）

模型分析时，需观察以下内容：

1）唇颊面观及近远中向观：上下颌牙列中线关系、磨牙关系、尖牙关系、覆𬌗及覆盖；稳定的咬合时后牙在近远中向上应达到 1 牙对 2 牙的尖窝交错的稳定接触。

2）𬌗面观：下颌后牙颊𬌗交界线和上颌后牙舌𬌗交界线均应是一条连续的假想线；上下颌后牙的中央窝相连，也均应连成一条连续的中央窝线。上颌的舌尖应与下颌的中央窝线相对应，下颌的颊尖应与上颌的中央窝线相对应。

3）冠状面观：上下颌后牙应形成稳定的三点接触，保持颊舌向的受力平衡，并使咬合力通过牙体长轴传导。

此外，借助分割好的研究模型，可以对患者个性化的咬合特征进行定量测量（图 5-1-29，图 5-1-30），便于医师全面了解患者咬合特点。例如定量测量个别后牙𬌗平面斜度，牙尖高度，前牙切道斜

学习笔记

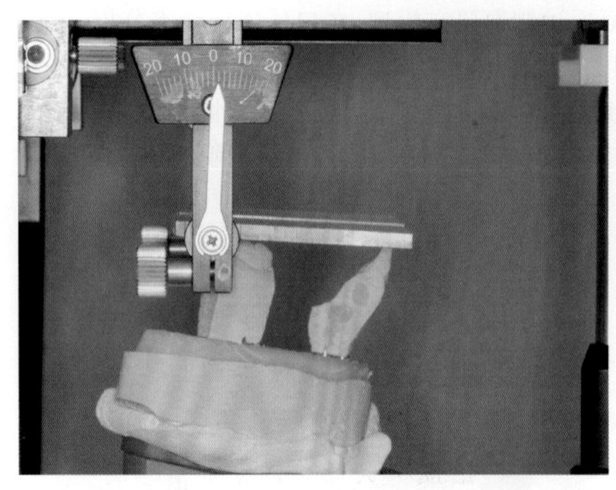

图 5-1-29　测量殆平面斜度

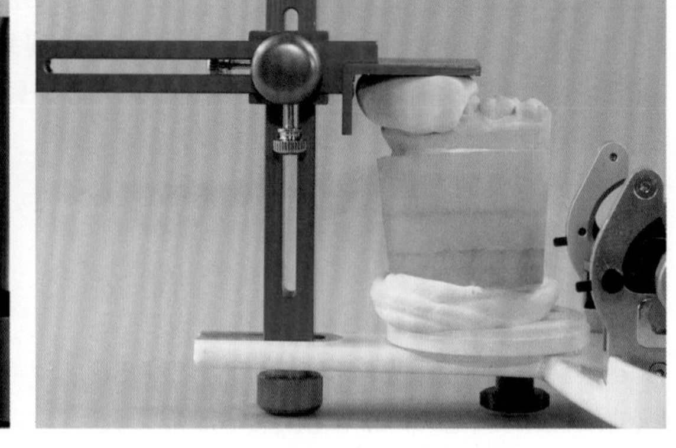

图 5-1-30　测量切道斜度

度等重要运动参数(见本章第二节)。

此外,借助数字化技术,可以在模型分析时获取更精准的数据,并且可以对数字化模型进行任意横截面的观察和测量,获取到传统测量分析技术难以获取的信息,对提高诊断的精准性有很大的帮助。

(二)咬合接触临床检查项目

咬合接触最基本的检查目标是牙尖交错殆。临床常需要从牙尖交错位开始,分别检查正中、后退、前伸以及侧方咬合时的咬合接触情况。通过检查轻咬与重咬时颌位是否发生变化(肌位与牙尖交错位是否协调),快速闭合时有无滑走音、咬合力是否沿牙体长轴传递等临床表现,结合患者的主观症状,可以初步判断咬合接触是否均衡。可通过检查缺牙和磨损情况,大致判断咬合接触的分布状态,初步判断咬合力分布是否均匀,是否存在不良咬合习惯或者副功能运动。还可检查叩齿音是否清脆可以帮助诊断咬合稳定性。稳定的咬合关系,叩齿时声音短促,而不稳定的咬合关系,叩齿时声音拖沓。扪诊时用手指轻按于牙唇(颊)面颈部,嘱患者作叩齿,感觉牙的动度,可辅助判断早接触。

学习笔记

临床上咬合检查的主要项目有:

1. 口内一般情况检查　需观察记录患者口内左右侧的咬合关系是否对称,正中咬合关系是否稳定,下颌做前伸和侧向运动时工作侧的接触状态。是否存在牙体缺损、牙列缺损、牙周破坏等情况。同时还应该记录患者的缺牙和修复情况。

2. 安氏分类　安氏分类法是目前临床最常用的分类方法,临床口内检查时,需记录双侧的磨牙关系(图 5-1-31~图 5-1-33),分为安氏Ⅰ类、安氏Ⅱ类和安氏Ⅲ类。

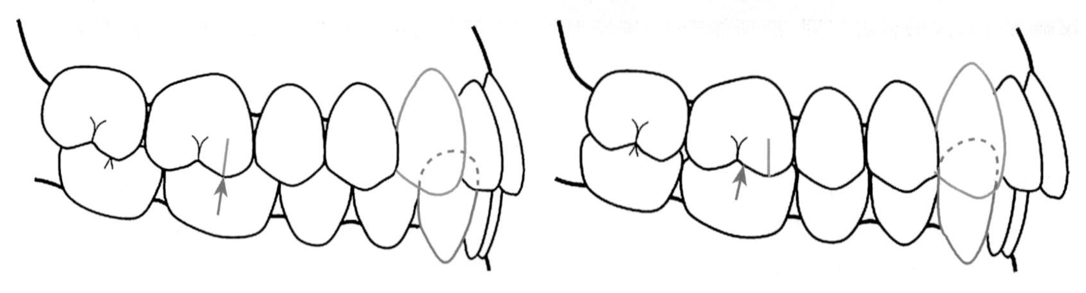

图 5-1-31　安氏Ⅰ类和尖牙Ⅰ类
安氏Ⅰ类:上颌第一磨牙的近中颊尖咬在下颌第一磨牙的近中颊沟;尖牙Ⅰ类:上颌尖牙的牙尖顶对应下颌尖牙的远中唇斜面及唇侧远中缘,下颌尖牙的牙尖顶对应上颌尖牙的近中舌斜面和舌侧近中缘

图 5-1-32　安氏Ⅱ类和尖牙Ⅱ类
安氏Ⅱ类:上颌第一磨牙的近中颊尖咬在下颌第一磨牙的近中颊沟的近中;尖牙Ⅱ类:上颌尖牙的牙尖顶位于下颌尖牙远中唇斜面及唇侧远中缘的近中,下颌尖牙的牙尖顶位于上颌尖牙的近中舌斜面和舌侧近中缘的远中

除检查记录磨牙关系外,还需要检查记录尖牙关系(图 5-1-31~图 5-1-33):尖牙Ⅰ类、尖牙Ⅱ类、尖牙Ⅲ类,以便于更全面地了解上、下颌前牙的相对空间位置关系,及其对下颌的前伸和侧方

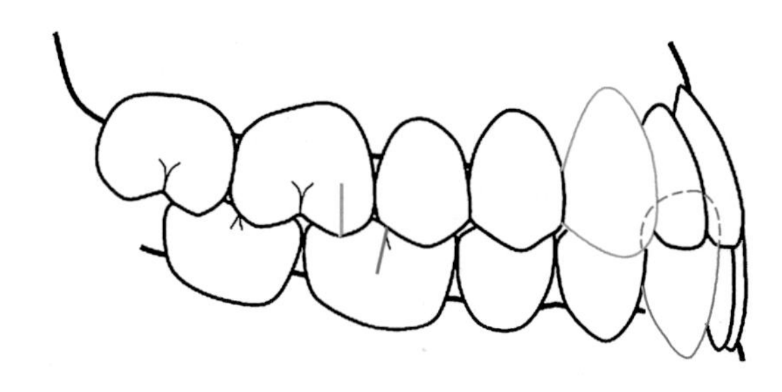

图 5-1-33　安氏Ⅲ类和尖牙Ⅲ类
安氏Ⅲ类：上颌第一磨牙的近中颊尖咬在下颌第一磨牙的近中颊沟的远中；尖牙Ⅲ类：上颌尖牙的牙尖顶位于下颌尖牙的远中唇斜面及唇侧远中缘的远中，下颌尖牙的牙尖顶位于上颌尖牙的近中舌斜面和舌侧近中缘的近中

运动的引导功能。

3. 覆𬌗覆盖关系　覆𬌗指上颌前牙切端盖过下颌前牙唇面的垂直距离。覆盖指上颌前牙切端盖过下颌前牙唇面的水平距离。前牙异常的覆𬌗覆盖关系有：前牙反𬌗、前牙对刃𬌗和前牙开𬌗，其中前牙开𬌗往往会给口颌系统造成较大伤害性刺激，临床检查如发现前牙开𬌗需谨慎记录和处理。后牙异常的覆𬌗覆盖关系有：后牙反𬌗和后牙锁𬌗（包括后牙正锁𬌗和后牙反锁𬌗）。

4. 磨损　天然牙磨损原因多样，磨牙症、不良习惯、酸蚀症甚至一些医源性因素均可以造成牙列磨损。口内检查时，需要观察记录牙列的磨损程度和分布。临床检查时需注意，牙列的磨损不一定均匀分布于整个牙列，临床常见磨损集中分布在牙列的某一特定区域，如前牙区或者后牙区。临床检查时可按照磨损在牙列的分布方式，将磨损情况分别记录为全牙列均匀磨损、前牙磨损或后牙磨损。不同的磨损方式，可能具有不同的磨损病因和发病机制，提示不同的临床意义。①全牙列均匀磨损在均面型的（多为安氏Ⅰ类）患者中多见，也见于酸蚀症患者；②前牙区磨损在短面型的患者中多见；③而后牙区磨损在长面型（多为安氏Ⅱ类1分类）的患者中多见。

5. 牙列缺损与缺牙后咬合变化　除记录牙列缺损情况外，还应重点观察缺牙后是否出现了继发性咬合关系紊乱，例如个别牙的长期缺失，使对颌牙伸长和/或邻牙向缺隙处倾斜，导致𬌗曲线异常（图 5-1-34）；一侧后牙缺失的患者容易养成单侧咀嚼的不良习惯，导致异常磨损；双侧后牙缺失可能使牙列的后部丧失有效的支撑，使面下 1/3 垂直距离变短，导致颌位改变等。

6. 牙尖交错𬌗的接触点检查　咬合接触点检查可用于牙尖交错𬌗以及下颌功能性咬合运动中咬合接触状态的检查，例如是否存在上下颌前牙中线不齐、早接触、𬌗干扰等。

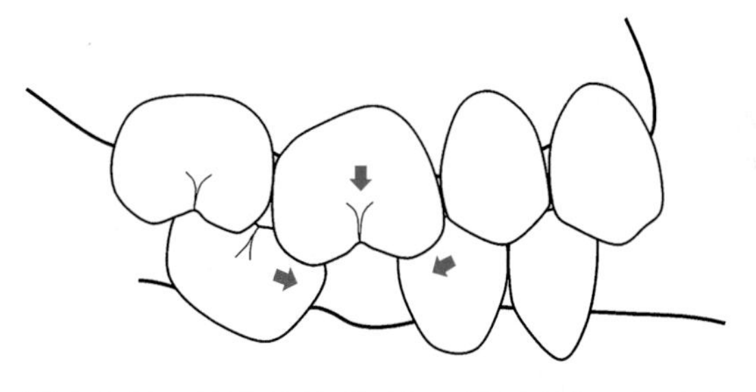

图 5-1-34　缺牙后邻牙倾斜，对颌牙伸长，导致咬合障碍

（1）上下颌前牙中线：上下颌牙列处于中线不一致时，以排列正常的上颌前牙中线为标准，记录下颌前牙中线偏移，其偏向侧上下颌第一磨牙的对位关系是远中关系，对侧是近中关系。

（2）咬合接触点的分布：前牙、后牙咬合接触点分布区域各有不同，后牙颊舌尖、近远中尖等不同部位咬合接触点的接触强度也有所不同，可采用咬合纸检测咬合接触点的分布情况，并拍照记录（见图 5-1-24）。

（3）早接触：下颌闭口运动到上下颌牙发生最初接触时，用咬合纸检查可见咬合接触点不均匀分布，集中在少数或个别牙上；扪诊时可能发现少数或个别牙动度大；听诊时可能发现叩齿时滑动，声音拖沓不清脆；患者可以有个别牙不适的症状。

7. 下颌功能运动中的咬合检查　下颌功能运动中的咬合检查包括前伸、后退、侧向咬合运动时的咬合接触情况。可采用不同颜色的咬合纸，分别记录下颌不同功能运动中的咬合接触情况，例如前伸时红色，工作侧绿色，非工作侧蓝色。

七、颌位关系检查

临床上常用的基本颌位有牙尖交错位、正中关系位和下颌姿势位。

（一）牙尖交错位

牙尖交错位由上下颌牙最广泛、最紧密的接触关系所决定，重复性高。临床检查牙尖交错位时需要对牙尖交错𬌗作全面的检查，并结合双侧咀嚼肌功能性收缩活动是否对称、颞下颌关节的功

学习笔记

能是否正常、下颌在牙尖交错殆状态下时是否存在偏斜及颌面部骨骼发育等情况，来评价牙尖交错位是否正常。

正常人在端坐体位状态下，肌位正好就是牙尖交错位，即肌位与牙位一致。如果下颌闭合到刚有咬合接触时，仅有个别牙接触，这些个别接触的牙会引导下颌运动发生滑动、偏移，也就是说肌力闭合道的终点不在牙尖交错位，这种状态称为肌位牙位不一致。

（二）正中关系位

获取正中关系位的方法有：①卷舌法，嘱患者小张口，舌尖后卷向后上方舔的同时咬合到上下颌牙列接触时的颌位；②吞咽法，嘱患者做吞咽动作的同时咬合到上下颌牙列接触时的颌位；③也可以利用 Dawson 推荐的手法诱导下颌达到正中关系位（具体方法见实验指导）。

检查下颌从正中关系位滑动至牙尖交错位的咬合接触时，可嘱患者在正中关系位咬住蓝色咬合纸，滑动到牙尖交错位。如发现滑动咬合印迹只出现在单侧个别后牙，提示存在正中关系位到牙尖交错位的咬合干扰。

（三）下颌姿势位

下颌姿势位时上下颌牙不接触，形成一个前大后小的楔形息止殆间隙。从下颌姿势位开始，下颌沿肌力闭合道向前上运动约 2~4mm，即达到牙尖交错位。临床上检查和记录息止殆间隙的具体方法是测量垂直距离，即下颌姿势位时鼻底到软组织颏下点之间的面下 1/3 高度；测量殆垂直距离，即牙尖交错位时的面下 1/3 高度；两者之差即为息止殆间隙的大小。

（刘　洋）

第二节　殆　　架

殆架是固定上、下颌模型相互位置关系的一种装置，可以用来再现临床上所记录的上、下颌位置关系及咬合接触情况，在活动义齿、固定义齿以及正畸、正颌治疗设计中发挥着重要作用。由于颞下颌关节被认为是下颌运动的轴，因此一些颞下颌关节的解剖特点也被引入殆架的设计中，例如根据 Bonwill 三角设计的髁球间距以及根据 Bennett 提出的理论在殆架上模拟下颌侧向运动等。1921 年 McCollum 发明了下颌运动描记仪，对下颌运动的铰链轴位置进行测量，以使殆架可以重现个性化咬合运动。由于殆架可以模拟咬合运动，因此，不仅方便技师检查所制作的口腔修复体是否与患者个体的下颌功能活动相协调，减少临床医师椅旁操作时间，还能辅助医师诊断咬合的问题，例如进行模型外科、正畸前模型分析等（图 5-2-1）。

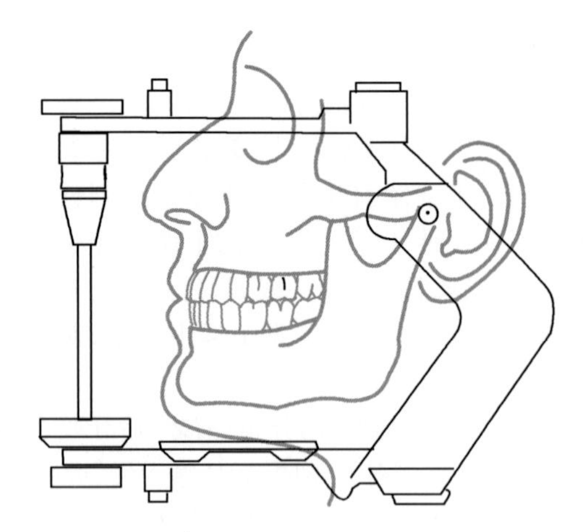

图 5-2-1　殆架可再现上下颌位置关系及咬合接触状态

一、殆架的分类

设计思路不同，殆架构造也不尽相同。总体上，殆架的设计目标包括：①重现铰链轴；②稳定、准确、可靠地重现正中咬合接触关系；③重现下颌对上颌的各种非正中咬合接触关系；④模拟患者个体下颌运动。自研制出第一台殆架至今，人们一直努力地探索和改进咬合运动体外模拟方法（咬合运动的仿真）。根据不同的设计目标及应用目的，殆架可以分为以下类型。

（一）根据髁球位置分类

1. Arcon 型殆架　简称 A 型殆架，其髁球设计于殆架的下颌体，起到髁导作用的髁槽设计在上颌体，结构类似于人体的颞下颌关节（图 5-2-2）。

2. Condylar 型殆架　简称 C 型殆架，又称为 Nonarcon 型殆架，其髁球设计于殆架的上颌体，髁槽设计在下颌体的部分，这样设计与人体的颞下颌关节构造正好相反（图 5-2-3），近年来新研发的

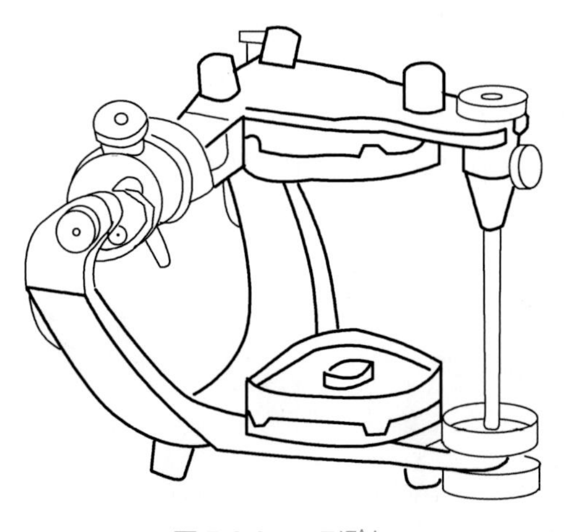

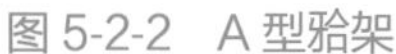
图 5-2-2　A 型𬌗架

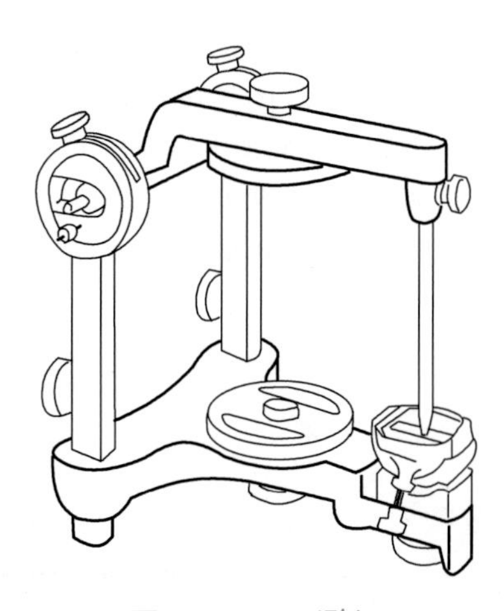

图 5-2-3　C 型𬌗架

𬌗架以 A 型𬌗架为主。

（二）根据可调节部件分类

1. 简单𬌗架　又称为不可调节𬌗架（non-adjustable articulator），仅能将石膏模型固定在牙尖交错𬌗状态，而不能准确模拟咬合运动。简单𬌗架还可根据调节部件不同被进一步分为单向运动式𬌗架和平均值𬌗架两种。

（1）单向运动式𬌗架：由上颌体架环、下颌体架环和横轴组成，只能作铰链运动。由于单向运动式𬌗架的横轴与下颌运动时的铰链轴不一致，因而此类𬌗架的开闭弧与人体的铰链开闭口弧度不是等效的，无法再现下颌多样的运动过程，不能作为下颌运动的分析工具（图 5-2-4）。

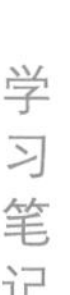

（2）平均值𬌗架（average type articulator）：是为简化临床程序，将人群中测得的平均值作为依据而设计的𬌗架（图 5-2-5）。平均值𬌗架的髁球之间距离为双侧髁突间距的正常值范围，即 105±5mm（半可调节𬌗架与全可调节𬌗架也多采用这一参数），眶耳平面为参考平面时，前伸髁导平均值为 25°~30°，侧方髁导为 15°，切导平均值根据不同修复目的采用不同设定值。由于此类𬌗架的各个运动参数为设定值，不可调整，无法实现个性化下颌运动模拟，所以根据平均值设定的髁导和切导与个体的实际髁道和切道存在差异，模拟的下颌运动也存在误差。对于简单修复体的制作，这种误差尚在可接受的范围之内，同时简化了许多操作步骤，因而有其一定的优势。

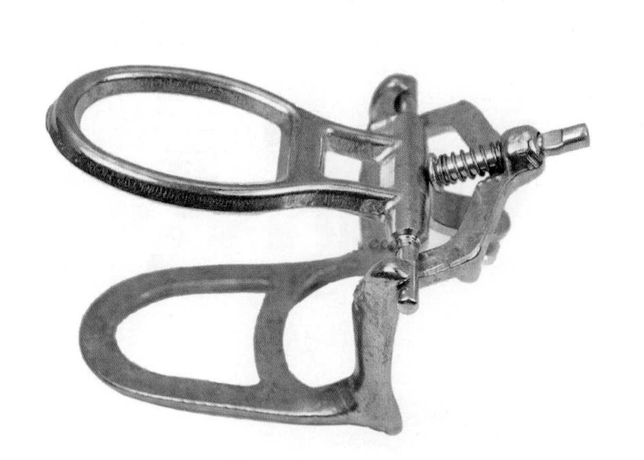

图 5-2-4　单向运动式𬌗架

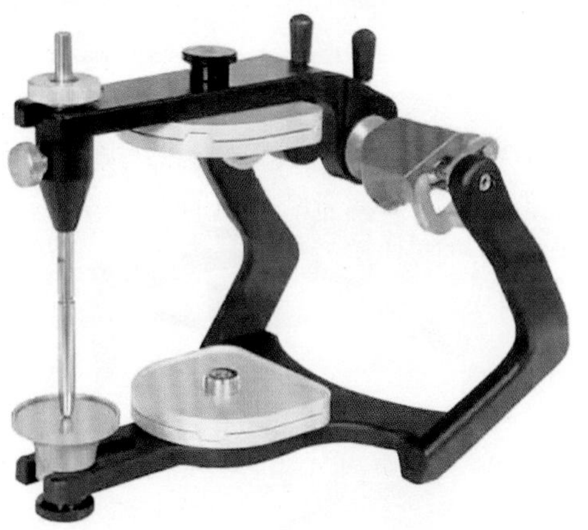

图 5-2-5　平均值𬌗架

2. 半可调节𬌗架（semi-adjustable articulator）　可按照个性化参数设置前伸髁导斜度、侧方髁导斜度和切导斜度，可以近似地模拟个体颅颌宽度，因此，半可调节𬌗架不仅可以重现个体的正中关系位和铰链轴开闭弧，同时还能近似地模拟个性化的下颌前伸、侧方运动特征。

配合面弓的使用，将实际测得的铰链轴或者按照平均值定位的铰链轴位置转移到半可调𬌗架上。此时牙列石膏模型在𬌗架上的位置可以很大程度上反映个体上下颌牙列与参考平面（颌面部）的关系，𬌗架的开闭弧基本反映个体的铰链开闭口运动。与下颌运动描记仪和/或前伸咬合记录配合使用，可以在𬌗架上再现与患者个体相近的前伸运动和侧方运动。大多数半可调节𬌗架的非工作侧侧方髁导斜度可以采用15°的平均值，也可以通过侧方咬合记录转移至𬌗架上。工作侧髁球一般设计为原地转动，其转动角度受非工作侧髁导制约（图5-2-6）。

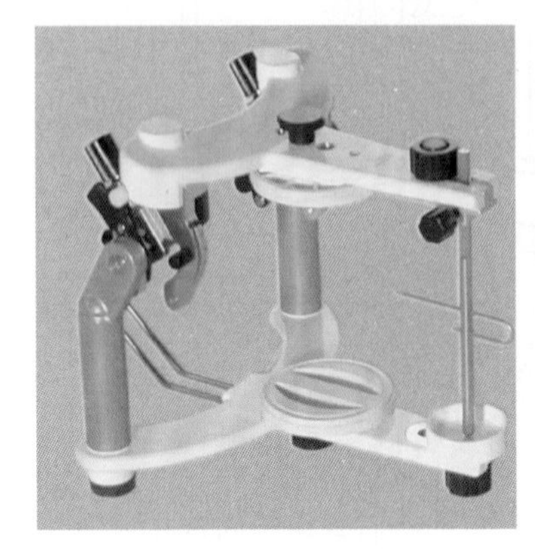
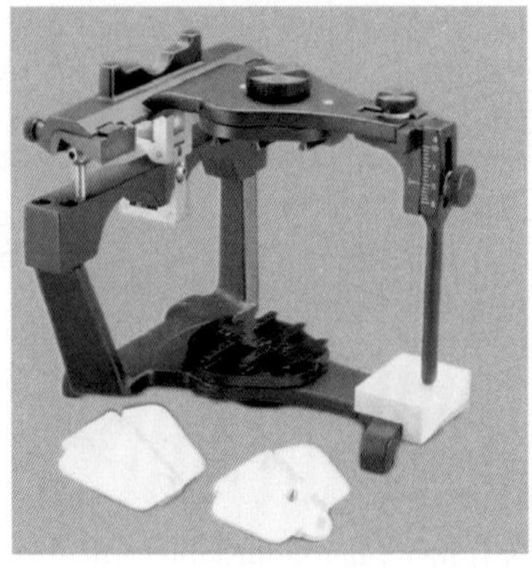
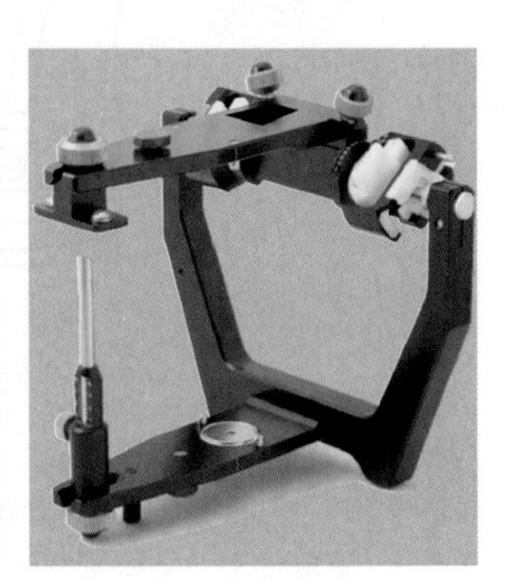

图5-2-6　半可调节𬌗架

3. 全可调节𬌗架（fully adjustable articulator）　全可调节𬌗架较半可调节𬌗架采用更多的调节部件，加入更多的参数，可以更加精准地模拟下颌运动。其特有的结构特征（图5-2-7）如下：

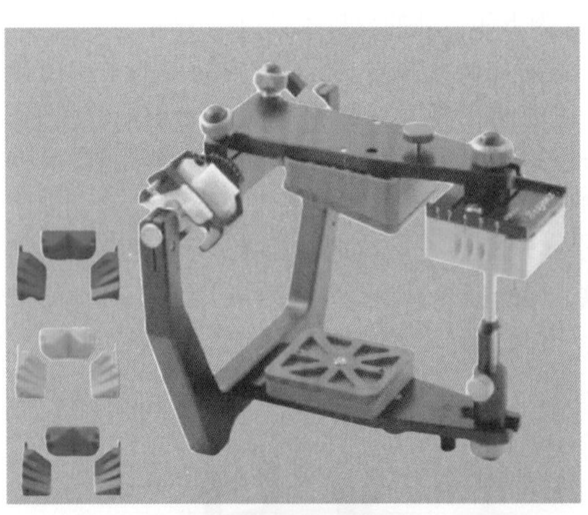
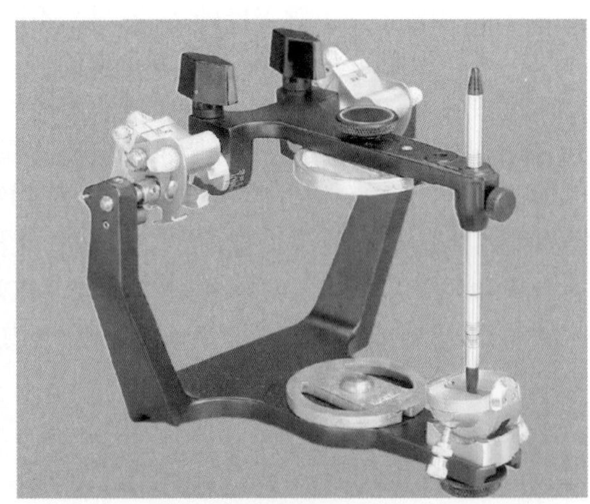
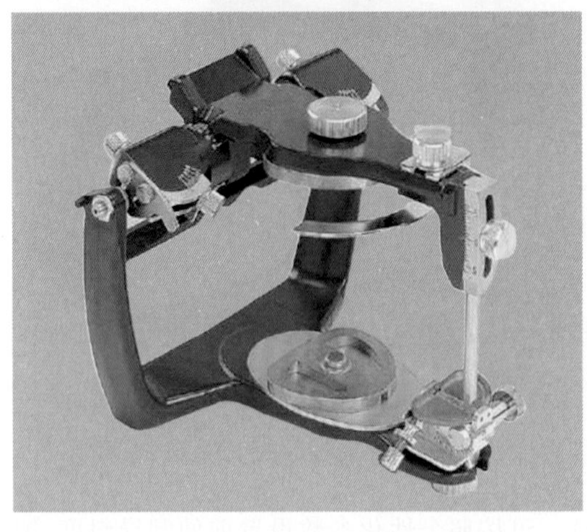
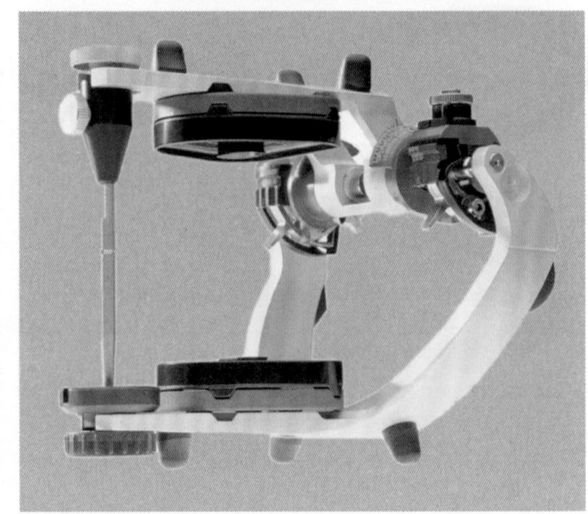

图5-2-7　全可调节𬌗架

（1）曲线髁导：以运动面弓记录下颌的三维运动轨迹，或者用自凝树脂填入𬌗架的髁导和切导盒，引导髁球和切导杆做各方向运动直至树脂凝固，形成个性化的曲面髁导和切导。也可根据运动面弓数据选择相应的曲线髁导盒，近似地模拟被测个体的髁导。

（2）迅即侧移（side shift）：再现下颌侧方运动中髁突在运动起始阶段的侧向移动特征，从而更准确地模拟侧方运动（图 5-2-8）。

4. 数字殆架（digital articulator）　采用 3D 扫描等技术手段，结合医学影像成像处理技术以及计算机辅助设计、逆向工程和网络化等技术，以虚拟的颌位变化取代殆架机械装置模拟的颌位变化，并利用计算机的计算能力和图像处理功能，再现和分析咬合运动（图 5-2-9），这种模拟口颌系统功能活动的数字化技术称为数字殆架。该技术中牙列空间位置的虚拟状态完全替代了殆架的机械装置，数字化模型替代了牙列石膏模型，三维空间的虚拟运动替代了机械殆架的真实运动。

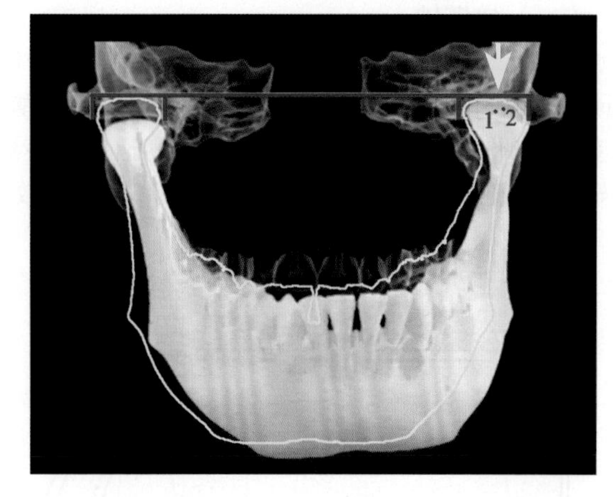

图 5-2-8　迅即侧移
冠状面观察（黄线为下颌侧方运动的起始位置）：1. 侧方运动前工作侧髁突顶点位置；2. 侧方运动后工作侧髁突顶点位置

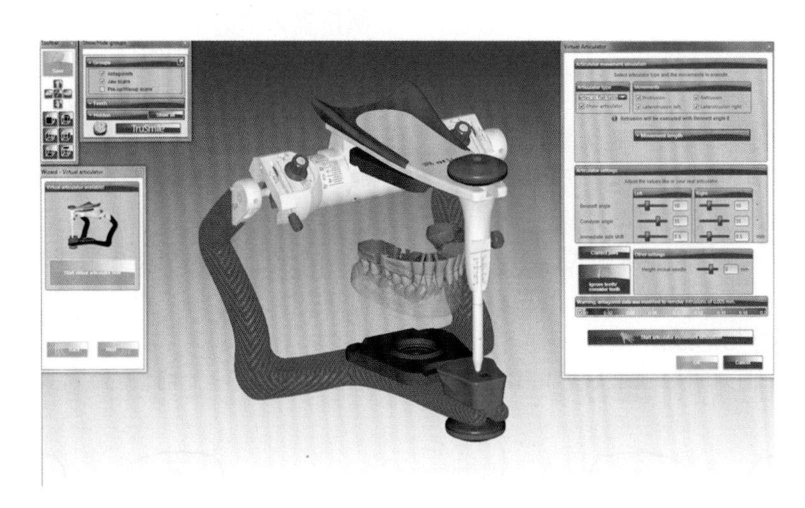
图 5-2-9　数字殆架

（三）合理选择殆架

殆架广泛地应用于教学、临床病例的咬合分析以及修复体的设计制作等过程，但越是复杂的殆架操作程序也越多，操作不当时反而增加误差，所以应当在充分理解殆架的结构功能后，针对修复和治疗目标合理选择殆架，这样不仅可以简化临床操作，减少后续治疗时间，也缩短患者适应修复体的时间。

个别牙缺失的修复，技师在制作修复体时，选择可以重复牙尖交错殆的殆架即可，非正中咬合可以通过临床调殆来完成。存在设定垂直高度的咬合记录时，牙列缺损模型上殆架后咬合高度不再改变，因此可以选择不容易导致上、下颌体分离的 C 型殆架来制作修复体。复杂的咬合重建或者以殆诊断为目的时，需要进行详细的咬合分析，制订治疗计划时涉及的参数多样，殆架需要尽可能模拟咬合运动的个性化特征，并避免调整咬合垂直距离时相对髁导斜度的改变，所以需要有实测的铰链轴、髁突间距、曲线髁道、侧移等个体化参数，而 A 型可调式殆架（半可调式或全可调式均可）具有可准确测量和参数稳定的优点，可以达到更好的修复和治疗效果。

二、殆架的构造及其模拟特性

充分了解殆架各个结构及其对人体结构的模拟特性，不仅可以帮助我们正确使用殆架，还能有利于合理选择殆架。

学习笔记

（一）铰链轴

一般认为下颌处于正中关系时，小范围的张闭口运动可以近似看作单纯转动，而铰链轴（hinge axis）是髁突作单纯转动运动时的运动中心。𬌗架基本上设计成铰链式结构，利用咬合记录将正中关系转移到𬌗架上，便可认为患者的髁突运动中心被转移到了𬌗架上，𬌗架与颅颌结构等效，即在𬌗架上所做的开闭弧动作与个体的开闭口运动等效，在体外重现了开闭口运动（图 5-2-10）。

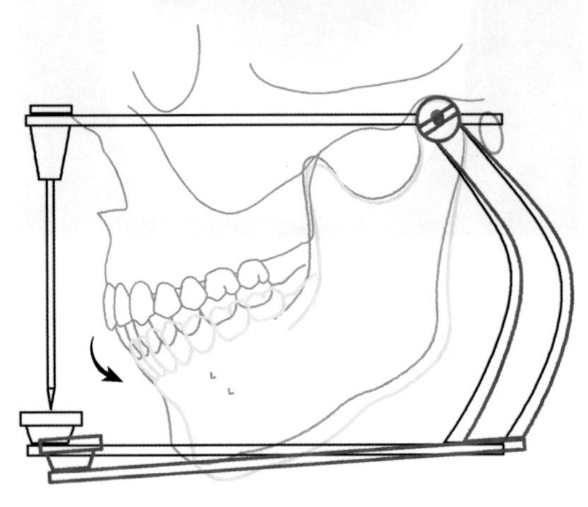

图 5-2-10　𬌗架铰链轴的位置与髁突运动中心尽可能一致

在记录正中关系的操作过程中，咬合记录材料会占据一定的空间，模型固定并去除咬合记录后，上下颌模型之间会存在微小的间隙，需要调整垂直高度来消除这种记录过程中产生的误差。只有在𬌗架的开闭弧与个体开闭弧尽量接近的条件下，才能保证这种垂直高度发生微小变化时正中关系并无明显差异。简单𬌗架没有铰链轴转移步骤，因此其开闭弧与人体开闭口弧度不一致，上下颌牙列模型之间的相对位置关系除 ICP 处与人体一致外，不能代表个体运动过程中的上下颌位置关系。

（二）髁球间距

下颌的侧方运动可以近似简化为以工作侧髁突为旋转中心，以髁突间距为旋转半径，非工作侧髁突绕工作侧髁突旋转作滑动运动的过程，因此个体的髁突间距直接影响着下颌牙尖的运动轨迹。髁突间距越大，工作道与滑行道所形成的夹角越小，反之髁突间距越小，工作道与滑行道形成的夹角越大，同时上颌前牙舌窝的凹度也越大（图 5-2-11）。𬌗架髁球间距可调式设计，便能减小这种因个体髁突间距差异造成非正中咬合接触误差。

学习笔记

（三）上颌体与下颌体

1. 上颌体平面　𬌗架除了后方的铰链轴之外，还需要确定一个前参考点，与铰链轴一起构

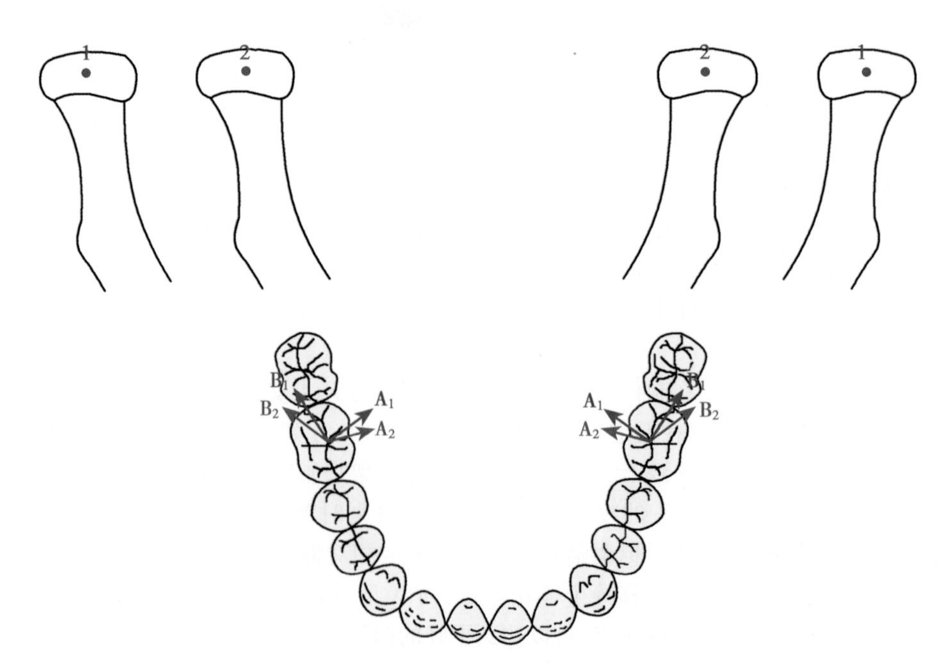

图 5-2-11　髁突间距对沟嵴方向的影响

1. 髁突间距较大位置；2. 髁突间距较小位置；A_1、A_2：工作道（该侧为工作侧时上颌磨牙舌尖沿对颌磨牙𬌗面移动轨迹）；B_1、B_2：滑行道（该侧为非工作侧时上颌磨牙舌尖沿对颌磨牙𬌗面移动轨迹）

成参考平面,这个参考平面对应殆架的上颌体。如果采用眶点作为前参考点,上颌体平面则代表眶耳平面;如果采用前鼻嵴点作为前参考点,上颌体平面代表的是鼻翼-耳屏平面。这是对下颌运动做分析时,两个常用的参考平面。鼻翼-耳屏平面和殆平面基本平行,与眶耳平面之间通常成约 15°的夹角(图 5-2-12)。上殆架时,上下颌牙列模型固定在上下颌体之间,其三维空间位置即对应个体牙列与颅骨的三维位置关系。由于上颌模型与上颌体的位置关系对应着上颌牙列与殆架采用的参考平面之间的位置关系,所以选择不同参考平面转移的结果也不同(图 5-2-12A、B)。

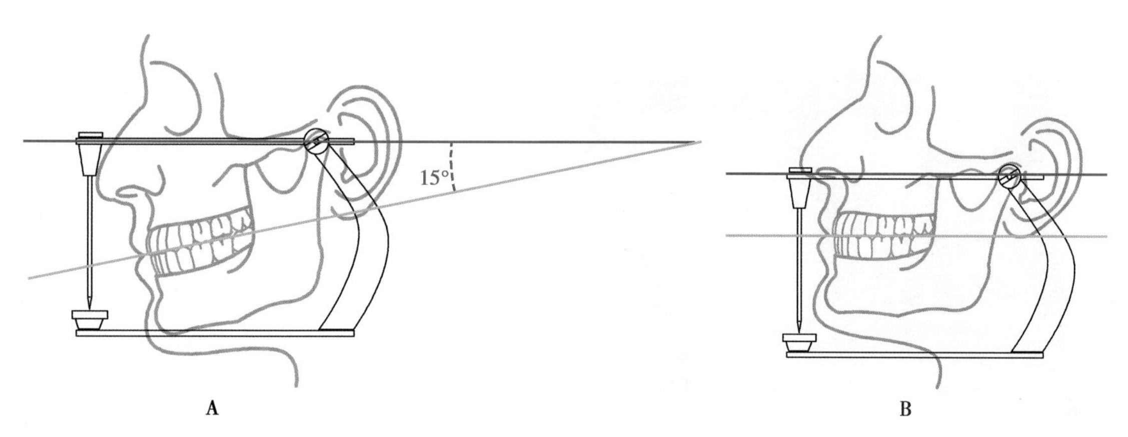

图 5-2-12　殆架与不同的参考平面的关系

A. 眶耳平面:眶下点和双侧外耳道上缘构成的平面,通常与上颌殆平面成 15°角　B. 鼻翼-耳屏平面:鼻翼中点和双侧耳屏中点构成的平面,通常与上颌殆平面平行,与眶耳平面成 15°角

2. 髁导机械结构　按接触形式分为沟槽式和盒式;按髁导路径又可分为曲线式和直线式。

(1) 沟槽式髁导和盒式髁导:沟槽式髁导通常被应用在 C 型殆架上,髁球在窄长的髁槽中转动和滑动,这种结构不能表现下颌侧方运动的迅即侧移特征。

盒式髁导通常应用于 A 型殆架上,上颌体的髁导板从上方、侧方和后方三个方向上包绕下颌体的髁球,形成盒状结构,与人体颞下颌关节的关节窝与髁突的结构关系较为相似。盒式髁导可以表现下颌迅即侧移的特征,也能表达曲线式髁导,对下颌运动轨迹模拟程度更高,且上、下颌体可以轻易分离,方便操作和调节。

(2) 直线式髁导和曲线式髁导:个体运动时的前伸髁道和侧方髁道均为曲线,使用下颌运动描记仪可以清晰地记录这种曲线运动。而临床的前伸咬合记录方式均是以咬合蜡或者咬合硅橡胶将下颌前伸到切对切的颌间关系记录下来,所记录的只是前伸运动的起点(正中关系或者牙尖交错位)和终点(一般为前伸至切对切的位置),因而反映至殆架上是平直的导板或者沟槽。而实际上髁道曲线的初始段斜度较大,随后斜度减小,较为平缓。下颌做前伸运动时,前牙有咬合接触,后牙殆分离,形成楔状间隙,称为 Christensen 现象,此间隙大小因髁道斜度大小而有所不同。利用 Christensen 现象记录的髁导是在此曲线上取一点与其起点连接形成的直线(图 5-2-13),该直线与基准平面的夹角比前伸髁道曲线初始段的夹角更小,更为平缓,即直线髁导较实际髁道斜度小。因此在直线式髁导的殆架上完成的修复体在戴入口内时,更容易达成相互保护殆,即前伸时后牙脱离咬合接触,这种现象称为过补偿。相反,配备运动面弓和曲线髁导的殆架对下

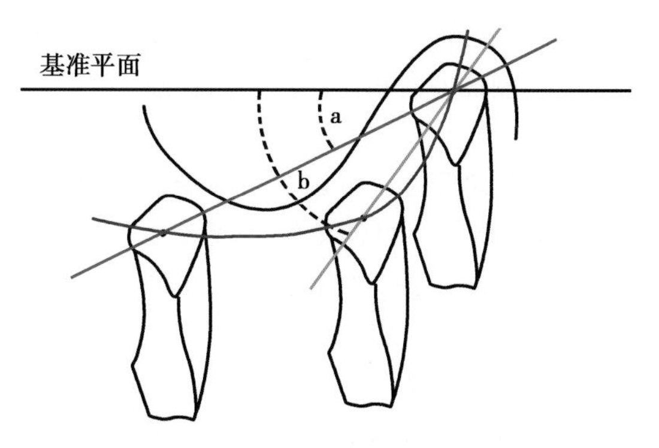

图 5-2-13　矢状面髁导与髁道角度

矢状面髁道是一条曲线(蓝色),曲线初始段角度陡,与水平面形成较大角度 b(髁道),此后曲线逐渐平缓,在此曲线末端取一点与起点连接成直线(红色),该直线与水平面交角 a 较小(髁导)

颌运动模拟度高，在此基础上制作的平衡𬌗义齿戴入口内时不需要过多调磨就可以达到预期效果。

（四）侧移的模拟及其临床意义

下颌在做侧方运动时会发生整体向工作侧滑行，即下颌侧移，侧移量一般小于 2mm。侧移的幅度和侧移轨迹都有个体化特征，有些𬌗架可以再现这一个体特征（图 5-2-14），并在制作修复体时反映到咬合面的形态上，包括牙尖高度，窝底宽度，沟嵴走向等，这样制作完成的修复体在戴入口内后与患者的习惯性下颌运动相协调。

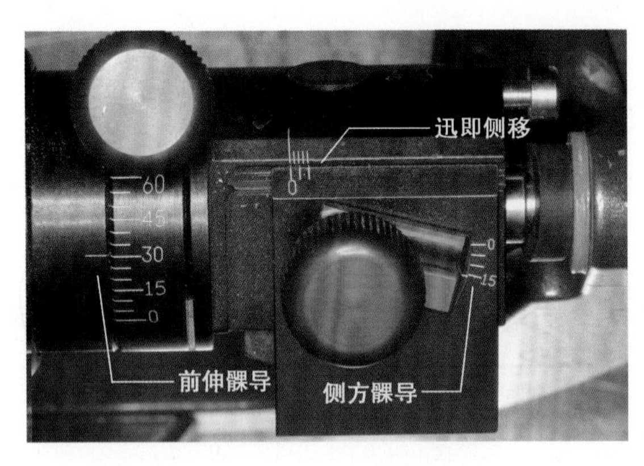

图 5-2-14　迅即侧移

1. 侧移幅度　侧移幅度较大且表现出迅即侧移特征的时候，修复体的牙尖斜度较低，磨牙的中央窝也较宽，下颌后牙的沟嵴向近中倾斜，上颌后牙沟嵴向远中倾斜，上颌前牙舌窝凹度加大。

2. 侧移方向　工作侧髁突沿工作侧髁道向外侧移动时不是连接左右髁突的水平轴直线向外延伸，而是近似以正中关系位为顶点，向外展开的“漏斗”样，沿水平轴向前、向上、向下约 15°，向后约 40°。侧移方向偏后时下颌后牙沟嵴向近中倾斜，上颌后牙沟嵴向远中倾斜，侧移方向偏前时后牙𬌗面沟嵴方向相反。从冠状面看，工作侧髁突侧移方向偏上则后牙牙尖高度较低，偏下时牙尖高度较高。

（五）切导

𬌗架前端的切导结构是对前牙切道的机械模拟，复杂𬌗架的切导不仅包括前伸切导，还有前侧导（又称为尖导），并且双侧独立调节角度，以分别模拟下颌的左、右侧前方运动。𬌗架通过双侧髁导和前方切导，形成了稳定的三角结构，有利于完成咬合重建等复杂的修复治疗。

切导针在切导盘上的运动轨迹等效于上、下颌模型记录的切道，该轨迹与参考平面的夹角就是切导斜度，切导斜度与切道斜度之间等效但并不相等，因为切导盘的位置比切牙实际位置更靠前、下（图 5-2-15）。在制作修复体时，可根据不同的修复目标选择平均值切导，大于或小于前伸髁导的切导。

相同的𬌗架常配备不同类型的切导盘。切导盘大致可以分为以下三类：

1. 固定角度切导盘　固定角度切导盘就是一个半球状或者约倾斜 10°的平面状整体结构，切导斜面左右相连，相互影响（图 5-2-16A）。

2. 可调节切导盘　可调节切导盘可以根据髁导数值调节半可调节𬌗架或者全可调节𬌗架的切导盘两侧的侧翼角度，来调节前伸切导和尖导的斜度（图 5-2-16B）。

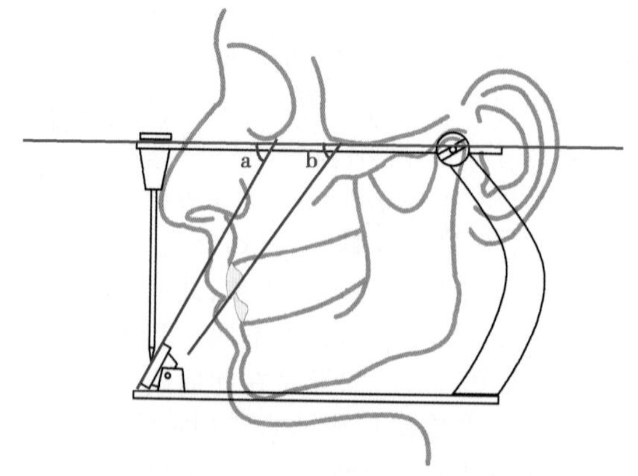

图 5-2-15　切导斜度与切道斜度
a. 切导斜度；b. 切道斜度

3. 个性化切导盘　𬌗架模拟下颌运动时，切导盘与切导针之间也会发生相对运动，用自凝树脂等材料记录切导针在切导盘上的运动轨迹，材料硬固后生成的曲线切导可以等效下颌运动时的真实切道，以此代替前牙的引导，即使由于牙体预备丧失了上颌前牙舌面信息，也可以根据双侧髁导和切导的倾斜情况，在𬌗架上重现前伸和侧方咬合运动（图 5-2-16C）。

学习笔记

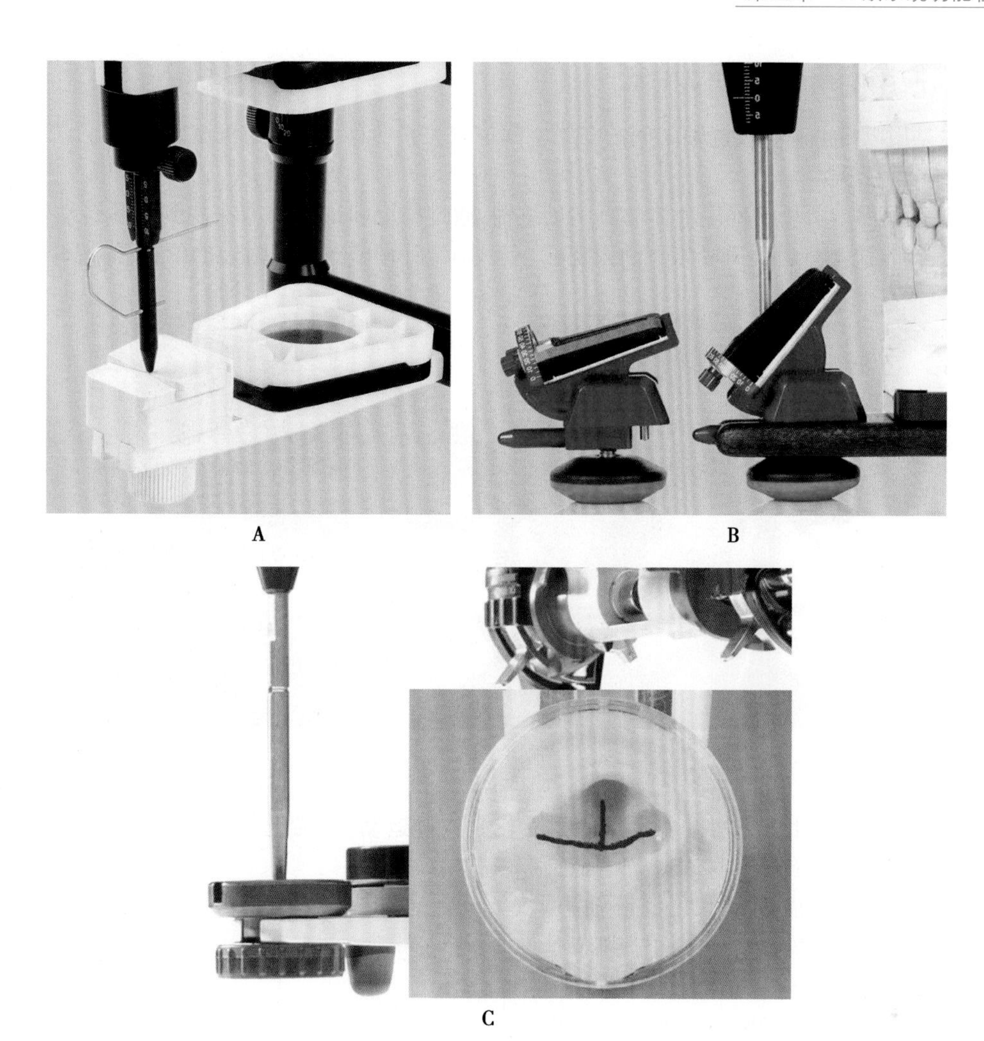

图 5-2-16　𬌗架的切导结构
A. 固定角度切导盘　B. 可调节切导盘　C. 个性化切导盘

学习笔记

（六）𬌗架的平均值

实际测量髁道斜度、切道斜度不仅需要特殊的设备，还需要繁复的操作和技术，临床上实际使用时会占用较多的椅旁时间，因此临床常用髁道斜度和切道斜度的人群平均值作为𬌗架的髁导斜度和切导斜度，从而简化操作程序。

1. 经验铰链轴　文献中有许多有关经验铰链轴的定义，其中最常采用的是 Beyron 点，其体表标志是耳屏后缘中点与外眦的连线上，距耳屏后缘中点 13mm 处。将左右两侧该点的连线默认为铰链轴，称为经验铰链轴。

2. 髁球间距　人群两侧髁突间距平均值为 105±5mm，目前使用的半可调节𬌗架和全可调节𬌗架，其髁球间距均参考这一平均值设计。

3. 髁导　当使用的𬌗架参考平面为眶耳平面时，前伸髁导采用的平均值为 25°~30°；侧方髁导则采用 15°。

4. 切导　在需要形成平衡𬌗的修复设计中，多采用比前伸髁导小的切导值；而在需要前牙引导、后牙咬合分离的设计中，切导多设计为比前伸髁导大的数值。

第三节　颌位关系的再现与𬌗架上的咬合分析

体外再现个体的咬合运动特征，首先需要把颌位关系准确地转移到𬌗架上。记录和转移上、下颌位置关系主要包括转移上颌与铰链轴之间的三维空间位置关系和转移上下颌位置关系。

一、应用面弓转移颌位关系

面弓是用以将上颌与铰链轴之间的三维空间位置关系转移至𬌗架的机械装置。

（一）面弓分类

1. 运动面弓　可用来确定个体的真实铰链轴，通过描记和试错的方法找到下颌转动轴（图 5-3-1），其具体方法是将运动面弓与下颌固定在一起，描记针调整至髁突附近的位置，描记针、面弓和

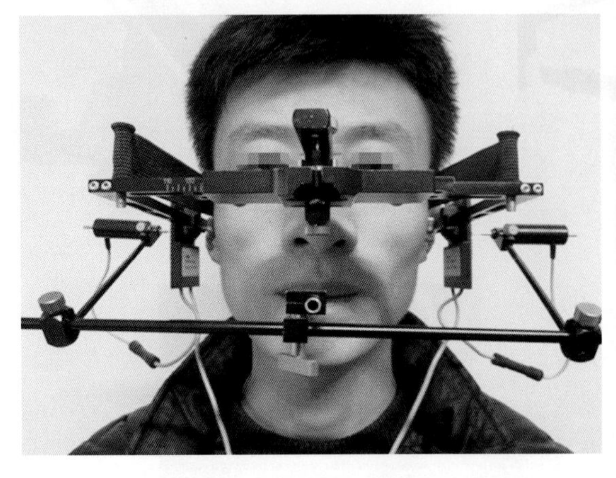
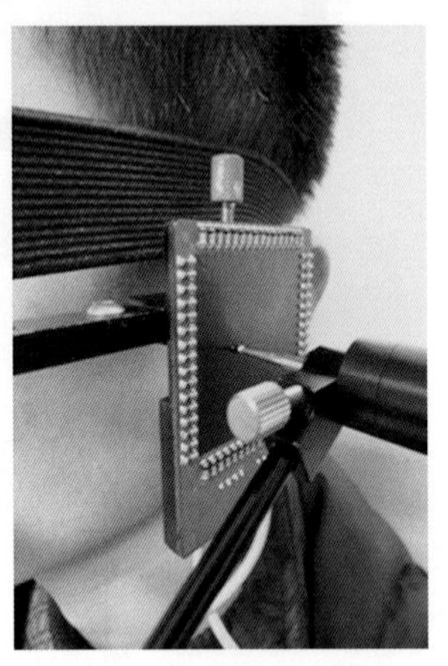

图 5-3-1　运动面弓

下颌连为一个整体。下颌做小开口运动时可看作是铰链运动，若描记针恰好位于铰链轴上，则描记针表现出原地转动（图 5-3-2A）；若描记针表现出位移，则说明描记针不在铰链轴上。因此，根据描记针画出的弧线方向来判断是否找到了铰链轴，不断试错、调整，直至描记针与铰链轴重合（图 5-3-2B）。运动面弓的操作相对复杂，技术要求比较高。

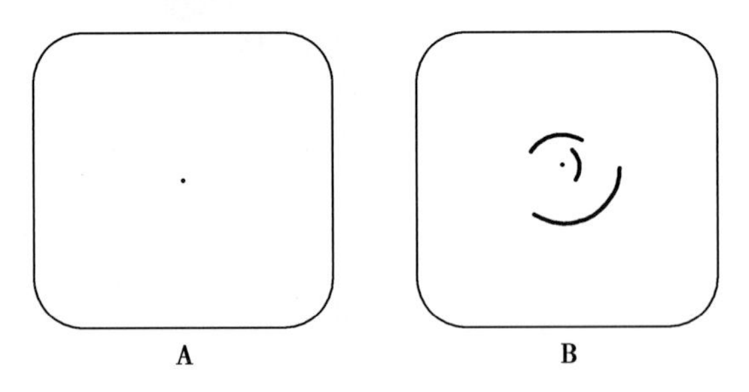

图 5-3-2　描记针表现铰链轴的结果
A. 描记针原地转动，表示描记针与铰链轴点重合
B. 描记针偏离铰链轴的描记结果：圆点代表真实铰链轴点，弧线为描记针运动轨迹

学习笔记

2. 解剖式面弓　可采用经验铰链轴，从而省去寻找真实铰链轴的时间，提高临床工作效率，（图 5-3-3）。耳塞式的解剖式面弓一方面可利用外耳道解剖形态固定髁梁，另一方面可利用外耳道和髁突之间较为恒定的解剖关系，将面弓外耳道定位器固定到𬌗架下颌体的定位销上，体现上颌模型与髁球之间空间位置关系，并将此关系转移到𬌗架，实现铰链轴的

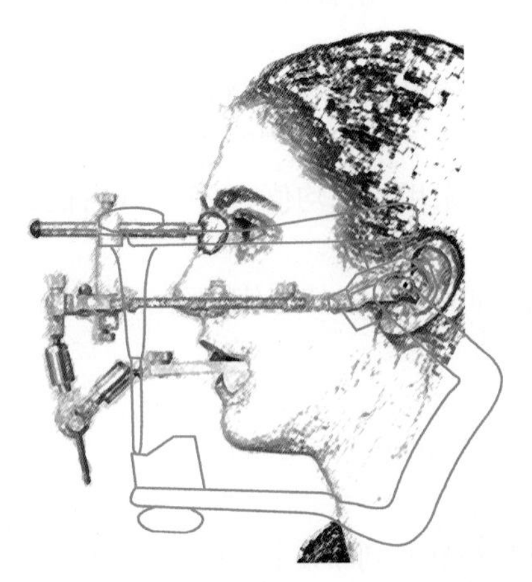
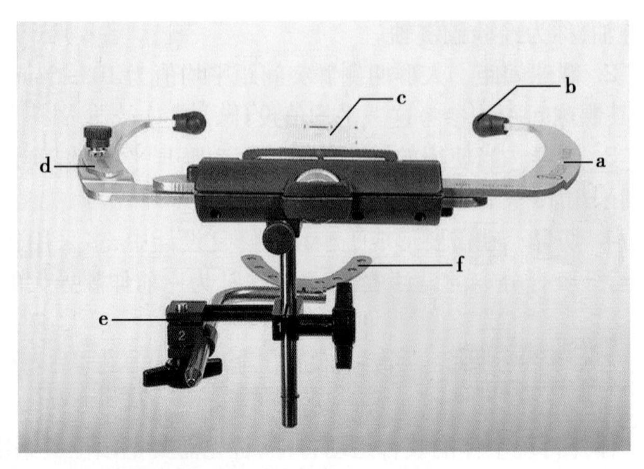

图 5-3-3　解剖式面弓
a. 弓体；b. 外耳道定位器；c. 水平仪；d. 眶针；e. 万向关节；f. 𬌗叉

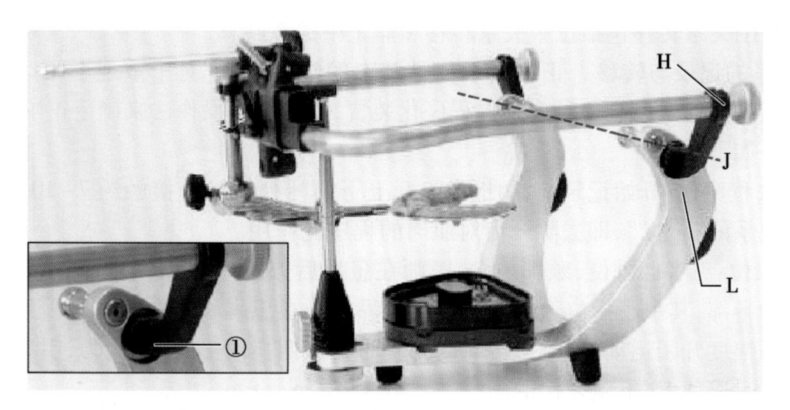

图 5-3-4　通过面弓转移上颌与髁突铰链轴点的空间位置关系
转移颌位关系时，面弓髁梁（H）与𬌗架髁杆（L）对位后把上颌模型固定在𬌗架上；J 为经验铰链轴；①为下颌体定位销

转移（图 5-3-4）。

（二）运用面弓转移上颌模型

通过面弓将上颌与参考平面（代表颅骨）和铰链轴的空间位置关系转移到𬌗架上（图 5-3-5），其操作步骤如下：

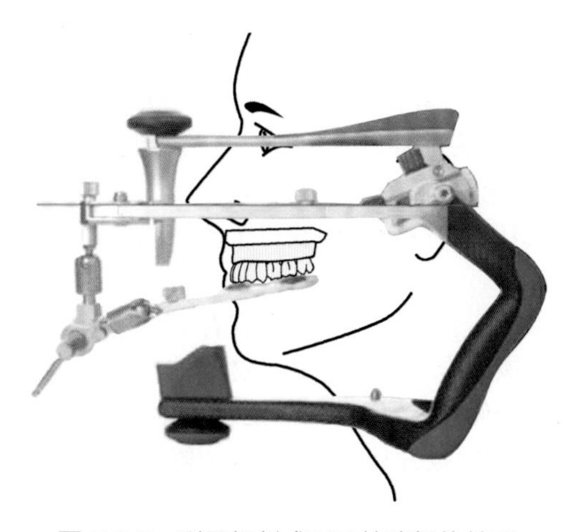

图 5-3-5　利用解剖式面弓转移颌位关系

1. 准备𬌗叉　在𬌗叉的双侧后牙区和前牙区放置咬合硅橡胶，将𬌗叉放入口内，双手在前磨牙区轻轻加压，注意不要咬穿硅橡胶，待材料硬固后取出修整。

2. 标记第三参照点　如果以眶点作为第三参照点，则扪及、标记左侧骨性眼眶最低点；如果以鼻嵴点为第三参照点，则用面弓配套的标记尺，一端放在下颌侧切牙的切嵴，另一端垂直向上在鼻翼边上标记出第三参照点。

3. 放置面弓　患者平躺位，将外耳道定位器放入双侧外耳道内，调整至被测试者不感到疼痛为止，锁紧宽度螺丝。调整眶针位置使其正对眶点（有的𬌗架系统是对准鼻嵴点），锁紧定位针螺丝。调整弓体，正面观时弓体与双侧瞳孔连线大致平行。

4. 安装万向关节　连接𬌗叉和万向关节后再次将𬌗叉放入口内就位，让助手或者被测试者在前磨牙区轻轻托住𬌗叉，将万向关节和弓体连接后，再次检查𬌗叉是否移位，弓体是否与瞳孔连线平行，锁紧锁定螺丝，使万向关节不再移动。

5. 取下面弓　松开弓体宽度螺丝，松开定位针固定螺丝，将面弓整个取下，然后从面弓上将𬌗叉与万向关节的联合体取下。此时万向关节的空间构象就记录了通过铰链轴的参考平面与上颌的三维空间位置关系。

6. 转移上颌模型至𬌗架　将万向关节插入转移台，再将转移台连接至𬌗架，上颌模型放置在𬌗叉上，复位𬌗架上颌体，锁定正中锁，保证模型底部与上颌体架环之间有 5~10mm 的空间，然后用零膨胀石膏固定模型在𬌗架上。临床中也有部分系统无需借助转移台，而直接通过将带有万向关节的面弓与𬌗架连成一个整体，来固定上颌模型。

（三）颌位关系的记录与转移

上颌与髁突铰链轴之间的关系转移后，还需要将上、下颌之间的位置关系复制到𬌗架上才能完成颌位关系的转移和重现。转移上、下颌位置关系包括无牙𬌗的颌位关系转移和有牙𬌗的颌位记录转移。无牙𬌗者，其记录转移步骤和注意事项详见《口腔修复学》教材，下面主要介绍有牙𬌗的颌位关系确定、记录与转移的过程。

学习笔记

有牙殆的颌位关系转移包括正中关系转移和非正中关系转移。

1. 正中关系的记录与转移 正中关系位是基本的颌位关系，对于重现下颌运动规律十分重要。目前临床医师常通过配合各种前牙去程序化装置，使用双手操作法来确定正中关系。

双手操作法如下：

（1）肌肉去程序化：开始记录前，用棉卷隔开上下颌牙列的咬合接触约 7~10 分钟，以消除肌肉对原来咬合关系的"记忆"，即去除牙齿对肌肉的程序化作用。

（2）诱导取位：患者仰卧位，颏部抬起，医师在患者后方正坐位，双手除拇指外四指并拢抵住患者下颌下缘后半部，其中小指位于下颌角处。双手拇指在患者颏部中央相抵。然后以轻缓的力量诱导下颌做小幅度开闭运动，同时拇指向下向后而其余四指向上、向前用力，引导下颌进入正中关系。注意闭口时避免上、下颌牙接触。

（3）咬合记录：当下颌被诱导至正中关系后，在患者颏部平缓增加闭口方向的压力，询问患者颞下颌关节区的感受，了解其关节是否处于舒适稳定的位置，正常情况下患者的关节区应没有疼痛或者不适的感觉。然后用咬合硅橡胶充满上下颌牙列之间的空隙，记录此时的咬合接触，作为正中关系殆记录。

（4）正中关系的转移：利用硅橡胶所记录的正中关系殆，将下颌模型与已经上到殆架上的上颌模型对位。这样，通过硅橡胶上下咬合面的咬合印记，将上下颌在正中关系时的微小开口状态下（硅橡胶厚度占据的空间大小）的位置关系转移到了殆架上。用零膨胀石膏固定，完成正中关系的转移。

2. 非正中关系记录 记录前伸及侧方髁道斜度的目的是变便于在殆架上制作更加符合患者具体功能活动规律的个性化修复体。记录前伸殆时先训练患者作下颌前伸运动至切对切咬合关系，然后在双侧后牙的殆面间隙注入咬合硅橡胶，结固后即为前伸咬合记录。将殆架上的切导针、髁导斜度、迅即侧移、髁突前伸后退位置等标记刻度均调至零，侧方髁导斜度调至最大。利用前伸咬合记录对位上、下颌模型，这时调整髁球与前伸髁导斜度拨片接触，即获得了个性化的前伸髁导斜度。

学习笔记

侧方髁导斜度记录过程类似，让患者咬合至工作侧上、下颌尖牙尖对尖或者工作侧后牙颊尖相对的位置，在双侧后牙殆面间隙注入咬合硅橡胶获得该咬合关系的记录。这时前伸髁导斜度已经调整好，操作时注意不要改变这一斜度，将切导针、迅即侧移、髁突前伸后退位置刻度调零，利用侧方咬合记录对位上、下颌模型，调整髁球与侧方髁导斜度拨片接触，即获得一侧的侧方髁导斜度，另一侧同样方法获得。

二、殆架与咬合分析

在殆架上模拟颌位关系变化或下颌运动，可以帮助观察和分析正中及非正中咬合接触关系，发现早接触和殆干扰。

（一）记录正中关系的意义

对于个别牙缺失、整体咬合关系稳定者，将模型现有的牙尖交错殆关系转移到殆架上，即可满足制作修复体的需要。但对于许多复杂病例（如大面积修复或咬合重建、调殆、正颌与正畸联合治疗等），可能存在颌位关系不稳定，或者存在牙尖交错位与后退接触位（正中关系的最上位）以及牙尖交错位与肌位的不协调。通过将正中关系转移到殆架上，模拟相关颌位变化，分析可能存在的异常咬合接触，为临床调殆等咬合治疗提供重要的参考信息。

（二）殆架在咬合分析与调整中的重要意义

完成颌位关系的记录和转移之后，可通过多角度观察，分析不同咬合接触特征及其与前伸髁道斜度、切道斜度、殆平面斜度的关系。在做大范围咬合调整之前，需要在殆架上进行模拟检查和试验性调整，例如，用不同颜色的咬合纸或者聚酯咬合片标记不同状态下的咬合接触，用刀片或者牙钻来做试验性调殆，测试相关治疗完成后是否能实现预期的咬合接触目标。

（程蕙娟）

第四节 口颌系统功能的仪器检测

随着现代科技的发展，生物电子设备的应用越来越广泛，一系列精准且实用的检测口颌系统功能的技术、设备不断涌现。本节重点介绍近年来用于咬合、咀嚼肌、颞下颌关节以及下颌功能运动等检查的仪器设备及其使用方法和临床意义。

一、咬合接触

临床上检查咬合接触的方法主要有咬合纸、咬合蜡、硅橡胶印模材料、石膏模型分析等，这些方法主要用于咬合接触的初步观察，不能提供精确的接触强度信息，也很难区分各咬合接触出现的先后次序。计算机辅助下的一些电子咬合测量装置，可提供动态的、即时的咬合接触面积和接触强度等信息，为临床咬合定量分析进而确定相应治疗方案提供可靠的依据。目前，临床常用的电子咬合测量装置主要分为两类，一类是压电感应式咬合分析系统，另一类是力化学感应式咬合分析系统。

（一）压电感应式咬合分析系统

视频：ER5-4-1 压电感应式咬合分析系统

压电感应式咬合分析系统是采用微电子数字传感技术制成的超薄𬌗力传感器，测量咬合接触的强度、空间分布以及时间顺序。该系统可实时显示咬合接触的部位、各接触点的面积和相对强度，并对所记录的咬合进行时空分析（图 5-4-1），例如计算正中咬合过程中从有接触开始到牙列完全接触为止所需要的时间（闭合时间），以及从正中咬合开始作非正中咬合运动时，部分牙从有咬合接触到脱离咬合接触所需要的时间（𬌗分离时间）；可以动态显示和计算左右侧或者前后牙弓咬合力分布的变化曲线以及咬合中心点的变化轨迹。与肌电图、颞下颌关节音等检测设备同步使用，还可以同时获得不同咬合接触相应时间点的肌电和关节音的信息。

图 5-4-1 压电感应式咬合分析系统的咬合接触二维图像

牙弓上不同的颜色代表相应部位咬合接触力的相对大小；牙弓中央处红色中空曲线为咬合力中心点在咬合过程中的位置变化轨迹

学习笔记

文档：ER5-4-2 计算闭合时间与𬌗分离时间

（二）力化学感应式咬合分析系统

文档：ER5-4-3 咬合分析与肌电图等检查同步使用

力化学感应式咬合分析系统包括一个压力敏感膜片和相应的咬合分析仪。压力敏感膜片受压后变色，颜色的深浅与受压强度相对应，通过分析咬合膜片上各颜色分布的部位、面积以及颜色的深度等特征，可了解各咬合接触点的位置、分布范围以及咬合力大小等信息。

二、颌音

颌音（gnathosonics）是指下颌运动过程中由于上下颌牙齿接触或关节运动所发出的声音，包括𬌗音和关节音。

（一）𬌗音

𬌗音（occlusal sounds）是指咬合接触的声音，当下颌运动无障碍、咬合稳定时，下颌快速、用力闭口，上下颌牙可因广泛、有力的接触产生较大的撞击音，通过拾音器收集骨传导的𬌗音信号，通过模数转换等运算，可获得记录到的𬌗音波。正常𬌗音波振幅较大，持续时间短，多呈单峰图形。如果存在早接触、咬合不稳定、肌位与牙位不一致等问题，𬌗音可能呈滑走音，𬌗音波可呈现低幅、多峰等图像特征。𬌗音记录的优点是容易从口腔外收集，不影响面颊部肌肉的活动，不影响牙齿的咬合，能记录从咬合接触开始到上下颌牙分离整个过程中𬌗音的动态变化。但𬌗音记录可能受到测试时头位的影响；𬌗干扰可能导致𬌗音异常，但𬌗音分析并不能显示𬌗干扰所在的位置。

（二）关节音

关节音是颞下颌关节在运动过程中发出的声音。关节音与关节润滑、颞下颌关节盘-突关系、关节面形态、关节囊及关节韧带弹性变化、颌面部肌功能等因素有关，因而对颞下颌关节病的诊断有一定参考价值。常用的关节音记录方法包括多普勒超声听诊和关节振动分析技术。

1. 多普勒（Doppler）超声听诊（D型超声） 利用探头和反射体之间在相对运动时频率发生变化的频移原理，推测物体的移动速度，例如利用关节音分析关节盘的运动状态。多普勒超声能够通过液体，但难以通过空气；与传统的声音放大系统相比，超声音图能够有效地减少噪音的干扰，使结果更加可靠。

文档：ER5-4-4 关节振动分析技术的分析界面、评价指标

2. 关节振动分析技术（joint vibration analysis，JVA） 采集下颌运动时颞下颌关节区的振动信号，用二维或三维的方法、定量地显示关节音的振动强度、能量、频率和时间等信息，可对有弹响或杂音的关节疾病进行辅助诊断，例如：由可复性关节盘前移位引起的关节弹响音，“咔哒”声多发生于低频区（<300Hz），多呈单峰高振幅图形，而由退行性变引起的关节摩擦音、捻发音，则多发生于高频区（>300Hz），呈多个低振幅图形。关节振动分析技术还可与肌电图、下颌运动描记仪等其他设备组合使用，从而明确关节音出现于下颌运动过程中哪个时间或位置，以及当时肌肉的功能状态。

三、肌电图

咀嚼肌收缩时伴有肌细胞的生物电活动，通过特制的电极收集肌电信号，再经过放大、滤波等信号分析步骤，最后在显示器上显示特定波形的装置称为肌电仪（electromyograph），所记录的肌电波形称为肌电图（electromyogram）。肌电描记法（electromyography）是一种实时测量肌肉电生理活动的方法，不仅反映了肌肉本身的兴奋特点，而且在一定程度上还反映出支配该肌肉的运动神经元的活动，是研究神经肌肉系统功能的重要测试手段。肌电图在口腔领域主要用于咀嚼肌功能的检查，为咀嚼肌功能相关疾病的辅助诊断和疗效的评估提供相对定量、客观的依据。

学习笔记

（一）肌电仪

肌肉的电信号是一种非常微弱的信号，从几个微伏到几个毫伏之间，为了获得稳定的电信号，需要使用肌电仪。临床上可采用多导肌电仪同步检查多组肌群的肌肉活动，以综合评价多组肌肉之间的功能协调性。用于采集肌电信号的电极种类较多，常用的电极主要有表面电极和针电极。表面电极所取得的肌电信号可以反映机体内较大区域的肌电活动，所采集的肌电为多条肌纤维的综合电位，得到的波形称为表面肌电图（surface electromyography，sEMG）。表面电极的特点是使用简便，一般只需要粘贴或绑缚于被测部位的表面即可，属于无创检测方法。颌、面、颈部肌如颞肌、咬肌、二腹肌、胸锁乳突肌、斜方肌、颈内肌等均可用表面电极测试。针电极在提取肌电信号时需将电极插入肌腹，属于微创检测。临床上使用较多的针电极是单极同心针电极，它是在一根钢管内插入一根环氧树脂绝缘的铂铱合金丝，尖端裸露作为引导电极，针管外壳接地线，这种同心针电极收集的是电极周围运动单位电位的总和。翼内肌和翼外肌上、下头肌电检查可采用此种电极。

画廊：ER5-4-5 常见的肌电电极

（二）肌电信号分析

肌电图显示的是肌肉收缩时运动单位在电极位置处动作电位的信号总和，影响信号强度的因素较多，表面电极所采集肌电信号的稳定性主要依赖于电极片粘贴后的稳定性以及电极所在的位置。汗液、体温、肌肉疲劳等因素，位于电极覆盖范围附近的肌肉活动的干扰，皮下脂肪的厚度以及受试者做测试动作的差异等，都会影响到肌电信号的强弱。咀嚼肌功能活动的重要特征是各肌群之间相互关联，因而可用肌电峰值比值以及肌肉收缩出现的时间顺序来描述不同肌肉在下颌运动中所起的作用及其相互关系。同步记录咬合、关节音等，可以进一步分析肌电活动与咬合接触、关节杂音等信息的关系。

咀嚼肌肌电的常用评价指标有：①峰值电位：肌肉每次收缩时所能释放的最大能量的电信号值，代表电位活动的大小，反映了肌肉收缩的强度和做功的多少；②平均肌电值：是一段时间内瞬间肌电图振幅的平均，是反映肌电信号振幅变化的特征性指标；③频域分析：将时域信号通过快速傅里叶变换而获得，常以平均功率频率（mean power frequency，MPF）和中位频率（median frequency，MF）作为分析参数，是评价肌肉疲劳度的常用指标；④肌功能活动的对称性：利用成对肌肉在进行

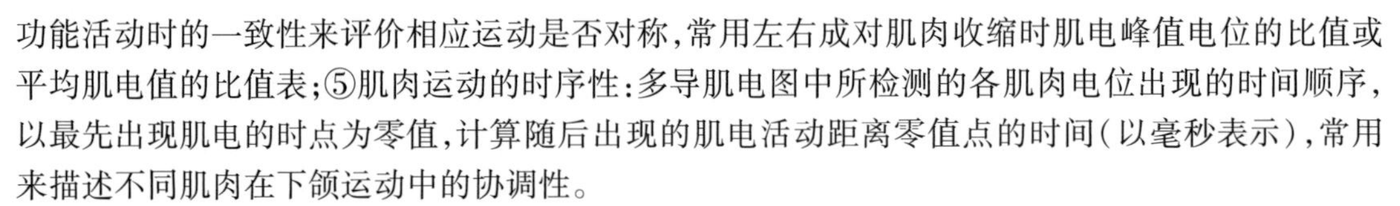

功能活动时的一致性来评价相应运动是否对称，常用左右成对肌肉收缩时肌电峰值电位的比值或平均肌电值的比值表；⑤肌肉运动的时序性：多导肌电图中所检测的各肌肉电位出现的时间顺序，以最先出现肌电的时点为零值，计算随后出现的肌电活动距离零值点的时间（以毫秒表示），常用来描述不同肌肉在下颌运动中的协调性。

（三）常用的咀嚼肌肌电检查方法与肌功能评价

肌电检查（特别是表面肌电的检查）结果差异较大，很难作为疾病诊断的金标准，利用肌电检查结果评价患者的肌功能状态和治疗效果时，要结合患者的病史、临床表现以及其他检查结果进行综合评价。

咀嚼肌肌电检查一般包括下颌姿势位肌电活动，牙尖交错位最大紧咬电位，开闭口运动、侧方运动、前伸和后退运动以及咀嚼、吞咽、言语等功能活动时的肌电活动等。正常人在下颌姿势位时左右侧颌骨肌的肌电活动基本对称，肌肉电位幅值很小（一般小于 2mV）。下颌姿势位时肌电活动增强提示患者可能存在肌紧张。下颌运动中开、闭颌肌既相互拮抗又相互协调，开口运动中，开颌肌收缩，使下颌向后下运动，闭颌肌则放松，但当接近开口末期时，闭颌肌便开始收缩，这是一种生理性保护作用，以避免开口过大可能造成的组织损伤；闭口阶段则主要为闭颌肌收缩，在牙尖交错位最大紧咬时，咬肌与颞肌的肌电活动最大，二腹肌前腹也有明显高于下颌姿势位时的电位活动（图 5-4-2）。

学习笔记

文档：ER5-4-6 异常肌电图图像

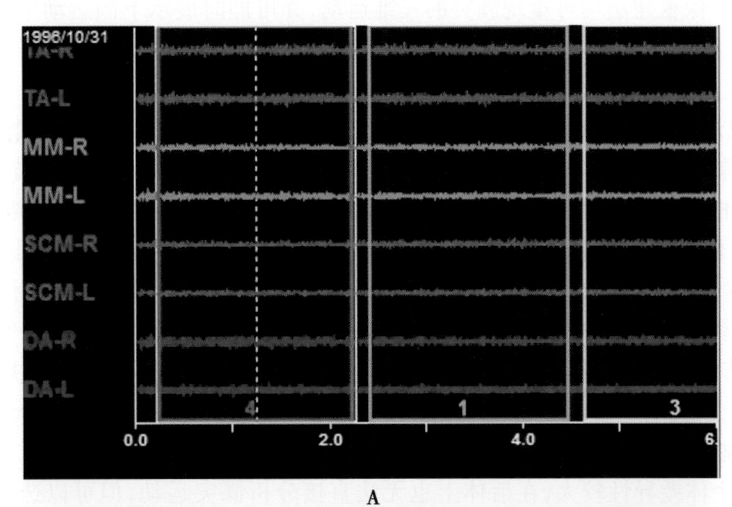

A

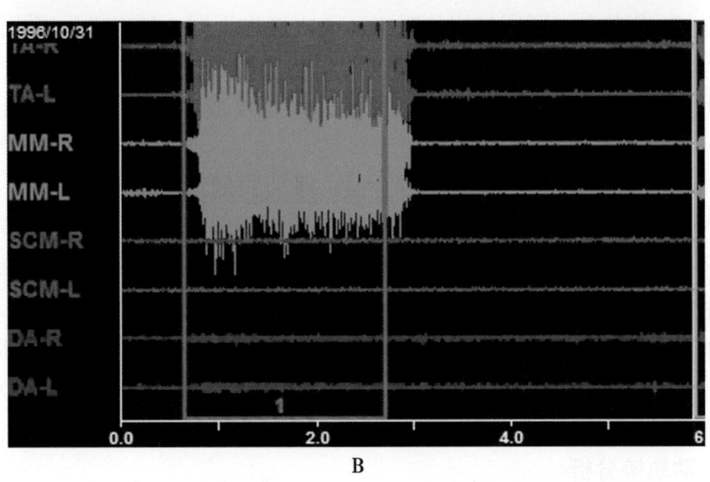

B

图 5-4-2　下颌姿势位及在牙尖交错位作最大力度紧咬时的颌骨肌肌电

A. 正常人下颌姿势位，下颌左右两侧肌电对称，且肌电活动较小　B. 正常人牙尖交错位最大力度紧咬时，咬肌与颞肌的肌电值最大，胸锁乳突肌和二腹肌前腹也有明显高于下颌姿势位时的电位活动

横坐标为时间（ms），纵坐标为电位值（mV）；TA-R：右侧颞肌；TA-L：左侧颞肌；MM-R：右侧咬肌；MM-L：左侧咬肌；SCM-R：右侧胸锁乳突肌；SCM-L：左侧胸锁乳突肌；DA-R：右侧二腹肌；DA-L：左侧二腹肌

如果在牙尖交错位作最大紧咬时咬肌、颞肌等开颌肌电位较低，可能代表着咬合关系较差，不能承受较大的咬合力。一些颞下颌关节紊乱病患者作牙尖交错位最大紧咬时，颞肌及咬肌的肌电平均值也显著降低。

四、髁突运动检查

对髁突运动轨迹的研究有利于探索颞下颌关节运动的规律，评估功能运动特征，对一些特定类型的颞下颌关节疾病的运动轨迹分析有助于疾病的辅助诊断和疗效评价。

（一）研究髁突运动的方法

髁突体积显著小于关节凹，因而髁突的运动灵活，对髁突运动的描记比较困难。常用的髁突运动研究方法包括解剖学方法、影像学方法和仪器描记法等。解剖学方法是用新鲜尸体的颅骨进行观察，但即使是新鲜标本，也缺乏神经系统控制，并不能真实的反映生理状态下的髁突运动，因此在体外观察非常重要。

1. 影像学方法　包括X线方法、磁共振成像（magnetic resonance imaging，MRI）和计算机断层影像（computer tomography，CT）重建法。采用X线多角度投照，可观察下颌运动时髁突位移的连续过程，但通常只能定性地描述，不能完整地再现髁突的三维空间运动，且有一定的辐射。磁共振成像和计算机断层影像重建法均可重现髁突的三维运动，并可即时展示下颌运动中髁突相对于关节窝的位置关系，从理论上讲，这是研究髁突运动最理想的方法。但这些方法对仪器设备要求较高，价格昂贵，实现起来比较困难。

2. 仪器描记法　分为机械描记法和电子描记法。①机械描记法：采用机械式髁突运动描记仪（pantography，又称运动面弓，kinematic face bow）记录髁突运动。当髁突运动时，描记针在描记板上的运动轨迹即为相应的髁突运动轨迹。该方法操作复杂，测量结果受操作者的熟练程度的影响，误差较大。②电子测量法：利用各种传感器系统，将信号源固定在下颌，接收器固定于头颅。髁突运动时，信号源发出连续信号，接收器接收到信号后通过转换器将信号转换为数字信号，在显示器上显示髁突的运动轨迹。这种方法消除了由于描记针和描记板之间的接触对髁突在三维空间运动的制约，描记结果更接近生理状态。电子描记仪与计算机技术相结合，数据分析功能强大，适于复杂病例的分析。

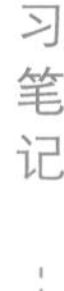

（二）铰链轴的确定

髁突形态的个体差异性较大，在活体上也无法直接分析髁突运动，但可以选择一些参考点来描记髁突运动的轨迹，参考点不同所描记的髁突运动轨迹也不同。McCollum采用反复调整描记针位置的方法，最后能达到描记针在下颌小范围开闭口运动时原地旋转的状态，认为此为髁突作铰链运动的征象。此后许多研究者采用机械式、电子式描记仪或者其他装置，也证明了髁突铰链轴的存在。

髁突铰链轴（hinge axis）即下颌转动的中心，是一条假想的穿过两侧髁突中心的横向轴线。下颌从后退接触位开始作小范围的开闭口运动时（开口度0~10mm），髁突位于关节窝的前上位并绕此轴转动。确定铰链轴的方法有两种，一种是根据解剖形态确定的铰链轴，即经验铰链轴点（见本章第二节）；另一种是采用运动面弓或电子面弓描记法确定的个体化铰链轴，即运动铰链轴点。

文档：ER5-4-7 铰链轴位置确定

将运动面弓的弓体和描记针固定在下颌，描记板固定在颞下颌关节外侧皮肤处，当下颌作铰链开闭口运动时，通过调整描记针的位置，使其在描记板上的运动轨迹由曲线变为一点时，即获得其运动轴点的位置，并可直接标记在描记板内侧的皮肤上。

（三）髁突运动轨迹分析

髁突运动轨迹可以从共原点的X、Y、Z轴所构成三维空间观察髁突运动。

1. 下颌前伸后退运动中的髁突运动轨迹　髁突前伸运动轨迹并不单纯取决于颞下颌关节窝的形态，而是由关节窝、关节盘、髁突顶的形状，关节囊和关节韧带的紧张度和弹性，下颌运动相关肌群的牵引等多因素综合决定。如果运动时牙齿有干扰性咬合接触，也会影响髁突前伸运动轨迹。

下颌自起始点开始做前伸边缘运动，髁突沿着关节结节后斜面向前下方滑行，为一光滑曲线，即前伸髁道。从前伸边缘位向后退（前伸运动的逆向运动过程），可获得与前伸运动轨迹重叠度较高的后退运动轨迹（图 5-4-3）。前伸（后退）运动中髁突运动范围约 8～12mm。在矢状面上呈现向下弯曲的弧线，并向前下方倾斜。正常前伸（后退）时双侧髁突几乎没有向侧方移动，因此在水平面上其轨迹为沿 X 轴的往返直线；在冠状面上为沿 Z 轴往返的直线。正常状态下，无论在矢状面或是水平面上，双侧髁突运动轨迹基本对称。髁突的前伸运动轨迹与水平面的交角即为前伸髁道斜度。

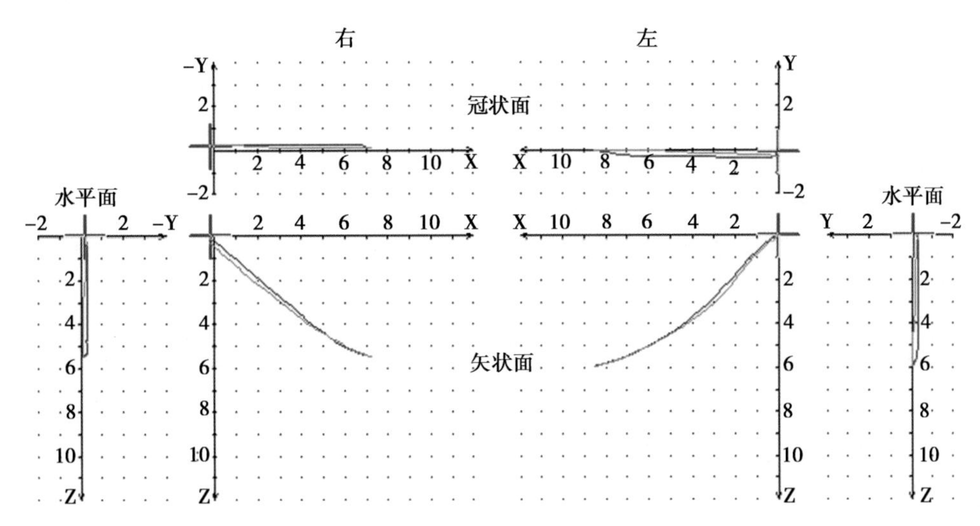

图 5-4-3 下颌前伸及后退运动时髁突运动轨迹

该轨迹在矢状面上呈现向下弯曲的弧形，在水平面及冠状面均显示往返直线，左右基本对称

2. 下颌开闭口运动中的髁突运动轨迹 正常情况下髁突的开口与闭口轨迹的重合性好，多次检查重复性好。在矢状面呈现向下弯曲的曲线，其弧形向下，运动范围为 10～16mm。在最大张口位时有时可能会出现一个向下的弧形轨迹，这是髁突在过大张口滑过关节结节顶部时形成的图像。开闭口运动中双侧髁突几乎没有侧向移动，因此其轨迹在水平面上为沿 X 轴的往返直线，在冠状面上为沿 Z 轴往返的直线。无论在矢状面或是水平面上，双侧髁突运动轨迹基本对称（图 5-4-4）。动态观察矢状面与水平面上轨迹，双侧髁突运动速度基本一致，在开闭口初及开闭口末时运动速度相对较慢，而在开闭口中期运动速度较快。这是由于在开闭口初、开闭口末时段髁突运动以转动为主，而在开闭口过程中时髁突运动以滑动为主所致。

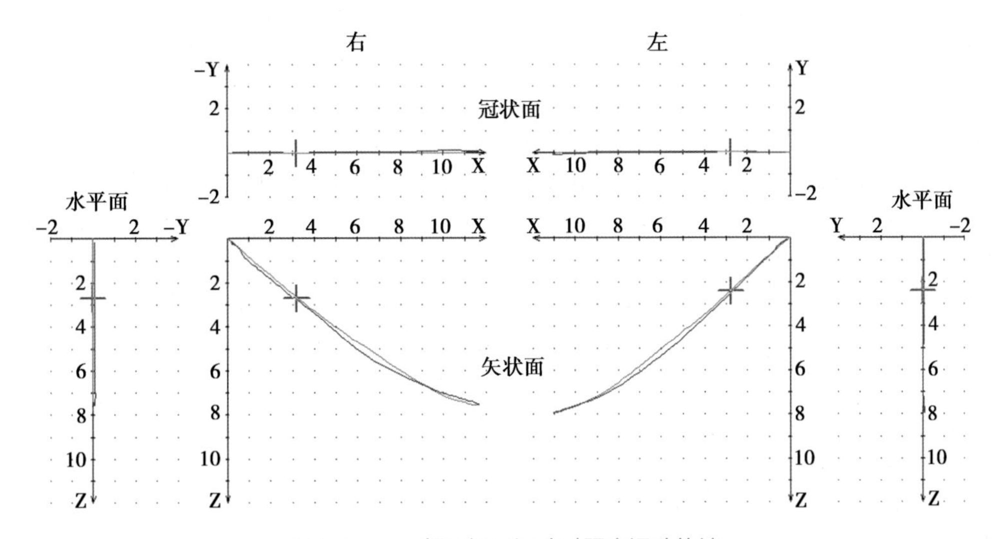

图 5-4-4 下颌开闭口运动时髁突运动轨迹

3. 下颌侧方运动中的髁突运动轨迹 下颌侧方运动属于不对称运动，工作侧髁突以旋转为主，非工作侧髁突以滑动为主，因此两侧髁突的运动轨迹有很大差异。工作侧髁突运动范围主要受个体髁突形态影响，大多数情况下，在向外移动的同时还可能伴有向上、下、前、后等不同方向的

学习笔记

位移；而非工作侧髁突则主要为向下、向前、向内运动。下颌在侧方运动时整体向工作侧方向滑行的现象称为侧移（side shift），又称 Bennett 运动（Bennett movement），非工作侧运动轨迹在水平面与矢状面所构成的角度称为 Bennett 角（图 5-4-5）。在矢状面上，非工作侧髁突运动轨迹是一条光滑的、向前下弯曲的闭合曲线。下颌分别向左、右侧方运动时，非工作侧髁突运动幅度基本对称（图 5-4-6），髁突侧方运动的往复运动曲线重合性好，多次检查重复性好，运动范围为 9~14mm。

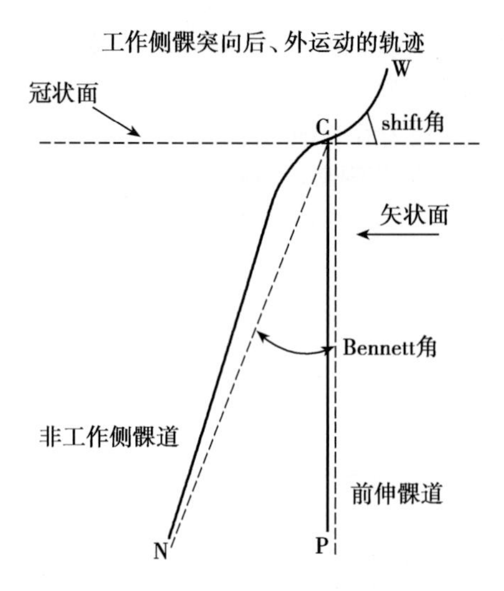

图 5-4-5　水平面上下颌前伸及侧方运动时，左侧髁突的运动轨迹

C-P：下颌前伸运动轨迹；C-N：右侧方运动时，左侧髁突运动轨迹；C-W：左侧方运动时，左侧髁突运动轨迹；Bennett 角：C-N 与矢状面的交角；shift 角：C-W 与冠状面的交角

（四）髁突运动轨迹描述

髁突运动轨迹描述包括定性和定量两方面指标，定性主要观察运动轨迹的平滑流畅性，定量主要评估运动幅度等。常用指标包括：

1. 运动幅度　在不同运动形式中，髁突运动幅度或范围不同，运动幅度过小或者过大可能提示颞下颌关节或咀嚼肌不同的病理状态。

2. 运动轨迹图像质量　理想状态下髁突往复运动的轨迹重合性好，形成一光滑曲线，双侧对称。由于姿势、解剖结构等因素影响，有时往复曲线可分离 0.2~0.3mm，当曲线分离大于 0.3mm 时，认为髁突运动质量较差，考虑存在韧带松弛等问题，如果运动过程中髁突运动曲线不光滑，出现震颤或抖动，提示可能存在咀嚼肌功能障碍。

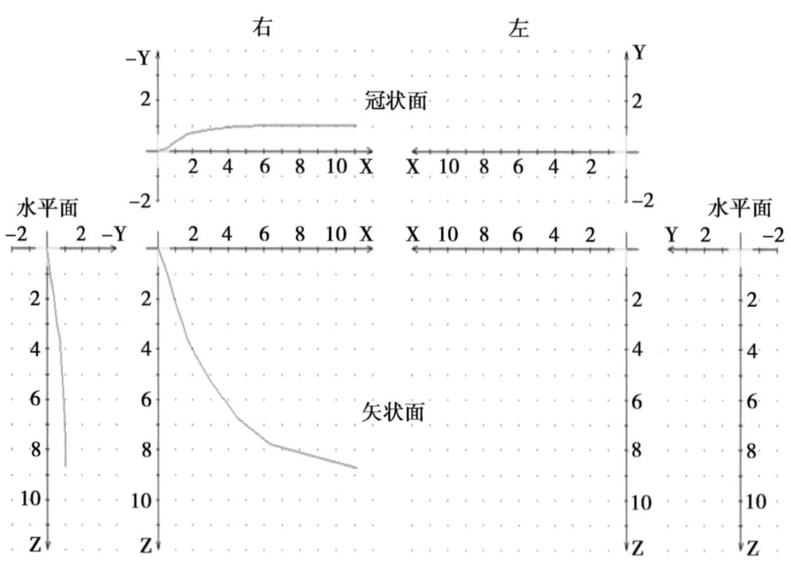

图 5-4-6　左侧方咬合运动时，双侧髁突运动轨迹

左：右侧（非工作侧）髁突运动轨迹；右：左侧（工作侧）髁突运动轨迹

3. 运动的对称性　在下颌对称性运动中，左右髁突运动的范围和运动轨迹的图像应基本一致。

4. 重复性　正常髁突运动多次检查重复性好，重复运动的轨迹在数量上和质量上基本一致，一些咀嚼肌功能性疾病可能会导致轨迹的重复性较差。

5. 横向评价　下颌对称性运动，如开闭口、前伸运动时，髁突在水平面的运动应当是沿 X 轴的往返直线，没有侧向移动。当运动轨迹发生了在 Y 轴上的移动，则可能发生关节内结构紊乱或咀嚼肌功能紊乱。

下颌侧方运动时工作侧髁突并非如预期那样在原地转动，而是向整个下颌运动趋势所代表的方向运动。工作侧髁突侧移并不总是与非工作侧髁突的滑行成比例地、逐渐地发生，而是在非工作侧髁突刚刚离开正中关系时,侧移的大部分就已经完成了。下颌侧移过程中这种不均匀的现象称为侧移的时相(timing)特征。有研究表明,侧移大部分发生于非工作侧髁突从正中关系位向前下方移动最初 4mm 的一段中,此时侧移的比例和绝对值都比较大。

根据非工作髁突在向前内方运动最初 4mm 中侧移发生的比例,可将侧移分为迅即侧移、早期侧移、散布侧移和渐进侧移四种类型。①迅即侧移:非工作侧髁突离开正中关系位后立即出现的,基本是直向中线方向的侧移。②早期侧移:侧移过程分布在非工作侧髁突离开正中关系位后的早期阶段。③散布侧移:侧移过程均匀分布在非工作侧髁突从正中关系位向前内滑行的最初 2~4mm。④渐进侧移:非工作侧髁突在前内方向运动过程中成比例的逐渐发生侧移。迅即侧移、散布侧移和早期侧移的共同点是侧移大部分出现于非工作侧髁突从正中关系位离开的初始阶段,因此这一段轨迹呈现凸向中线方向的弧形。而当髁突继续向前滑行时,侧移过程的其余部分与之成比例地进行,因此轨迹基本呈向前向内的直线(图 5-4-7)。

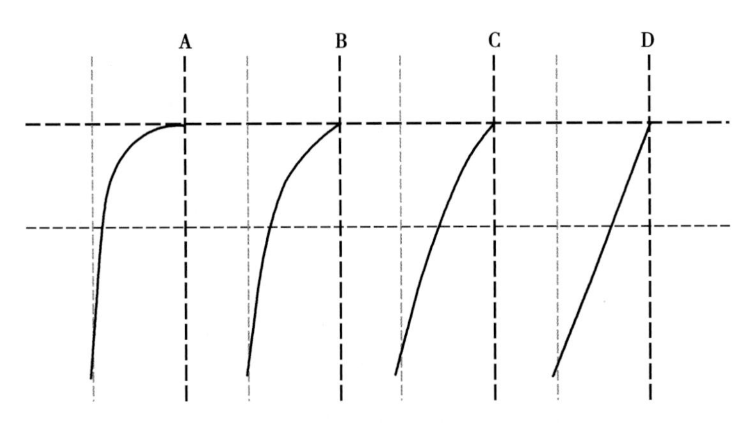

图 5-4-7　工作侧髁突侧移的个体特征
A. 迅即侧移　B. 早期侧移　C. 散布侧移　D. 渐进侧移

6. 后区稳定性　是神经肌肉系统在没有牙齿接触时运动的表现,主要由肌肉和韧带的功能状况决定。正常情况下髁突运动结束回到原点,否则认为下颌后区稳定性差,可能与韧带松弛或肌肉功能紊乱有关。

7. 图像重合　髁突运动轨迹的电子描记可以重叠显示下颌在不同运动过程中的运动轨迹图像。矢状面观察,①开闭口运动和前伸运动初期的髁突运动轨迹基本一致,这是因为两种运动初始阶段均为下颌的小开口运动;随后,两者运动轨迹发生分离,前伸运动轨迹向前下方的倾斜角度较开闭口运动时小(图 5-4-8)。②侧方运动时非工作侧髁突运动轨迹从前伸运动髁突运动轨迹的

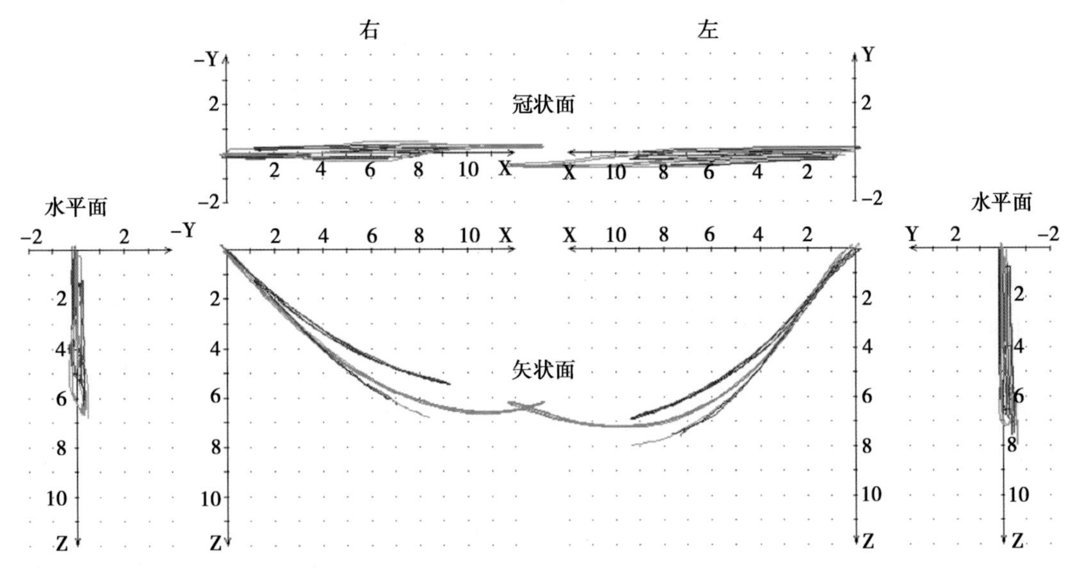

图 5-4-8　下颌前伸后退咬合运动(红色)、开闭口运动(绿色)及侧方咬合运动(蓝色,非工作侧)中,髁突运动轨迹图像重合

学习笔记

内侧(近中线侧)通过,绝大多数情况下非工作侧髁突运动轨迹向前方倾斜的角度更大,位于前伸咬合运动的髁突运动轨迹下方,两者之间的夹角称为 Fisher 角(图 5-4-9)。正常人的 Fisher 角是正角度,约 2.7°。如果该角度为负值或者两者之间存在交叉,提示有关节盘的运动障碍。

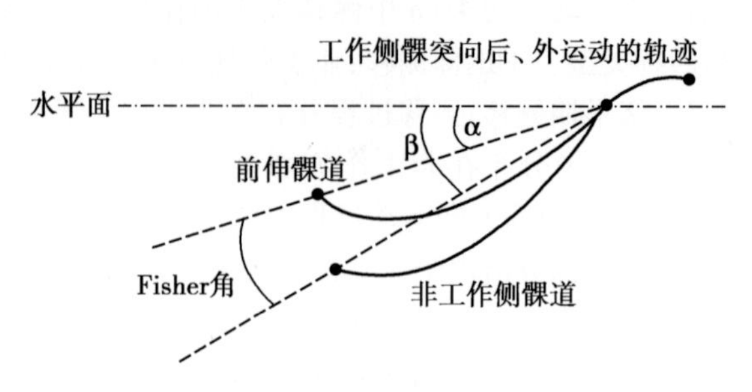

图 5-4-9　下颌前伸及侧方咬合运动时,髁突运动轨迹矢状面投影

α 角为前伸咬合运动髁突运动轨迹(前伸髁道)与水平面的交角,即前伸髁道斜度;β 角为侧方咬合运动非工作侧髁突运动轨迹(非工作侧髁道)与水平面交角,即 Bennett 角;Fisher 角=β-α

五、下颌切点运动轨迹描记

下颌切点因便于操作和观察,常用来作为下颌运动的观测点。将描记感应装置安装在下颌切牙的唇面,便可记录其随下颌运动而形成的三维轨迹图。

1. 记录下颌切点运动的方法　包括早期采用的机械描记法、光学摄影法(包括 X 线),以及现在常用的超声传感器式、光电传感器式及磁性传感器式下颌运动轨迹描记仪。

画廊:ER5-4-8 光电传感器式及磁性传感器式下颌运动轨迹描记仪

学习笔记

(1) 超声传感器式下颌运动轨迹记录仪:采用固定在下颌的四个超声信号发生器作为信号源,同时用固定在上颌的四组超声多普勒传感器接收信号,再由计算机软件加以分析。该方法可以同时记录切点和髁点的运动轨迹,并可分解下颌运动中的滑动和转动,计算瞬时旋转中心。

(2) 光电传感器式下颌运动轨迹记录仪:将发光的二极管固定于下颌切牙唇面,面架上有光敏传感器,捕捉发光二极管的位移信号并转为电信号,通过计算机软件将信号转化为三维运动轨迹进行分析。

(3) 磁性传感器式下颌运动轨迹记录仪:将信号源(磁钢)黏附于下颌中切牙唇面,当下颌运动时,磁钢与固定于头颅的磁敏元件的相对位置发生改变,磁敏元件的输出信号经线性化和放大后成为下颌切点运动轨迹,以图形的形式显示和存储。这是目前临床应用较多的一种下颌运动轨迹记录仪,可与肌电仪、关节振动分析仪、咬合分析系统等联合使用,获得更多下颌运动的特征数据。

2. 下颌切点运动轨迹分析

(1) 测量分析下颌运动范围、幅度、方向、速度等(图 5-4-10),比较治疗前后下颌运动图像。速度可用以评价下颌运动的流畅性,正常情况下下颌运动速度相对平稳,速度曲线光滑。如果运动突然减慢,或遇到明显的阻碍,如关节弹响、绞锁或肌肉功能异常等,速度图形上会出现明显缺口或中断。

(2) 姿势位的评估:通过测量息止颌间隙的大小及稳定性,以及此时下颌相对于牙尖交错位的位置关系,了解有关肌功能情况。息止颌间隙小于 0.5mm 的患者可能有紧咬牙症状,息止颌间隙大于 4mm 的患者可能有不良舌习惯或者垂直距离过低的情况。可以比较肌肉松弛治疗对息止颌间隙的改变,评估肌紧张的缓解情况。

视频:ER5-4-9 神经肌肉船位的制取

(3) 分析吞咽、咀嚼、语言等功能状态:吞咽时下颌一般会运动至牙尖交错位,一些吐舌吞咽的患者因为有舌的干扰,吞咽时牙齿没有接触。咀嚼运动的方向、速度、幅度可能与患者是否有偏侧咀嚼习惯、是否有咬合干扰以及颞下颌关节和咀嚼肌的功能状态等有关,当一些船干扰

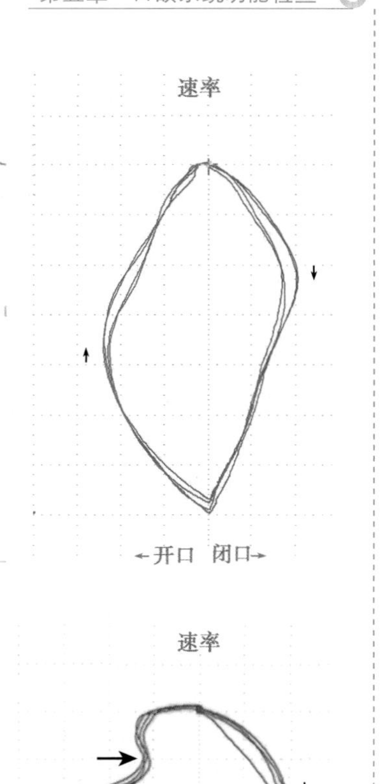

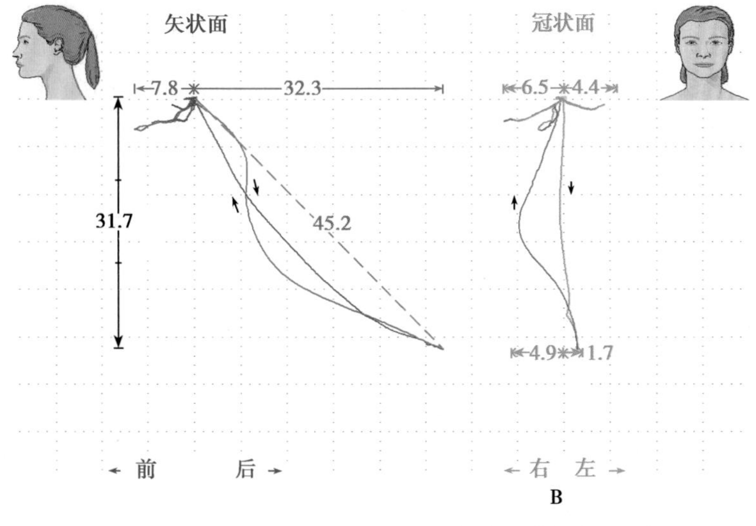

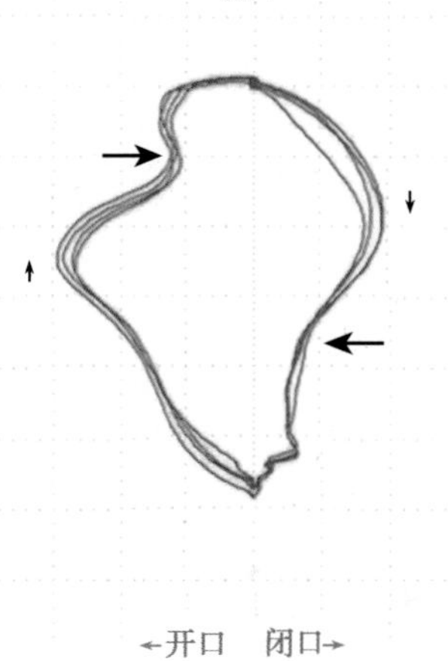

图 5-4-10 下颌切点运动轨迹及下颌开闭口运动速率
A. 正常人 B. 患者 "→"表示弹响等导致的运动受阻

存在时，咀嚼运动过程中可能出现下颌避让。一些特殊的发音（如"F""S""V"等）有下颌特定的位置。

（4）与肌肉松弛治疗仪联合使用，可以了解在特定电刺激下下颌的运动情况。

六、颌面部感觉的定量测定

感觉（sensation）是感受器接受外界或体内器官、组织的刺激或信息，经传入神经到中枢神经系统而产生的一种行为和情感体验。疼痛是常见的与感觉相关的临床主诉，关节区及相应肌群的疼痛是颞下颌关节病患者就诊主要原因。因此，有必要对疼痛等感觉体验进行定量测定和评价。

（一）定量感觉测试的概念

传统的感觉测量多以主观体验为量度，以问诊（或问卷）形式进行。常用测定方法包括：①语言描绘评分法（verbal rating scale，VRS）：让患者从医师给出的词语中选择可以形容自身疼痛程度的关键词，例如无痛、轻微疼痛、轻度疼痛、中度疼痛、剧烈疼痛等；②数字描述评分法（numerical rating scale，NRS）：要求患者在标出 0~10 的直线中选择一个数字来描述疼痛的强度，0 代表无痛，10 代表能想到的最剧烈的疼痛；③视觉模拟评分法（visual analogue scale，VAS）：类似 NRS 法，不同之处是在未标刻度的一条直线上标出疼痛程度，以表示疼痛的强度及其心理感受。直线的一端是 0 表示无痛，另一端是 10 表示最大程度疼痛；④疼痛问卷调查表评估法：请患者回答一系列疼痛相关问题，根据答案打分，根据分值评价疼痛程度及疼痛的性质。这些方法虽然对患者的主观感受和影响进行定性或者半定量地描述，但敏感性较差，不能准确反映感觉神经系统的功能状态。临床电生理检查方法评价感觉(主要是痛觉)，例如神经肌电图、诱发电位等，大多是针对粗大神经纤维(A_β 纤维)的，而在外周神经系统中 70%是细纤维(A_δ、C 纤维)，因此应用范围比较局限。

定量感觉测试(quantitative sensory testing，QST)是近年来发展起来的一种无创的神经物理性定量感觉测定技术。将定量化的刺激(温度、力、电、化学刺激等)作用于多种组织(黏膜、皮肤、肌肉、内脏等)，采用心理学和生理学实验方法(如阈值、刺激反应等)对受试者的反应进行定量测定，以评价躯体感觉系统的功能。QST 是目前唯一能够评估细神经纤维(A_δ、C 类)功能的检查方法。QST 常用的指标是：①感觉阈值：引起受试者感觉的最小刺激强度；②痛觉阈值：引起受试者疼痛的最小刺激强度；③痛觉耐受：引起受试者逃避反应的最小刺激强度。

2006 年，德国神经疼痛研究网络(German research network on neuropathic pain，DFNS)开发了一套标准化的 QST 检测方法，包含 7 项机械和温度感觉测试，共 13 个测试指标。包括冷感阈值(cold detection threshold，CDT)、温感阈值(warm detection threshold，WDT)、冷痛阈值(cold pain threshold，CPT)、热痛阈值(heat pain threshold，HPT)、温度感觉阈(thermal sensory limen procedure，TSL)、温度感觉倒错阈值(paradoxical heat sensations，PHS)、力刺激痛觉敏感性分(mechanical pain sensitivity，MPS)评分、触觉感知阈值(mechanical detection threshold，MDT)、力疼痛阈值(mechanical pain threshold，MPT)、动态力刺激超敏阈值(dynamic mechanical allodynia，DMA)、叠加效应比值(wind-up ratio，WUR)、振动感知阈值(vibration detection threshold，VDT)和压痛阈值(pressure pain threshold，PPT)。

(二) 感觉定量测试的神经生理学基础

神经纤维根据其直径、传导速度及动作电位的后电位特点分为 A、B、C 及 γ 纤维等四种类型，A、B 纤维又有许多亚型。在周围神经中，振动觉、触觉、轻压觉、本体感觉均由较粗的有髓鞘纤维(A_δ、A_β)传导，温度觉及痛觉主要由较细的薄髓鞘 A_δ 和无髓鞘的 C 纤维传导(图 5-4-11)。因此，测量不同类型的感觉阈值有助于区别不同类型感觉纤维的功能状态。

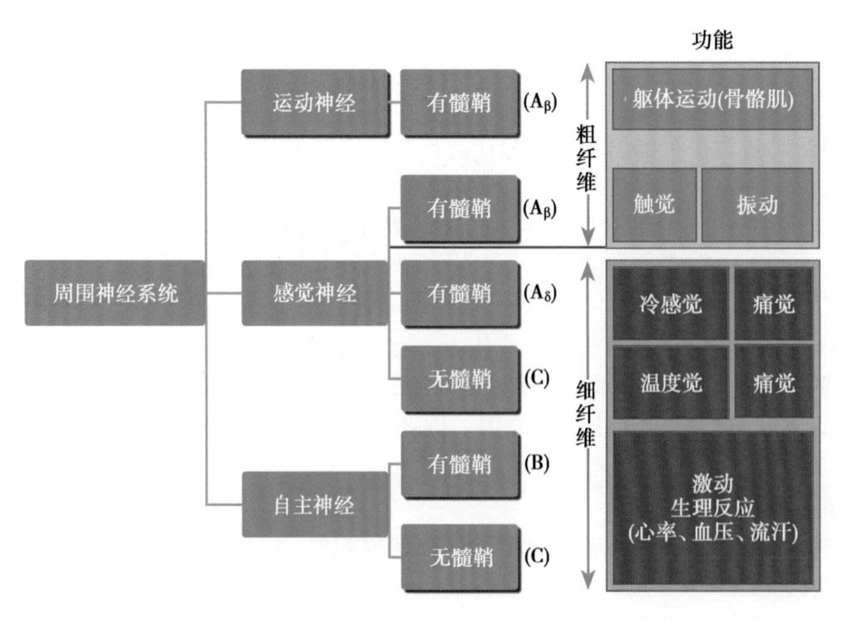

图 5-4-11　外周神经纤维分类及其功能特征

机体外周组织中的伤害性感受器可以对一定范围(阈值)内的伤害性刺激，如力、温度、化学等做出反应，通过快传导的 A_β 纤维及慢传导的 A_δ 和 C 纤维将组织损伤所诱发的冲动经脊髓背根神经节，通过脊髓丘脑束传递至中枢神经系统。支配口颌面部感觉系经三叉神经脊束核、通过三叉神经丘脑束上传至脑桥产生痛觉。大脑意识到疼痛后，通过行为调整以避免进一步损伤的发生。然而随着疼痛的持续，痛觉传入信号超过了镇痛系统的作用，便可发生一系列从外周到中枢的神经重塑性改变，例如疼痛信号被放大等。组织损伤后，不仅受损伤区域对正常的非伤害性刺激反应增强，邻近部位未损伤区域对刺激的反应也可能增强，即出现所谓的牵涉痛（reference pain）。中枢和外周神经系统对外界伤害性刺激产生过度的知觉或对非伤害性刺激做出疼痛反应的现象分别称为称为中枢敏化（central sensitization）和周围敏化（peripheral sensitization），其主要机制是疼痛发生后，中枢神经系统发生可塑性变化，神经元兴奋性增强，此即“中枢敏化”；外周组织损伤和炎症反应时，受损部位的细胞如肥大细胞、巨噬细胞和淋巴细胞等释放多种炎症介质，伤害性刺激也导致神经源性炎症反应，进一步促进炎症介质释放，使平时低强度的阈下刺激也可导致疼痛，此即“周围敏化”。

采用 QST 检测不同测试位点（躯干、面部、肌肉、内脏等）对不同强度刺激产生的感觉变化，评价是否存在感觉异常及其严重程度，分析是否存在周围神经敏感性改变或中枢敏化，机体内部镇痛系统的功能是否正常，疼痛是否存在时间和空间叠加效应等，有利于揭示疼痛的机制和对疼痛的发展和治疗反应作出预测。

（三）定量感觉测试的方法

QST 测定的方法可根据是否包含反应时间，分为以下两类：

1. 包含反应时间的测定方法（reaction time inclusive methods，RTIM） 当刺激强度瞬时增大或减弱并作为一种特定的感觉被感受到时，受试者通过按钮等方式终止刺激。RTIM 可以包含不同的检测项目，例如温度觉测定包括极限法（limits）和温度觉阈（thermal sensory limen，TSL）检测，采用极限法检测时，刺激强度从 0 或一个基础温度呈直线或指数性增强或减弱，直到受试者产生特定感觉而中止，一般重复刺激 3 次，得到平均峰值即为阈值（图 5-4-12）。进行温度觉阈检测时，刺激温度在冷热觉之间变换，没有一个基础中止点，通过几次冷热阈值之间的反复测定，可获得一个在两个阈值之间的“无温度觉”阶段，此即温度觉阈。RTIM 的测试原理是外周刺激通过感受部位传至大脑，经过处理，以命令的形式传递到受试者手部，通过按钮停止刺激的时间即反应时间（reaction time）。在这个过程中，刺激强度仍然不断变化，由于刺激强度呈线形和指数形式增加或减弱，所以在结果中存在的阈值内在增加或减弱。

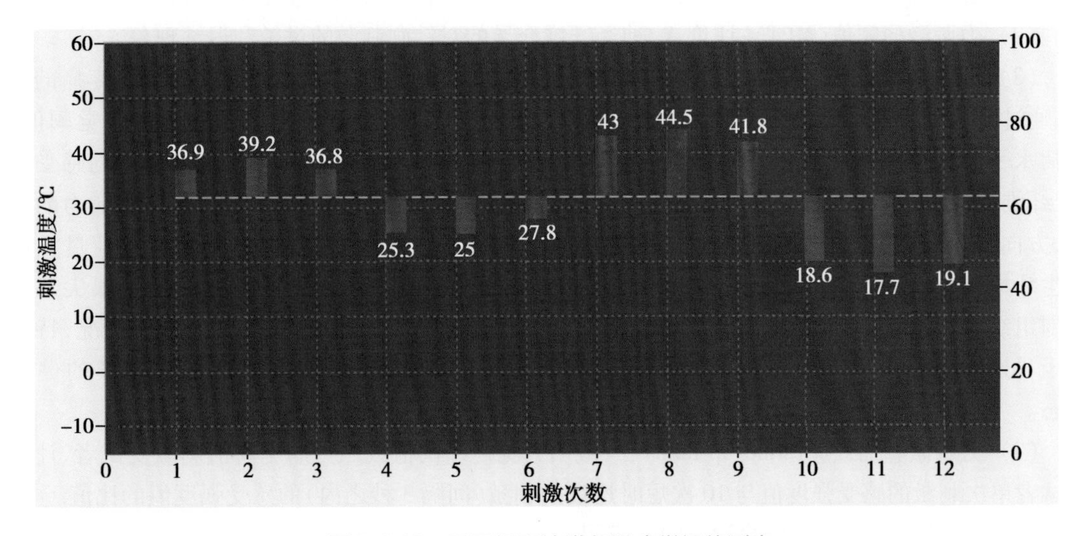

图 5-4-12 采用极限法进行温度觉阈值测定

基础温度为 32℃，每 3 个数据为一组，从左到右分别为温感阈值、冷感阈值、热痛阈值和冷痛阈值

2. 不包括反应时间在内的测定方法（reaction time exclusive methods，RTEM） 不包括反应时间在内的测定方法又称恒定刺激法，即对受试者施以特定强度的刺激，受试者在停止刺激后回答是否感受到该刺激。随后的刺激强度变化根据不同方法事先设定（增加或减少的幅度），刺激方

学习笔记

向变化（增加或减弱）根据受试者对前一个刺激的反应决定——肯定的回答施以较小强度的刺激，否定回答施以较大强度的刺激（图 5-4-13）。根据设定刺激强度变化的方法不同而采用不同的计算方法，获得阈值。该方法获得的阈值绝对值小于以 RTIM 测试方法得到的结果。

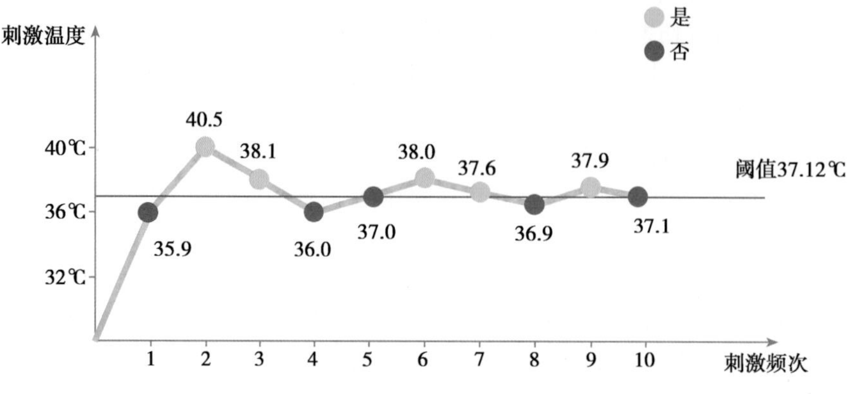

图 5-4-13　不包括反应时间在内的测定方法

（四）定量感觉测试的常用检查项目

常用的检查项目包括温度阈值、力刺激阈值、振动阈值等测试。

画廊：ER5-4-10 温度阈值测试

画廊：ER5-4-11 常用的机械觉测量方法

学习笔记

1. 温度阈值测试　常用温度觉分析仪进行检测，常用的温度觉测试指标有：①冷感阈值（CDT）和温感阈值（WDT）：指测试部位即刻感觉到冷或热时的温度值。CDT 主要反映 A_δ 纤维的功能状态，WDT 主要反映 C 纤维的功能状态。②冷痛阈值（CPT），热痛阈值（HPT）：指测试部位感觉到冷痛或热痛时的温度值。CPT 可以反映 C 和 A_δ 纤维的功能状态，而 HPT 反映 C 纤维的功能状态。③温度叠加效应：指用一个设定的温度（通常采用 HPT 加 2℃）进行单次刺激与短时间连续 10 次刺激（每次刺激间隔不超过 3 秒）所感受的疼痛强度的比值。

2. 振动阈值测试　采用振动觉分析仪进行测量，简单及常用的是分级音叉测量振动感知阈值，用以评价 A_β 神经纤维功能。

3. 力刺激阈值测试　常用的力刺激阈值测量主要包括：

（1）触觉感知阈值（MDT）：主要评价 A_β 神经纤维对不同粗细的定量触毛感知的功能。

（2）力刺激痛阈值（MPT）：评价 A_δ 神经纤维介导的对针刺刺激的过敏和迟钝现象。

（3）压痛阈值（PPT）：引起受试者疼痛的最小的压力值，是唯一一项评价深部组织疼痛的测试，通过 C 或 A_δ 纤维来测试深部疼痛的敏感性。PPT 也可以用来测定牙周膜的压力痛觉阈值，包括水平向牙周膜 PPT 和垂直向牙周膜 PPT。牙周膜内存在力感受器（A_β 纤维）和痛觉感受器（C 纤维和 A_δ 纤维），力感受器对施加于牙冠上的微小力量的变化能作出迅速的反应，如力的强度、方向；痛觉感受器则会产生痛觉，在生理条件下可作为一种保护机制，避免牙齿负荷过重而产生牙周损伤。临床上常采用平头金属器械的末端从垂直向和水平向叩击牙齿评价根尖及牙周围组织的健康状态，但叩击的力度难以把握，检查结果仅能定性的判断根尖或牙周情况，特别对于早期病变临床筛查效率较低。牙周膜 PPT 有利于临床定量、客观的评估牙周膜的健康状态。

（4）力刺激叠加效应（wind-up ratio）：一般用力觉疼痛阈值或压力痛觉阈值刺激受试者，计算受试者单次刺激的感受强度值与 10 次短时连续的刺激（间隔 3 秒之内）的感受强度值的比值。

（五）定量感觉测试在咬合治疗中的应用

1. 颞下颌关节紊乱病的临床评估　颞下颌关节紊乱病的主要临床表现包括口颌面部疼痛、下颌运动异常、颞下颌关节弹响或杂音、头痛等，疼痛可来源于关节、肌肉、筋膜等不同组织，因此临床上患者对疼痛部位和疼痛性质的描述多种多样。感觉定量测试有利于发现患者对伤害性刺激的敏感性，例如，颞下颌关节紊乱病对力刺激敏感性可能高于正常人。量化研究疼痛的产生和持续机制，有利于从神经生理的角度评价颞下颌关节紊乱病的生理心理学病因。

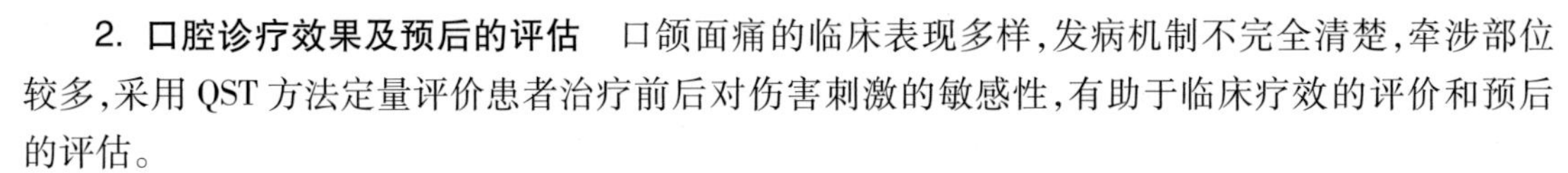

2. 口腔诊疗效果及预后的评估　口颌面痛的临床表现多样，发病机制不完全清楚，牵涉部位较多，采用 QST 方法定量评价患者治疗前后对伤害刺激的敏感性，有助于临床疗效的评价和预后的评估。

（张静露）

第五节　口颌系统功能检查的数字化技术及其应用

数字化技术（Digital Technology）是一项与电子计算机相伴相生的科学技术。该技术借助一定的设备将图、文、声、像等信息转化为计算机能识别的二进制（“0”和“1”）信息，然后对这些信息进行专门的运算、加工、存储、传送、传播及还原。数字化技术具有直观、目标可控、误差小、加工精度高等特性。基于其硬件设备与软件手段，数字化技术在口腔医学领域形成了比较成熟的学科分支——数字化口腔医学（digital dentistry），辅助口腔医师进行口腔疾病的诊断与治疗。口腔医学数字化技术的应用基本涵盖了口腔医学的大部分二级学科，且基本贯穿了检查、诊断和治疗的各个环节。数字化口腔诊疗模式正在逐渐被推广。

在𬌗学检查治疗的相关领域，口腔数字化技术目前已用于咬合接触的检查、下颌运动的分析、虚拟𬌗架以及修复体制作、正畸方案设计与实施等诸多方面。

一、口腔数字化技术的主要实现手段

在口颌系统功能检查领域，数字化技术主要通过以下几个相对成熟的关键技术手段实现对信息的采集、加工、转化及应用。

（一）扫描技术

按照扫描内容不同，口腔数字化的扫描技术包括 CBCT 扫描、口内扫描、模型扫描以及面部扫描等；按照扫描原理不同，口腔数字化的扫描技术可分为计算机体层扫描、接触式机械扫描、激光扫描、结构光扫描等；按照扫描方式不同，口腔数字化的扫描技术可归纳为间接法扫描（即扫描牙列石膏模型或印模的技术，图 5-5-1）与直接法扫描（即直接获取患者口内牙齿、牙龈、黏膜等软硬组织表面三维形貌及彩色纹理信息）。

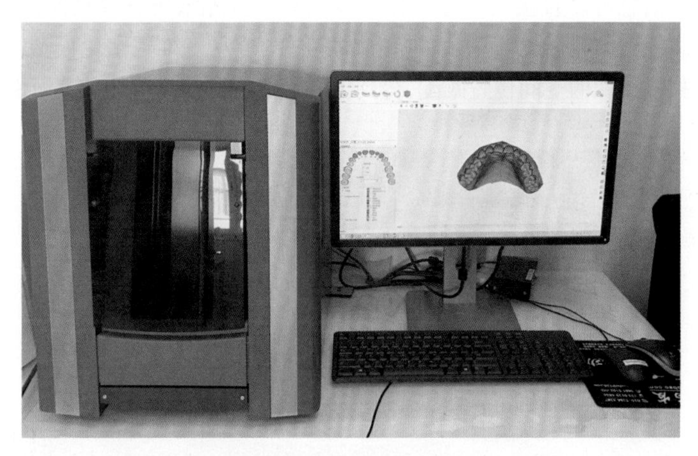

图 5-5-1　口腔模型扫描仪

采用激光扫描技术获得上、下颌牙列的三维形态数据

通过联合应用各类扫描技术，可以获得口腔软、硬组织和颜面部软组织的三维形态数据，并可借助软件与磁共振、关节运动等数据融合应用。扫描技术是口腔数字化技术得以实现的基础之一。

（二）感应技术

感应技术主要体现在传感器的设计方面，不同类型的传感器接收诸如压力、相对位置等特定

学习笔记

信号，将信号传入对应的计算机分析系统，完成信号整合、软件分析与表达等过程。应用该类数字化技术，可以使原本抽象的事物具象化、直观化。如通过采集、分析压力信号，可以直观展示上、下颌牙齿接触的紧密程度；通过采集相对位置信号，可以具象化反映复杂的下颌运动过程。这些方式突破了原有实体工具的物理限定，更加具有个性化特征。

（三）软件技术

软件技术是为计算机相应系统提供程序和相关文档支持的技术，在数字化技术的应用过程中起到桥梁作用。

在口腔数字化领域，软件设计的目的是实现自动化、智能化的诊断分析和治疗设计，软件开发的基础是口腔临床知识与经验，体现了医师的诊疗思想。其处理功能的不断成熟与技术的迭代，直接拓展了数字化手段可应用的范围，增加了相应精度，同时促进了医师的诊疗思维从二维模式向三维模式转变。

在𬌗学相关领域，借助软件，既可以实现功能检查、咬合辅助分析，又可以为治疗过程提供更全面的数据信息、确保治疗目标的可控性。

（四）加工技术

计算机辅助制造技术（computer aided manufacturing，CAM）源自工业生产，引入口腔诊疗后，使得口腔领域的加工模式从手工模式转变为工业化加工模式，在加工质量稳定性和加工精度方面都有了显著提高。

按照加工原理，应用于口腔领域的数字化加工技术主要包括减法技术与加法技术两大类。代表性的减法技术为切削技术，即利用精密数控铣床，将需要加工的块状材料在计算机控制下，根据计算机辅助设计软件所获得的表面三维数据进行 X、Y 和 Z 方向的综合减法切削。加法技术通常代指快速成型（rapid prototyping，RP）技术，其代表技术如立体光造型（Stereo lithography Appearance，SLA）技术及三维打印技术，它们均是目前发展非常迅速的技术。快速成型技术通过离散与堆积的加法制造原理，集计算机数字控制、精密机械、激光和新材料等于一体，可以快速将三维模型制成实物原型。

学习笔记

二、咬合接触信息的数字化实现

牙尖交错𬌗接触信息可以直接通过数字化手段实现。首先采用三维激光扫描技术进行口内扫描，获得患者上、下颌牙列的数字化信息，通过相应的软件，建立三维数字化模型，然后通过上下颌三维数字化模型颊侧扫描图像的空间位置匹配，得到上下颌之间的静态咬合关系（图 5-5-2）。

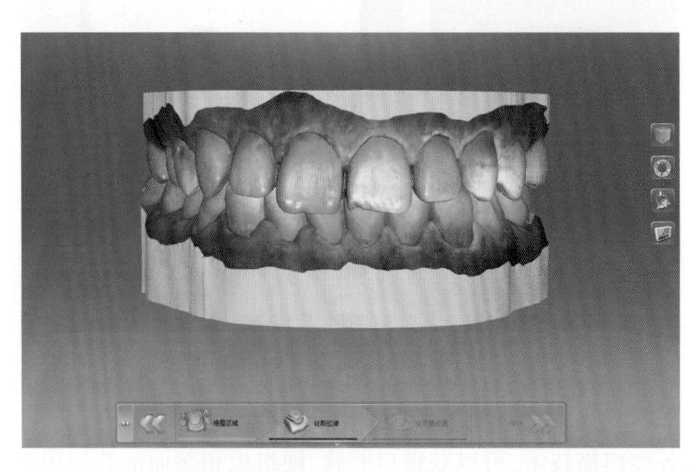

图 5-5-2 口内扫描直接获得的上、下颌牙尖交错位咬合关系记录

其他颌位关系的咬合记录，如正中关系颌位记录等，目前尚不能通过口内直接扫描来获得，但可以在确定颌位关系、上𬌗架后，采用与𬌗架配套的模型扫描装置，实现目标颌位的三维数字化。

三、传统面弓、𬌗架的数字化实现

（一）传统面弓的数字化实现

传统面弓通过面弓体确定颌面部参考平面，𬌗叉确定上颌牙列位置，再通过万向关节将两者固定起来。数字化面部扫描技术由于采用解剖标志作为所建三维数字模型的参考点，简化了面弓体装置的定位操作，在获得面部扫描数据后可直接在三维重建的数字化模型上标记鼻翼耳屏线，然后在配套装置辅助下（图 5-5-3）通过𬌗记录材料确定上颌牙列与鼻翼耳屏线的相对位置关系，实现传统𬌗叉的功能；软件中通过鼻翼耳屏线这一媒介，完成上颌牙列三维数据与面部三维数据的匹配，实现传统面弓转移过程。

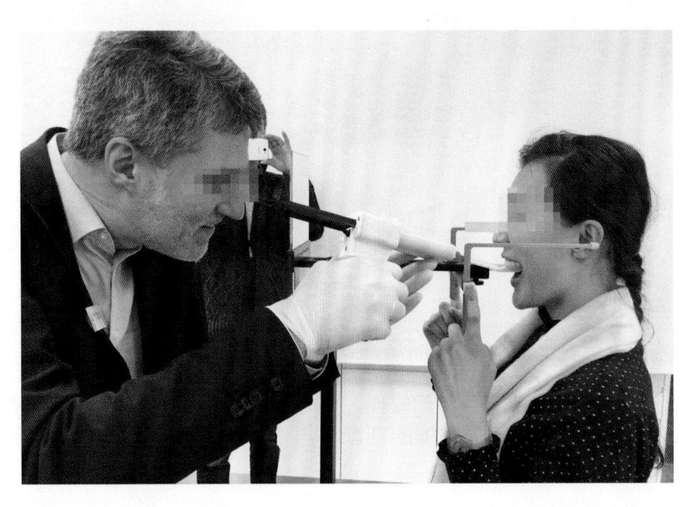

图 5-5-3　通过仪器标尺指示鼻翼耳屏线，𬌗记录材料确定上颌牙列位置，记录其与鼻翼耳屏线的相对位置关系

将三维重建的数字化上颌模型及面部扫描模型分别与𬌗记录及鼻翼耳屏线匹配，即实现面弓转移过程

（二）传统𬌗架的数字化实现

传统𬌗架的数字化通过虚拟𬌗架发展实现。虚拟𬌗架（virtual articulator）基于虚拟现实技术，通过模拟真实患者数据来实现传统𬌗架功能，最早被用于口腔修复领域。其最大的优势在于可将口颌系统完整的情况，包括一些在口内和实体𬌗架上不容易观察到的细节特点，转化为图像及数据，然后采用再现功能，从任意角度、任意层面，模拟并显示下颌运动，使医师可以充分观察动、静态咬合运动以及上下颌牙接触的动态变化情况。按照功能实现方式，虚拟𬌗架可分为以下两类：

1. 传统𬌗架功能的数字化再现　此类虚拟𬌗架系统多被整合于计算机辅助设计软件内，通常以全流程数字化修复体的加工制作为最终目的。最常见的设计方式是根据各种传统𬌗架的参数逆向设计出对应的虚拟𬌗架，即将传统𬌗架原样搬到数字化软件中（图 5-5-4）。医师、技师使用时先常规模型面弓转移上传统𬌗架，通过模型扫描导入患者上下颌牙列及颌位关系信息，在软件中选择相应𬌗架的类型，录入𬌗架具体参数数据（如前伸髁导斜度、侧方髁导斜度、迅即侧移等），完成运动模拟。

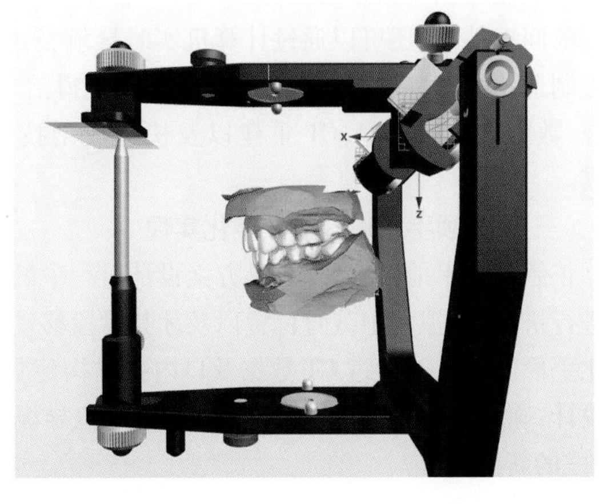

图 5-5-4　根据传统𬌗架参数逆向设计而形成的虚拟𬌗架

2. 虚拟𬌗架　这种方式可直接再现患者

下颌运动路径，从某种程度上颠覆了传统殆架的模式，不再有实体或者数字化的殆架形象，而只关注上下颌相对运动的轨迹。此类虚拟殆架通过特殊殆叉直接将口内扫描的上下颌牙列数据、CT重建后高精度的上下颌骨模型数据以及下颌运动数据匹配起来，创建"真实"的虚拟患者，通过软件计算可以再现颌骨任意一点的实时运动情况，当然也包含上下颌牙列(图5-5-5)。当设计软件完成修复体殆面形态初步设计后，将所获得的运动轨迹数据导入，设计去除殆面形态在该运动路径上的干扰点，从而完成虚拟殆架功能。虽然此技术的精确性及可应用范围仍需要临床及科学研究的进一步验证，但这无疑是全流程数字化进程中非常重要的一步。

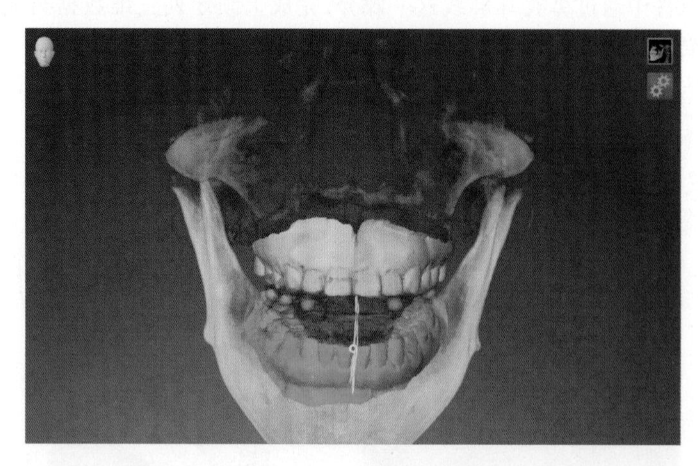

图5-5-5　虚拟殆架通过专用软件，完成对上下颌牙列数据、上下颌骨模型数据以及下颌运动数据的匹配，再现颌骨任意一点的实时运动情况

学习笔记

四、咬合相关治疗的数字化实现

（一）修复体制作的数字化实现

结合计算机辅助加工技术以及3D打印技术，目前已经可以通过数字化手段实现诸如单冠、固定桥、贴面、嵌体等结构相对简单的固定修复体，以及总义齿、可摘局部义齿支架、颌面赝覆体、种植上部结构、殆垫等结构相对复杂的修复体的制作。得益于前述数字化面弓、殆架技术的发展，目前不仅可以较好地进行修复体殆面形态的设计，再现静态咬合，而且可以通过运动模拟实现对修复体动态咬合的控制，提高加工效率的同时提高所加工修复体的精度，有效缩短椅旁调整的时间。

（二）正畸治疗的数字化实现

对于经典正畸治疗过程，数字化3D打印可以生成托槽粘固定位导板，辅助精确地完成个性化托槽的间接粘接；还可以通过计算机实时导航技术精确控制托槽的直接粘接；也可以通过机器人加工制造技术，完成患者复杂弓丝的弯制，使得治疗过程更加可控。除此之外，由于同时结合颜面成像、数字化牙列模型、CT重建以及快速成型技术等加工手段，无托槽隐形矫治技术得以广泛开展。

（三）正颌手术设计的数字化实现

正颌手术术前，模型外科是方案设计过程中的重要技术之一。医师将转移在殆架上的石膏模型进行拼对，模拟术中截骨位置以及牙与骨段移动的方向及距离。这一经典模式同样可以通过数字化手段实现——通过CT数据及口内扫描构建数字化颅颌面及牙列模型，在软件中进行虚拟手术设计，确定手术方案，3D打印生成术中定位导板，甚至直接在导航下进行手术，形成"数字化模型外科"的新模式。

复习思考题

1. 分析目前常用的几种参考平面及其所代表的含义。
2. 临床检查扪及关节杂音,需要考虑哪些可能的关节疾病?
3. 分析牙列不均匀磨损的类型及其可能的原因。
4. 总结常用的在口内检查咬合干扰的方法。
5. 试述分析侧貌的临床意义。
6. 什么是面弓?简单分类描述。
7. 简单陈述髁导的分类和意义。
8. 咀嚼肌的肌电评价常用指标包括哪些?
9. 简述下颌前伸后退运动时髁突运动轨迹的特征。
10. 请简述下颌切点运动轨迹描记的临床意义。
11. 简述定量感觉测试的定义及临床意义。

(师晓蕊)

学习笔记

第六章 咬合诊断与治疗

内容提要

本章重点介绍口腔临床治疗中的有关咬合及颌位问题，包括调䶵，口腔正畸、口腔修复和牙周病诊疗中的咬合问题，以及咬合重建等。调䶵是口腔临床治疗中最常用的治疗技术，是去除不良的䶵因素，建立稳定、协调的咬合接触关系的重要手段；正畸治疗中䶵与颌位问题贯穿正畸诊疗的全过程，矫治过程中不仅应重视牙在三维方向的位置关系变化，还应重视颌位以及咬合接触变化，以引导关节、牙槽骨以及肌组织的适应性改建；修复治疗中要重视在正确或合适的颌位关系下建立正确的咬合接触关系，针对缺牙等咬合关系的个性化特点进行修复体的设计、制作；牙周病䶵创伤应重视咬合干扰的检查、诊断，在控制炎症的基础上进行针对性的咬合治疗，避免牙周组织受到异常咬合力的作用；牙重度磨耗咬合重建应重视颌位关系的确定与转移、正中与非正中的咬合接触设计、䶵平面和䶵曲线设计等。

学习笔记

第一节 调䶵治疗

一、调䶵概述

调䶵(occlusal adjustment)是一种不可逆的䶵治疗方法，通过对牙齿的选磨以改变䶵面形态，从而达到䶵力分布合理、咬合运动协调无干扰的目的。调䶵的目的是去除天然牙或修复体上影响正常口颌功能的咬合高点或䶵干扰点，建立稳定、协调的动静态咬合接触关系，使治疗后的咬合与口颌系统其他组织结构相协调，下颌运动顺畅、自如。此外，调䶵还可以通过修改牙列䶵曲线、少量修改牙冠外形来满足美学的需要。医师应在深入理解口颌系统功能特点、掌握调䶵技术的基础上进行调䶵治疗，并且在调䶵治疗前要有较好的预期。

简单调䶵是口腔医师日常工作中的一个常规操作，在修复、正畸、牙周病及牙体牙髓病等治疗过程中都不同程度地涉及调䶵问题。本章以牙尖顶与对颌牙窝底或边缘嵴接触䶵型为基础，介绍针对天然牙列䶵干扰的调䶵原则与调䶵方法。

（一）调䶵的适应证

调䶵是针对咬合紊乱而采取的不可逆的治疗方法，要慎重选择适应证。由于目前检测手段有限，调䶵仅适于能积极配合治疗的患者；对于致病因素明显、䶵治疗具有可预期效果的患者，虽然情绪较低落，但仍能理性看待自己的疾病，并积极配合治疗者，也可以进行适当调䶵。否则应先观察，或予以䶵板等保守性治疗。目前尚不主张进行预防性调䶵。但对确定要进行全部后牙䶵重建的患者，可直接予以调䶵治疗。

调䶵治疗有一定的局限性，即并非所有早接触或䶵干扰都可以采用调䶵方法实现改善咬合接触的治疗目标，出现在支持尖牙尖斜面内1/3的早接触或䶵干扰，适于采用调䶵方法消除；出现在支持尖牙尖斜面中1/3的早接触或䶵干扰，表明相关牙的咬合接触吻合度较差，需通过固定修复体少量调整咬合接触部位的方法来消除；若早接触出现在支持尖牙尖斜面的外1/3，则表明相关牙咬合接触吻合度很差，要通过正畸技术调整牙的整体位置来消除(图6-1-1)。

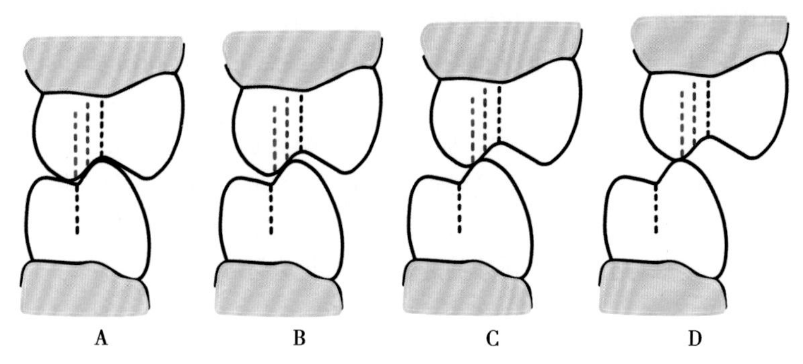

图 6-1-1　支持尖牙尖斜面三等分及早接触的位置
A. 尖窝相对的接触　B. 早接触在牙尖斜面的内 1/3　C. 早接触在牙尖斜面的中 1/3　D. 早接触在牙尖斜面的外 1/3

（二）调𬌗内容及目标

1. 异常𬌗接触　对早接触、𬌗干扰等妨碍正常口颌系统功能的咬合，通过调𬌗达到合理稳定的𬌗接触，建立正中自由域和肌位牙位相一致的颌位关系，建立良好的𬌗导和非功能区的𬌗分离，使咬合与咀嚼肌、颞下颌关节之间功能协调，下颌在功能范围内向任何方向运动顺畅。

2. 𬌗接触关系的调整　针对咬合治疗中的一些个体化需求，采取调𬌗方法改善咬合接触的情况，例如根管治疗后需要减轻咬合力的牙、需要修复治疗的牙、牙隐裂早期、有牙周创伤的牙、种植体过度负载、正畸牙齿移动结束后需进一步调整咬合接触的牙，以及其他一些需要增加𬌗稳定性的情况，使𬌗力合理分布，𬌗力方向趋于牙长轴方向。

（三）病例选择及调𬌗的注意事项

1. 明确诊断异常咬合所在，能解释患者的症状。

2. 对有明显颞下颌关节或咀嚼肌症状的患者，应全面检查和评估口颌功能，明确其症状与咬合异常相关，酌情采取少量多次的原则进行调𬌗。有肌功能紊乱的患者，可配合减轻肌紧张或疼痛的治疗措施，例如先采用𬌗板进行治疗，然后再调𬌗。

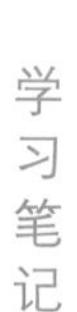

3. 因接受修复、正畸等治疗而出现或加重的磨牙症、紧咬牙症以及 TMD 样症状者，应及时酌情采取包括调𬌗在内的治疗手段纠正咬合。

4. 采用咬合纸检查的咬合印记，调磨时注意鉴别正常咬合接触和干扰性咬合接触，应保护正常接触点不被磨除。后牙反𬌗或对𬌗的错𬌗患者的支持尖发生变化与正常𬌗者不同，调𬌗中要保护支持点不被磨除。错𬌗患者如果闭口轻叩时仅最远端磨牙有标记，或者不能一致地标记所有正中支持，提示需要磨除后牙牙尖顶或与其有咬合接触的牙面结构。

5. 对于敏感牙齿调𬌗时，应采取少量多次调𬌗，必要时局麻下适当调𬌗，调𬌗后要进行脱敏处理。对于严重过长预计调磨量较大的牙，选择正畸压低配合调𬌗；如果正畸矫正牙位不能实现，可根管治疗后大量调磨，而后可配合冠修复。

二、调𬌗的步骤

由于调𬌗过程中有些咬合接触需要患者仔细体会，并将咬合感觉反馈给医师，以便进行下一步的治疗；调𬌗中有时会出现牙齿敏感等副作用，因此在治疗前要做好医患沟通，制订详细的治疗计划。具体步骤如下：

（一）调𬌗前医患交流

医师应充分了解患者的病情，包括主诉、症状、体征，分析患者咬合的具体问题。在医患交流的过程中，使患者理解调𬌗的目的、步骤和治疗特点，例如调𬌗是不可逆的治疗，必要时反复多次（需复诊），以便做好心理准备。调𬌗前的医患交流是对患者宣教的过程，也是争取患者配合、获得良好疗效的重要环节，因为人可以感觉到 20μm 的咬合差异，而目前尚没有哪种咬合检查能达到这一咬合精度。

（二）早接触确定与磨除

1. 确定早接触点　对肌功能正常者，嘱患者由下颌姿势位两侧后牙轻咬至肌位，再重咬至牙尖交错位，若轻咬时仅个别牙接触，重咬时下颌滑到牙尖交错位，为两者颌位不一致、有早接触点存在。通过观察下颌异常滑动情况，判断早接触点位置。临床可用蜡片确定早接触牙，然后用咬合纸置于有早接触点的牙上，先轻咬再重咬，即可显示早接触点的部位和滑动印记。早接触的部位可发生在前牙区，也可能发生在后牙区。

2. 去除早接触点　调改牙尖还是牙窝，应根据早接触点造成影响判定。一般情况下，如果在牙尖交错位某牙尖有早接触，应检查该早接触点在非正中运动时（前伸、工作侧、非工作侧运动）的接触情况。如果在非正中运动时该点有接触，则调改牙尖顶的干扰点区域，降低牙尖的高度；若该点在非正中运动时都无接触，则调改对颌牙的牙窝斜面，扩大牙窝（图 6-1-2）。

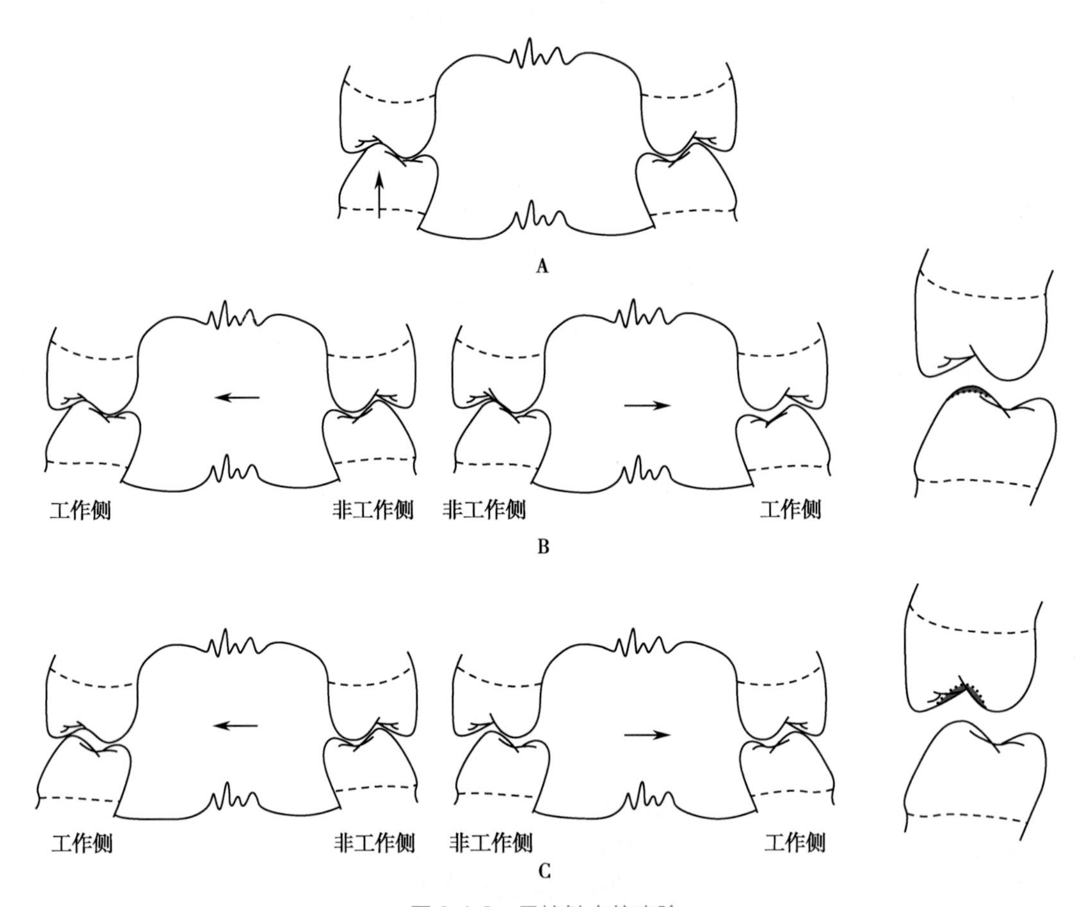

图 6-1-2　早接触点的磨除
（兰州大学口腔医学院康宏医师供图）
A. 牙尖交错位早接触点（箭头所指）　B. 工作侧和非工作侧运动时都有接触，调改牙尖，降低牙尖高度
C. 工作侧和非工作侧运动时都无接触，调改对颌牙窝

（三）正中关系𬌗干扰的确定与磨除

正中关系𬌗干扰主要表现为在后退接触位时双侧后牙非均衡接触或呈单侧接触，在这些干扰性咬合接触的引导下，下颌向前滑动（“前滑动”型𬌗干扰）距离超出长正中正常范围（0.5～1mm）（图 6-1-3），或者向一侧偏斜滑动（“侧滑动”型𬌗干扰），才能到达最大牙尖交错位。正中关系𬌗干

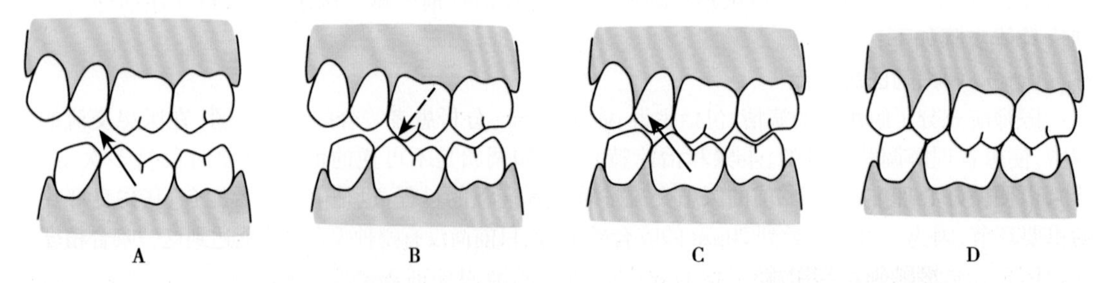

图 6-1-3　正中关系（后退接触位）至牙尖交错位的𬌗干扰致下颌前上滑动
A. CR 闭口过程中（箭头方向）　B. 上下颌第一磨牙存在正中关系𬌗干扰（虚线箭头）　C. 下颌被𬌗干扰引导向前上滑动（箭头方向）　D. 下颌被引导闭合至牙尖交错位

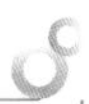

扰是调磨殆干扰时应首先去除的殆干扰。因为调磨牙尖斜面去除后退殆干扰时,可能会重新对牙尖塑形,新形成的牙尖较细,且牙尖顶偏向中央沟方向。当优先调整了牙尖顶位置后,可减少调磨对颌牙斜面,而且使后续殆干扰的调磨变得简单。

1. 确定正中关系殆干扰 采用 Dawson 双手法或单手法可使下颌处在正中关系位(见第五章第一节)后,引导下颌作小开闭口运动(使髁突作铰链运动),下颌缓慢闭口至正中关系有牙接触,让患者感觉第一个接触点,保持在这个位置一秒钟之后咬紧牙,从而判断正中关系殆接触向最大牙尖交错位的下颌"滑动"方向和距离。该方法的要点是保持髁突在下颌正中关系状态下作铰链运动,如果患者的髁突不能保持在正中关系上,髁突将在翼外肌收缩作用下向前移位,使下颌轻轻滑过干扰点达到牙尖交错位。这样,一些牙尖斜面的殆干扰便会被漏掉。因此,闭口过程中医师应施加稳定向上的力将髁突保持在正中关系上。

画廊:ER6-1-1 正中关系殆干扰表现

2. 去除正中关系殆干扰

(1) 去除下颌向前滑动的殆干扰:纠正使下颌向前滑动的正中关系殆干扰的调磨原则是"MUDL",即调磨上颌牙的近中斜面(medial-inclines of the upper-molars, MU),或下颌牙的远中斜面(distal-inclines of the lower-molars, DL)(图 6-1-4)。调殆后应使下颌从后退接触位接触自如滑到牙尖交错位(图 6-1-5)。

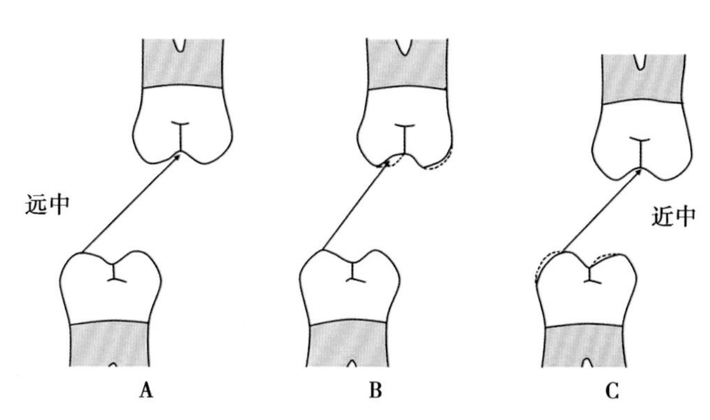

图 6-1-4 去除下颌向前滑动的殆干扰
A. 正中关系殆干扰使下颌由后退接触位向前上滑动 B. 调磨上颌磨牙的近中斜面 C. 调磨下颌磨牙的远中斜面

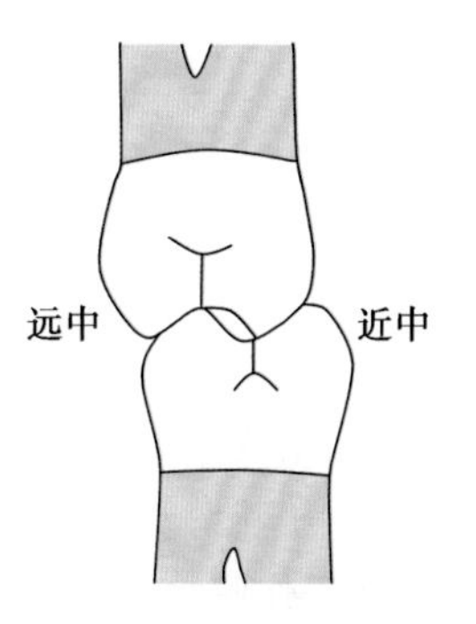

图 6-1-5 调殆后,后退接触位与牙尖交错位之间无殆干扰,形成正中自由域

(2) 去除下颌向侧方偏移的殆干扰

1) 如果殆干扰使下颌从自然闭合轨迹向颊侧偏移,即下颌向有殆干扰侧的颊侧偏斜,磨除原则是:调磨上颌干扰牙尖的颊斜面或下颌干扰牙尖的舌斜面,或两个斜面均作适当调磨。选择调磨哪个斜面,取决于怎样调磨能使牙尖顶最靠近殆面窝中心,也就是最有利于将咬合力导向牙长轴方向。

2) 如果干扰斜面使下颌从闭合线向舌侧偏移,即下颌向有殆干扰侧的舌侧偏斜,磨除原则是:调磨上颌干扰牙尖舌斜面或下颌干扰牙尖颊斜面,或两个斜面都作适当的调磨。

3) 许多正中关系殆干扰同时造成闭口轨迹的向前滑动和侧方偏移,此时需要调磨在正中关系殆有咬合印迹的牙尖斜面。

(3) 去除正中关系殆干扰的支持尖调磨方法:调磨支持尖牙尖顶与对颌牙窝底或边缘嵴之间的干扰性殆接触时,应掌握下述基本原则以简化调殆过程:①在调磨牙窝之前先将支持尖适当磨细,这是最重要的概念之一,其目的是消除由正中关系到牙尖交错位过程中牙尖斜面的干扰性接触;②不降低支持尖的高度(不磨牙尖顶),而是调磨牙尖斜面,保留牙尖顶的接触(图 6-1-6);③首先调磨正中关系殆干扰,再磨除非正中关系殆干扰。

宽大牙尖造成的正中关系殆偏移,可扩大牙窝以便能接受宽大的支持尖,从而消除这种殆干扰,调磨时需要磨除较多的牙窝壁(图 6-1-7)。如果在支持尖改形后再将牙窝扩大,则可较少地磨除窝壁组织即获得了去除殆干扰的效果。通过调磨斜面而磨细宽大的支持尖,不仅可消除正中关系殆干扰,而且还可能部分地消除了非正中关系殆干扰(当它与正中关系殆干扰处于同一牙尖斜面时)。

学习笔记

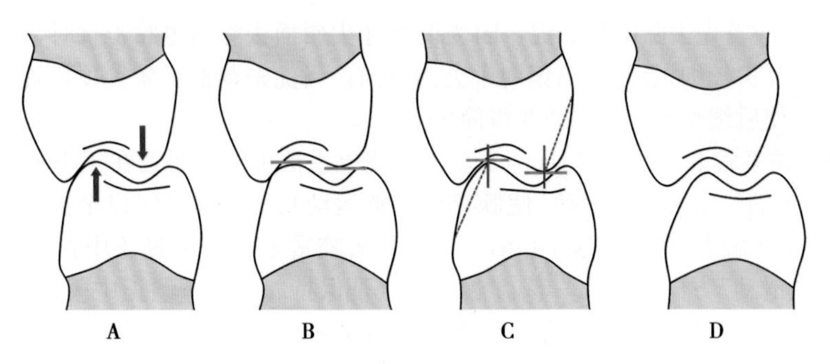

图 6-1-6　支持尖的调磨方法

A. 粗大支持尖的干扰斜面　B. 确定牙尖顶，调磨时避开牙尖顶只调磨牙尖斜面　C. 按照下颌闭合至正中关系殆时接触的印记调磨牙尖斜面　D. 磨细的支持尖（向窝的方向变细了）

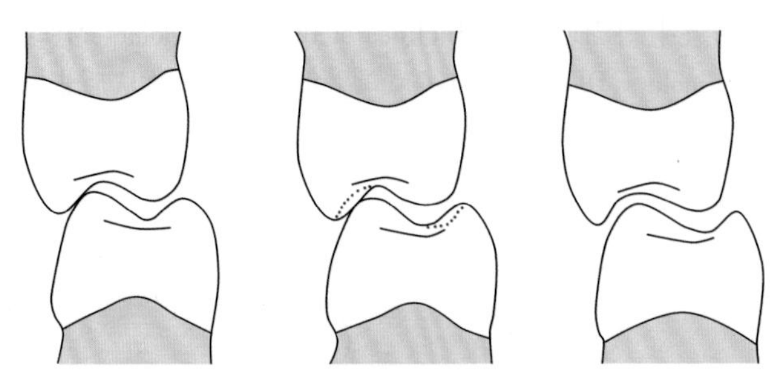

图 6-1-7　殆面窝调殆

如果仅磨除殆面窝，则必须磨除较多牙体组织以接受粗大的牙尖

学习笔记

（四）侧方殆干扰的确定与磨除

侧方殆干扰分为工作侧殆干扰和非工作侧殆干扰。

1. 非工作侧殆干扰的调改　非工作侧殆干扰发生在上下支持尖及其牙尖斜面上。可将牙线或将咬合纸放在干燥的上下颌牙列间，嘱患者咬至牙尖交错位，在保持牙接触的条件下将下颌滑至对侧颊尖相对的位置。如果在这个位置非工作侧的牙线或咬合纸不能被拉出，说明非工作侧有殆干扰。反复检测侧方咬合后，再用不同颜色的咬合纸记录牙尖交错殆的接触点。观察咬合印记，可以发现非工作侧后牙牙尖斜面上有明显的滑动性咬合接触，此即非工作侧殆干扰处（图 6-1-8）。

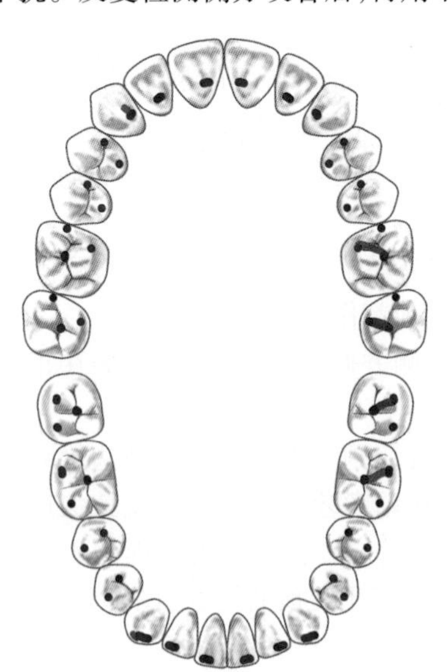

图 6-1-8　左侧非工作侧殆干扰

斜面干扰最常见于最后的牙（左侧红色印记）；后牙殆干扰使前牙不能引导侧方滑动，蓝色点为牙尖交错殆接触点

检查侧方殆干扰时，要对髁突施以向上的稳定的压力，来引导下颌作非正中运动，以保证能够记录侧方运动范围内的所有殆干扰（图 6-1-9）。如果由患者自行下颌运动，则可能存在对殆干扰的反馈性躲避动作，从而漏掉后牙殆干扰。

调殆时用小的棒槌形石或桃形石少量多次调磨明确干扰的红色印迹，不磨任何蓝色（或黑色）印迹。对大部分患者都需要重复几次，直至消除干扰，使非工作侧殆分离（图 6-1-10）。单纯非工作侧殆干扰（无早接触）的调磨，只磨上下颌牙的干扰牙尖斜面，不磨牙尖顶，不降低牙尖高度。

2. 工作侧殆干扰的调改　正常的侧方殆工作侧可以是尖牙保护殆或组牙功能殆，如果工作侧只有个别后牙接触，为工作侧殆干扰。若干扰发生在颊侧，则调磨上颌后牙颊尖舌斜面，若干扰发生在舌侧，则调磨下颌后牙舌尖颊斜面。这样调磨可以保证牙尖交错殆稳定不受影响。

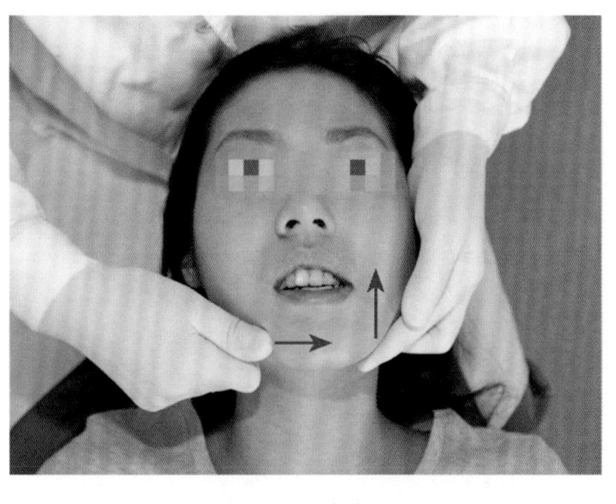

图 6-1-9 侧方𬌗𬌗干扰检查

检测左侧方咬合干扰时，左手控制下颌，右手施加一定的侧向力（箭头示双手施力的方向），注意加力要适当，不要动作过猛

（五）前伸𬌗干扰的确定与调改

1. 前伸𬌗前牙𬌗干扰的确定与调改 下颌前伸至切缘相对，若仅个别前牙接触，其余前牙不接触，为前牙的𬌗干扰，需要调改接触的个别牙。一般调磨下颌牙的唇面或上颌牙的舌面，直至前伸时多个前牙达到均匀接触。注意保护牙尖交错𬌗接触点不被调磨。

2. 前伸𬌗后牙𬌗干扰的确定与调改 确定前伸𬌗干扰时，下颌牙先咬合于牙尖交错𬌗，然后要求患者反复作“前伸后退”的滑动动作。以不同颜色的咬合纸标记牙尖交错𬌗和前伸咬合时的咬合接触，避免磨除正中咬合接触点。医师应控制下颌以确保运动动作正确。调磨前伸𬌗后牙𬌗干扰的原则是DUML，即调磨上颌牙的远中斜面（distal-inclines of the upper-molars，DU），或下颌牙的近中斜面（medial-inclines of the lower-loars，ML）。去除𬌗干扰后，前伸𬌗时后牙出现𬌗分离（图 6-1-11）。

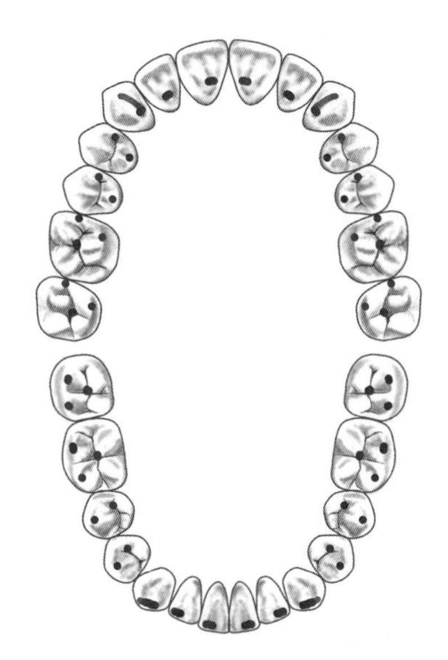

图 6-1-10 非工作侧𬌗干扰去除后，侧方𬌗为尖牙保护𬌗

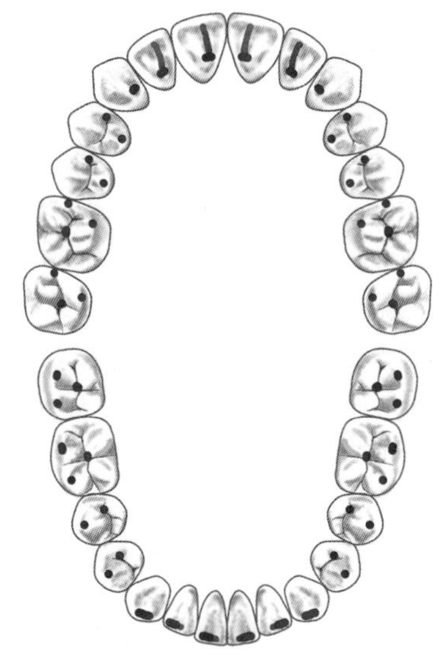

图 6-1-11 前伸𬌗无干扰

前伸咬合接触表现为上颌前牙区呈线段样，牙尖交错𬌗在后牙区呈点状的接触，蓝色点：ICO接触；红色线：前伸咬合接触。前伸𬌗只有前牙接触，后牙无干扰

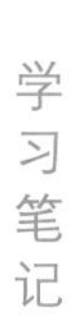

调𬌗结束后，应达到牙尖交错𬌗时牙尖顶与牙窝或边缘嵴的稳定平衡接触；下颌从后退接触位能自如滑到牙尖交错位；非正中咬合时非工作侧牙尖斜面不接触，工作侧前牙引导后牙不接触，如果是组牙功能𬌗，侧方𬌗则为工作侧后牙成组接触（可包括尖牙），非工作侧牙尖斜面不接触；前伸时后牙不接触（图 6-1-12）。

三、调𬌗的完成

（一）调𬌗完成的临床验证

成功有效的调𬌗治疗后，患者的一些功能紊乱症状可消失，并达到舒适的状态。一些患者出现的不适感可能系对新的咬合关系尚不适应，或者有牙过敏现象。在没有完全去除所有𬌗干扰的情况下，患者的舒适感也较差，采用紧咬牙试验和前牙接触式𬌗板，可以帮助判断使下颌偏移的早接

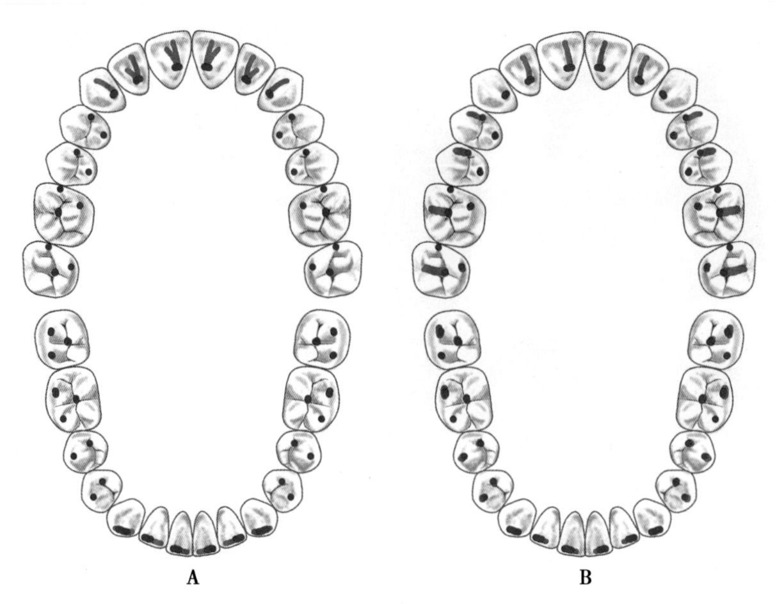

图 6-1-12　牙尖交错𬌗与非正中咬合的咬合记录

A. 红色：前伸𬌗及侧方𬌗（前组牙可以包括尖牙、侧切牙和中切牙）咬合印记；蓝色：牙尖交错𬌗接触点　B. 红色：侧方为组牙功能𬌗的咬合印记；蓝色：牙尖交错𬌗接触点

触或𬌗干扰是否依然存在。

1. 紧咬牙试验　让患者将牙齿咬在一起并用力空咬。如果患者感受到牙齿有不适，说明调𬌗不完善。当使用咬合纸请患者紧咬时，可用手指扪诊干扰牙感受牙的动度，由此判断𬌗干扰是否仍然存在。

检查操作要点：应确保牙面干燥，咬合纸恰当放置。让患者用力咬，并向各个方向磨动，同时医师采用双侧推下颌向上对关节加载的方法辅助患者进行正确的咬合动作。患者用力空口紧咬或磨动时能感觉到某个牙咬合不适，此即𬌗干扰点。

2. 前牙接触式𬌗板　前牙接触式𬌗板可使后牙完全分开，因而可以帮助证实后牙𬌗干扰是否与肌肉疼痛等临床症状有关。如果患者的咬合不适系后牙咬合引起，戴入前牙接触式𬌗板后这些咬合不适会消除或明显减轻。

（二）遗漏干扰点的检查与去除

如果经检查，发现仍存在𬌗干扰，应再一次采用调𬌗治疗方法予以磨除。检查遗漏干扰点的方法如下：

1. 彻底吹干牙面，务必要保持𬌗面干燥。

2. 使用新的咬合纸，覆盖磨牙的整个𬌗面，注意隔湿；使用不同颜色咬合纸进行咬合检查时，操作要迅速，避免出现吞咽、吐舌等动作影响检查结果。

3. 检查正中关系𬌗时，用双手操控法，对双侧髁突施加稳定向上力，确定并证明患者咬于正确的正中关系𬌗。

4. 有些𬌗干扰被遗漏的原因是在𬌗干扰作用下牙产生了移动。因此，在对 TMJ 持续施加稳定向上压力时，应让患者用力地将牙齿咬到一起，要尽可能快而有力地“咬”。通过快速将牙齿咬到一起使得那些有垂直动度的牙齿在移动之前被标记上。

5. 在保持对 TMJ 向上压力的同时，让患者尽可能有力地向各个方向磨动牙齿。

调磨后重复强力“咬”“磨”"动作，必要时再进行上述检查步骤。最后将调𬌗部位抛光，避免粗糙的牙面影响下颌顺畅的滑动。此外，对切缘和牙尖进行必要的修整，以满足功能与美学的需要。

（谢秋菲）

第二节　正畸治疗中的颌位问题

牙、颌、面的美观问题常是正畸患者关注的重点，但正畸治疗目标不仅包括美观还包括正常的功能和牙、颌、面的稳定，颌位关系正常是咬合功能正常的重要指征之一。因此在正畸治疗中，颌位关系的检查贯穿于正畸诊疗的全过程。

一、与正畸治疗相关的几个颌位概念

正畸治疗中最常用的参考颌位有牙尖交错位（Intercuspal position，ICP）和后退接触位（Retruded contact position，RCP），其概念、意义和检查方法见第一章第四节。正畸临床还经常涉及以下颌位概念：正中关系位、适应性正中状态和肌骨稳定位，这些颌位概念都曾被描述为正畸治疗的目标治疗位。

1. 正中关系位 正畸临床所用正中关系位概念与第一章第四节的描述一致，由于临床上经常需要将患者的上、下颌位置关系转移到㓟架上，进而作动、静态咬合接触的分析，而理论上讲，髁突从正中关系位开始可在开口度约20mm的范围内作单纯转动运动（即铰链运动）而没有滑动，因而人们可通过面弓转移技术将该运动关系再现到㓟架上，并作为相对稳定的参考位置指导正畸方案的设计，这个被转移的颌位关系，临床上称其为正中关系位（centric relation，CR）。由于历史沿革和不同研究者表述差异等原因，该正中关系位有多种描述方式，但无论这个位置被描述成怎样，临床上的共性就是稳定可重复。临床应用时应注意的是，自然情况下很少有人能做髁突的单纯转动运动，即使在开口度很小的情况下，自然开口运动也是滑动兼转动。虽然保持下颌后退状态所完成的小开口运动中，髁突有可能是单纯转动运动，但是将这种单纯的转动运动关系转移到㓟架上所获得的动、静态咬合分析结果，可能并不是人体动、静态咬合特征的真实再现。

2. 适应性正中状态 这是美国Dawson医师提出的颌位概念，其产生的原因是当盘髁形态、位置、关系正常时，可使用前文所述正中关系位所确定的治疗颌位进行正畸治疗。但是颞下颌关节形态和位置的个体差异较大，有时虽然髁突或关节盘有移位，但仍能行使正常的功能而不表现出临床症状，不宜将髁突及关节盘位置强制于某个位置，因此Dawson建议，将下颌的目标治疗位定于“适应性正中状态”（adapted centric posture，ACP）。与CR一样，这不是一个由牙齿接触所确定的颌位，而是指当颞下颌关节有结构改变、但髁突已经在一定程度上适应了并可以承受重度负荷而无不适症状，此时髁突前斜面仍正对关节结节后斜面并完全处于关节窝的最上位，下颌骨相对于上颌骨的位置关系稳定、可控，这一位置符合以下五要素：①髁突前斜面正对关节结节后斜面，髁突舒适地位于关节窝的最上位；②每侧髁突内极可以与关节窝内侧壁接触（可能没关节盘间隔）；③翼外肌下头被动性地舒张；④髁突与关节窝关系稳定可控；⑤双侧颞下颌关节的加压实验（见第五章第一节）无肌紧张或压痛表现。

3. 肌骨稳定位 正畸治疗中为保持髁突、关节盘能处于一种稳定的位置关系，以便矫正后的牙列咬合能够适应颞下颌关节的功能需要，Okeson提出了肌肉骨骼稳定位（the musculoskeletally stable position）的概念，即髁突位于关节窝的最前上位，与关节盘一起与关节结节的后斜面紧密接触，且关节盘处于髁突和关节窝间最适的位置时，所有牙齿都同时均匀接触，运动时符合功能㓟的颌位。

显然，这三个概念有很多相似的内容，当关节结构正常时，正中关系位被认定为是稳定的关节位置；当关节结构不正常时，稳定的关节位置究竟是适应性正中状态还是髁突肌骨稳定位，不同的学者看法不一。目前更易被接受的说法是正畸治疗的结果应实现最大牙尖交错位与肌骨稳定位一致。

二、正畸治疗前颌位的检查与记录

正畸牙齿移动应在颌位关系稳定的情况下进行，因此检查、分析颌位关系，并在长达数年的治疗中保持颌位关系的稳定或可控，对正畸治疗的顺利完成非常重要。目前正畸医师判断上、下颌骨位置关系的最主要手段是头影测量和临床手法定位。

1. 头影测量在颌位关系判定中的意义 牙齿与颅面骨骼之间存在着相互补偿机制，即牙齿的代偿可以掩饰上、下颌骨的不调。正畸治疗前正确诊断上、下颌骨之间及其与牙齿之间的位置关系，是整个治疗中极为重要的环节，头影测量是诊断骨型与牙型是否一致的重要技术手段之一，通

学习笔记

过头影测量我们可以了解上、下颌骨之间前后向及垂直向的位置关系，了解上、下颌牙与基骨之间的关系（见《口腔正畸学》教材相关章节）。但头影测量片上伪影较多，对髁突位置的显影效果较差，因而常增加颞下颌关节的影像检查项目（如 CBCT 和 MRI）。由于下颌骨的位置受肌肉、筋膜等软组织的影响较大，头颅侧位片拍摄时的定位手段只能保证上颌和颅部的相对位置稳定、可重复，投照时患者下颌位置则处于可以自由活动的状态，因此对于存在颌位不稳定、最大牙尖交错位不是治疗目标颌位的患者，其头影测量结果并不能准确反映颅面骨结构关系（骨型）。

2. 颌位关系的临床检查　由于牙尖交错位不稳定可能会影响头颅侧位片的测量结果，而且在正畸治疗过程中不宜反复拍摄头颅侧位片，因而临床上常以手法获得相关颌位关系，用以辅助诊断和评价正畸治疗中的颌位关系变化。下面以正中关系位的临床操作手法为例，介绍正畸临床获得颌位关系的主要方法。

（1）双手操控法：患者处于后仰位，医师用肘部固定患者头部，嘱患者后仰抬起颏部，医师双手四指并拢，放于下颌体部，拇指位于颏点两侧的颏部成 C 形，嘱患者小张口（前牙分开不超过 10mm）做铰链运动。医师操作时手的力量应轻柔，顺势将髁突向前、向上送入关节窝内，此时患者口内的牙齿是没有接触的，也就是在患者刚刚感觉到第一个咬合接触之前便停止加力。在这个过程中，医师的手法和力量是非常重要的，一定是顺势轻力，如果感觉到有肌肉的抵抗则不可能找到正确的正中关系位。这是一种简单而有效的确定下颌肌肉骨骼稳定位置的方法。

（2）使用前方去程序化装置法：使用不同装置使后牙脱离咬合接触，以期让翼外肌完全放松，消除神经肌肉对咬合的影响（即去程序化），让髁突自然回到关节最前、最上的位置上。常用的装置包括 Lucia 夹板（图 6-2-1）、Best-bite 装置，其他如使用隔距片、叶状测量尺、咬棉卷等使后牙分离方法也是同样原理。使用这些方法使患者的下颌（包括髁突）处于稳定的颌位后，用蜡片或咬合记录硅橡胶记录此时的咬合关系。

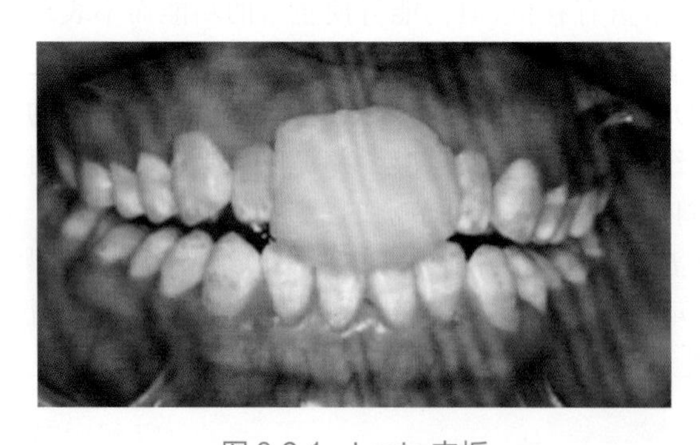

图 6-2-1　Lucia 夹板

（3）卷舌吞咽咬合法：与无牙颌的记录正中关系位方法类似，让患者小张口，舌尖卷向后上舔上颌腭顶部，然后慢慢闭口咬合至适当的垂直高度，记录此时上、下颌之间的位置关系，其原理是：当舌尖卷向后上时会牵拉舌骨，舌骨带着舌骨肌牵拉下颌后退，使髁突回到关节窝内。另外，临床上嘱患者吞咽唾液的同时作咬合动作，在吞咽的过程中医师同时用手轻柔地将髁突顺势向前、向上送入关节窝内（类似双手操控的手法）。这是因为在吞咽过程中，开颌肌有维持下颌到正中关系位的作用，因此卷舌后舔、吞咽咬合都有助于手法操控下颌回到正中关系。

临床上实际操作过程中可以将三者结合运用，手法操控不是用力将髁突送入关节窝，而是用手感受颏部及下颌肌肉的抵抗，通过肌肉自然收缩的力量来获得患者肌肉放松稳定位置。对口颌面痛以及颞下颌关节不稳定的患者，可能需要采取适当措施控制一些相关症状之后，才能获得其治疗目标位。

3. 颌位关系转移　正畸治疗前可以通过手法检查是否有咬合不稳定的存在，如果发现有咬合不稳定的问题，建议通过上𬌗架转移上下颌位来诊断分析。重度磨耗、重度牙周病、有颞下颌关节紊乱病症状或体征如颌面部疼痛、颞下颌关节弹响、开闭口的偏斜等，CBCT 发现关节有骨质吸收或髁突移位以及头影测量诊断存在骨型与牙型明显不一致等情况，都提示可能存在咬合不稳定。当咬合不稳定时，依据手持研究模所作的诊断可能会出现偏差，进而导致治疗失败。因此，一些咬合不稳定的复杂病例需要利用面弓转移技术，将下颌肌骨稳定位等目标治疗位转移到𬌗架上，进而在𬌗架上模拟开闭口、前伸和侧方运动，发现早接触和𬌗干扰等咬合异常情况，并针对问题制订更加合理的诊疗计划。例如，当开𬌗患者由于开𬌗垂直高度增加，口内可能呈现Ⅰ类关系，但在𬌗架上当消除了咬合高点、垂直高度降低后，有些患者的前后向关系可能仍为Ⅰ类，而另外一些患者则可能变成Ⅱ或Ⅲ类关系。前后向位置的改变还可能会带来横向宽度不调的相应变化。使用𬌗架作相关分析，可以帮助医师全方位观察、分析咬合，从而尽早发现这些影响颌位稳定性的咬合因素，制订更加有针对性的诊疗计划。

正畸治疗是否需要使用𬌗架一直存在着争议，其中一个主要原因是正中关系的转移及𬌗架的精确性问题。如果精度问题来自咬合记录与转移过程中的技术操作，那么可以通过规范化训练来克服；如果𬌗架本身存在精度问题，获取铰链位的系统误差太大，那么在正畸诊疗中使用面弓和𬌗架便失去了意义。但如果面弓和𬌗架在制作义齿过程中的精度是可以接受的，那么其用于正畸的诊疗也应该是可以接受或可控的。有研究指出天然牙列患者的侧方𬌗运动时后牙是脱离锁结接触的，用半可调𬌗架就足以满足正畸诊疗的需要。有学者强调对CO、CR不调超过2mm者以及双重𬌗患者，应该上𬌗架做咬合分析，否则可能会因为在错误的颌位上作出的诊断，而导致治疗失败。

三、正畸治疗中的颌位变化与关节的适应性改建

正畸治疗中应经常检查颌位关系，一方面对于治疗前颌位稳定的患者应保证在整个治疗中不出现颌位不稳定的情况，另一方面对治疗前就有颌位不稳定的患者，在治疗前就应找到稳定的治疗目标位，并在整个治疗过程中围绕该稳定的治疗目标位建立咬合接触关系，并在治疗中消除颌位的不稳定因素，有效控制因牙齿三维方向上的位置变化可能造成的新的不稳定因素的产生，保证顺利、高效地完成治疗。

1. 正畸治疗中牙齿在三维方向上的位置变化对颌位的影响　正畸治疗不仅有牙齿移动，还同时伴有下颌位置的变化，例如在打开咬合时，会有咬合的垂直高度变化，并伴随下颌前后向及横向的变化，即可能存在颌位的三维关系变化。

（1）正畸治疗过程中颌位的前后向变化：例如对于安氏Ⅱ类错𬌗，在内收上颌前牙的过程中，覆盖将减小，上颌前牙对下颌运动的引导作用将增强；而对于安氏Ⅲ类错𬌗，在扩大上颌牙弓前移上颌前牙、解除反𬌗的过程中，下颌将由原来无前伸限制状态变为受上颌前牙前导制约的状态。如果新建立的前导对下颌有强迫后退的作用，应注意是否出现颞下颌关节或咀嚼肌等不适症状。

Ⅱ类或Ⅲ类牵引是固定矫治中常用的改变上、下颌位置关系和牙齿接触关系的治疗手段，Ⅱ类或Ⅲ类牵引可以在一个较小的范围内改变上、下颌骨之间的前后向位置关系，同时导致牙齿在垂直向和横向的变化，但总的来说这种颌位变化都比较小，很多时候关节都可以适应。

（2）正畸治疗过程中颌位的垂直向变化：由于开闭口运动轨迹呈弧形，且存在楔形效应，颌位关系的前后向变化常伴随着垂直向变化，如图6-2-2所示，下颌磨牙前移将使咬合高度降低、下颌逆时针旋转、前牙覆盖减小，此原理常用于矫正安氏Ⅱ类关系。对于安氏Ⅱ类关系者，如果向后移动下颌磨牙，下颌将顺时针旋转，垂直高度将增加，Ⅱ类关系会更加明显，软组织面型会变差；相反，对于低角反𬌗者，升高后牙垂直高度将使下颌顺时针旋转、增加前牙覆盖，从而有利于矫治前牙反

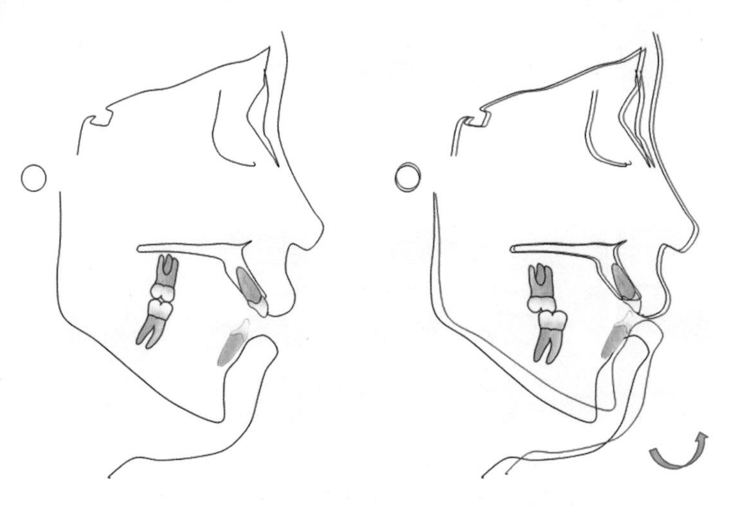

图6-2-2　磨牙前移后牙高度降低下颌逆时针旋转

学习笔记

𬌗。因此矫治前后方向的问题时垂直向的控制非常重要。

（3）正畸治疗过程中颌位的横向变化：当牙列宽度不足，表现出上、下颌牙的同名牙尖相对时，也具有升高后牙咬合的效果。扩大上颌牙弓，使上、下颌牙的尖窝吻合，后牙咬合高度可下降达1mm（图6-2-3）。后牙咬合高度下降1mm，前牙覆𬌗可增加3mm左右，因此降低后牙咬合高度有利于并改变覆𬌗关系，从而纠正前牙开𬌗。

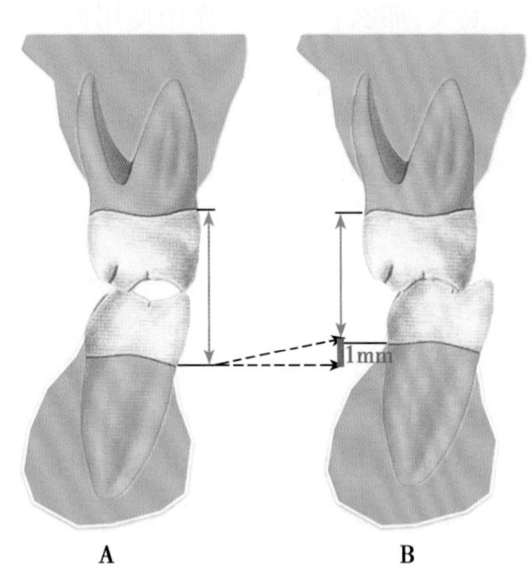

图6-2-3　横向宽度变化后后牙垂直高度的变化

A. 尖对尖咬合　B. 尖窝吻合性咬合，咬合垂直高度较图A的情况降低可达1mm

2. 功能矫治与正畸颌位变化　功能矫治是通过传递、消除或引导自然力，将牙齿向正常生长方向引导的矫治方法，其本身对牙齿不产生直接的矫治力，例如，通过矫治器将下颌导向目标治疗位，通过一定咬合关系的制约作用，引发神经肌肉反射，进而引起生长期儿童的面部骨骼（包括牙槽骨）、髁突的改建。图6-2-4所示为功能矫治器戴入前后颌位变化和面型变化案例，图6-2-5所示为该患者15岁治疗结束时以及3年后（18岁）成年时口内像与侧貌，颌位改变带来的牙齿和面型变化的结果是稳定的。颌骨的生长方向、生长潜力、矫治时的骨龄等因素都会影响到功能矫治治疗的结果，临床上应有效利用个体生长发育潜力，采取相应措施诱导颌面部生长发育向好的方向生长。

功能矫治器类型很多，其目的是通过确立目标咬合来引起关节、牙齿、牙槽骨以及肌肉的适应性改建，从而建立起新的颌位关系。在错𬌗畸形的发生中有些是由于功能因素导致的Ⅱ类或Ⅲ类错𬌗，下颌被迫后缩或前移，使得颌位被迫发生变化，但姿势位时关系正常，早期功能性矫治对这类错𬌗的疗效非常明显。但对升支短小的后旋型骨性Ⅱ类错𬌗，即使早期采用功能矫治治疗，其结果也并不理想。这些不同的治疗结果导致对功能矫形治疗效果的不同认识，例如有临床研究表明，Herbst矫治器可以导致术后关节改建，已有动物实验证实，功能矫治器可以促进髁突生长，而且功能矫形治疗目前仍然是治疗生长发育期儿童的突面畸形的一个重要组成部分，但也有研究发现，功能矫

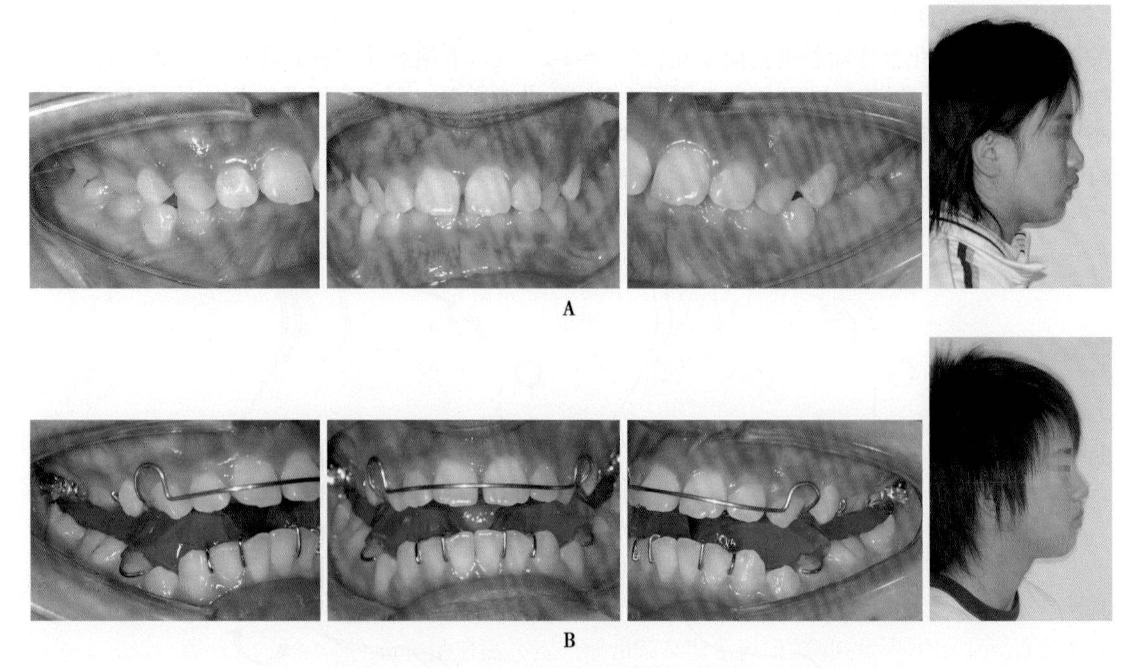

图6-2-4　Twin-Block功能矫治器导下颌向前

A. 戴矫治器之前　B. 戴矫治器之后，下颌被矫治器限制在前伸的位置上

学习笔记

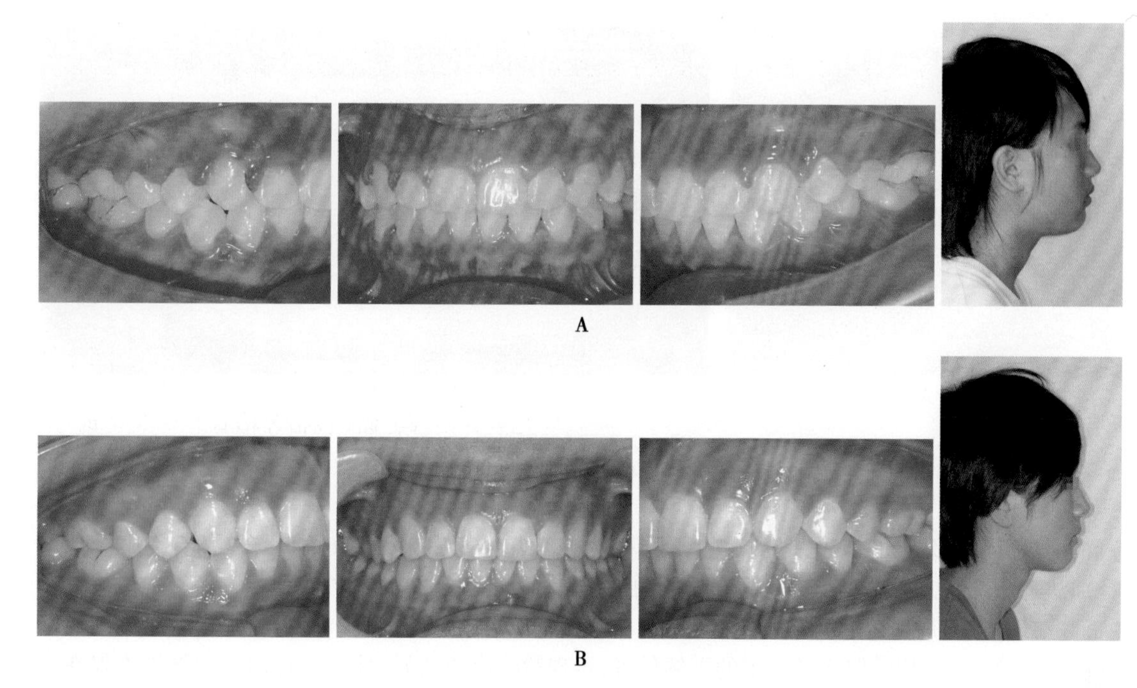

A

B

图 6-2-5　治疗结束后的口内像与侧貌
A. 15 岁治疗结束时的口内像和侧貌　B. 18 岁(3 年后)成年时的口内像与侧貌

治器主要带来的是牙和牙槽骨的改变。虽然也有人尝试用功能矫治器治疗一些功能因素引起的下颌前突畸形的成人患者,并取得了良好的疗效,但功能矫治器是否可以促使生长发育已经基本完成的患者发生关节的功能改建仍存在争议。

学习笔记

四、正畸治疗结束时颌位关系的保持

建立稳定的颌位关系是正畸治疗的目标之一,治疗结束时牙位与肌位是否协调一致,是评价颌位关系是否稳定的重要指标。青少年患者牙体形态大多数是正常的,而且机体的代偿能力很强,有些轻微的肌位牙位不协调,机体可以通过自身牙齿的磨耗等途径来适应;成年患者牙体组织普遍存在生理性和病理性磨损,正畸治疗按照牙体外形正常的牙齿排列时,要么有些牙的支持尖不能达到紧密接触状态,要么引导尖过高妨碍着正常功能运动,这些情况都很可能引起肌位与牙位不协调。一些轻微的肌位、牙位不协调可在正畸治疗结束后通过细微的调𬌗或戴用牙齿正位器来调整,必要时也可以配合修复治疗来建立稳定的咬合接触,从而形成良好稳定的颌位关系。

1. 调𬌗　良好的牙体形态是建立良好咬合功能的基础,正畸治疗后𬌗面的一些局部微小异常接触可能妨碍正常功能𬌗关系的建立和正畸效果的长期稳定性,需要以调𬌗的方法加以改善,以促进功能性咬合运动更加协调平衡,维护𬌗的稳定。通常调𬌗改变的局部厚度小于 1mm,最好不超过牙釉质层的厚度,以避免出现牙本质过敏甚至牙髓炎症反应。调𬌗范围应尽可能小,尽管调𬌗是一种微创治疗,但由于其不可逆特征,应遵守少量多次的原则(见本章第五节)。

2. 牙齿正位器　牙齿正位器是一种特殊的保持器,是通过面弓转移技术将固定矫治结束时的咬合关系转移到𬌗架上,在𬌗架上将牙齿做成可卸代型式牙模型,然后按照静态和动态𬌗标准手工排牙,将所有牙齿排列至静态𬌗和动态𬌗的理想位置,然后制作一将咬合加高 2~4mm 的弹性保持装置(图 6-2-6)。用该装置不仅具有保持器的作用,而且可以对咬合接触做精细的调整,促进咬合与颌位关系的协调。

3. 修复治疗——冠整形　正畸中最常用的冠整形是上颌侧切牙为过小牙的情况,为了实现美观并获得良好的前牙引导功能,正畸方案制订时常提供两种可选择的方案,一种是在过小的上颌侧切牙近远中留下少量间隙,正畸治疗结束后用修复方法恢复上颌侧切牙形态,此即"加法";另一种方案是对下颌前牙进行邻面去釉,即以"减法"来协调上、下颌牙齿大小不调的关系。此外,正畸治疗中伸长和压低牙齿的幅度也是有限的,特别是磨损后冠和根都很短的牙齿,伸长牙齿会破坏

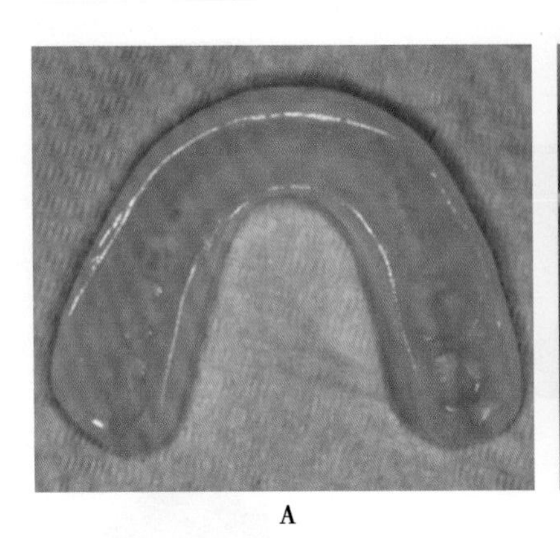

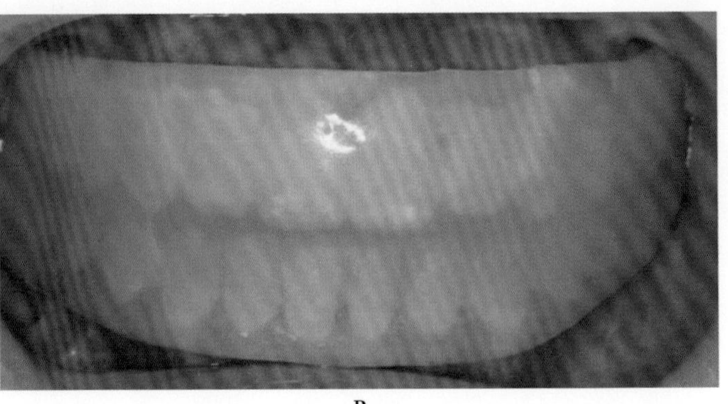

A　　B

图 6-2-6　牙齿正位器
A. 殆面观　B. 牙齿正位器戴入口内的情况

冠根比进而影响牙齿的稳固，但过短的牙冠不仅不美观也无法获得良好的咬合功能，临床上常选择加法——修复方法来实现对美观和功能的治疗目标。

应当注意的是在实施以上三种殆治疗之前，应对治疗结果有预见性，确保治疗后的殆关系稳定舒适。在殆治疗前用殆架记录稳定的下颌位置，再现殆治疗的结果，使得这种治疗的结果不仅在殆架的静态咬合上接触良好，而且在殆架模拟的前伸、侧方运动中均功能良好，是一种可行的方法。

（卢燕勤）

第三节　正畸治疗的咬合特征及其稳定性

学习笔记

口腔正畸患者的主诉以美观问题为主，在以移动牙齿的方式改善美观的过程中，应重视咬合的功能，进而提高正畸治疗效果的稳定性。

一、正畸治疗后的咬合标准

现代人群中理想殆的比率非常低，尽管正畸治疗也不易达到理想殆的目标，但正畸治疗后的咬合更接近理想殆。口腔正畸的治疗标准，可以分为静态咬合标准和动态咬合标准。在完成规范化的正畸治疗后，满足这些咬合标准是获得良好咬合功能的重要保障。

（一）静态殆标准

1. Angle 标准殆　19 世纪 90 年代，美国牙科医师 Edward H. Angle 根据口腔修复学中义齿排列的标准提出了正常殆的概念，认为理想殆应该具有以下特点（图 6-3-1）：

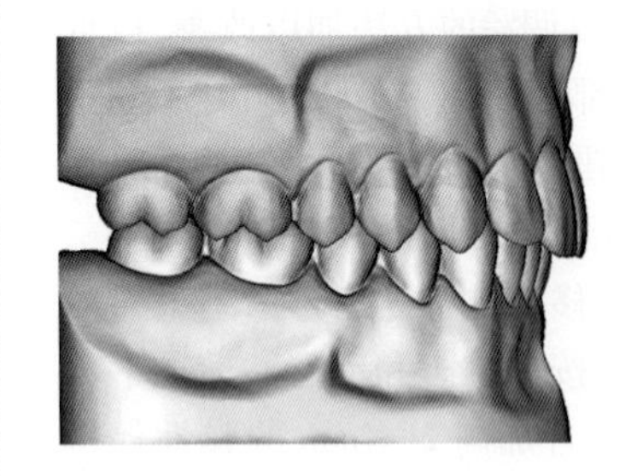

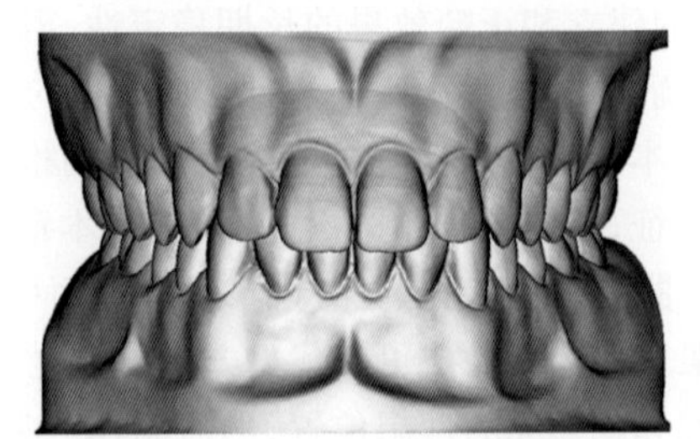

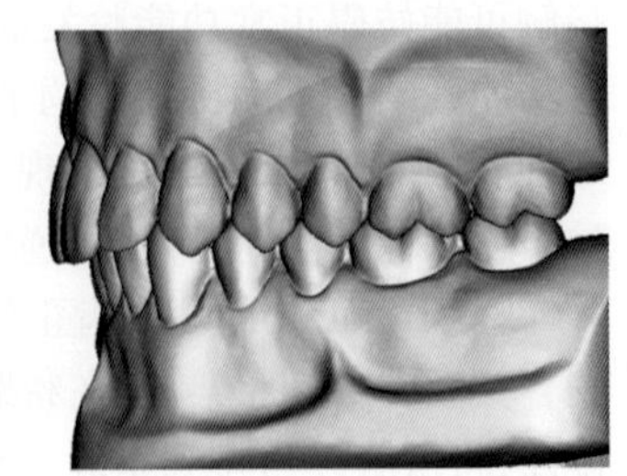

图 6-3-1　Angle 理想殆

（1）上、下颌骨内左右侧各有 8 颗牙齿，总共 32 颗牙，且排列整齐、无拥挤、无旋转（现代人群理想状态下至少 28 颗牙齿）。

（2）上、下颌骨内的牙齿具有协调的咬合关系，上颌第一恒磨牙的近中颊尖咬合时对着下颌第一恒磨牙的颊沟。

（3）上颌尖牙咬合于下颌尖牙与第一前磨牙的交界处。

（4）上颌第一前磨牙咬于下颌第一前磨牙与第二前磨牙的中间；上颌第二前磨牙咬于下颌第二前磨牙与第一磨牙中间。

（5）上颌前牙覆盖下颌前牙牙冠的切 1/4。

（6）上颌咬合面（图 6-3-2）

1）双侧中切牙唇面整齐呈轻微弧形。

2）双侧侧切牙唇面较中切牙的唇面稍向腭侧，在近中与远中处各有一个内收弯（inset）。

3）尖牙明显的突出，尖牙区呈弧形突起（canine eminence）。

4）第一与第二前磨牙颊面整齐，在同一直线上。

5）第一磨牙颊面较突出，与第二前磨牙之间形成外展弯（offset）。

（7）下颌咬合面（图 6-3-2）

1）下颌 4 颗切牙呈整齐弧形。

2）尖牙向唇侧突出，与侧切牙交接处形成外展弯（offset）。

3）第一磨牙颊面较突出，与第二前磨牙之间形成外展弯（offset）。

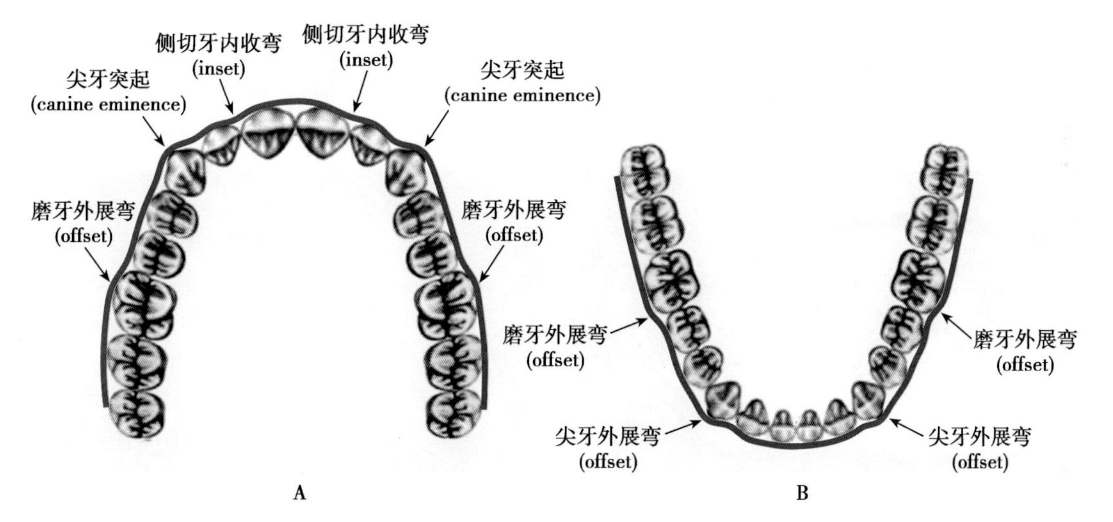

图 6-3-2 上下颌牙列咬合面
A. 上颌牙列咬合面 B. 下颌牙列咬合面

以“理想殆”为标准，Angle 医师认为：正常协调的咬合关系，应具备以下特点：①牙弓内的每一颗牙齿都与邻牙保持理想的邻接关系；②每一颗上颌牙都与下颌牙保持理想的咬合关系；③全口应包括 32 颗牙。

Angle 医师根据自己提出的正常殆标准，于 20 世纪 20 年代设计并提出了方丝弓矫治器（Edgewise appliance）和方丝弓矫治技术。在方丝弓矫治系统中，方形弓丝通过其边缘与托槽方型槽沟间的作用而施力，以此来控制牙齿的三维位置，实现矫治目标。

2. Andrews 正常殆 20 世纪 60 年代，美国正畸医师 Larry Andrews 在研究美国正畸协会提供的治疗后模型发现，大部分被认为合格的正畸完成病例，其治疗后的咬合特征很难呈现出一致性。通过研究 120 例未曾接受过正畸治疗的正常咬合者的石膏模型之后，Andrews 医师于 1972 年提出了“正常殆的六项标准”（the six keys to normal occlusion），并且根据这个标准，设计并推广了预成序列矫治技术，也就是直丝弓矫治技术，将牙齿的三维解剖位置定义在矫治器托槽里面，力图从技术角度促进矫治目标和咬合特征的一致性。

正常殆的六项标准是殆的最佳自然形态，是正常殆的静态的、形态学的标准，包括以下六个主要方面：

（1）牙弓间关系：主要通过上下颌磨牙、前磨牙、尖牙以及切牙的前后向、水平向和垂直向关系来描述。

1）上颌第一恒磨牙的近中颊尖咬合于下颌第一恒磨牙的颊面沟（图 6-3-3A）。

2）上颌第一恒磨牙的远中边缘嵴咬合于下颌第二磨牙的近中边缘嵴（图 6-3-3A）。两者关系

学习笔记

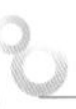

越靠近,越有利于建立正常咬合。

3）上颌第一恒磨牙的近中舌尖咬合于下颌第一恒磨牙的中央窝(图 6-3-3B、C)。

4）上、下颌前磨牙呈现颊尖-外展隙(cusp-embrasure)的位置关系(图 6-3-3A)。

5）上、下颌前磨牙呈现牙尖-窝(cusp-fossa)的位置关系(图 6-3-3C)。

6）上颌切牙与下颌切牙形成正常覆𬌗覆盖,上下颌牙列中线一致(图 6-3-3D)。

7）上颌尖牙牙尖咬于下颌尖牙和前磨牙之间的外展隙偏近中的位置(图 6-3-4)。

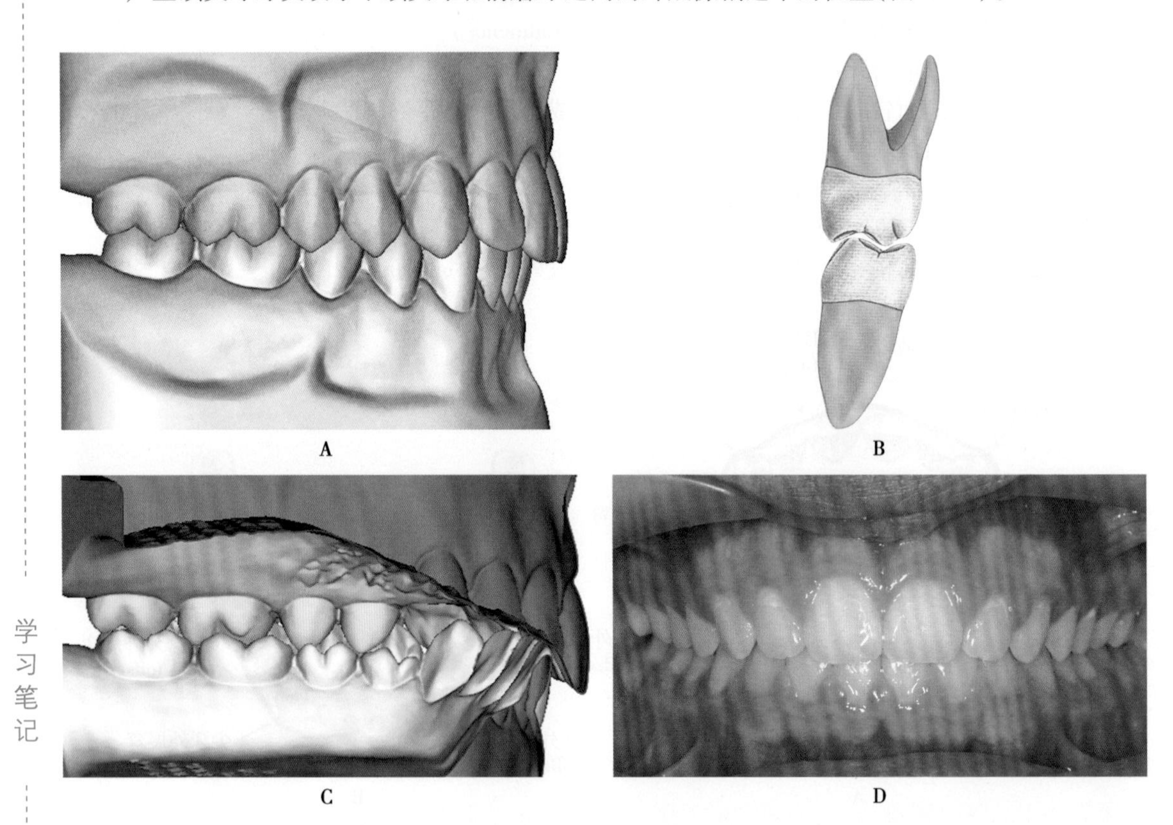

图 6-3-3　牙弓间关系

A. 上颌第一恒磨牙的近中颊尖咬合于下颌第一恒磨牙的颊面沟,上颌第一恒磨牙的远中边缘嵴咬合于下颌第二磨牙的近中边缘嵴,上、下颌前磨牙呈颊尖-外展隙的位置关系　B. 上颌第一恒磨牙的近中舌尖咬合于下颌第一恒磨牙的中央窝(近远中观)　C. 上颌第一恒磨牙的近中舌尖咬合于下颌第一恒磨牙的中央窝,上、下颌前磨牙呈牙尖-窝的位置关系(舌侧观)　D. 上颌切牙与下颌切牙形成正常覆𬌗覆盖,上、下颌牙列中线一致

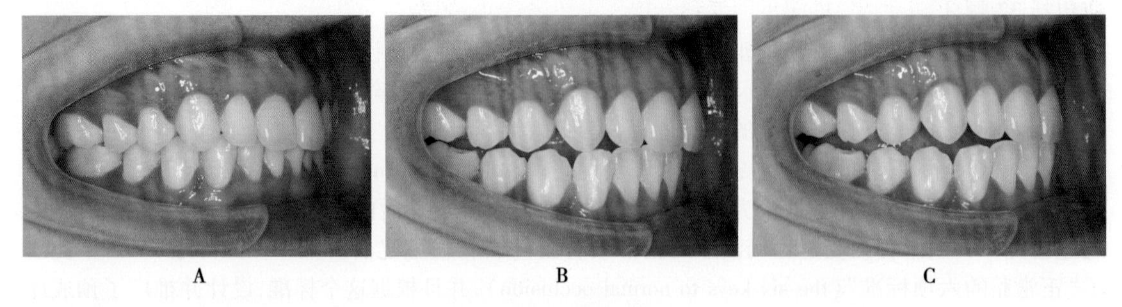

图 6-3-4　尖牙位置关系

上颌尖牙牙尖位于下颌尖牙及第一前磨牙外展隙偏近中的位置(A),有利于侧方运动时形成正常的尖牙引导(B)及在前伸运动时避开与下颌前磨牙的咬合干扰(C)

(2) 牙冠轴倾角(crown angulation):临床牙冠长轴(facial axis of clinical crown,FACC)与𬌗平面垂线之间的交角,代表临床牙冠的近远中向倾斜度。如果 FACC 的𬌗向部分位于龈向部分的近中,为正角,反之为负角(图 6-3-5)。正常𬌗牙列中所有牙的牙冠轴倾角都是正角(图 6-3-6)。牙在近远中向的轴倾角越大,在牙弓中所占据的空间越多。

正常𬌗的建立有赖于牙齿的正常轴倾角。由于上颌前牙的临床牙冠最长,所以其轴倾角的变

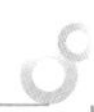

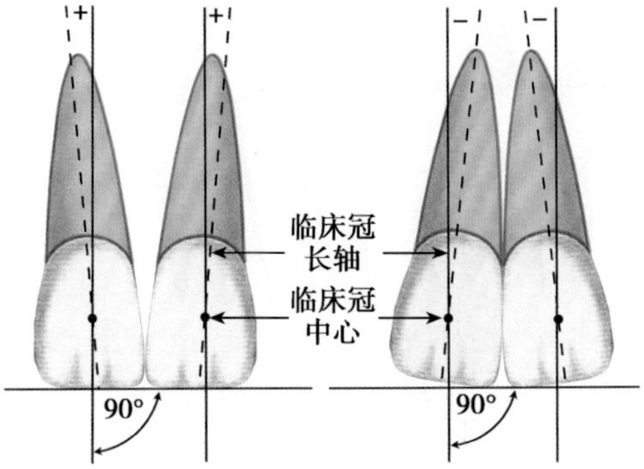

图 6-3-5　牙冠轴倾角

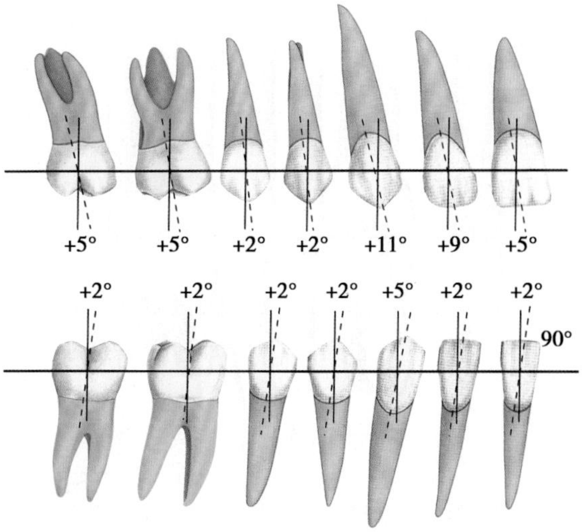

图 6-3-6　Andrews 正常𬌗牙冠轴倾角

化对所占据空间的影响最明显，上颌前牙轴倾角的大小反映了上颌前牙在牙弓中所占据的近远中向空间，而这个空间的大小，最终会影响后牙的咬合关系。

（3）牙冠唇（颊）-舌向倾斜度（crown inclination）：𬌗平面的垂线与临床牙冠长轴（FACC）之间所成角度，代表临床牙冠在唇（颊）舌向的倾斜度，也可以理解为转矩角。以临床牙冠中心点（facial axis point，FA，FACC 的中点）为界，如果 FA 𬌗方临床牙冠部分位于 FA 龈方临床牙冠部分的唇向或者颊向，牙冠倾斜度为正值，反之为负值（图 6-3-7）。正常𬌗牙列中，只有上颌中切牙和侧切牙的牙冠倾斜度是正值，其他牙齿都是负值（图 6-3-8）。

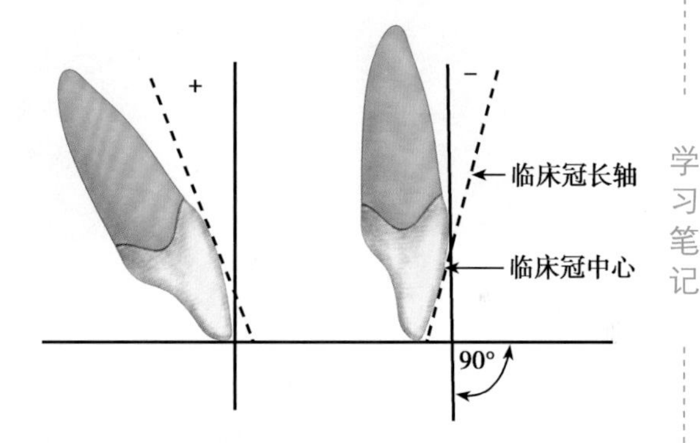

图 6-3-7　牙冠倾斜度

正畸治疗要注意建立正常的牙冠倾斜度。当上颌前牙牙冠倾斜度不足时，上颌后牙会相对正常位置向近中移位，此时无法建立正常咬合关系（图 6-3-9A）。只有当上颌前牙牙冠倾斜度恢复到正常角度，上下颌后牙才有可能建立正常的咬合关系（图 6-3-9B）。

（4）旋转（rotation）：正常牙列中的牙齿没有旋转（图 6-3-10），如果存在牙的旋转，该牙所占据的空间就会偏离正常值，进而可能导致其他牙的位置不正，引起咬合异常。

（5）紧密接触（tight contacts）：在牙齿的近远中向宽度正常的情况下，所有牙齿的邻接点都应该紧密接触（图 6-3-10）。

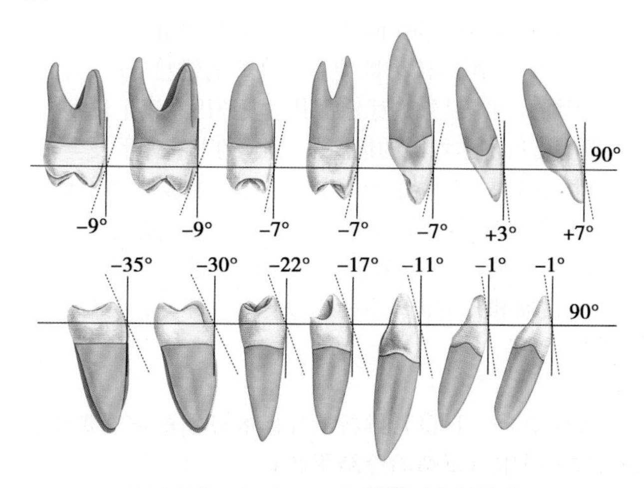

图 6-3-8　Andrews 正常𬌗牙冠倾斜度

学习笔记

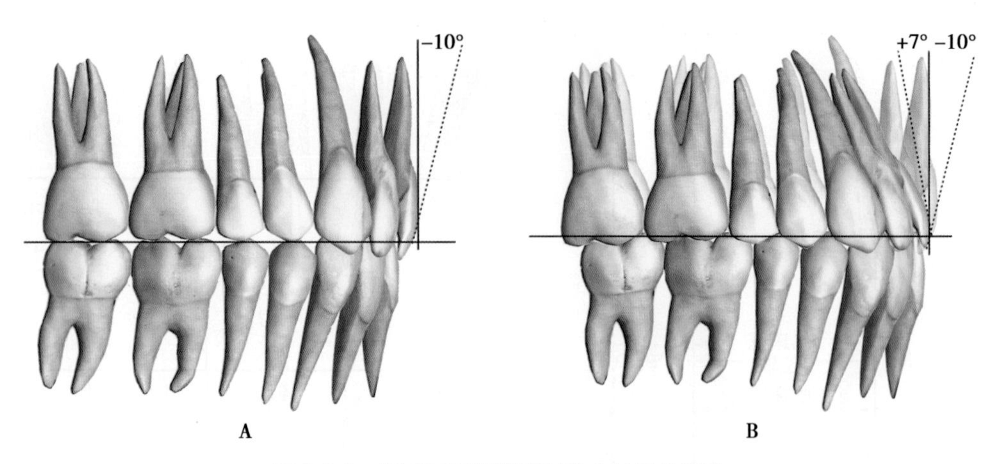

图 6-3-9　前牙牙冠倾斜度对咬合关系的影响

A. 当上颌前牙牙冠倾斜度不足时，上颌后牙会相对正常位置向近中移位，上、下颌牙列矢状方向呈安氏Ⅱ类咬合关系　B. 只有当上颌前牙牙冠倾斜度恢复到正常角度，上、下颌后牙才有可能建立正常的咬合关系

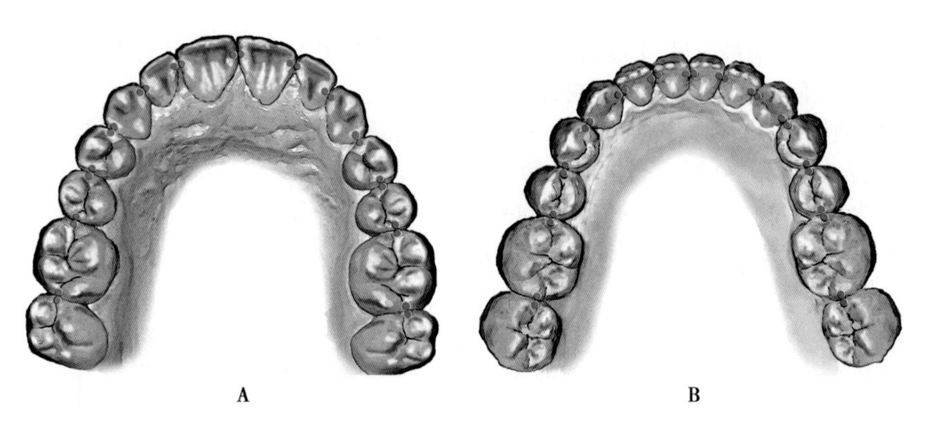

图 6-3-10　正常𬌗牙列中牙齿没有旋转、邻接点紧密接触

A. 上颌牙列　B. 下颌牙列

（6）Spee 曲线（curve of Spee）：下颌牙弓的 Spee 曲线比较平坦（深度约 1～1.5mm）。

由于 Andrews 医师在总结正常𬌗特征时是在正常𬌗石膏模型上进行研究的，所以 Andrews 正常𬌗六项标准实际上代表的是临床牙冠的形态学信息和临床牙冠间的位置关系，不能完全反映牙根在牙槽骨中的位置信息。另外，由于所选取的样本个体不存在上下颌骨骨性不调，所以这些形态学指标并不能完全反映即使是轻度Ⅱ类或者Ⅲ类骨型人群在正常功能咬合状态下牙齿代偿的位置变化。鉴于此，Andrews 医师在其后推出的直丝弓矫治系统中，针对拔牙矫治以及不同骨型患者设计了不同的补偿和过矫治角度。

在 Andrews 的正常𬌗六项标准中，Spee 曲线的曲度是反映正畸治疗后需要过矫治的指标，即 Spee 曲线应尽可能平坦。Andrews 医师认为即使Ⅰ类骨型的错𬌗畸形患者，Spee 曲线的整平也需要在治疗中进行过矫治以利于维持治疗结果的稳定。其主要原因在于生长发育过程中下颌骨停止生长的时间比上颌骨晚，在上颌骨已近基本稳定的情况下，后续的下颌骨生长会导致下颌前牙因受到上颌前牙及软组织的压力而产生向内向上移位的趋势，导致 Spee 曲线有随年龄增加而加深的可能，因此在正畸治疗中 Spee 曲线的整平需要过矫治，而且平坦的 Spee 曲线更容易建立正常咬合关系。

六项𬌗标准是 Andrews 对正畸行业所做的巨大贡献，它制订了明确的静态咬合标准，根据这个标准，Andrew 设计了新型矫治器和相应的矫治技术，使得大部分正畸患者在标准治疗程序下有可能获得比较一致的治疗𬌗。

（二）动态𬌗标准

在已达到正畸治疗前所制订的目标后，维持治疗后的长期稳定非常重要。然而正畸治疗后保持正常的口颌系统功能，并同时维持正畸治疗结果的稳定性并非易事。治疗结果的稳定性与牙齿的功能密切相关，只有在正常功能状态下的稳定，才能真正增加正畸治疗结果的长期稳定性。因此就有了动态𬌗(或功能𬌗)的概念,即下颌功能运动过程中𬌗的状态。

1. Roth 动态𬌗标准　正畸领域最先提出以动态咬合为治疗标准的是 Roth 医师。在基本遵从 Andrews 静态正常𬌗标准的前提下,Roth 认为理想的功能𬌗标准(或动态𬌗标准)应当是(图 6-3-11):

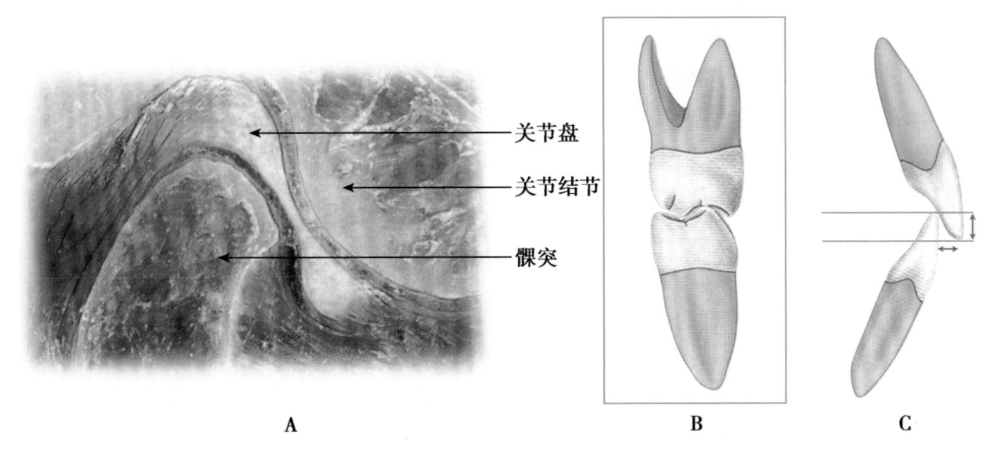

图 6-3-11　动态𬌗特征

A. 髁突处于最上、最前和居中的位置　B. 上下颌牙列达到最广泛的咬合接触和均匀的正中止点,后牙的咬合力顺牙体长轴的方向传导　C. 上下颌前牙达到正常的覆𬌗和覆盖关系满足美观的同时,达到在功能运动时对后牙的保护

(1) 理想状态下,髁突处于关节窝最上、最前和居中的位置时,上下颌牙列达到最广泛的咬合接触。

(2) 上下颌牙列咬合时,咬合在后牙的力量应尽可能顺牙体长轴的方向传导。

(3) 正中咬合时后牙均匀接触,上下颌前牙应仅维持轻微接触,形成后牙对前牙的保护。

(4) 前牙覆𬌗覆盖正常,且覆𬌗深度应该能保证前牙在各个方向的咬合运动中引导上下颌后牙迅速分离,从而形成前牙对后牙的保护。

(5) 咬合类型、牙尖高度、牙窝深度、沟和嵴走行方向、牙尖的位置等,应与下颌骨在任意方向上的运动相协调。

2. 动态𬌗标准的意义

(1) 咬合力合理传导、分配到牙周组织,防止侧向咬合力的出现,有利于维持治疗后的𬌗稳定。

(2) 防止在下颌开闭口运动时,因个别牙咬合干扰而反射性激活神经肌肉的异常运动,进而导致下颌骨位置异常。

(3) 减少闭口过程中的咬合干扰所诱导的磨牙、紧咬牙等副功能运动。

(4) 咬合时上下颌牙列的尖窝关系与理想化的髁突-关节窝关系相协调,有利于保护颞下颌关节的健康。

(5) 保护咀嚼系统高效运行,在下颌运动中保护各牙尖不相互干扰。

(6) 良好的尖窝锁结关系有利于维持上下颌牙的正常接触,并维持吞咽运动中牙与牙之间良好的接触关系。

(7) 正常覆𬌗覆盖有利于维护语音功能活动中良好的下颌开闭口运动。

Roth 医师根据功能𬌗目标和临床应用 Andrews 直丝弓矫治器的经验,对 Andrews 托槽系列进行了改良。Roth 改良的直丝弓托槽的主要设计思想为:①一种托槽系列适合于大部分患者;②托槽所包含的角度可以完成牙齿三维方向的轻度过矫治;③允许牙齿轻微倾斜移动。

动态𬌗标准的提出,促使正畸医师认识到𬌗学基础理论在正畸治疗中的重要性,从而重视在治疗过程中和结束后获得理想而稳定的下颌骨位置,将修复学的相关理论和𬌗架-𬌗垫技术引入正畸学,发展出一整套诊断、治疗流程,从技术层面帮助确定下颌位置、判断其是否偏移以及偏斜的原因,从而保障矫治目标的实现。

(三) 正畸治疗的过矫治

口腔正畸牙移动的生物学基础在于牙周膜及周围组织的改建,由于牙周膜弹性纤维的存在以及生物学改建过程需要时间,所以,理论上所有的牙齿移动都有回到原来位置的趋势(复发趋势)。

学习笔记

在临床实践中，医师往往会采取一些过矫治的方法去弥补可能出现的复发。另外，从咬合调整的角度来说，正畸中的治疗计划和治疗目标有时也需要一些措施来达到过矫治。正畸过矫治后的咬合特征主要体现在以下几个方面：

（1）完全整平的 Spee 曲线。

（2）上颌前牙根舌向转矩的过矫治。

（3）下颌前牙轴倾度呈现根向远中过矫治。

（4）深覆𬌗病例治疗后达到接近前牙切对切的位置关系。

（5）上颌前磨牙直立，在拔牙病例当中，同时进行向远中轻微旋转的过矫治。

（6）下颌前磨牙临床牙冠在正常情况下为近中倾斜，在治疗中达到向远中直立的过矫治，在拔牙病例当中，同时进行向远中轻微旋转的过矫治。

（7）上颌第一恒磨牙向远中旋转。

（8）上颌磨牙冠舌向转矩的过矫治，控制 Wilson 曲线的曲度。

（9）下颌磨牙比正常直立，并轻微向远中旋转，特别是拔牙病例。

（10）上、下颌牙列的磨牙关系达到轻微的Ⅱ类或Ⅲ类关系的过矫治。

为实现这些过矫治，有时需要医师进行特别的临床操作，比如弓丝弯制，另外，过矫治还可以通过直接设计到矫治器托槽系统中来实现，如 Roth 托槽对 Andrews 正常𬌗数据的过矫治设计。

二、正畸治疗后的咬合稳定性

（一）基本概念

错𬌗畸形矫治后，牙和颌骨都有退回到原始位置的趋势，即复发（relapse）。为巩固牙颌畸形矫治完成后的疗效，使牙位于矫正后理想的美观及功能位置而采取的措施，称为保持（retention），保持是矫治过程不可或缺的一个重要阶段和组成部分。如果能够成功保持正畸疗效，则称该咬合具有较高的稳定性。如果已经进行了标准化的正畸治疗，达到了治疗前所定目标，但治疗后又复发，即为正畸不稳定。

学习笔记

（二）正畸不稳定的临床表现

正畸治疗后复发的临床表现可以体现在个别牙错位、旋转、下颌前牙拥挤、上颌前牙拥挤或稀疏（有间隙）、拔牙间隙再次出现等，也有一些复发是由于患者本身的生长发育以及特定的骨骼畸形所引起的，例如骨性Ⅲ类错𬌗或骨性开𬌗，治疗后随着生长发育的继续，原来的错𬌗畸形又会出现。

三、影响正畸后咬合稳定性的因素

正畸治疗结果的稳定性受很多因素的影响，例如：患者的生理和心理状况；口腔及牙齿的健康、卫生状况及维护；正畸治疗计划和治疗目标的合理性；正畸治疗后的咬合状态及其与咀嚼系统其他相关组织能否达到形态和功能的统一；有无不良的口腔习惯；气道是否正常；保持器的选择及使用时间等。

（一）正畸治疗计划和治疗目标

影响正畸治疗结果稳定性的关键因素是正畸治疗目标的确定、治疗计划的制订及实施，包括完善和正确的诊断、合乎情理的治疗计划、良好的治疗时机、精确的牙移动控制机制等。实际上，正畸牙移动的范围有着非常明确的限制，其基本原则是治疗后牙根位置应该在牙槽骨的生理范围之内，超出了这个生理范围会导致正畸治疗结果不稳定甚至治疗失败。

（二）牙周组织改建

正畸牙移动的方式应有利于促进牙周组织生理性改建。牙周组织中纤维组织改建需要一定的时间以适应新的位置。大部分纤维组织改建需要 3~4 个月，但是围绕在牙齿颈部的纤维组织（dentogingival and interdental fiber）的改建有可能需要 8 个月以上的时间才能完成改建过程。

（三）口腔颌面部软组织的平衡

正畸治疗后应该能够获得唇、颊、舌以及周围肌肉组织的平衡，并能够行使正常功能，从而维持治疗后的咬合稳定。

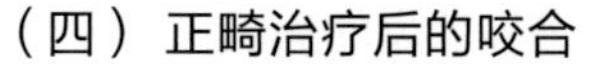

（四）正畸治疗后的咬合

正畸治疗结束后能否达到稳定平衡的咬合，是维持治疗结果的重要因素。

（五）保持器的种类及使用

保持器是维持正畸治疗效果的机械装置。保持器应具备的条件如下：

1. 对于正处在生长期的牙列，不能妨碍牙颌的正常生长发育。
2. 尽可能不妨碍各个牙齿的正常生理活动。
3. 不妨碍咀嚼、发音等口腔功能，不影响美观。
4. 便于清洁，不易引起龋蚀或牙周组织的炎症。
5. 结构简单，容易摘戴，不易损坏。
6. 容易调整。

保持器的种类很多，主要分为活动保持器（如传统的 Hawley 保持器、压膜保持器等）、固定保持器以及功能保持器，可针对不同错𬌗畸形的保持需求等具体情况，选择不同的保持方式和保持时间。

四、正畸治疗后的咬合平衡与治疗结果的稳定性

大部分情况下，正畸治疗使所有的牙齿都离开了其原有位置，其本质是进行了全口咬合重建。在制订以及达成治疗计划和目标时，应尽可能达到正畸治疗的静态和动态咬合标准，以利于获得平衡的功能咬合，与咀嚼系统的其他组织如颞下颌关节、牙周组织、神经肌肉系统等相协调以维持牙齿位置的稳定。

然而，由于受到各种客观条件的限制，达到理想化的静态和动态的咬合标准并非易事，在有些病例无法达到理想化咬合目标的情况下，正畸治疗后应尽可能获得平衡的功能咬合。在没有获得咬合平衡时，虽然大部分患者的耐受和机体的适应能力有可能补偿新的咬合关系，但是患者的适应能力会随着年龄的增加而减弱；另外，有时候患者并不能感知异常咬合接触和咀嚼系统的症状，因而没有主诉，但这并不代表患者不存在咬合功能问题。这些咬合功能问题的存在，可能会导致正畸治疗结果的稳定性欠佳，所以规范化的正畸治疗不应被动地依赖患者去适应以达到功能咬合。

学习笔记

在正畸治疗中或治疗结束前进行咬合状态的检查是发现和解决咬合功能问题的有效措施。咬合异常甚至咬合失调的临床表现可以是：①颞下颌关节功能紊乱；②牙齿异常磨耗；③牙齿松动；④牙周炎或𬌗创伤；⑤牙齿移位。以上这些临床表现可能不会同时发生，而经常是所谓“弱链效应”，即相关组织中比较弱的组织会先出现症状。

（一）咬合功能异常的临床判断

以下几种情况可以帮助医师作出初步的临床判断：①医师无法引导患者的下颌进行自如运动，患者常常表现为紧咬牙，说明患者不能达到稳定的下颌位置；②如果存在后牙咬合干扰，患者下颌向前滑动时无法达到上下颌前牙的正常咬合接触；③患者完成下颌的侧向移动时，无法保持工作侧上下颌尖牙的正常接触，说明可能存在咬合干扰。

（二）正畸治疗后的咬合干扰

正畸治疗后的咬合不平衡，主要表现为静止或运动状态下的咬合干扰。咬合干扰的存在，不利于均匀分配咬合力，同时可能产生导致牙齿发生移位的侧向分力，进而造成正畸治疗结果的不稳定。

目前的正畸治疗手段还不能完全实现针对患者的具体情况来进行个性化的设计和治疗，即使是个性化设计的矫治器，矫治器的实际生物学表达也存在差异；另外，矫治器所包含数据也都是来自群体统计依据，实际治疗过程中过矫治的存在以及临床操作的差异，都可能造成正畸治疗后出现咬合干扰和不平衡。咬合干扰的临床表现多种多样，产生这些咬合干扰的大部分原因在于上、下颌牙弓的形态和/或宽度不匹配，或者上颌或下颌后牙的转矩角度欠佳。临床医师应该根据具体情况进行相应判断和处理。

（三）与正畸治疗稳定性相关的部分咬合因素

1. 前牙转矩和轴倾度 当上颌前牙转矩不足，前牙引导过于明显，下颌各个方向的运动都有可能受到前牙的阻碍；如果上颌切牙轴倾度异常而同时有内收的情况下，上颌前牙所占据的空间不足，不足以容纳下颌牙弓前部功能运动所需要的空间，下颌运动时容易出现下颌前牙推上颌前牙的情况，导致矫治器去除后上颌前牙唇向移动以及下颌前牙拥挤，这时如果通过机械力保持，就

可能出现下颌骨移位所导致的颞下颌关节症状，也可能出现松动、敏感等牙齿的症状。

2. 尖牙位置　如果治疗后上下颌牙弓是Ⅱ类咬合关系，尖牙位置有时会比较陡峭或直立，使得下颌的侧向运动受到限制，进而造成下颌前磨牙的磨损、上颌尖牙的唇向移位以及下颌前牙拥挤。

另外，在治疗后尖牙轴倾度不正确可能导致尖牙引导不足；上颌尖牙间的宽度过大可导致尖牙覆盖变大，进而可能导致引导不足及瞬间分离不足，进一步形成运动过程中的后牙干扰。

3. 矫治过程中的覆𬌗控制　在拔牙病例或者需要关闭散在间隙的正畸病例中，关闭上颌牙列间隙，需要建立合理的上颌前牙的轴倾度、转矩以及垂直高度，有时需要压低上下颌前牙以获得合理的覆𬌗深度。但是在临床上比较常见的治疗策略是整平下颌牙列，甚至做成反Spee曲线来打开咬合以提供空间帮助上颌牙列间隙的关闭。超出正常限度的过矫治，在矫治器去除后，无论保持多久，下颌牙列Spee曲线都有复发到原来深度的趋势，这样，在下颌运动时，上颌前牙区就无法容纳下颌牙列，便可能出现以下几种情况：①没有覆𬌗，下颌前伸运动时，后牙出现𬌗干扰；②当后牙建立咬合之后，下颌前牙区出现拥挤；③上颌牙弓，特别是上颌前牙区出现间隙；④上颌牙列的拔牙间隙复发。

4. 前磨牙区错𬌗　下颌牙弓前磨牙区宽度不足，通常是前磨牙区干扰的主要原因，另外，上颌前磨牙远中旋转，其舌尖也可能构成𬌗干扰。这些𬌗干扰的存在，可能会影响下颌的正常稳定闭口道，当前牙尽力完成闭合达到正常覆𬌗覆盖时，下颌骨会发生移位，有可能导致下颌前牙拥挤以及上颌前牙的唇向移动。而这种情况下使用Hawley保持器或者下颌固定保持器进行机械力保持时，下颌骨的移位也可能会导致前牙区的牙齿松动。

5. 上下颌颊舌尖对应关系　治疗后检查上颌舌尖和下颌颊尖的是否正常就位（seating）非常重要，否则当矫治器去除，这些牙尖自然就位后，容易出现咬合加深，也可能导致下颌牙列前牙区的拥挤和上颌牙列间隙。

6. 颌骨关系不调　另外一种常见的咬合不调是治疗后颌骨的矢状关系不调，出现所谓的“双重颌”，也称为周末咬合（sunday bite）。患者必须前伸下颌才能达到上下颌牙弓宽度的协调和上下颌牙弓的尖窝交错关系，该类患者的Ⅱ类关系非常容易复发。实际上，错𬌗并没有真正得到矫正，下颌骨被翼外肌、矫治橡皮圈和暂时的牙尖交错位固定在前伸位的Ⅰ类咬合关系状态。当这些外力去除后，患者的错𬌗畸形就会复发。

学习笔记

当患者的下颌升支高度不足或者后面高不足的时候，患者可能会有开𬌗倾向，在治疗过程中如果采取前牙区弹性牵引结束治疗，有可能导致髁突在关节窝内的移位，治疗结束后比较容易复发。

7. 𬌗平面及𬌗平面倾斜度　在口腔正畸专业里，𬌗平面（occlusal plane，OP）一般有两种确定方法。一种是以第一恒磨牙的咬合中点与上下颌中切牙间的中点（覆𬌗或开𬌗的1/2处）的连线，称解剖𬌗平面。另一种是自然的或称功能𬌗平面，由均分后牙𬌗接触点而得，常使用第一恒磨牙及第一乳磨牙或第一前磨牙的𬌗接触点，这种方法形成的𬌗平面不使用切牙的任何标志点。一般来说，正畸患者在治疗前存在解剖𬌗平面和功能𬌗平面的区别（图6-3-12），大部分情况下，经过正畸治疗，这两种𬌗平面会重合（图6-3-13）。

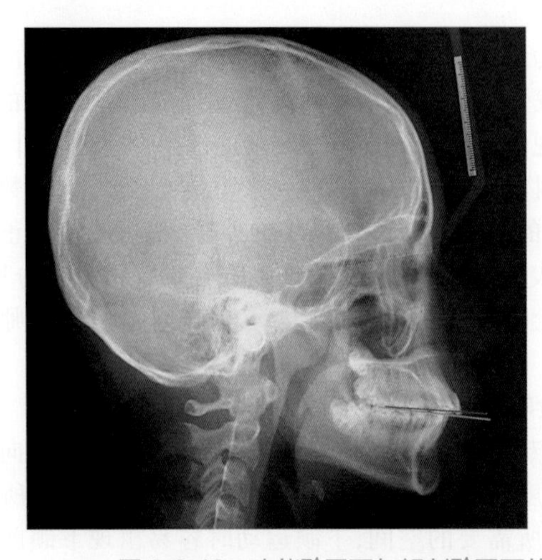

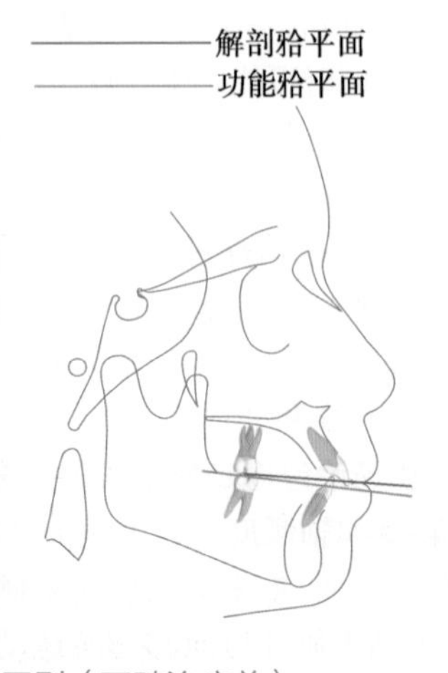

图6-3-12　功能𬌗平面与解剖𬌗平面的区别（正畸治疗前）

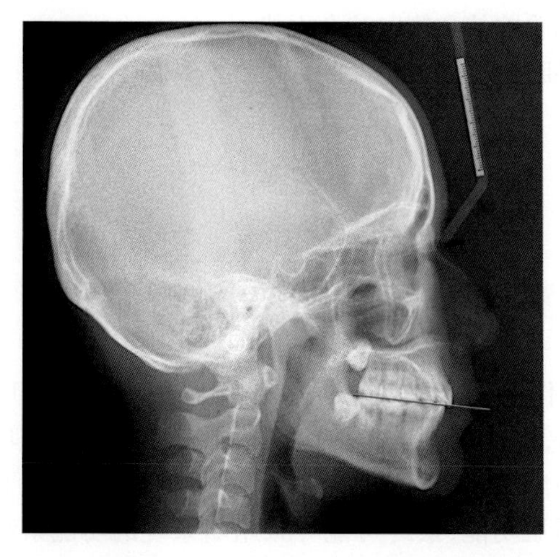
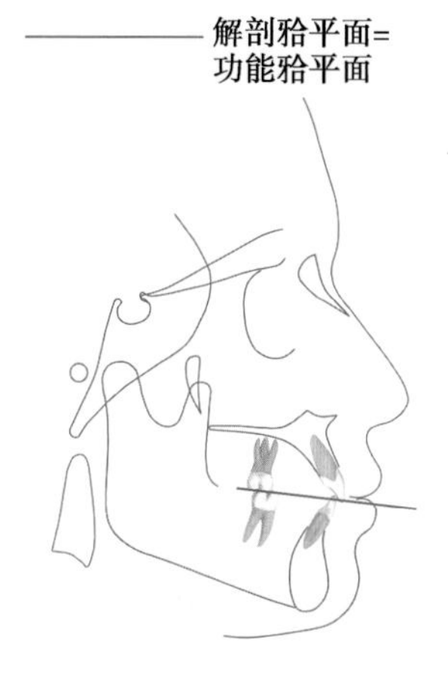

图 6-3-13　功能𬌗平面与解剖𬌗平面重合（正畸治疗后）

𬌗平面的倾斜度是建立正常咬合非常关键的因素之一。在正常生长发育过程中，从儿童到成人，𬌗平面有逆时针向上旋转的趋势；而且，不同骨面型个体的𬌗平面倾斜度不同，过于陡峭的𬌗平面患者呈现出垂直型生长趋势，过于平坦的𬌗平面患者呈现出水平型生长趋势；由于𬌗平面代表着下颌运动的终点，所以𬌗平面的倾斜度在一定程度上会反映出下颌骨颏部的水平向位置，骨型Ⅱ类患者的𬌗平面通常比较陡，骨型Ⅲ类患者的𬌗平面通常比较平坦（图 6-3-14）。从治疗后咬合平衡的角度考虑，𬌗平面越陡，与关节结节后斜面所成的角度越小，在前伸和侧方运动时，越容易形成后牙干扰，因此，Ⅱ类患者或者垂直生长型的患者，在正畸治疗过程中要注意垂直向控制，防止𬌗平面的进一步向后旋转，造成功能性的不稳定。

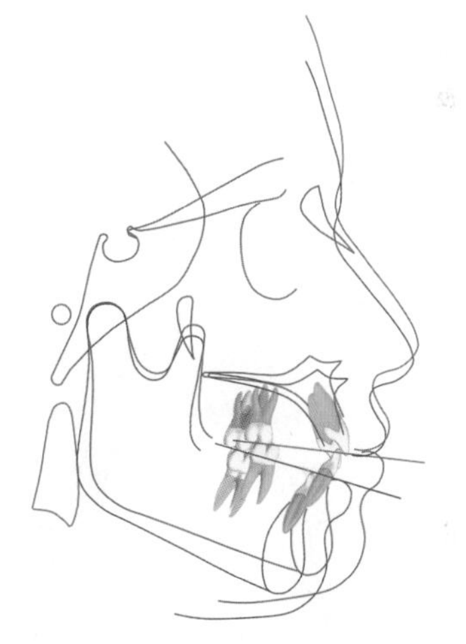

图 6-3-14　𬌗平面倾斜度与下颌骨颏部水平位置的关系

五、调𬌗提高正畸治疗后咬合的稳定性

正畸治疗后的咬合，绝大部分情况下都不是理想咬合，一般情况下青少年患者正畸治疗后可以通过磨耗建立稳定的咬合。无法通过磨耗达到稳定咬合的正畸患者，可以采用适当调𬌗的方法来建立稳定的咬合。从理论上讲，通过调𬌗来达到最后的咬合稳定对于治疗后结果的稳定性以及整个口颌系统的健康和功能非常重要。然而，调𬌗本身是一个不可逆的治疗过程，同时也是一种技术要求较高的临床操作，因此，临床上在选择是否需要通过调𬌗来结束治疗时要非常慎重。在生长发育尚未停止的情况下尽可能不作调𬌗处理，因为颌骨的生长和发育可能会影响调𬌗的结果。最好在已经获得下颌骨稳定位置的前提下，先在离体模型上（例如在𬌗架上）模拟调𬌗的过程，在观察分析调𬌗效果的基础上再行调𬌗治疗。

（一）调𬌗的目的和适应证

1. 调𬌗的目的

（1）建立稳定的下颌开闭道，建立后牙足够及均衡的正中止接触。

（2）建立正常的前牙关系，以提供运动中的引导和后牙分离。

（3）建立良好的后牙咬合，以利于后牙的沟或嵴适应下颌骨的运动。

2. 正畸治疗后调𬌗的适应证

（1）在出现咬合功能失调的情况下，消除前伸和侧方移动的咬合干扰。

（2）减轻或缓解颞下颌关节功能紊乱的症状。

（3）分散咬合力，避免牙周创伤。

（4）消除因𬌗干扰引起的牙齿敏感。

（5）消除导致牙齿松动或不稳定的咬合接触。

学习笔记

(6) 在进行后续的永久修复之前,消除前伸和侧向咬合干扰。

(7) 消除因咬合干扰所引起的异常肌习惯,如代偿性的舌习惯。

(二) 调𬌗的基本方法和步骤

具体见本章第一节。

(熊　晖)

第四节　修复治疗中的𬌗学要素

修复学与𬌗学的关系十分密切,在制作修复体时会涉及许多𬌗学方面的知识。所完成的修复体,既要与患者的余留牙咬合情况相协调,又要与颞下颌关节、咀嚼肌等咀嚼器官的功能活动相适应。缺牙以及不当的修复,不仅可能影响患者的咀嚼功能,而且还可能影响牙与颞下颌关节之间的生物力学关系、神经肌肉反射以及咀嚼肌功能,最终可能导致咀嚼系统的功能紊乱。因此在诊疗过程中,既要遵循修复学的一般原则,又要满足患者个体化或个性化治疗要求,其中𬌗学要素是个体化特色的重要方面。

一、牙列缺损、缺失对𬌗及颌位的影响

(一) 咬合支持区对𬌗与颌位的影响

咬合支持区指对面下 1/3 垂直高度起到支撑作用的后牙咬合接触区域,咬合支持区的完整对咬合的稳定以及咀嚼系统的健康非常重要。根据 Eichner 分类,上下颌牙列的咬合支持区可分为四个区,分别为双侧前磨牙区和磨牙区(图 6-4-1)。

学习笔记

1. 咬合支持区及其对𬌗与颌位的影响　每个区只要有一对牙齿有咬合接触,这一区域的咬合就是稳定的。当存在三个以上咬合支持区时,则认为全牙列咬合稳定。在涉及后牙的修复中,获得平稳的后牙支持区尤为重要。牙齿缺失不仅可能造成缺牙区的功能丧失,也会因为咬合支持的不稳定,导致双侧颞下颌关节的受力不平衡,从而影响关节及肌肉的健康。除此之外,牙齿的长期缺失,会导致邻牙的移位、倾斜和/或对颌牙的伸长及倾斜,破坏正常的咬合生物力环境。

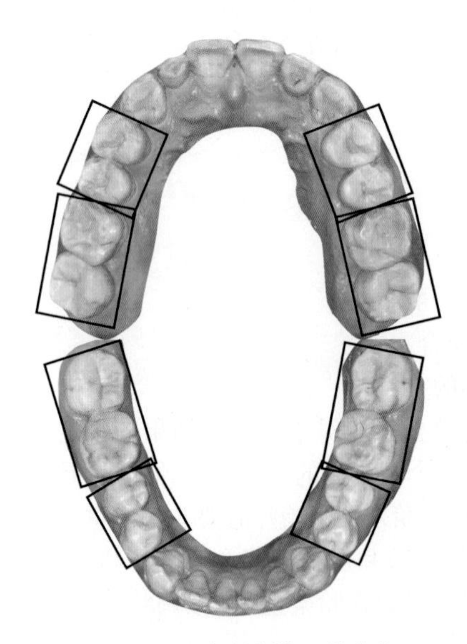

图 6-4-1　咬合支持区的分布

牙列缺损修复治疗中,获得双侧咬合支持的平衡远比修复尽可能多的牙齿更有意义。牙列缺损的患者,尤其高龄患者,其生理功能有所下降,当牙列缺损后,只要余留前牙和前磨牙,形成连续的咬合支持,就可以基本满足其咀嚼功能需要。远中磨牙缺失后依然能够保持功能基本正常的牙弓称为"短牙弓",该理念已被广泛应用在全口义齿及种植义齿修复中。

在修复过程中,咬合支持区的数量和位置影响着咬合记录的具体策略。当三个咬合支持区同时存在时,口内和模型上的咬合关系均稳定,无需进行取模以外的咬合关系记录;只存在两个咬合支持区时,由于有颞下颌关节的支持,口内咬合状态稳定,但模型上的咬合关系是不稳定的,需要将口内的咬合关系记录下来,并转移到𬌗架上;仅有一个或没有咬合支持区时,无论是口内还是模型上均无稳定的咬合关系,需要利用全牙列咬合记录基托和精确的咬合记录材料来记录颌位关系。

2. 后牙支持降低对前牙及颞下颌关节的影响　后牙对咬合的稳定起着关键作用,后牙有以下三个基本功能:①在咀嚼、吞咽以及其他口腔活动时承担𬌗力;②维持咬合垂直高度;③为满足咀嚼功能的舒适度以及效率提供足够的咬合接触面。

后牙区和前牙区相互支持、相互影响,当双侧后牙支持缺失而前牙继续承受𬌗力时,咬合可能出现以下几种变化:①前牙区骨支持良好、咬合关系稳定,多见于安氏Ⅰ类咬合者,通过肯氏Ⅱ类

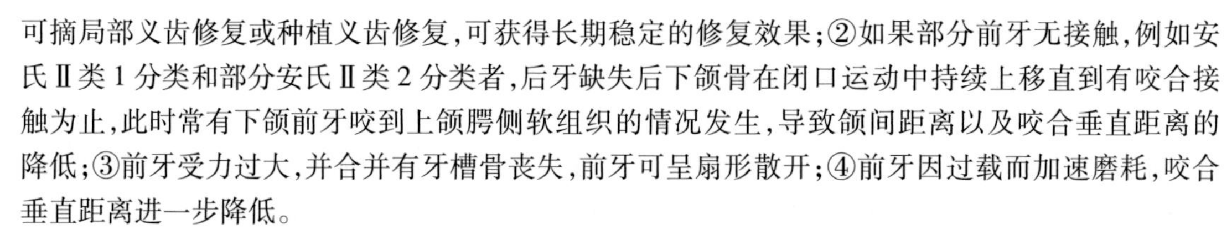

可摘局部义齿修复或种植义齿修复，可获得长期稳定的修复效果；②如果部分前牙无接触，例如安氏Ⅱ类1分类和部分安氏Ⅱ类2分类者，后牙缺失后下颌骨在闭口运动中持续上移直到有咬合接触为止，此时常有下颌前牙咬到上颌腭侧软组织的情况发生，导致颌间距离以及咬合垂直距离的降低；③前牙受力过大，并合并有牙槽骨丧失，前牙可呈扇形散开；④前牙因过载而加速磨耗，咬合垂直距离进一步降低。

下颌运动系统在矢状向可以看作是第三类杠杆，当后牙缺失闭口时，因缺少刚性（牙性或骨性）的止点，髁突有向上和向后运动的趋势。有研究发现，当后牙缺失后，紧咬牙时可能导致髁突向后上移位达0.3mm，进而导致盘突关系变化。虽然修复缺失的后牙不一定能阻止颞下颌关节疾病的进一步发展，但是下颌后牙的缺失后久未修复，后牙区失去正常的功能，可能会加速颞下颌关节退行性变。

（二）前伸及侧方引导异常对殆与颌位的影响

当上颌前牙唇侧扇形散开或上下颌前牙缺失时，前牙引导能力降低，容易出现前伸运动时后牙殆干扰；如果上下颌切牙切端同时磨耗，可形成对刃关系，通常伴随有下颌前移的重度磨耗。修复时应注意消除这些影响正常咬合关系的潜在因素。

尖牙牙根最长，同时周围骨结构致密，因此一般情况下在口内存在时间最长，临床单纯修复尖牙的情况很并不多见。如果尖牙缺失或者结构受损，不能行使引导功能时，容易出现侧方运动非工作侧的殆干扰。因此在修复过程中，如果尖牙结构完整、无骨支持的丧失，应该尽量保留尖牙引导；当尖牙受损时，需要引入其后方的牙参与咬合引导，协同尖牙完成咬合引导功能。

（三）殆曲线异常对殆关系的影响

单个或几个天然牙缺失，但后牙区的支持以及前牙区的引导均尚存者，如果未及时修复，常会出现邻牙移位、对颌牙伸长，甚至对颌牙的牙槽骨代偿性生长，造成纵殆曲线明显异常；老年人的后牙常因不均匀磨损而形成反横殆曲线。适宜的纵殆曲线和横殆曲线是前伸、侧方运动中获得后牙区及非工作侧咬合分离的保障，因此，在基牙预备时要对过长的牙以及过陡、过锐的引导尖（下颌后牙舌尖和上颌后牙颊尖）进行调磨，改善纵殆曲线和横殆曲线，必要时也可通过正畸治疗的方法予以调整。

二、修复治疗的殆学原则

口腔修复治疗的目标是在保护现有组织结构的基础上，恢复缺损牙体或牙列的形态和功能，主要涉及殆学三个方面的问题，即恢复正确的颌位关系、获得稳定的后牙支持和咬合接触关系以及实现协调的咬合运动。如果缺牙较少，修复后应重点关注早接触和殆干扰等咬合接触问题；如果缺牙较多，除咬合接触问题外，还应特别注意颌位关系（包括垂直距离）问题。

（一）修复治疗前需明确的殆学原则

在修复治疗时首先需要明确的一个殆学原则是：在正确或合适的颌位关系下建立正确的咬合接触关系。在修复治疗时，颌位和咬合接触同等重要，都必须认真对待。按照殆学的原则，修复体不仅要填补缺牙空隙，恢复缺牙形态，而且要恢复缺牙功能，促进口颌系统的健康。为此，应遵循以下原则：

1. 建立稳定的牙尖交错殆，保持后牙广泛均匀接触，前牙轻度接触或不接触。

2. 建立无殆干扰的后退接触位，使后退接触位与牙尖交错位相协调。

3. 修复体与余留牙形态相协调，与颞下颌关节的功能活动相协调，没有肌紧张表现。

4. 部分牙列修复体应避免出现殆干扰，即前伸运动时，前牙接触而后牙不接触；侧方运动时，工作侧接触而非工作侧不接触。全口义齿修复需要形成平衡殆接触。

5. 修复后殆力方向尽可能是牙体长轴方向，修复体的殆面与对颌牙应有稳定的尖窝接触关系。

6. 修复后垂直距离应正常，有适当的息止殆间隙，以保证肌肉功能的协调和健康。

7. 修复后殆力大小应控制在牙及牙周组织的生理耐受范围之内，避免形成殆创伤。

8. 新制作的修复体应尽量模拟原来的殆型，使神经肌肉容易适应。但是对易形成殆干扰的大面积修复体，需要在修复前对现有殆关系进行全面调整。

（二）修复治疗中殆关系的维持和重建

1. 殆关系维持 对于个别牙体缺损或局部牙列缺损，患者只是咬合功能降低，颌位关系并无异常，也不存在口颌系统功能紊乱问题，只需要恢复咬合的完整性，就可以获得正常的咀嚼功能，这类咬合的处理原则是维持现有殆关系，即：在不改变患者现有殆型的前提下为患者制作修复体。口腔修复治疗中，绝大部分的情况属于此类，包括：①缺失牙数目较少或对面下 1/3 距离起支撑作用的后牙没有缺失，最大牙尖交错位稳定，前牙引导健康且无后牙殆干扰；②患者虽然可能没有理想的咬合关系，但是修复治疗后不会出现前伸引导、侧方引导及颌位关系的不可逆改变。如果修复前存在颞下颌关节紊乱病，应先对颞下颌关节进行评估，确定是否需要采取相应治疗措施，因为良好的修复治疗可改善患者的殆与颌位关系，从而减轻患者的症状，但处理不当可能反而会加重患者的症状。

维持现有殆关系所进行的固定义齿修复，其原则是不改变现有殆型，这就意味着在修复过程中，准确记录患者的最大牙尖交错位，获得静态和动态的咬合接触关系至关重要。临床上可用以下方法记录、转移咬合接触关系。

二维咬合记录：通过照片、文字描述以及画咬合略图等方法记录术前患者口内原有的咬合接触。临床医师将术前咬合记录发送给技师，技师可以了解口内治疗前的咬合状况。同样，术后通过比对可以了解修复前后咬合接触是否一致。

三维咬合记录：在临床中最为常用，可用硅橡胶、铝蜡以及丙烯酸树脂等材料来记录，记录时应特别注意：①咬合记录的目标是预备后的基牙及其与对颌牙的空间关系，其他具有正常接触关系的牙并不在记录范围；②咬合记录材料不应与口腔软组织接触，更不应压迫缺牙区黏膜；③在将咬合记录硅橡胶就位于模型时，需要仔细确认和修整，咬合记录材料的多余部分，尤其是位于外展隙和窝沟区域的部分，可能会妨碍硅橡胶印模在模型上就位（图 6-4-2）；④为获得更加准确的咬合接触，有时也使用功能性咬合轨迹记录，如使用黏蜡，嘱患者在咬合的同时做侧方运动，如此，对颌牙的运动轨迹即被记录下来；⑤如果缺牙区为游离端，或在咬合记录时缺少直接接触的对颌牙，虽然口内咬合稳定，但是模型上咬合时可能不稳定，需要采用特别的咬合记录方法（图 6-4-3）。

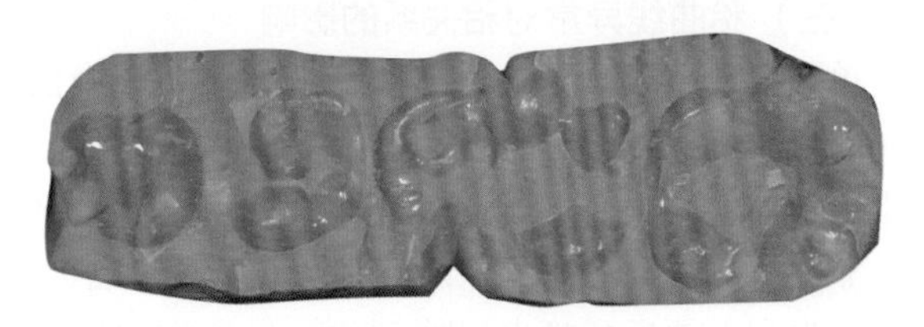

图 6-4-2 咬合记录硅橡胶的修整

注意细节处理，例如外展隙、窝沟等区域，以防止出现妨碍在模型上就位的多余材料

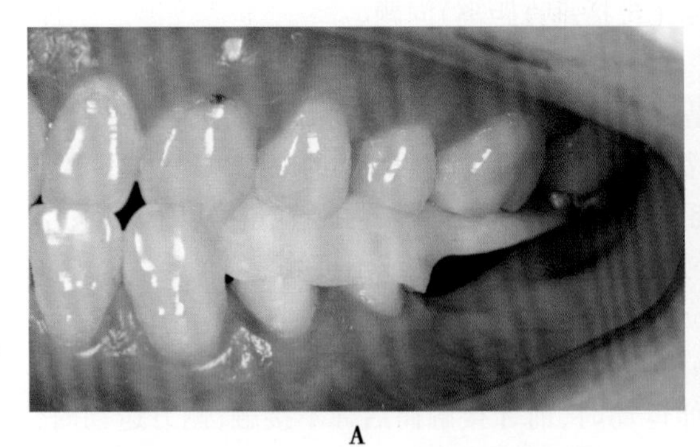

A

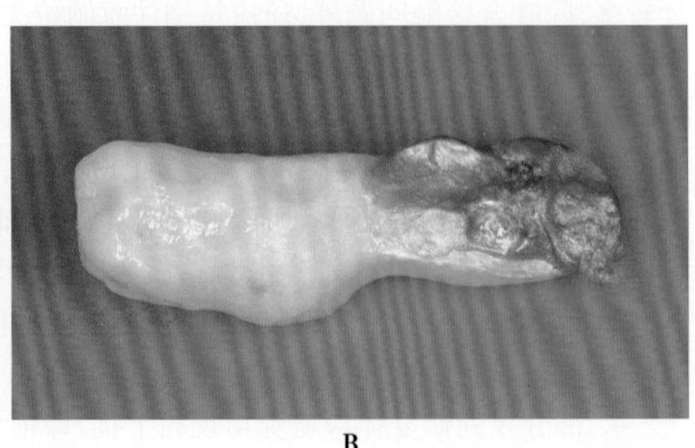

B

图 6-4-3 游离端后牙缺失时的咬合记录

A. 应用坚硬的丙烯酸树脂作为咬合记录的支架，固定于前端的基牙，避免模型上咬合时可能发生的翘动

B. 在丙烯酸树脂咬合记录的支架上添加铝蜡，以保证咬合的精确性

2. 殆重建 对于多数牙齿缺失、或者牙齿重度磨耗者，颌位关系不稳定，需要首先确定正常的颌位关系，在稳定的颌位关系下进行咬合重建，恢复正常的咀嚼功能；如果同时存在因为咬合以及其他原因引起的口颌系统功能紊乱疾病，则需要在治疗颞下颌关节紊乱病的基础上进行咬合重

建，而重建本身，也是对颞下颌关节病的一种治疗。采用这种方法重建𬌗关系时，通常首先确立正中关系位，并按照合适的垂直距离将正中关系位转移至𬌗架上，在𬌗架上制作修复体，重新设计新的咬合接触（见本章第五节）。

三、修复治疗中的𬌗学要求

（一）固定修复中的𬌗学要求

1. 牙体缺损修复　牙体缺损的修复方法有直接充填和间接修复两类，前者主要适用于牙冠缺损而𬌗面形态和邻接关系破坏不严重的情况；后者则适用于牙冠缺损相对严重、邻接关系基本丧失、残存的牙冠组织不能承受咬合力的情况，其常见的修复体有嵌体、全冠以及桩冠。

根据患牙部位和牙冠缺损的范围和部位可选择不同的修复材料和方法。其𬌗学要点如下：

（1）遵循𬌗维持原则，即维持现有𬌗关系。

（2）咬合接触遵循天然牙咬合接触原则（见第一章第一节）。

（3）进行牙冠部分修复时，在治疗前需要对患牙的缺损部位进行全面检查，用咬合纸记录咬合接触区的位置，然后作牙体预备。牙体预备的基本原则是去净龋坏的牙体组织，保持牙髓健康，获得抗力形和固位形。牙体预备完成后，对洞形和边缘再次检查，避免洞缘位于咬合接触区。对𬌗面有缺损者，通常其咬合接触关系会发生变化，例如出现无接触或咬合接触不稳定等情况，如果涉及邻面，还可能出现与邻牙邻接关系的变化，因此，需要注意咬合面形态以及边缘嵴区域形态的修整，建立与对颌牙及邻牙之间良好的接触关系。

（4）全冠修复应注意要考虑重建合理的𬌗面形态以恢复咬合接触关系、重建合理的轴面形态以恢复正常的邻接关系。

2. 牙列缺损修复

（1）牙列缺损固定义齿修复特点：天然牙间的接触会产生垂直向力和侧向力，牙周膜的弹性允许牙齿发生生理性移动来减轻这种压力。此外，轻咬时最初的接触通常局限于个别牙，但随着咬合力水平的增加，会有更多的牙齿负载。期间牙齿的生理性移动是一种“保护”机制，有助于牙和牙周组织的健康。与单颗牙的修复不同，固定义齿以刚性修复材料将多颗基牙连接在一起，使得这些基牙难以维持其自身固有动度，因而出现基牙以及修复体折裂的风险明显增加；另外，神经系统对下颌运动的精细调控有异于正常牙列：当施加在一颗牙上的𬌗力传递到相连接的其他基牙上时，牙周力感受器所传递的感觉信息以及中枢神经系统对咀嚼肌的调控也会发生改变，即：各基牙之间的相互影响明显增加。

（2）牙列缺损固定义齿修复的𬌗学要求：固定义齿修复中，需要充分考虑基牙受力特点，其𬌗学要点如下：①牙折是最常见的固定义齿修复失败表现，在制订治疗计划时，应保证有足够的基牙数目，基牙本身也应该结构完整、牙周支持健康；②对修复体可以采取减径或降低牙尖高度等措施，尽可能地减轻非轴向𬌗力；③固定义齿修复中，除了获得稳定的正中咬合接触外，对侧方引导也需有更多的考量，因为一旦涉及多颗牙的修复，就会影响到动态咬合中各牙之间的相互关系，例如相互保护关系。

前牙修复中，恢复上颌前牙舌侧形态以及下颌切牙切缘形态至关重要。如果上颌前牙舌侧过突，可能导致下颌前牙的磨损、修复体或者基牙的折裂；如果上下颌前牙咬合引导不足，存在较大的空间，下颌运动过程中前牙“保护”机制便不能发挥。

尖牙引导常见于年轻患者的自然牙列中，随年龄增长，组牙功能𬌗的比例增高。尖牙能够更好地承受侧向负载，在修复过程中，如果情况允许，应重视建立尖牙保护𬌗，否则，应将侧向力分布在多颗牙齿上，且尽量在牙弓较前的部位。

（二）可摘局部义齿修复中的𬌗学要求

可摘局部义齿有牙支持式、混合支持式和黏膜支持式。不同的情况下，承受𬌗力的结构不同。牙支持式能更好地承受𬌗力，但其应用受限于缺牙部位以及基牙条件；而黏膜支持式承受𬌗力的能力最差。可摘局部义齿的各个部分通过大、小连接体构成一个整体，易于分散𬌗力。由于可摘局部义齿与余留牙通过卡环和𬌗支托形成非刚性连接，而人工牙又通常选用树脂类材料，弹性模量低，

学习笔记

在咬合接触过程中𬌗力作用时间延长，这虽然会导致咀嚼效率降低，但咬合时𬌗力对修复体以及天然牙的潜在损伤也降低。

1. 可摘局部义齿修复中的𬌗学要求如下：①合理选择支持方式，选择合适的天然牙作为基牙，大连接有足够的刚性，有助于分散𬌗力；②无早接触，双侧咬合均匀；③无非工作侧𬌗干扰；④当对颌牙为天然牙时，容易出现人工牙的磨损，设计组牙功能𬌗更为有利。总体来说，可摘局部义齿比固定义齿对咬合有更大的宽容度。

2. 咬合记录操作过程中的注意事项 咬合记录的准确性会影响到最终咬合恢复的准确性。

（1）如果有足够多的余留牙且咬合支持良好，可摘局部义齿修复时的咬合记录相对简单，因为可以利用余留牙获得稳定咬合。

（2）如果没有足够的余留牙来提供稳定的咬合关系，就需要使用蜡堤或者咬合记录硅橡胶等来帮助确定和记录咬合关系。此时应需要特别注意的是，如果蜡堤完全由黏膜支持，在口内作咬合记录时蜡堤很有可能压迫黏膜，将此蜡堤在模型上就位时，因模型的黏膜部位在受压时不会变形，结果导致所记录的咬合关系较实际情况偏高。如果义齿设计有金属基托，那么可以将蜡堤做在金属基托上，通过余留牙固定基托，可以减少蜡堤对软组织的这种影响。操作时应注意确保金属基托准确无误，另外𬌗支托、卡环等结构也不应干扰咬合。

3. 戴牙主要事项 由于义齿制作过程中树脂聚合时的体积收缩，可摘局部义齿总会存在一些小的咬合干扰。必须进行调整，使天然牙在有义齿和没有义齿的情况下都能以同样的方式咬合。这些小的咬合干扰点通常通过椅旁调𬌗即可解决。应询问患者咬合时是否上下颌牙可以均匀接触或只有个别部位接触。如果患者感觉到有个别部位接触，应尽可能明确具体位置，并予以调改。

当上颌和下颌都有可摘的局部义齿时，应分别检查和调𬌗，最后都戴入后再一次确认或进一步调𬌗。偶尔在戴牙时，咬合错误明显以至于无法进行椅旁校正，此时可以将造成干扰的牙齿磨掉，在基托上重新记录咬合关系、对义齿进行重新加工、制作。

学习笔记

（三）全口义齿修复中的𬌗学要求

全口义齿修复中的𬌗学要求主要有：①全口义齿修复建𬌗的颌位是正中关系位；②全口义齿应建立平衡𬌗。

1. 全口义齿的颌位 全口牙列缺失，原来的上下颌牙尖窝关系所确定的牙尖交错位丧失，在修复治疗时需要在恢复颌位关系的基础上恢复咬合接触关系。确定颌位关系的方法称为颌位关系记录，它包括垂直颌位关系记录和水平颌位关系记录两部分。

（1）垂直颌位关系记录：通常以面下1/3的垂直距离作为参考，较常采用的方法是利用下颌姿势位时的面下1/3垂直距离减去息止间隙。由于下颌姿势位不受牙列缺失的影响，在天然牙列存在时位于牙尖交错位的下方约2~3mm处，且较为恒定，牙尖交错位到下颌姿势位的距离（息止间隙）也较为恒定，所以由此而获得的垂直颌位关系与正常情况较为一致。

（2）水平颌位关系记录：常用的方法是使下颌髁突位于关节窝居中偏前的位置，即：使下颌处于正中关系位。因为，当牙尖交错位丧失后，由于没有牙列的支持和牙的尖窝锁结作用，下颌位置变得不稳。但是正中关系不受牙列是否缺如的影响，因此临床上可以选择正中关系位作为全口义齿修复的参考颌位。

2. 全口义齿修复的建𬌗原则 全口义齿修复的建𬌗原则是平衡𬌗，即在牙尖交错位及下颌前伸、侧方前伸、侧方运动等非正中咬合时，上、下颌相关的人工牙能同时接触。平衡𬌗是全口义齿咬合形式与天然牙咬合形式的主要区别，其主要的目的是保证义齿具有足够的固位力与稳定性。

制作完成的全口义齿在戴牙时常出现咬合接触不良的情况，需要以调𬌗方法改善咬合接触。调𬌗时要特别注意患者体位的影响：直立位时下颌姿势位位于肌力闭合道上，头背屈时（仰头）下颌将后退，头前屈时（低头）下颌将前伸。临床上患者接受口腔科治疗时多处于仰卧位状态，而咀嚼、吞咽等正常功能则是在直立位或头前屈状态下完成的。因此在仰卧位进行咬合调改，还需要在直立位进行最后的确认、补充完成。

（四）种植义齿修复中的𬌗学要求

种植义齿修复时，修复体的𬌗力由种植体与骨组织之间所形成的骨性结合（骨结合）界面来承担,这一负重特点使种植体支持的修复体所能承受的𬌗力远大于天然牙支持的修复体,因此种植义齿修复体有其特有的𬌗学要求。

1. 种植体与天然牙承受𬌗力的差异

(1) 承力结构差异:天然牙周围有牙周膜,牙周膜具有黏弹性,可以减少应力、延缓应力传导时间,从而减少应力对牙槽骨组织的冲击作用;种植体与骨组织牢固地结合在一起,周围没有牙周膜等纤维组织,即没有𬌗力的缓冲装置,作用于种植体的咬合力被全部传递到骨组织上,螺纹型种植体可以将轴向负荷较好地分散在种植体-骨界面之间。此外,在牙周膜内有大量的力感受器,天然牙列在咀嚼食物时,对细小物体及轻力的感知能力比种植修复体灵敏,咀嚼肌对𬌗力的调控也更加精确;而种植体周一般认为没有力感受器,因此缺乏对咀嚼肌相应的反馈调节作用,因此种植体承受的𬌗力要大于天然牙。

(2) 生理动度和抗冲击方面的差异:牙周膜健康的天然牙在轴向力下可向根向移动约25~100μm,而种植体只有约3~5μm。当同样大小的负荷在相同方向上分别作用于种植体和天然牙时,种植体区域牙槽骨所受到的负荷冲击将明显大于天然牙。

在侧向力作用下,天然牙可移动约56~108μm,且可在根2/3处有轻微的转动动度;而种植体仅可移动约10~50μm,且不会发生转动。当咬合力大于其生理耐受范围或有咬合创伤时,天然牙将会出现松动,创伤消除后,天然牙可以恢复到原来的位置;而种植体的生理移动范围很小,当所受到的负荷超过其本身的耐受范围时,种植体将会产生挠曲应力,持续的应力作用将导致种植体周骨吸收、种植体松动,其松动程度随种植体周骨创伤的增加而增加,当创伤消除后,种植体无法恢复到原来的位置。与骨组织的结合被破坏可最终导致种植体失败。

(3) 对𬌗力方向设计要求的差异:牙周膜可以在一定程度上缓冲天然牙所承受咬合力对牙槽骨的压力,而种植体因缺乏牙周膜,在受到垂直方向的咬合力时,力被种植体周围的螺纹分散到周围的牙槽骨中,对种植体和牙槽骨没有危害;但在受到侧向或水平方向的力时,应力将集中于种植体颈部以及边缘牙槽骨上,这种力的长期作用可能会导致种植体周骨组织吸收。

另外,种植体负荷的大小也与受力方向有关。在咀嚼运动时,种植体受到三维方向上的力,力作用于牙尖斜面时,可以被分解为与种植体长轴平行和垂直的两个方向的力。理想的设计是使咬合力的绝大部分与种植体长轴一致或平行,而不存在角度,因为种植体受到的侧向力的大小跟咬合力与种植体长轴之间的角度成正比,角度越大,种植体受到的侧向力越大。如果种植体受到的侧向力可能超出其耐受范围时,应考虑以下方面:①增加种植体数量或选用直径较大的种植体,来增加种植体对咬合力的支持;②调整修复体的𬌗面形态和咬合接触关系,使种植体受力方向尽可能满足种植体修复的生理及生物力学要求。

2. 种植义齿建𬌗的原则

(1) 避免出现侧向运动时咬合接触位于个别种植体上。

(2) 牙尖与中央窝接触时,避免出现斜面接触,以至于产生侧向力。

(3) 尽可能保持前牙引导,切牙和尖牙的引导比后牙引导更能降低𬌗力,减少了对后牙种植体潜在的破坏力。工作侧的接触应尽可能的放在牙弓前端以减少挠曲力矩。

(4) 侧向运动平滑、平稳,没有工作侧和非工作侧的干扰。

(5) 种植牙的牙尖斜面角度要小,以减小侧向运动时的水平向分力(图6-4-4)。

(6) 咬合接触点的位置应位于种植体平台范围内,可以通过在后牙区选择直径较粗的植体以及减少修复体𬌗面颊舌径宽度来实现。调整𬌗面形态、引导轴向负荷是种植义齿制作时常用的方法:例如,在与对颌牙尖接触的部位形成一个小平面区域,有助于将咬

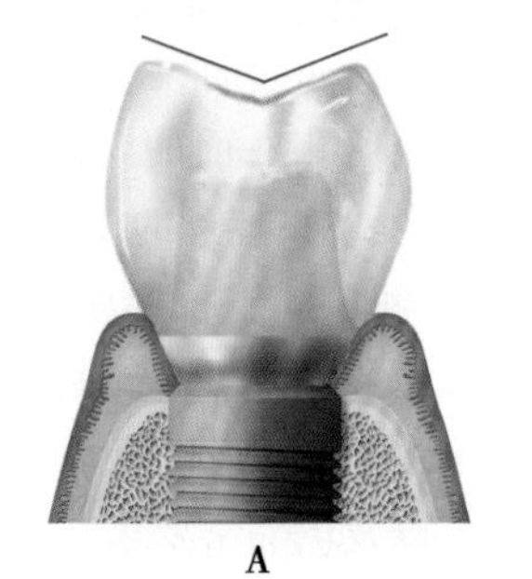

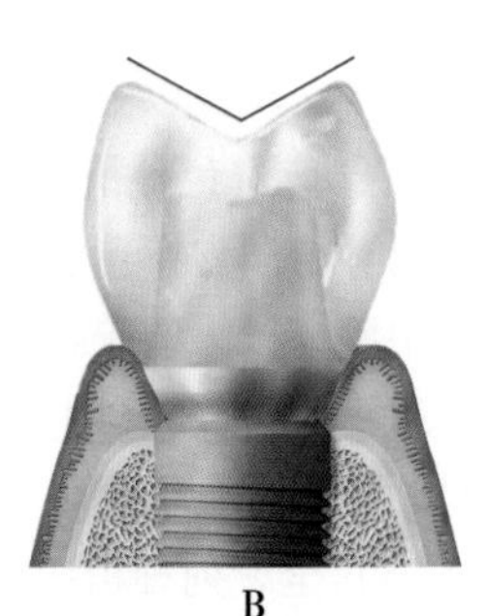

图6-4-4　种植牙牙尖斜度与受力

A. 后牙𬌗面牙尖斜面角度小,𬌗力作用时,水平向分力也相应小　B. 后牙牙尖角度大,𬌗力作用时,水平向分力大

合力向种植体长轴方向传导。义齿设计时可以依据种植体直径的大小，适当减少修复体𬌗面的颊舌径。由于任何单个种植体支持的修复体，其𬌗面面积都大于种植体的横截面面积，都可能产生悬臂效果甚至是挠曲力矩，在决定种植修复体𬌗面大小时需要结合种植体的直径、分布以及与天然牙的协调关系来综合考虑，通常可以适当减小上颌种植修复体腭侧以及下颌种植修复体颊侧的突度，降低轴外负荷的机会，使更多的负荷成为轴向负荷（图 6-4-5）。

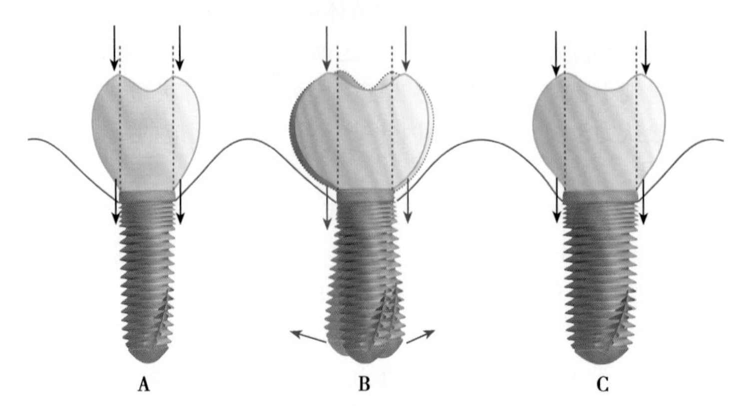

图 6-4-5　种植体平台范围与咬合接触范围的关系

种植牙的咬合接触范围（箭头示）应尽可能在种植体的平台范围（虚线示）内。种植体直径不同（图 C>图 A），其修复体的咬合接触范围应有相应的不同，图 B 中种植体直径较小，但牙冠未减径，咬合时会产生挠曲力矩，易导致种植体松动。

（7）在部分牙列缺损中，种植义齿与天然牙之间力的分布可以通过连续的、梯度的调𬌗来完成。由于种植义齿受力时没有明显的移动，而天然牙受力时可以下沉，种植体将会承受更大的咬合力。调𬌗的要求是：轻咬时，种植修复体与对颌牙之间可以抽动约 100～200μm 的咬合纸，在重咬状态下，使种植义齿与天然牙的动度没有明显的差异。

学习笔记

3. 种植义齿修复的𬌗学要求

（1）单个种植修复体的𬌗学要求：遵循种植义齿修复的总原则，并进行以下特别处理：

1）尽可能将负荷更多地分布在邻近的天然牙上，侧方引导尽可能由天然牙提供。

2）后牙修复时降低牙尖斜度，将𬌗面接触点的面积大小调整为 1～1.5mm^2，将𬌗力方向调整到种植体轴向上，减小𬌗面宽度。在后牙进行种植修复时，当上颌颊侧骨吸收较多时，种植体植入的位点应与下颌牙舌尖相对，并在牙冠修复时酌情形成反𬌗接触关系，使种植体牙的咬合接触点依然保持在种植体直径平台以内的中央窝上。

3）适当增加邻面接触区面积，有利于修复体的稳定。

（2）种植固定桥修复的𬌗学要求：种植固定桥的种植体数目和种植位点对种植体的受力至关重要，种植体越多，单个种植体的受力越小，但种植体的多少受种植区牙槽骨条件、局部解剖环境等外科因素的制约，并不需要每个缺牙牙位都植入一颗种植体。通常应遵循以下原则：①当上部修复体将三颗及以上种植体连接在一起时，种植体成角度排列比成线性排列更能对抗旋转力（图 6-4-6）；②应避免种植体位于固定义齿𬌗面的颊侧或舌侧，否则会导致修复体承受垂直向𬌗力时，发生沿种植体支撑点的旋转，出现中央螺丝的松动和折裂（图 6-4-7）；③后牙牙尖应设计成在侧向运动中脱离接触的咬合类型；④种植固定桥远中悬臂的设计，受力时会因为杠杆作用导致种植体周骨组织受力放大（图 6-4-8），通常悬臂应该控制在 10mm 以内，最多不应超过 15mm。同时，悬臂与对颌牙在牙尖交错位和侧方运动中应没有接触。

（3）全牙列种植固定义齿修复的𬌗学要求

1）单颌固定种植义齿，如果对颌为全口义齿或黏膜支持式的覆盖义齿，应设计成双侧平衡𬌗；当对颌为天然牙列或者固定桥修复时，可使用尖牙保护𬌗的设计；如果存在尖牙受损或者对颌修复体容易磨损的情况，应该设计为组牙功能𬌗。

2）双颌种植固定义齿，尤其是整体桥修复的固定义齿，考虑到修复体受力要求，应设计成组

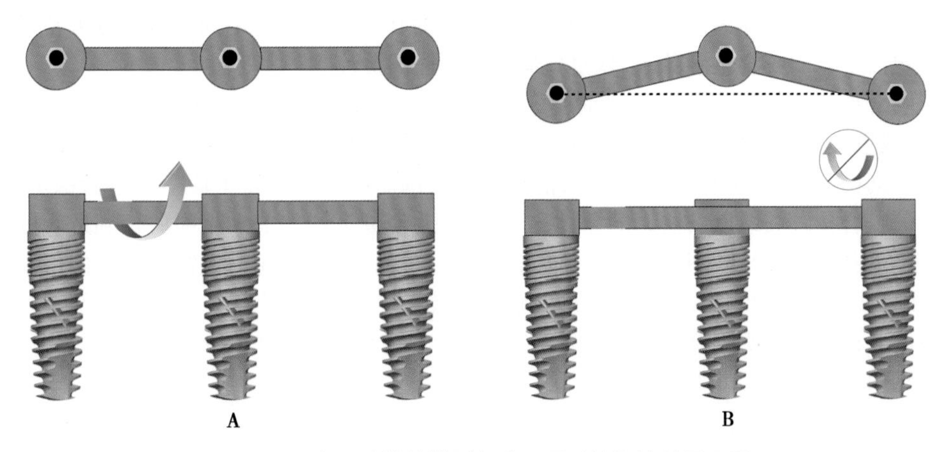

图 6-4-6　多颗种植体排列角度不同对抗旋转效果不同
A. 三颗种植体成直线排列，修复体对抗旋转力能力差　B. 三颗种植体成角度排列，能更好对抗旋转力

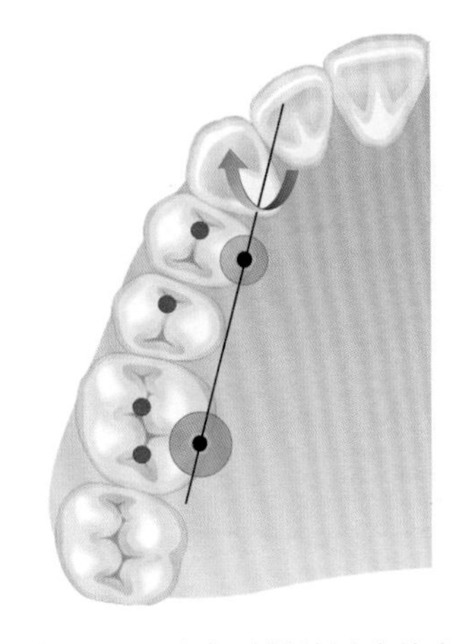

图 6-4-7　上颌种植体过度偏向腭侧，修复体承受咬合力时，发生沿支撑点的旋转

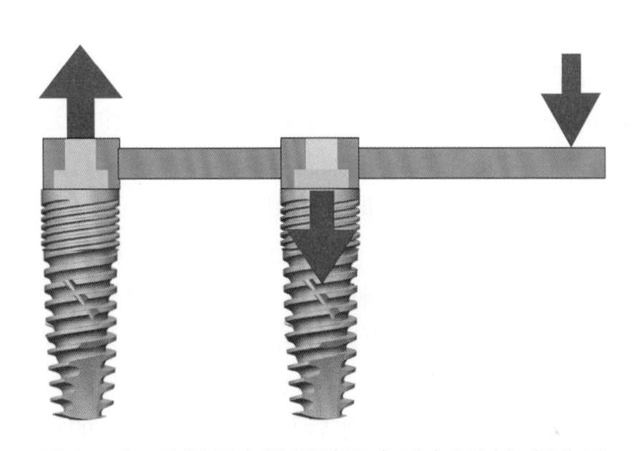

图 6-4-8　种植固定桥悬臂远中受力通过杠杆作用被放大

学习笔记

牙功能殆。

3）在正中关系位和最大牙尖交错位时，双侧前、后牙应同时接触。

4）侧方咬合运动时在悬臂上应没有工作侧和非工作侧的接触，应使侧方咬合运动平滑、平衡。

5）维持 1~1.5mm 的长正中，有利于减少殆干扰。

6）将咬合接触点的位置尽可能设计到牙弓的前端，减少后牙区负荷。

7）当修复体上设计有悬臂时，将悬臂端的殆面降低（约 100μm），避免修复体应力过大而导致的并发症。悬臂的长度要尽可能短，上下颌均不要超过一个修复单位。

（4）种植覆盖义齿修复的殆学要求：上下颌均为种植覆盖义齿修复或对颌为半口义齿时，应建立平衡殆；当对颌为天然牙列时，应设计为组牙功能殆；舌侧集中殆有利于实现平衡殆。

（刘伟才）

第五节　重度磨耗的咬合重建

咬合重建（殆重建）（oral rehabilitation，occlusal reconstruction）指采用修复手段，在正确的颌位关系下重新建立全牙列或多数牙的咬合接触关系的治疗方法，是矫正不良颌位、重建咬合与颞下颌关节及咀嚼肌之间正常功能关系的重要治疗手段。广义的咬合重建包括了获得与口颌面部肌肉以及颞下颌关节功能高度协调的各种咬合治疗，例如牙体缺损后的单冠修复、牙列缺失后的全口义齿修复以及牙列缺损后的局部义齿修复等；狭义的咬合重建特指用固定修复的方式重新建立全牙列稳定而平衡的咬合接触关系，恢复口颌系统功能的治疗。

临床咬合重建的病例多见于牙列重度磨耗以及一些严重咬合紊乱的情况。当出现多数牙缺失、牙缺损或重度磨耗时，牙尖交错位也随之变化，进而可能影响颞下颌关节以及咀嚼肌的功能，导致下颌运动（包括咀嚼运动）功能障碍，治疗这类病例需要通过修复手段重建平衡稳定的、符合生理功能的咬合接触关系以及协调的牙体和牙列形态，使颞下颌关节和咀嚼肌达到适宜的功能状态，从而恢复正常的咬合功能并且改善牙列与口面部美观。咬合重建不仅需要全面的修复学理论和技术，而且涉及广泛𬌗学理论和技术，是口腔临床最复杂的治疗项目之一。本节主要是从𬌗学的角度以重度磨耗为例阐明咬合重建的治疗要点，对咬合重建的修复技术不再一一赘述，口腔修复治疗可参见《口腔修复学》教材的相关章节。

一、重度磨耗对咬合的影响

（一）重度磨耗与前导的变化

前导指的是前伸𬌗导，是对下颌前伸咬合运动有引导作用的上下颌切牙的咬合接触，它决定着下颌前伸咬合运动的轨迹。正常情况下，前导与后牙牙尖斜面斜度的关系非常密切，下颌在前伸咬合时，由于前导的作用，后牙可以实现𬌗分离，从而减少被磨耗的机会（图 6-5-1）。在长期的生长、发育和改建过程中，前导对关节窝的形态也有影响，因为在行使功能时，前导会影响髁道，即影响髁突的运动形式（如运动幅度、旋转程度等）。一些重度水平型磨耗的患者，切道斜度（或/和髁道斜度）明显变小，可明显小于𬌗平面斜度，此时前导不能通过𬌗分离对后牙起到保护作用。这样，下颌作非正中咬合运动时，常有磨牙的干扰性咬合接触，进而增加后牙非功能性磨耗的机会。铰链型下颌运动为主的患者，牙重度磨耗后，多出现切道斜度增大。

图片：ER6-5-1 前导和髁导明显变小（变平），𬌗平面后部斜度较髁道斜度大

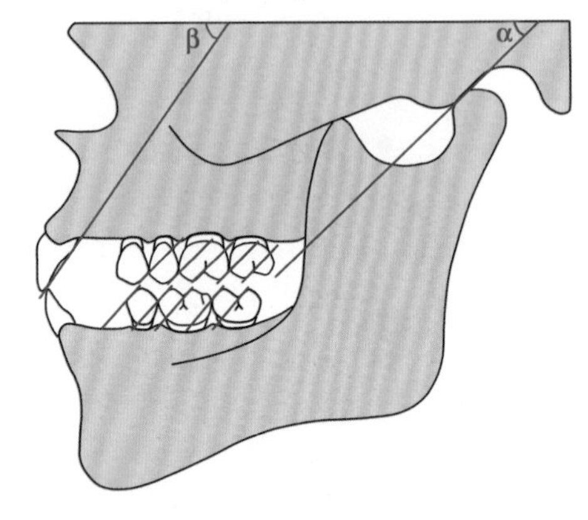

图 6-5-1　切道斜度、牙尖斜面斜度以及髁道斜度关系

正常情况下牙尖斜面的斜度与髁道斜度（α）近于平行，且小于切道斜度（β），下颌前伸咬合时，后牙有𬌗分离；髁突部分代表盘-髁复合体

学习笔记

（二）重度磨耗与𬌗曲线的变化

前牙或后牙重度磨耗的患者都可以出现异常的𬌗曲线，不均匀磨耗常使支持尖明显降低而引导尖高耸，导致反向横𬌗曲线，影响下颌的侧向咬合运动；下颌牙重度磨耗且后牙缺失长时间未修复者，缺牙区远中的磨牙可向近中倾斜，使纵𬌗曲线曲度增大（图 6-5-2）。

画廊：ER6-5-2 重度磨耗导致𬌗曲线改变

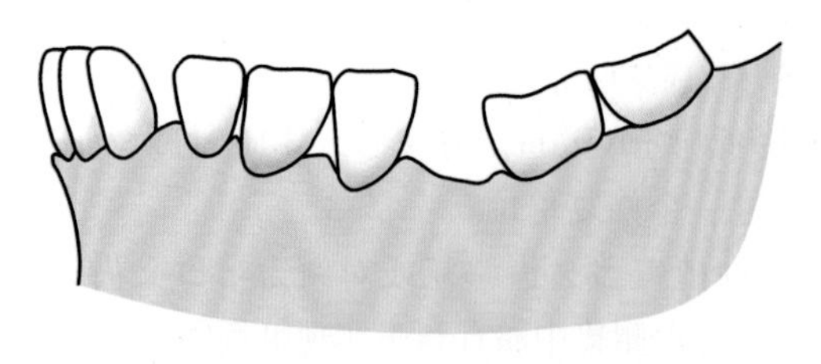
图 6-5-2　下颌牙重度磨耗且第一磨牙缺失长期未修复，第二磨牙近中倾斜，𬌗曲线曲度大

（三）重度磨耗与𬌗垂直距离的变化

重度磨耗可致牙体硬组织大量丧失，不仅可导致牙本质敏感等症状，而且咬合高度降低对𬌗、颞下颌关节和咀嚼肌的功能均可产生一定的影响。当牙发生快速磨耗、其速度大于牙槽突代偿性增高的速度时，咬合高度降低、面下 1/3 变短（𬌗垂直距离降低），可出现髁突后上移位，而且𬌗面变平使咀嚼效率降低，闭颌肌力量代偿性增强，肌力增大又可反过来加速磨耗。

二、重度磨耗咬合修复重建治疗前的准备

在实施修复重建之前，对病情做全面分析、制订符合患者具体情况的修复设计是避免咬合重建治疗失败的重要环节。

（一）咬合重建治疗前病情分析

1. 牙体、牙周情况分析　全面检查、记录是否存在高陡牙尖、𬌗曲线异常（如反向横𬌗曲线）、

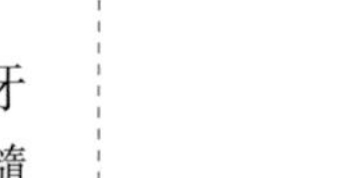

非正中咬合运动时的𬌗干扰，牙是否受到较大的水平分力，是否存在牙颈部楔状缺损，是否存在牙周膜增宽、牙槽骨吸收乃至牙松动；重度磨耗程度如何，是否有牙本质过敏、牙髓腔暴露以及牙髓炎、根尖炎的症状。对于有牙髓炎、根尖周炎的患牙，应进行完善的根管治疗；对于牙周支持较差的患牙，应综合分析是否有必要保留患牙。

2. 牙齿及面部美学分析 前牙磨耗情况与患者咀嚼时下颌运动型密切相关，以水平型下颌运动为主的患者易出现明显的前牙重度磨耗。前牙重度磨耗可导致临床牙冠很短，并可伴有牙与牙槽骨的继发生长；下颌（被动）前伸咬合可导致与对颌牙接触过于紧密或出现对刃𬌗；另外，龈缘低、露龈笑可影响美观。以铰链型下颌运动为主的重度磨耗患者，不仅后牙支持尖高度丧失，而且前牙深覆𬌗，上颌前牙舌侧磨耗严重，切缘呈薄片状（并常有缺损）。重度磨耗对前牙美学的影响可归纳为下三点：

图片：ER6-5-3 重度磨耗露龈笑

画廊：ER6-5-4 重度磨耗前牙深覆𬌗

（1）对白色和粉红色美学的影响：牙齿重度磨耗会导致切缘平直，牙尖变钝，牙冠变短、变薄，甚至出现牙髓坏死等问题，从而影响牙齿长宽比例，以及牙齿的形态、色泽、𬌗曲线等白色美学要素；牙齿磨损后，牙槽骨会产生代偿性增生，从而会改变龈缘位置，如果不同牙位的牙槽骨增生不一致，会产生不同牙齿间龈缘位置关系不协调的美学问题。

（2）对唇齿关系的影响：随着牙齿的过度磨耗，牙槽嵴的代偿性增生会导致牙齿龈缘向切缘方向移动，部分患者会形成明显的露龈笑，由于切缘过度磨耗甚至崩坏或者切端连线变化，𬌗曲线会出现异常，微笑时切缘连线与下唇红的关系会明显不协调。

（3）对面部美学的影响：如果牙齿磨耗过快，牙槽骨的代偿性增生以及牙齿的代偿性萌出速度低于牙齿磨耗的速度，可能会导致下颌旋转性前移位或下颌前移，面下 1/3 变短，影响面型和面部比例。

3. 后牙咬合分析 后牙是咀嚼的主要牙齿，临床常见后牙重度磨耗、临床冠显著变短的情况。

（1）临床牙冠过短可造成牙体预备后机械固位力不足，要考虑是否需要作冠延长术。对临床牙冠过短的牙，制备近于平行的轴壁能够预防修复体的旋转脱位。

（2）重度磨耗的牙常伴有牙与牙槽骨的继发生长，并与对颌牙有紧密的咬合接触，因而可获得的修复空间很小，是升高𬌗垂直距离还是通过正畸的方法创造修复空间，需要根据具体情况作出分析判断。

学习笔记

4. 切道、髁道、𬌗曲线分析 以水平型下颌运动为主的患者为例，牙重度磨耗后，其切道和/或髁道斜度都变小（变平），𬌗曲线曲度减小、变平；而以铰链型下颌运动为主的患者，牙重度磨耗后，切道斜度增大，后牙支持尖降低，形成反向横𬌗曲线；不均匀重度磨耗、个别牙缺失导致的对颌牙过长，可致𬌗曲线异常（图 6-5-3A、B）。这些情况都会导致𬌗平面异常。治疗时应根据不同的情况，判断𬌗平面的哪一部分是问题所在，然后采取合适的措施（正畸或调𬌗治疗）加以改正。

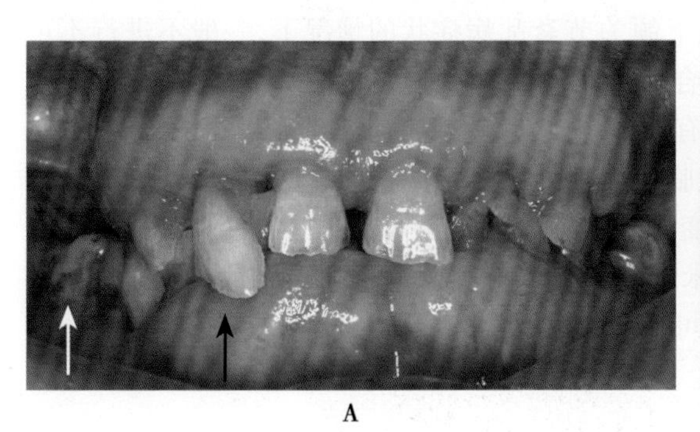

A

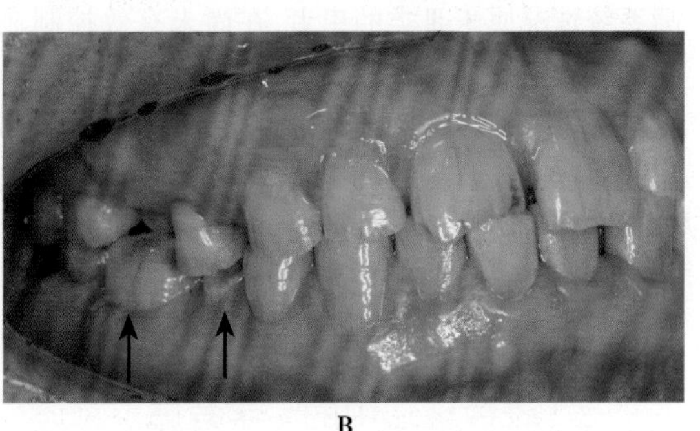

B

图 6-5-3 重度磨耗和牙列缺损造成𬌗曲线异常

A. 不均匀重度磨耗（黑色箭头示）、个别牙缺失导致对颌牙过长（白色箭头示），形成异常的𬌗曲线 B. 不均匀重度磨耗（黑色箭头示）导致对颌牙过长

（二）诊断性临时修复体与𬌗板的应用

1. 诊断蜡型与临时冠 诊断蜡型是口腔修复诊疗过程中的一项重要技术，可为医师、患者、技师提供很多治疗信息，帮助分析和判断临床问题，并为最终修复体的设计提供有价值的参考。诊

断蜡型还有助于医患沟通和医技交流，这对较复杂的修复治疗，如涉及牙改形和改变排列等美学修复，以及涉及改变切道或颌位的咬合治疗等尤为重要。

在咬合重建过程中，修复体会改变原牙列的咬合接触以及颌位关系，因此在确定了修复颌位（水平和垂直的颌位）后，可通过颌位关系转移（上𬌗架），在𬌗架的模型上雕刻诊断蜡型，模拟未来修复体形态和咬合接触，用临时修复材料将蜡型的形态复制在要修复的牙列上，制作出具有诊断作用的临时性修复体（冠、桥）。患者试戴临时修复体，在口内作进一步咬合调整、外形修改，使临时修复体咬合稳定、功能舒适、外形协调，然后再依照合适的临时修复体来制作最终修复体。

2. 𬌗板 也称为𬌗垫或咬合板（bite splint，bite plate，bite plane），是一种不改变牙在颌骨中的排列和位置，但却部分或全部改变上下颌牙接触的可摘装置，在一定程度上增加了咬合垂直高度。它既是诊断工具也是治疗手段。用于修复重建前调整颌位关系的𬌗板有许多种类，例如解剖型𬌗板、半解剖型𬌗板、稳定𬌗板、调位𬌗板等。由于大部分类型的𬌗板无需作牙体预备，可由患者自行摘戴，是一种风险相对较低的可逆性治疗。𬌗板类型、特点见第八章第六节。咬合重建者𬌗板使用时间的长短依患者具体情况而定。口颌系统功能正常者戴用𬌗板时间一般不少于 1 个月；而口颌系统功能异常者戴用𬌗板者一般需要 3 个月以上，且需 3 次复诊无不适方可进行下一步操作。戴用𬌗板期间要定期复查、及时调整。

咬合重建需要升高垂直高度时，如果升高的距离在息止𬌗间隙范围内，可一次升高到位；若升高的幅度大于息止𬌗间隙且患者口颌系统功能正常时，也可以一次升高到位，但需要复诊观察口颌系统反应，必要时调整𬌗板；如果口颌系统功能不正常，则要逐步升高垂直距离，复查间隔时间要短，以便及时发现问题、及时调整。患者在戴用𬌗板初期可能有轻度的闭颌肌不适，但一般能够较快地适应，如果出现颞下颌关节和/或咀嚼肌长时间明显不适，应停用𬌗板。对垂直距离没有明显改变的病例，在满足修复的条件下，应尽可能不改变垂直距离，即尽量采用微创修复。

学习笔记

（三）多学科联合治疗的必要性

1. 冠修复与正畸和牙周联合治疗 咬合重建中，对严重错𬌗，应酌情采用正畸方法治疗；对牙冠过短者，应适当延长临床冠（例如作冠延长术），然后再行修复治疗。当上下对颌牙的对位关系相差小于 2/3 个牙尖斜面时，可以通过冠修复方法改善咬合接触关系；如果对位关系相差大于 2/3 个牙尖斜面，则需要正畸治疗方法调整牙位后再行冠修复。

2. 患者口颌系统的适应或代偿潜能 咬合重建修复前对颞下颌关节和咀嚼肌功能评估很重要，要充分考虑患者对咬合改变的适应潜能。咀嚼系统状态可分为以下三类：Ⅰ类，咀嚼系统健康或基本代偿，病史询问和临床检查无异常发现（无主观不适且无客观体征），患者适应能力较强；Ⅱ类，咀嚼系统部分失代偿，无主观不适，但有客观体征（如颞下颌关节开闭口弹响、轻度开口受限），适应能力弱或不能适应较大的咬合变化；Ⅲ类，咀嚼系统失代偿，有明显主观症状和客观体征。咀嚼系统情况属于Ⅲ类的患者，在尚未有效控制颞下颌关节紊乱病症状的情况下，一般不进行不可逆的咬合治疗，除非可以直接去除明确的异常咬合因素。

3. 颞下颌关节和咀嚼肌的治疗需求 对于有颞下颌关节和/或咀嚼肌疼痛或不适的病例，应首先对症治疗。先缓解症状，待其无主观症状或临床体征处于稳定阶段时，才能慎重开展咬合重建。有颞下颌关节紊乱病病史的患者对咬合改变比较敏感。咬合异常是颞下颌关节紊乱病的重要致病因素，也可是促发因素或易感因素，如果未去除导致颞下颌关节紊乱病症状和体征的异常咬合因素，那么颞下颌关节紊乱病的症状和体征可能会持续不愈。

三、咬合重建中的𬌗学考虑

𬌗学理论体系中的“咀嚼系统”概念涵盖牙、牙周组织、颞下颌关节和颅、颌、颈、肩诸骨（颅面骨、舌骨、下颌骨、颈椎骨、肩胛骨、胸骨和锁骨等），以及这些骨之间的肌肉、韧带乃至血管、淋巴等软组织联系。在有牙接触的下颌运动中，牙的咬合接触对其他组织有一定的强制引导作用。牙的支持组织牙周膜内有丰富的力感受器，牙齿受到的微小外力可通过牙周膜内力感受器等向中枢传递，并产生反射性的肌肉活动。因此异常𬌗刺激可以导致咀嚼肌紧张和功能紊乱，以至于出现肌痛、肌痉挛，从而影响颞下颌关节的功能。咬合重建中建立的修复体咬合接触，应与颞下颌关节及

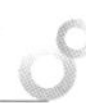

咀嚼肌功能的相协调。

咬合重建中的𬌗学问题主要包括:颌位关系的确定和转移、正中咬合接触关系的设计、非正中咬合接触关系的设计、𬌗平面与𬌗曲线设计以及咬合重建的分区设计等。

(一)颌位关系的确定与转移

咬合重建颌位关系的确定包含垂直关系和水平关系两个方面,根据个体情况确定适合的颌位关系是咬合重建成功的前提。因此,在临床上要细致分析患者对颌位改变的适应能力,并且要将确定的颌位关系准确地记录并转移到𬌗架上。

1. 垂直关系

(1)垂直关系改变的影响

1)𬌗垂直距离变化对舒适度的影响:重度磨耗者,如果其髁突的位置变化不大,垂直距离的变化局限于息止𬌗间隙范围内,此时多不影响患者的舒适度。如果垂直距离降低,患者在升高𬌗垂直距离时需要有一定的适应期,之后有口颌系统舒适感。一些咬合重建的患者常需要先采用过渡修复体升高𬌗垂直距离,完全适应后再行永久性修复。

𬌗垂直距离升高后,姿势位垂直距离也会有适应性的升高。有研究表明,姿势位会随着咬合垂直距离的变化而变化,可以在很短的时间内产生适应性改变。在垂直距离改变后,咬合一接触,即产生适应性的息止𬌗间隙。重度磨耗患者即使在垂直距离升高 6mm 的情况下也可观察到适应性息止𬌗间隙的出现;当摘去加高咬合的临时性修复体后,原有的姿势位又很快恢复。尽管如此,咬合重建升高垂直距离幅度也不能过大,如果升高过多,超过肌肉适应的范围,则不能获得正常的息止𬌗间隙,影响口颌系统功能。垂直距离增高 6mm 以上会导致较明显的主观不适。另外,垂直距离过高或过低,均会影响面型。

2)𬌗垂直距离变化对前牙美学和咬合关系的影响:𬌗垂直距离变化对前牙美学的影响不可忽视。一方面,𬌗垂直距离增加过多,可能导致修复后的前牙过长;另一方面,下颌开口轨迹是向下向后的弧线运动,升高垂直距离不仅引起下颌切牙的位置向下移,而且也会向后移,这时较难建立下颌前牙切缘与上颌前牙舌面的接触关系。有时需要通过在𬌗架上分析研究模型,来确定对前牙最有利的垂直距离。

学习笔记

(2)垂直关系的确定:确定垂直距离的方法有许多,如息止𬌗间隙法、发音法、吞咽法、面部比例法、面部外形观察法、肌肉收缩和髁突触诊法等。但是,目前还没有一种公认的客观准确的方法,其原因主要有两点:①个体的垂直距离并非一个精确的数值;②不同的确定垂直距离的方法均有其局限性。在临床中,为了尽量合理而准确地确定垂直距离,根据一种方法判断患者的垂直距离显然是不够的,仅利用一种方法会增大误差。我们需要了解不同方法的优缺点,根据患者具体情况以及医师的经验,来综合判断、确定和检验垂直距离,不同方法相互验证,并结合患者的感受做一定程度的修整,最终获得一个最适合患者的垂直距离。

2. 水平位置关系确定

(1)确定正中关系:Dawson 技术是当前应用较广的确定正中关系和正中关系𬌗的方法,常用的是"双手技术"。但是由于需要助手协助确定关系,应用受到一定限制。临床上更多使用"单手技术",其指导原则和双手技术是相同的。在确定正中关系𬌗后,由于大多数人有长正中,需要在正中关系𬌗前方约 0.5~1mm 处(即通常牙尖交错位所在的位置)建𬌗。

文档:ER6-5-5 确定正中关系的单手技术

(2)利用原有颌位:当原有颌位能维持正常口颌系统功能时,利用原有的颌位关系,通过后牙咬合法在其肌力闭合道上建𬌗。

(3)适应性正中:正中关系是指在口颌系统健康的条件下上下颌的一种关系。一些颞下颌关节结构紊乱的患者,没有正中关系,但其口颌系统具有稳定的牙尖交错𬌗,可以行使正常功能,这种现象称为适应性正中或适应性正中状态(adapted centric posture)。适应性正中是下颌骨对上颌骨的可控制的稳定关系,是畸形或改建的颞下颌关节适应到一定程度时获得的功能状态,在这种状态下关节被认为可以接受来自闭颌肌的功能性收缩力,例如关节盘不可复前移位患者,其髁突位于下颌窝最上方、贴靠着关节结节后斜面时,能够承受来自咀嚼肌的稳定的收缩力而无明显不适。因而适应性正中在一些病例中可以用于确定咬合重建的颌位。

学习笔记

（二）正中咬合接触设计

1. 正中咬合接触的基本类型　修复重建正中咬合接触（即牙尖交错𬌗接触）的要点是稳定、平衡。为此，在颌位关系正确的前提下，后牙的咬合接触设计有以下四种基本类型供选择。由于一些正中咬合接触与非正中咬合接触密切相关，因此这里也同时阐述一些相关的非正中咬合接触。

第一类：仅下颌颊尖与上颌牙窝接触，无其他任何正中接触点（图 6-5-4）。如果需要，可在上颌颊尖的舌斜面增加侧导接触。通过修改上颌牙尖斜面，可以较容易地实现非正中运动的后牙𬌗分离（包括平衡侧的𬌗分离）。

这种类型𬌗关系的特点是容易实现功能舒适的目标，也是后牙修复时最易形成的𬌗接触类型。但是这类𬌗关系缺少颊舌向的稳定性。由于颊侧对抗力很小，舌的压力可以使得牙齿向颊侧倾斜；由于缺少上颌舌尖接触，咬合接触相对不稳定。这种类型𬌗关系通常需要较多的后续调𬌗。

第二类：下颌颊尖和上颌舌尖上都有正中接触点，但下颌舌尖颊斜面上没有滑动接触（图 6-5-5）。这类咬合接触的特点如下：

（1）与第一类型比较，第二类增加了上颌舌尖作为正中止接触点，从而增加了咬合接触的稳定性。同时由于下颌牙窝斜面较前导和尖导（尖牙保护𬌗）低平，容易在所有前伸与侧方运动中与上颌舌尖脱离𬌗接触。

（2）与第一类接触相同，第二类接触的工作侧接触限制在上颌颊尖的舌斜面，必要时通过对上颌颊尖舌斜面的调整，使其脱离接触即可形成尖牙保护𬌗。

（3）制作过程简单，耗时较少。下颌牙窝斜面比前导及尖导斜面低平时，下颌𬌗面形态的制作则更简单。

此类设计因下颌后牙斜面在滑动中不接触，所以不需要根据边界轨迹去精确确定牙尖斜面斜度。这种类型的𬌗接触舒适、功能较好，且在临床上可以实现。需要重建后牙组牙功能𬌗时，应尽量建立该类咬合接触。

第三类：正中接触点在下颌的颊尖和上颌的舌尖，且在上颌颊尖的舌斜面和下颌舌尖的颊斜面有工作侧接触（图 6-5-6）。这种类型的𬌗面接触，在第二类基础上增加了下颌舌尖的颊斜面作为功能接触部位。

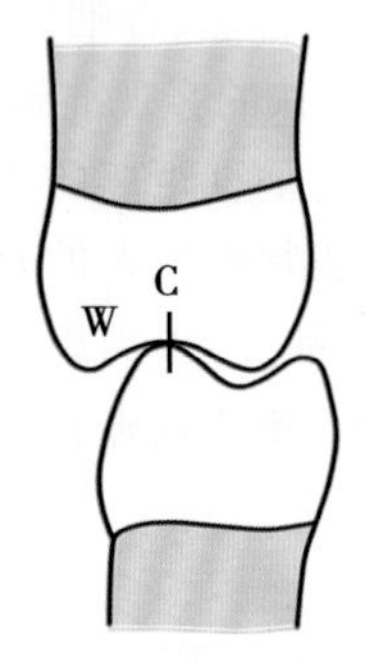

图 6-5-4　第一类正中咬合接触

下颌颊尖有正中接触点（C）；工作侧的滑动功能局限于上颌颊尖的舌斜面（W）

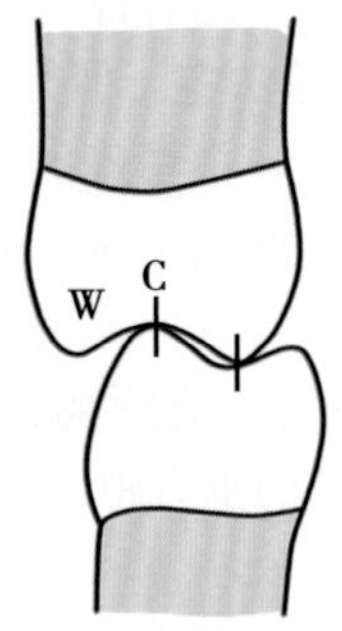

图 6-5-5　第二类正中咬合接触

下颌颊尖和上颌舌尖上都有正中接触点（C）；工作侧滑动接触限制在上颌颊尖的舌斜面（W），下颌舌尖颊斜面上没有滑动接触

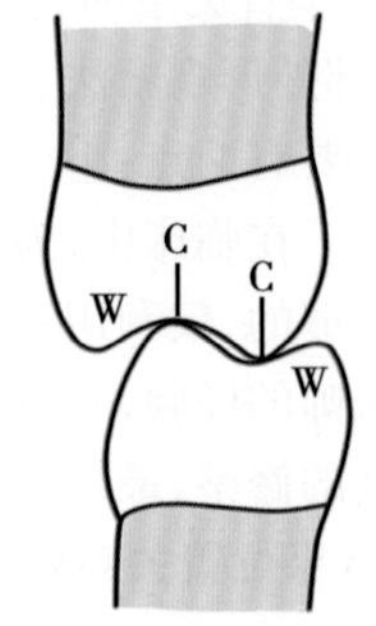

图 6-5-6　第三类正中咬合接触

正中接触点在下颌的颊尖和上颌的舌尖（C）；工作侧滑动接触发生在上颌颊尖的舌斜面和下颌舌尖的颊斜面（W）

第三类咬合接触的缺点是操作难度较大，制作过程复杂，耗时多，从长期稳定性和磨耗方面，临床上尚未发现这类接触较第二类接触有明显优势，但却增加了技术难度：为了使上颌舌尖舌斜面在工作滑动中发生接触，必须根据髁道、尖道和切道的侧方边缘运动轨迹，精确地形成下颌舌尖颊斜面的形态。如果形成的牙尖斜面太平，上颌舌尖舌斜面会脱离接触；如果太陡，上颌舌尖则会成为干扰点。

第四类：第四类为三点式接触，有以下两种亚型：

（1）第四类Ⅰ亚类：接触点在牙尖斜面和牙窝侧壁上（图 6-5-7），牙尖斜面的 A、B、C 三点接触是最稳定的𬌗接触，对水平方向上各类运动具有限制作用。此𬌗型可应用于尖牙保护𬌗或者前牙保护𬌗，因为在这两种状态下有接近垂直向的功能运动。在可应用的病例中，第四类Ⅰ亚类的临床表现与第二类和第三类𬌗型相同。此𬌗型的缺点是制作难度大，三点接触是最难制作的𬌗接触类型。

（2）第四类Ⅱ亚类：接触点在牙窝边缘和宽大牙尖边缘，额状面观为"三点接触"（图 6-5-8）。正中接触点在牙窝和宽大牙尖边缘时，在非正中运动中基本没有接触。在切导和尖导的作用下，此种𬌗型会出现后牙𬌗分离，所以不用于后牙组牙功能𬌗的病例。此种𬌗型的𬌗面较平，牙尖不进入牙窝内，或牙窝宽度小于牙尖宽度，制作难度小。通过精心雕刻牙窝和𬌗面沟的形态，可以达到牙尖交错𬌗多点接触。

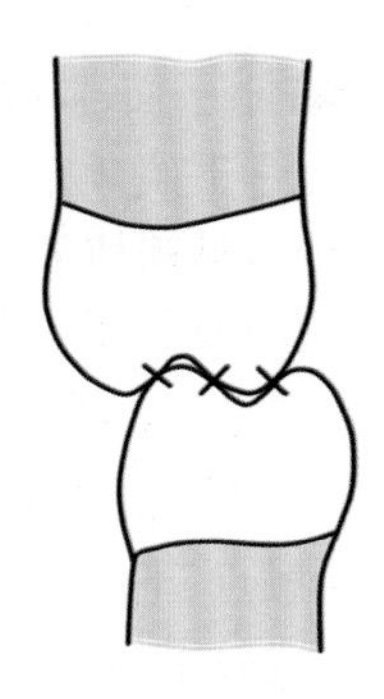

图 6-5-7　第四类Ⅰ亚类
正中接触点在牙尖的斜面和牙窝的侧壁

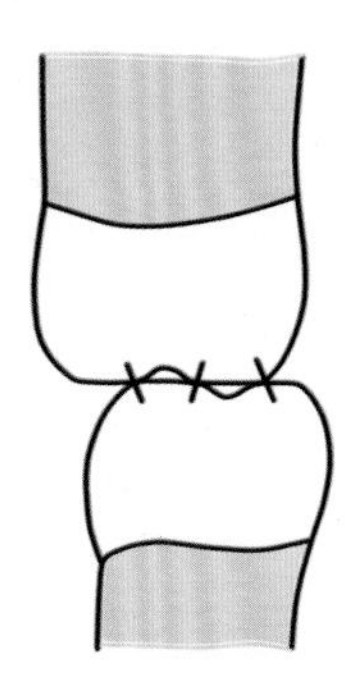

图 6-5-8　第四类Ⅱ亚类
正中接触点在牙窝的边缘和宽大牙尖边缘，非正中运动中没有接触

学习笔记

2. 正中咬合接触关系的建立　咬合重建修复时，修复体应首先建立牙尖交错𬌗的咬合接触，其中典型的接触关系是尖-窝接触。

将牙尖定位于最适合的牙窝内，所获得的尖-窝接触可以提供很好的咬合功能和咬合稳定性；𬌗力通过牙体长轴，对牙周组织具有保护作用；尖-窝𬌗型的正中接触点在牙尖顶，有较好的抵抗磨耗的能力，而且在非正中咬合调𬌗时，这些正中接触点可以不被破坏。因为在工作侧建立组牙功能𬌗时，使下颌牙尖沿着对颌牙尖斜面滑动，即此时的接触点主要是下颌后牙牙尖和上颌后牙牙尖斜面，因而如果要使非正中咬合运动中的后牙脱离接触，可以通过调整上颌后牙牙尖斜面来获得。可见，下颌颊尖是设计和决定下颌后牙𬌗面形态的起点，在咬合重建设计下颌后牙𬌗面时，可依次确定和建立：①正确的颊尖高度和位置；②正确的舌尖高度和位置；③正确的𬌗面窝位置；④牙窝侧壁斜面斜度。按照这一顺序进行𬌗面重建，可以简化操作，因为每个操作要点都可以作为下一个操作要点的参照。

（三）非正中咬合接触设计

非正中咬合接触关系的建立主要包括前伸和侧向咬合运动中的接触关系。

1. 前伸咬合接触设计　临床上修复重建的前牙咬合接触设计，常表现为对前导的设计，其要点是建立具有良好引导作用的前导（前伸咬合引导）。切牙主要引导下颌前伸咬合运动，尖牙主要引导下颌侧方咬合运动，有的个体尖牙也可以参与引导下颌的前伸咬合运动（图 6-5-9）。

（1）前导的功能意义：合理的前导不仅可以降低闭颌肌群的肌力，从而防止前牙过度负载和过快磨耗，而且可以产生后牙𬌗分离，对后牙有保护作用。在咬合重建时应该先确定前导，如果首先建立后牙形态，由后牙的𬌗面形态决定前导时，难以保证所建前导是正确的。

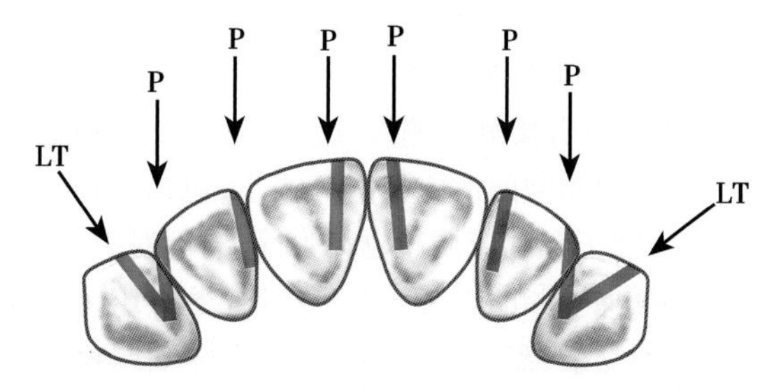

图 6-5-9　上颌前牙对非正中咬合的引导作用
P：前伸咬合运动轨迹（切牙和尖牙引导）；LT：侧方咬合运动轨迹（尖牙引导）

（2）前导的决定因素：前导的决定因素

包括：①上颌前牙切端的位置和形态（上颌前牙唇面位置、切端位置）；②上颌前牙舌面形态；③覆𬌗、覆盖；④正中及非正中功能运动中的咬合接触情况。修复重建咬合时，如果需要改变切缘的位置（如加大前道斜度），需要在前牙过渡性修复体上进行，诊断性的蜡型仅仅是推测修复效果是否良好，只有过渡性修复体在口内完全合适后，才能确定前导是否整段达到了功能和美学的最终要求。

设计前导应注意以下方面：

1）上颌前牙舌面中部应呈凹形，在舌隆突及切缘处较平，甚至趋向水平，这有利于在容易出现较大𬌗力的位置（切对切、正中咬合接触的区域）产生更趋轴向的𬌗力，从而起到保护前牙的作用（图 6-5-10）。当修复的上下颌前牙覆𬌗较深时，下颌前牙切缘可咬合到舌隆突，所以要注意舌隆突的形态。

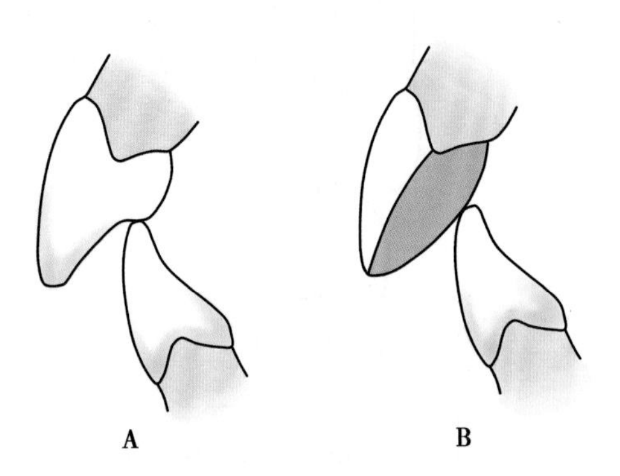

图 6-5-10　上颌中切牙冠修复体

A. 正确的舌面形态设计：上颌前牙舌面中部呈凹形，舌隆突及切缘处较平　B. 不正确的舌面形态：上颌前牙舌面形态呈凸面形，不符合对后牙起保护作用的正常生理性解剖形态的要求

2）在舌隆突上有小平面，除了形成稳定的牙尖交错位𬌗接触，也允许下颌牙在牙尖交错𬌗有一定的前后咬合小空间，不致形成闭锁。

3）下颌切牙切缘要较平。因为下颌切牙切缘形态与形成稳定的𬌗接触、引导𬌗力沿牙长轴传导、形成所需的前导等设计密切相关，为确保建立稳定的前牙正中止接触点，下颌切牙切缘与上颌切牙舌侧的接触应设计成较平的面而不是圆钝的面。

4）下颌在前伸至切对切附近时，往往仅有两个上颌中切牙接触。如果上颌中切牙的支持能力不佳，则可考虑将上颌四个切牙甚至六个前牙以联冠方式连起来，或者适当缩短上颌中切牙的长度（这可能导致中切牙形状不美观或上颌前牙𬌗曲线不协调），实现上颌前牙联合支持，以减轻个别牙的𬌗力负担，保护支持能力下降的上颌中切牙。

学习笔记

需要注意在𬌗架上，如果利用与下颌体连接的凹形切导盘来引导制作修复体，前导的形态往往与自然的切道形态相反，在这种切导盘引导下形成的切道，往往在接近正中咬合的位置，切道斜度反而变陡、变大，这不符合天然牙列咬合接触规律，容易导致修复后上下颌牙的锁结（图 6-5-10B）。

2. 侧前伸咬合接触　侧前伸咬合运动可能涉及中切牙、侧切牙、尖牙，这些牙要尽量以成组的形式与下颌前牙接触，即形成前牙组牙功能𬌗（anterior group function），不可只由侧切牙单独引导，因为这种方式不符合侧切牙的解剖生理特点。侧切牙牙根较细，牙周膜面积小，牙体、牙周条件均不利于单独引导下颌运动，否则容易导致侧切牙的牙体、牙周创伤。前牙组牙功能𬌗是使后牙脱离𬌗接触的最实用𬌗型。

前牙组牙功能𬌗有几个优点：①多个前牙抵抗磨损；②多个前牙承担𬌗力；③咀嚼力由远离髁突转动轴的前牙来承担；④舒适和高效率，通过侧向和前伸剪切接触，提高切割运动的效率。尽管如此，并非所有病例都适合于前牙组牙功能𬌗，有些牙弓之间的关系不允许切牙在侧向滑动中接触。例如：凹形的前导允许前牙组牙功能𬌗，但是凸形的侧导很难实现前牙组牙功能𬌗。当不能达到几颗前牙分担侧向力时，可以用尖牙保护𬌗来实现后牙𬌗分离。

3. 侧方咬合接触　侧方咬合接触设计应根据患者原有𬌗型、年龄、缺牙位置、牙体情况、牙周情况及患者对𬌗型的适应情况等而定，包括工作侧和非工作侧的咬合接触设计。尖牙保护𬌗易实现，技工室加工和临床调𬌗也较为简单，但对尖牙的要求较高。如尖牙支持条件不佳、尖牙缺失、不能适应尖牙保护𬌗的患者，有必要建立侧方组牙功能𬌗的接触方式。与尖牙保护𬌗相比，组牙功能𬌗实现较为复杂，需要在可调式𬌗架上仔细调整，才能实现平滑、合理的接触形式，在口腔中戴冠时也要仔细检查接触的力度、平滑度，确保患者肌肉完全适应，并与患者的个体下颌运动型相协调。上颌后牙引导尖磨耗面的位置和方向对于判断侧方咬合的类型有重要的指示作用。

（1）工作侧咬合接触设计：通常有两种形式，即尖牙保护𬌗和组牙功能𬌗。目前，有关选择哪

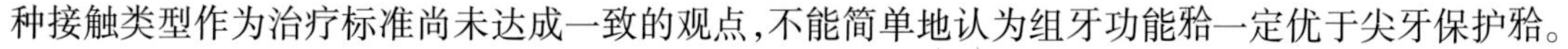

种接触类型作为治疗标准尚未达成一致的观点，不能简单地认为组牙功能𬌗一定优于尖牙保护𬌗。

1）尖牙保护𬌗：尖牙非常强壮，有非常好的冠根比例，生长在致密的颌骨内，并且位于牙弓前部，具有承受侧向力的形态学基础；在侧向咬合运动中尖牙接触使其他牙脱离𬌗接触，减少其他牙受到咬合创伤的机会；侧向𬌗力被尖牙牙周膜内机械感受器所感知，通过神经反射调整咀嚼肌活动，使侧向力最小化，并且使得肌力沿牙长轴所确定的方向发挥作用，以保护尖牙避免受到侧向力的创伤作用。

尖牙保护𬌗设计可应用于以下两种情况：①在侧向咬合运动中，尖牙舌面与功能性运动相协调，尖牙引导可使所有后牙𬌗分离；②需要将下颌运动限制在功能运动范围内，通过尖牙保护作用强制患者改变功能运动方式，进行更垂直向的功能运动，在侧向运动中防止后牙接触受力，从而避免松动的后牙受力。患者需要适应和习惯这种限制性诱导作用。

由于组牙功能𬌗时与下颌牙尖相接触的上颌接触点位于牙尖的斜面上。在非正中运动中如让工作侧后牙脱离接触成为尖牙保护𬌗，可以通过对上颌牙尖斜面的调整获得𬌗分离，这样可以不破坏正中接触点。建立尖牙保护𬌗时应注意，虽然尖牙保护𬌗对于一些患者是理想设计，因很多患者具有天然的尖牙保护𬌗，其尖牙稳固、形态合适，修复时应该保留尖牙保护𬌗，但是对于另一些患者可能是不利。医师要考虑到长期的𬌗稳定，只有当尖牙保护𬌗比其他𬌗型更有优势时才可应用。

2）组牙功能𬌗：当上下颌牙弓间的关系不允许侧前导使非工作侧𬌗分离时，应建立工作侧组牙功能𬌗。侧前导不能正常工作的𬌗情况有：①伴有重度深覆盖的Ⅰ类𬌗；②Ⅲ类𬌗，且所有前牙都是反𬌗；③某些对刃𬌗；④前牙开𬌗；⑤尖牙牙体、牙周状况不良。

局部组牙功能𬌗是指在侧方滑动中由部分后牙承担𬌗力，其他牙只在正中咬合时接触的𬌗型。选择建立局部组牙功能𬌗时，要根据相关牙抵抗侧向力的能力来决定。如果牙抵抗侧向力的能力很弱时，应设计成除牙尖交错𬌗外没有咬合接触的类型；如果牙非常稳固，并且临床评价提示这颗牙承担侧向𬌗力对其他牙有益，则将该牙设计成侧方有接触、承担侧向𬌗力的咬合接触类型。

建立后牙组牙功能𬌗时，后牙牙尖斜面应与髁道和前道协调，并注意不能建成上下颌后牙的凸-凸接触关系。组牙功能𬌗出现问题一般是由于接触斜面不协调造成。例如，以凸形牙尖斜面获得组牙功能𬌗。凸形牙尖斜面接触，容易出现牙齿动度增加，有些患者可能通过改变功能习惯来适应凸形牙尖斜面，但如果牙尖斜面的斜度较相应的下颌边缘运动的斜度大，容易造成咬合干扰，距离髁突越近，后牙干扰斜面上的应力越大，磨牙上轻微的干扰较尖牙上明显的干扰所产生的应力大。因此，为有效降低组牙功能𬌗所承担的𬌗力，牙尖斜面要与下颌的侧向运动类型相协调。

（2）非工作侧咬合接触设计：非工作侧（平衡侧）咬合接触可能会影响工作侧正常的咬合接触，即构成𬌗干扰。目前固定修复、种植修复基本以建立非平衡𬌗为治疗目标，认为这是一种更安全、也更容易实现的做法。因此，侧方咬合时多设计为非工作侧无咬合接触（𬌗分离），非工作侧如需有咬合接触时不能比工作侧接触重，不造成𬌗干扰。没有哪一种咬合接触是适合于所有患者的，医师要根据个体情况为重建的咬合选择合适的𬌗型。非工作侧（平衡侧）是否有咬合接触应根据临床实际情况、患者的适应情况来作出综合判断但不可存在𬌗干扰。

（四）𬌗平面与𬌗曲线

咬合重建中设计𬌗平面和𬌗曲线很关键。𬌗平面的定位要合理分配颌间距离，一般要求平分颌间距离，𬌗平面左右向与双侧瞳孔连线相平行。前部𬌗平面定位还要要考虑到唇齿关系、微笑设计；后部𬌗平面不但要与鼻翼耳屏线平行，而且要考虑与补偿曲线的协调以及与髁导的关系。如果磨牙区𬌗平面角度比髁导角度小，即使前导变为零度，也能实现后牙的𬌗分离。对于𬌗曲线曲度过大（缺牙后邻近后牙前倾）的患者，可以通过减小𬌗曲线曲度（变平）或者将𬌗曲线的后部降低的方法改变𬌗曲线。这两种方法有助于后牙的非正中𬌗分离。

（五）分区咬合重建

咬合修复重建可以同步重建，也可以分区重建。分区重建可有以下情况：

1. 先前牙再后牙的分区重建方法　不需要戴用𬌗板的病例，可先完成上下颌前牙的修复，然后预备后牙。在最初前牙区预备、重建时，也可对后牙区做必要的调整，以避免因预备而改变前牙

学习笔记

咬合后，对后牙咬合造成不利的影响。咬合重建戴用𬌗板的病例，也可先前牙再后牙的分区重建，在进行上下颌前牙修复时后牙区戴用𬌗板。

2. 先下颌前牙后上颌前牙的修复方法　牙体预备后，先将下颌过渡性修复体翻制成最终修复体，然后检查前伸与侧方等各个功能运动中下颌修复体与上颌过渡性修复体之间的咬合情况，以便确保前导能有效实现后牙𬌗分离，以及上颌前牙的外形符合唇闭合道及语音学的要求。下颌永久性修复体粘固后再进行上颌前牙永久性修复体的制作。

3. 前后牙同步预备　这种咬合修复重建方法工作量大，一般适合于原有大量修复体拆除再修复的病例。可以制作整个牙弓的过渡性修复体。前导仍然能够通过常规方法确定下来，或者可以采取先调整后牙咬合的方法，后期再实现前导对后牙的𬌗分离作用。

4. 后牙区修复时先下颌后牙再上颌后牙的修复方法　这种咬合修复重建方法有一定的优势。由于完整上颌后牙的存在，下颌后牙冠颊尖设计时可以准确对位，例如下颌磨牙远中颊尖对准上颌磨牙中央窝，否则，牙体预备后解剖标志被磨除，技师制作时有一定的对位困难。另外，下颌后牙修复体先完成粘固，再行上颌后牙修复，可以减小粘接修复体造成的咬合误差。

分区咬合重建需要分段制取𬌗记录。如果过渡性修复体是全牙列𬌗板式的，后牙段可从尖牙远中接触区分开、取下，然后备牙、制取后牙印模、制取𬌗记录；反之亦然，也可先进行前牙区修复。前牙戴过渡性修复体的，在能保持正确的垂直距离条件下，也可以先制取后牙正中关系𬌗记录，这一𬌗记录要求既可用于可卸代型模型上𬌗架，也可用于戴着上颌前牙过渡性修复体所制取的主模型上𬌗架。在𬌗架上利用上颌前牙过渡性修复体的前导，制作个体化前导盘。

（六）修复体的调𬌗

修复体最终粘固后仍需要仔细检查，并根据检查结果进行咬合微调，以达到牙尖交错𬌗咬合接触均匀稳定、前伸和侧方运动顺畅无干扰、咬合与颞下颌关节和咀嚼肌功能协调。即使是精细制作的修复体也不可避免地进行这种检查和调𬌗。调𬌗方法见本章第一节。

学习笔记

四、咬合重建成功的𬌗学评价

咬合治疗不仅应有周密的治疗计划和明确的治疗目标，而且在完成治疗后要进行功能检查和评价，包括是否功能良好、效果稳定、口颌系统健康等方面，以确定治疗的成功和远期效果。如果其中有一项未达标准，则说明可能存在问题，需要仔细检查，作出相应诊断和调整。

（一）临床评价标准

1. 加压试验阴性　给颞下颌关节施以一定的负荷时，双侧关节没有任何紧张或疼痛反应。

2. 紧咬牙试验阴性　作最大紧咬时（空口状态），双侧颞下颌关节或各个牙齿没有任何不适。

3. 无咬合干扰存在　前伸咬合呈组牙接触，侧方咬合为尖牙保护𬌗或组牙功能𬌗，无前伸或侧向咬合干扰，下颌离开牙尖交错𬌗时后牙有𬌗分离。

4. 震颤试验阴性　用力做叩齿运动或咀嚼运动时，前牙区扪诊感觉不到任何振动体征。

5. 稳定性试验阳性　颞下颌关节、牙齿、咬合不存在任何不稳定体征。

（二）患者主观满意度评价

1. 舒适度　患者感到牙齿、唇部、面部、咀嚼肌舒适，咀嚼、言语等功能舒适、无障碍。

2. 美学评价　患者和医师都对牙齿、牙龈、唇齿美学关系、面部美学结果满意。

咬合重建后如果达到上述标准，患者获得了咬合稳定、功能舒适和面部美观、协调，修复体能够满足牙体、牙周健康的基本要求，则说明治疗达到了满意的效果。

（谢秋菲）

第六节　牙周病与𬌗创伤

牙周组织与咬合功能有着密切的关系，咬合功能正常有助于牙周组织健康，失去正常咬合刺激，如缺牙的对颌牙，可导致牙周膜纤维减少或排列紊乱等退行性变化，而咬合关系异常，如早接触等，则可引起牙周𬌗创伤，导致或加重牙周组织的破坏。

一、牙周的创伤殆与殆创伤

（一）创伤殆

创伤殆指局部咬合力过大或方向异常，超越了牙周组织的承受能力，致使牙周组织发生损伤的咬合。狭义的创伤殆是指引起牙周组织创伤性破坏的咬合，广义的创伤殆是指引起咀嚼系统（包括牙体组织、牙周组织、咀嚼肌、颞下颌关节等）损伤的咬合。

可以产生殆创伤的因素包括咬合因素（早接触、过强的咬合力、不良修复体以及不当的正畸力等）和功能因素（磨牙症、舌和口唇的不良习惯、牙周组织的支持能力降低等）。上述因素是否造成殆创伤还与咀嚼系统的健康状况有关，例如，在咀嚼系统健康的情况下，即使磨牙症和侧方压力等因素存在也不一定引起牙周组织的创伤性损伤。

（二）殆创伤

殆创伤指咬合时咬合力过大或方向异常，超过了牙周组织的承受能力，致使牙周组织发生的损伤。狭义的殆创伤是指由异常咬合力引起的牙周组织创伤性损害，广义的殆创伤是指由异常咬合力引起的包括牙体、牙周组织、咀嚼肌及颞下颌关节等在内的咀嚼系统创伤性损伤。在牙周病学中，殆创伤通常是指发生在牙周组织上的创伤性病变。

殆创伤可分为原发性殆创伤（primary occlusal trauma）和继发性殆创伤（secondary occlusal trauma）。由异常殆力所造成的正常牙周组织的损伤，称为原发性殆创伤。由于牙周炎等原因，牙周组织支持力不足，不能承受正常咬合力，所导致牙周组织的损伤称为继发性殆创伤。

（三）殆创伤与牙周组织破坏

很早以前，人们就发现修复体的基牙很容易产生重度牙周炎，认为这是一种由咬合接触所导致的牙周创伤。20 世纪 60 年代，Glickman 系统阐述了牙周组织的刺激层和共同破坏层学说（图 6-6-1），指出在牙龈边缘部（刺激层）的菌斑和牙石，可引起牙周组织炎症，继而导致牙槽骨和牙周膜（共同破坏层）因炎症和咬合性创伤共同作用而出现的组织破坏。牙龈炎症从牙槽骨嵴向深部发展，起初牙龈纤维排列发生变化，继而炎症侵入牙周膜引起垂直性骨吸收，产生骨下牙周袋（图 6-6-2）。

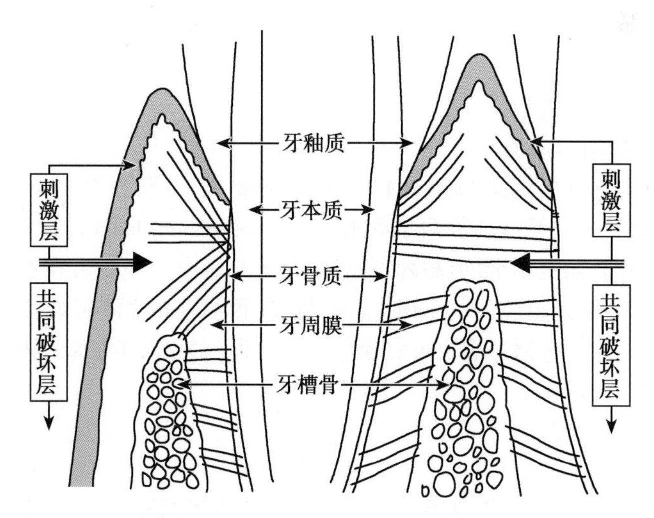

图 6-6-1 Glickman 牙周组织破坏学说（颊舌侧和邻接面）

刺激层：牙菌斑等炎症性刺激因素引起的破坏区，局限于牙乳头和边缘龈；共同破坏层：炎症性因素和创伤性因素共同引起的破坏区

二、牙周创伤殆与殆创伤的检查

通常首先需要检查殆创伤的表现及创伤程度，然后检查引起殆创伤的咬合原因或相关咬合因素。殆创伤的表现包括殆创伤相关牙体、牙周、舌体及颊黏膜等组织结构以及咀嚼肌和颞下颌关节等部位的症状和体征；引起殆创伤的因素主要包括咬合形态及其相关功能活动。除通常进行的早

学习笔记

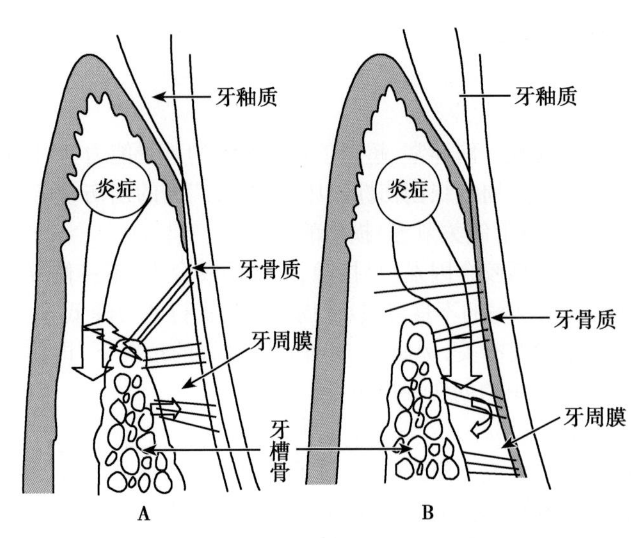

图 6-6-2　Glickman 炎症和创伤合并时炎症通路的假说
A. 单纯炎症时，炎症通路沿着牙槽骨嵴顶或牙槽骨外侧向深部组织侵入　B. 炎症合并咬合性创伤时，炎症直接侵入牙周膜腔

接触、𬌗干扰检查外，牙周𬌗创伤的咬合检查还应重视牙的冠根比，因为冠根比增大是导致𬌗创伤的重要因素之一；在功能方面，应重视磨牙症等副功能运动的检查，以及是否存在舌、唇不良习惯。牙周𬌗创伤检查方法包括问诊、视诊、触诊、研究模型分析以及 X 线片、三维 CT 扫描等。

（一）咬合接触检查

咬合接触检查可采用咬合触诊法和咬合纸检查等临床常用方法，也可借助一些电子仪器设备检查。检查顺序是自然闭口咬合位、侧方咬合位、前伸咬合位和后退咬合位。对重度牙周病患者进行咬合检查时应注意牙齿松动度增大对咬合检查结果的影响，例如用咬合纸检查时常因牙齿松动、移位，被检查牙齿不一定能有着色，相反没有动度的正常牙齿反而有着色，用咬合蜡检查也会出现类似的情况。因此要结合视诊、触诊等检查进行综合判断，牙齿松动度较大时建议用手指在颊侧固定牙齿，然后再作咬合纸或咬合蜡的检查。

（二）磨牙症的检查

磨牙症检查和诊断见第七章。

（三）舌和口唇的不良习惯

不良舌习惯可能与前牙唇侧倾斜、唇侧转位、牙间隙扩大、开𬌗等表现有关。有些患者吞咽时舌前部会压迫前牙，这种现象称为不良吐舌习惯（tong uethrusting habit），这种习惯可导致前牙前移，牙间隙扩大，前牙咬合闭合不全（开𬌗）。前牙咬合闭合不全可使患者在吞咽时舌体前伸，以期关闭前牙区的间隙，形成后部口腔的负压环境。可见，吐舌与开𬌗之间可能会形成一种恶性循环。一些不良修复体及一些异常牙冠形态也可引起不良舌习惯。另外，不良咬下唇习惯也可使上颌前牙向唇侧移位。

三、牙周𬌗创伤的治疗

创伤𬌗是牙周炎发生、发展的重要因素，临床上牙周𬌗创伤多见于重症牙周病患者，常伴有明显的炎症，治疗牙周𬌗创伤，一方面需要在检查、诊断咬合问题的基础上合理治疗咬合，另一方面还需要有效控制炎症。

（一）牙周𬌗创伤治疗程序

1. 基础治疗期　牙周基础治疗主要包括口腔卫生指导（例如指导刷牙）、牙周洁治和刮治等，目的是控制牙周组织的炎症。

（1）预备性咬合调整：对于轻度牙周𬌗创伤的患者，通常仅对早接触等创伤𬌗作简单的调整，重点是进行基础性抗炎治疗，待炎症改善后再进行精细的咬合调整。对于重度牙周𬌗创伤（松动度明显等）者，为避免炎症和咬合因素的叠加效应，应尽早进行咬合调整，去除早接触，减轻侧向咬

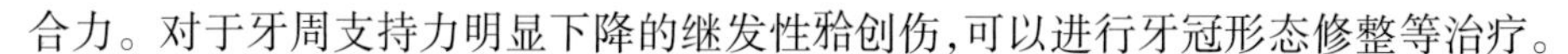

合力。对于牙周支持力明显下降的继发性𬌗创伤，可以进行牙冠形态修整等治疗。

（2）暂时固定：用以预防或减轻因牙周组织支持力降低而导致的继发性𬌗创伤。对于缺牙患者，可以利用临时修复体进行局部松牙固定。

（3）磨牙症控制：磨牙症的原因和发生机制还不十分清楚，通常采用咬合板对症治疗，治疗中需要患者积极配合，例如坚持戴用咬合板、注意作息习惯、防止过度疲劳等（见第七章），因而要重视宣教。

2. 牙周手术和修复治疗期　牙周炎症基本控制后进行精细的咬合调整，以获得稳定的咬合关系。可针对患者创伤𬌗的具体表现，采用包括正畸、修复和调𬌗等多种咬合治疗手段加以治疗，以达到咬合稳定。

（1）对于松动牙可利用多牙结扎固定的方法加强牙的支持。

（2）在牙周炎症基本控制后，针对牙周𬌗创伤，可采用调𬌗方法改善牙𬌗面形态或冠根比例，提高咬合接触的稳定性。

（3）对于由错𬌗畸形引起的𬌗创伤，可采用正畸手段加以治疗。

（4）对于缺失区邻牙的创伤𬌗，待病情稳定后可联合正畸和修复治疗。

3. 支持治疗期　当有效控制炎症后，有些咬合特征可能发生变化，因此需要对创伤𬌗进行进一步检查，并针对上述各项阳性检查结果采取相应的措施加以治疗。对伴有磨牙症等异常功能的患者应采取相应措施控制异常功能刺激。

（二）牙周𬌗创伤的调𬌗治疗及松牙固定

1. 调𬌗治疗　牙周𬌗创伤调𬌗治疗的目的是消除创伤𬌗。

（1）牙周𬌗创伤的调𬌗治疗基本原则：调𬌗治疗应遵循在有效控制炎症的基础上少量、多次调磨的原则，应注意牙齿松动对检查结果的影响。过多的调磨可能导致咬合不接触、牙齿代偿性萌出，继而出现新的咬合接触问题。因此调𬌗时应注意：①尽可能不降低咬合高度；②尽量减少侧向咬合力，使咬合力沿着牙齿长轴方向传递；③尽量不扩大咬合接触面的面积，而是建立多点接触。

（2）牙周𬌗创伤的调𬌗治疗方法：首先，去除正中咬合时的早接触和非正中咬合时的𬌗干扰（包括前伸、后退和侧向咬合干扰），建立稳定的牙尖交错𬌗关系。其次，在消除早接触和𬌗干扰之后，进行牙冠形态修整。当牙周组织支持力降低时，即使解除早接触、𬌗干扰，正常水平的咬合力也可能引起咬合性创伤（继发性咬合性创伤），此时可考虑通过调磨牙冠外形的方式降低咬合负荷，例如调磨高尖陡壁，降低侧向力；减小孤立咬合接触点的面积等。

2. 松牙固定　其目的是将因受到创伤而出现位置不稳定的牙保持在确定的位置上。牙周组织破坏可导致患牙松动，从而在正常咬合过程中产生继发性创伤，将松动的牙齿与健康的邻牙齿连接在一起，使松牙所承受的咬合力能够被健康的邻牙所分担，有助于促进受损牙牙周组织的愈合，并防止继发性𬌗创伤的发生。需要注意的是，在松牙固定后消除可能存在的𬌗干扰对患牙愈合具有重要意义。

松牙固定按固定时间可分为暂时固定（temporary fixation）和永久固定（包括永久固定前的前期固定，provisional fixation），均有相应的固定式装置和活动式装置；按固定方式可分为覆盖在牙齿表面的外固定和埋入牙齿硬组织上（窝沟内）的内固定。

（1）暂时固定：暂时性松牙固定，可以辅助诊断并有助于判断松牙治疗的远期效果。暂时固定后症状得到缓解并不说明牙周病治疗的结束，需要酌情进行缺牙修复（先做临时修复体），注意口腔卫生，进一步控制炎症。

（2）永久固定：是指可以长时间使用的固定方法，是在牙周基础治疗、外科治疗、咬合治疗结束，牙周组织炎症和牙周袋达到理想状态后进行的永久性固定，其目的是防止牙齿松动、移动，维持一定的咬合功能以及审美需求。永久固定主要针对那些炎症已经得到有效控制，但牙齿仍松动明显，即使完成了咬合调整也无法防止继发性𬌗创伤发生的患者。

具体采用何种固定方法，需要综合分析和设计，包括材料的选择，固定装置不仅应提供足够的松牙固定维持力，同时也应易于清洁。永久性固定并不意味可以永远使用下去，当出现固定装置破损、牙体继发龋、牙周病进展等要及时除去固定装置。

学习笔记

复习思考题

1. 适应性正中状态五要素是哪些?
2. 试述头影测量在颌位关系判定中的意义。
3. 试述正畸治疗中牙齿在三维方向上的位置变化对颌位的影响。
4. 以正中关系位的临床操作手法为例,正畸临床获得颌位关系的主要方法有哪些?
5. 正畸治疗后调𬌗的目的是什么?
6. 什么是咬合支持区?咬合支持区的降低对𬌗与颌位有哪些影响?
7. 修复治疗中的𬌗学原则是什么?
8. 修复治疗中可能涉及的咬合处理的两种途径是什么?
9. 牙体缺损修复中的𬌗学要求是什么?
10. 种植义齿修复中的𬌗学要求是什么?
11. 调𬌗治疗的基本适应证有哪些?
12. 试述为了实现良好的调𬌗效果应遵循的调𬌗步骤。
13. 重度磨耗对咬合主要有哪些方面的影响?
14. 咬合重建中的𬌗学问题主要包括哪些方面?
15. 创伤𬌗与𬌗创伤有什么区别?

(毕良佳)

学习笔记

第七章 磨 牙 症

内容提要

磨牙症属于下颌副功能运动，发生磨牙症时上下颌牙接触的力度及时间均远超过生理范围，可导致牙体、牙周、颞下颌关节和咀嚼肌等组织的损伤。磨牙症确切的病因和发病机制尚不清楚，临床上常以患者主诉的同寝室人的描述以及一些相关临床体征而作出诊断。治疗方法遵循隔离上下颌牙以防牙齿快速磨损、降低肌张力、减少继发性病损的原则，可采用咬合板治疗、肌松弛治疗、心理与行为学治疗、药物治疗及多学科联合治疗等方法缓解症状。

磨牙症（bruxism）指人在非生理功能状态下不自主出现的咀嚼肌节律性活动（rhythmic masticatory muscle activity，RMMA），使上下颌牙产生节律性、间断性磨动或紧咬的现象，这种不自主运动属下颌副功能运动。根据磨牙发生的时间、病因、运动类型和状态，磨牙症可以有不同的分类。根据临床表现出的下颌运动类型不同，磨牙症可以分为非正中型磨牙症和正中型磨牙症两大类；根据磨牙发生的时间不同，磨牙症可以分为日磨牙（diurnal bruxism）和夜磨牙（nocturnal bruxism）：日磨牙又称清醒期间磨牙（awake bruxism），夜磨牙又称睡眠期间磨牙（sleep bruxism），发生在夜间，属于睡眠觉醒（sleep arousal）障碍的一种表现；根据磨牙时下颌运动的动作不同，可以分为磨动型（grinding）和紧咬型（clenching）；根据磨牙运动的节律状态不同，磨牙症还可以分为紧张型（tonic）、节律型（phasic）和混合型（combined）。但无论哪种类型的磨牙症，其发生时上下颌牙接触的力度及时间均远超过生理范围，可以导致牙齿磨损，并可能与牙周、颞下颌关节和咀嚼肌的损伤，头痛，以及临床上口腔修复治疗失败（如种植体脱落、陶瓷修复体的折裂等）等有关。

不同年龄的人群，磨牙症的发病率差异很大，儿童夜磨牙的发病率为3.5%~40.6%，随着年龄的增长发病率呈下降趋势，65岁以上人群的发病率约为3%。日磨牙的女性发生率较男性高，而夜磨牙发生率的性别差异并不明显。

第一节 磨牙症的病因及病理机制

磨牙症的发病因素复杂，主要包括外周因素和中枢因素两大类。

一、外周因素

（一）咬合及颅面畸形因素

与磨牙症有关的咬合因素主要包括早接触、𬌗干扰，长期缺牙所导致的邻牙倾斜和对颌牙伸长以及不良修复体等都是常见的具有咬合干扰的𬌗型，因而都被认为与磨牙症有关。有研究指出人工早接触可以导致牙齿磨动的下意识动作。包括一些骨性错𬌗在内的颅面解剖形态异常，也可能通过神经反馈机制使下颌运动不协调，表现为磨牙症。

关于咬合因素导致磨牙症发生的机制尚未明确，目前的解释是，在中枢神经系统和下颌骨（包括牙周）的本体感受器之间存在反馈机制。咀嚼运动中，咬合紊乱产生的异常刺激传入中枢神经系统后，可诱发神经反馈效应；若相关神经系统的刺激阈降低且传出活动增强，则可增加肌张力、引发非自主性下颌运动，最终导致磨牙症的出现；而肌紧张等不适还可进一步使应激阈降低，于是

学习笔记

形成了磨牙症-肌异常收缩活动的正反馈。

（二）局部刺激因素

牙周疾病与磨牙症的关系十分密切，牙周炎患者中磨牙症的发病率约为50%，在治疗牙周炎的同时，许多患者的磨牙症症状也随之消失或改善。牙周疾病引起磨牙症的原因尚无定论，其原因可能是牙周炎患者局部的机械刺激、牙周代谢产物作用于外周神经系统，增强了升颌肌的反射活动，从而成为磨牙症的触发因素；也有可能是牙周炎患者牙周膜本体感受器受损或减少，抑制性神经反射环路异常，导致在咀嚼肌节律性运动过程中收缩力增大、收缩时间延长。

二、中枢因素

（一）精神心理因素

口腔颌面部器官与摄食、表情、言语乃至情感表达（如满足、挫折、焦虑、愤怒等）等功能密切相关，这种原始的联系非常紧密并且相伴一生。精神紧张时会出现许多口腔行为的反馈，如抽烟、嚼物、牙齿磨动等。因此，磨牙症也可能是缓解精神压力的一种途径。磨牙症患者常有较高的生活压力和焦虑情绪，磨牙程度与日常工作中的烦恼、身体健康状况以及个体对待紧张情绪的态度等因素有关。磨牙症程度重者，其工作和生活压力往往也较大，在处理生活压力时往往呈消极状态。虽然儿童磨牙症患者与其所承受的压力、性别、年龄以及社会学特征（脆弱性等）没有相关性，但磨牙症儿童的责任感和神经质水平较高。磨牙症的发生发展与人格特性有关，磨牙症患者常是内在侵略型个性，在紧急情况下常常缺乏足够的自信心。

磨牙症的神经影像学研究表明下丘脑-垂体-肾上腺轴系统与磨牙症相关，而且这一系统也与颞下颌关节紊乱病和创伤后应激障碍等相关。目前认为夜磨牙、创伤后应激障碍以及其他压力相关的精神疾病，与额中叶/前扣带回皮层区、背外侧前额叶皮层、海马以及杏仁核通路异常有关。长期处于心理应激状态时，患者将对外界反应敏感，一些环境因素变化即可导致其紧张，产生焦虑等情绪反应。长期的应激状态，可能改变机体激素水平和神经元的兴奋性，相关递质和受体的浓度及分布可能发生相应的变化，一方面影响正常睡眠周期及睡眠各阶段的时相，导致睡眠障碍；另一方面通过异常的神经冲动影响三叉神经运动核的活动，诱发或加重咀嚼肌功能紊乱。因此，牙齿的不自主磨动可能是神经肌肉功能紊乱的结果。

学习笔记

（二）病理生理学因素

磨牙症与中枢神经系统，特别是自主神经系统功能紊乱有关，其中涉及睡眠微觉醒、中枢神经化学递质变化、遗传等因素。

1. 睡眠微觉醒

（1）睡眠微觉醒（micro arousal，MA）的意义：人类睡眠周期分为快速动眼（rapid eye movement，REM）期和非快速动眼（non-rapid eye movement，NREM）期，后者又可根据睡眠深度由浅入深分为S1～S4四期。在一夜的睡眠中，快速动眼睡眠和非快速动眼睡眠交替出现，由一个快速动眼睡眠到另一个快速动眼睡眠或由一个非快速动眼睡眠到另一个非快速动眼睡眠阶段称为一个睡眠周期。正常成人每夜的睡眠中一般经历4～6个周期。微觉醒是指在睡眠过程中，在脑电图上突然出现的持续3～15秒的频率改变，在年轻健康人群中微觉醒发生频率为8～15次/h，其目的是维持机体睡眠状态的动态平衡并保持一定的警戒。

（2）磨牙症与睡眠微觉醒的关系：磨牙症可发生于任何睡眠阶段，但主要集中在浅睡眠阶段，尤其是快速动眼睡眠和非快速动眼睡眠的第二阶段。在非快速动眼睡眠期发生的节律性咀嚼肌活动事件中，绝大部分与睡眠微觉醒有关，并伴随有心脏节律和大脑皮质活动的一系列变化。给予睡眠中的患者一定的环境刺激，如升高室温或给予振动刺激，可诱发患者牙齿磨动。在磨牙活动结束后，常出现睡眠变浅现象。而给予磨牙症患者降低交感神经张力的药物治疗，可以减轻磨牙的症状。因此，磨牙症被认为是继发于睡眠微觉醒的异常口腔活动。

（3）磨牙症的睡眠障碍属性：睡眠障碍表现多样，常见的有失眠症、睡眠觉醒节律障碍、与呼吸相关的睡眠障碍等，由于磨牙症患者的磨牙事件在睡眠结构中的分布规律以及与微觉醒的相关性，磨牙症也被认为是一种睡眠障碍。

2. 中枢神经化学递质 一些神经及精神类疾病，如癫痫、帕金森病、伴有或者不伴有迟发性运动障碍的精神分裂症等，常伴随磨牙症的存在。服用一些精神类药物会导致或者缓解磨牙症。与磨牙症相关的中枢神经递质及其代谢产物或相关药物主要有多巴胺、去甲肾上腺素、5-羟色胺、γ-氨基丁酸等。

中枢神经系统神经递质的变化可能通过几条途径导致磨牙症的发生。首先，大脑基底神经节与运动的协调有关，中枢神经化学递质有可能打乱了基底神经节的直接和间接输入通道的平衡，从而影响咀嚼肌的协调运动，引发磨牙症。多巴胺是运动控制调节中主要的神经递质，其异常可能引起一系列的运动功能障碍，抑制基底节、黑质纹状体的多巴胺通路可加重磨牙症，促进该区多巴胺的活性则可缓解磨牙症。5-羟色胺的代谢异常牵涉到睡眠调节、内分泌系统、自主功能、压力(焦虑)以及运动控制等。5-羟色胺拮抗剂可通过作用于中缝核调节中脑皮层通路中的多巴胺周转，进而缓解磨牙症，而增加中缝核5-羟色胺神经元的抑制性活动，则可加重磨牙症。其次，磨牙症患者可能存在咀嚼运动中枢的去抑制调节环路的异常，γ-氨基丁酸是脑内最主要的抑制性神经递质，对γ-氨基丁酸敏感的神经元主要集中于丘脑、下丘脑和枕叶皮层等脑结构中。脑内γ-氨基丁酸浓度变低时患者焦虑、惊厥等情绪会增强，而促进脑内γ-氨基丁酸生成或加强其与受体结合以增强其功能活性，可以缓解磨牙症。

3. 遗传因素 磨牙症的发生率存在人种差异，非洲裔磨牙症发病率最低，欧洲裔和拉丁裔次之，而亚洲裔发病率最高。磨牙症具有一定的家族遗传特征，如果父母有磨牙症，其子女发生磨牙症的可能性是父母无磨牙症者的1.8倍，21%~50%的夜磨牙患者的直系家庭成员在其儿童时期有过磨牙现象，单卵双生子的磨牙症成对相似性也高于双卵双生子。

4. 其他 尼古丁、乙醇以及咖啡因等精神活性物质的摄入与磨牙症的发生相关，这些物质对磨牙症的效应具有累积和剂量依赖特征。磨牙症还与阻塞性睡眠呼吸暂停有关，胃食管反流疾病也可能是磨牙症的一个致病因素。

(刘伟才)

学习笔记

第二节 磨牙症的临床表现、诊断及治疗

磨牙症的临床表现为非生理性的牙齿紧咬和磨动，严重的磨牙症可能导致牙体、牙髓及牙周组织损伤，甚至影响颞下颌关节和咀嚼肌的健康。磨牙症患者牙齿磨动的声音也会对其他人的生活及工作带来干扰，并因此造成磨牙症患者本人的心理负担。随着人们生活节奏的加快以及生活质量的提高，以磨牙症为主诉就诊的患者越来越多，然而对其发病率、治疗方法及疗效却未有统一认识。究其原因是对不同类型磨牙症患者的临床表现及诊断未进行严格分类，用相同的方法治疗不同类型的磨牙症，可导致治疗效果偏差。因此，详细的专科病史采集和临床检查是磨牙症诊断的基础，严格的诊断分类可为治疗方案提供有效依据。

一、磨牙症的分类及临床表现

根据不同的下颌运动类型，临床上常把磨牙症分为非正中型磨牙症和正中型磨牙症两大类。非正中型磨牙症伴有牙齿磨动及磨牙声而易被发现并就诊，而正中型磨牙症通常无牙齿磨动、无声、不影响他人，故容易被忽视，常由医师发现并提示其治疗，因而临床上也习惯于根据是否发出磨牙的声音来鉴别。两种类型的磨牙均可发生于白天和晚上。

(一) 非正中型磨牙症

非正中型磨牙症是指伴有牙齿磨动并发出声音的磨牙症，根据其发生的时间可分为夜磨牙和日磨牙。夜磨牙发生在夜间入睡以后，常因同寝室人员的告知而就诊，清醒时往往不能重复夜间磨牙的声音，病史一般较长，可以是替牙殆时期适应性磨耗的延续。日磨牙为发生在白天清醒状态下牙齿的不自主磨动，伴有明显的磨牙声及磨牙动作，一般夜间入睡后不再磨牙。日磨牙患者通常因严重影响工作和生活而积极就诊。

视频:ER7-2-1 非正中型日磨牙

视频:ER7-2-2 非正中型夜磨牙

1. 症状

(1) 磨牙声:是患者就诊的首要症状。日磨牙者磨牙动作不能自控,吵扰他人也影响自己;夜磨牙患者常因磨牙声影响他人睡眠而被告知,此类患者是磨牙症就诊的主体。

(2) 其他自觉症状:日磨牙患者因不能控制的磨牙可能会伴有焦虑情绪。夜磨牙患者一般无明显不适。严重磨牙症患者可因重度磨损而出现牙齿的冷、热、酸、甜敏感症状。有少数磨牙症患者伴有口颌面部肌肉酸胀不适等症状。

2. 体征

(1) 颌面部外观:日磨牙患者表现为不能自控的牙齿磨动,可闻及磨牙声,咬合被动分离时磨牙动作停止,就诊时常口衔牙签等隔离物,表情淡漠或焦虑。夜磨牙患者在觉醒状态下无明显体征,睡眠时可通过仪器检测到磨牙活动。

(2) 牙磨损特征:①牙齿磨损面超出功能范围,尖牙牙尖、前磨牙及磨牙的颊尖可出现明显非功能性磨损平面,磨损小面轮廓清楚、光亮,常与侧向咬合运动轨迹相吻合,与牙尖交错𬌗不吻合;②严重磨牙症患者可全口牙均呈重度的水平磨损,𬌗面尖嵴结构模糊或消失(图 7-2-1)。

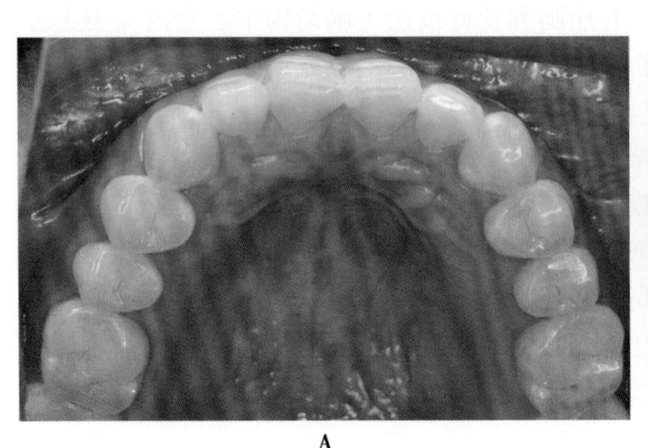

A

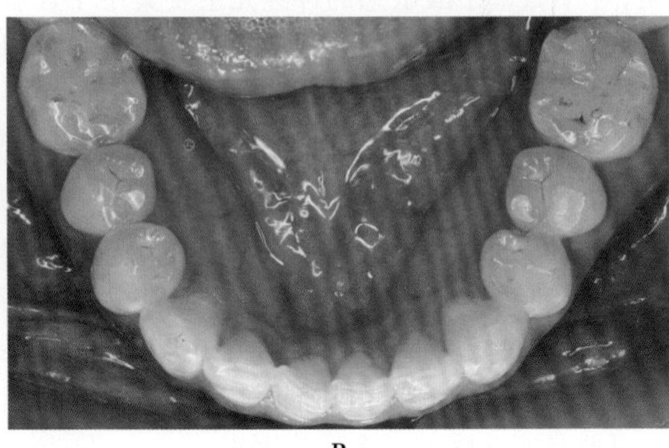

B

图 7-2-1 非正中型磨牙症患者𬌗面尖嵴磨损

A. 上颌牙尖水平样磨损平面 B. 下颌牙尖水平样磨损平面

学习笔记

(二) 正中型磨牙症

正中型磨牙症是指无牙齿水平磨动的磨牙症,表现为紧咬牙,可发生在白天或夜间,无明显的下颌运动和磨牙声。紧咬牙患者一般病史较长而不自知,多因牙齿过度磨损或口腔科治疗时被医师告知。

1. 症状

(1) 磨牙声:紧咬牙无明显磨牙声。

(2) 其他症状:紧咬牙患者一般无明显不适,白天和夜间均有无意识紧咬发生,由于不磨动牙齿,没有明显的声音,故容易被忽视。有些紧咬牙患者可出现咀嚼肌酸困等面部疲劳症状,牙齿磨损严重者会出现明显的冷、热、酸、甜过敏症状。

2. 体征

(1) 颌面部外观:紧咬牙患者常有颞肌和咬肌的紧张度增高及不自主收缩活动,部分患者表现为咬肌和颞肌的肥厚。

(2) 牙齿磨损特征:正中型磨牙症患者后牙𬌗面磨损呈杯状,即边缘嵴高而陡,中央部低平且牙本质暴露。严重时下颌前牙明显磨短,或上颌前牙舌侧磨薄,支持尖被磨平、引导尖边缘薄而锐利(图 7-2-2),与牙尖交错𬌗相吻合,与侧向咬合运动轨迹不吻合,常表现为 Spee 曲线异常,Wilson 曲线反向,同时可有双侧咬肌肥大、下颌角圆钝。

二、磨牙症的临床检查

(一) 病史询问

仔细全面的病史询问对磨牙症的诊断和治疗极为重要,临床常以磨牙发生的时间为切入点,

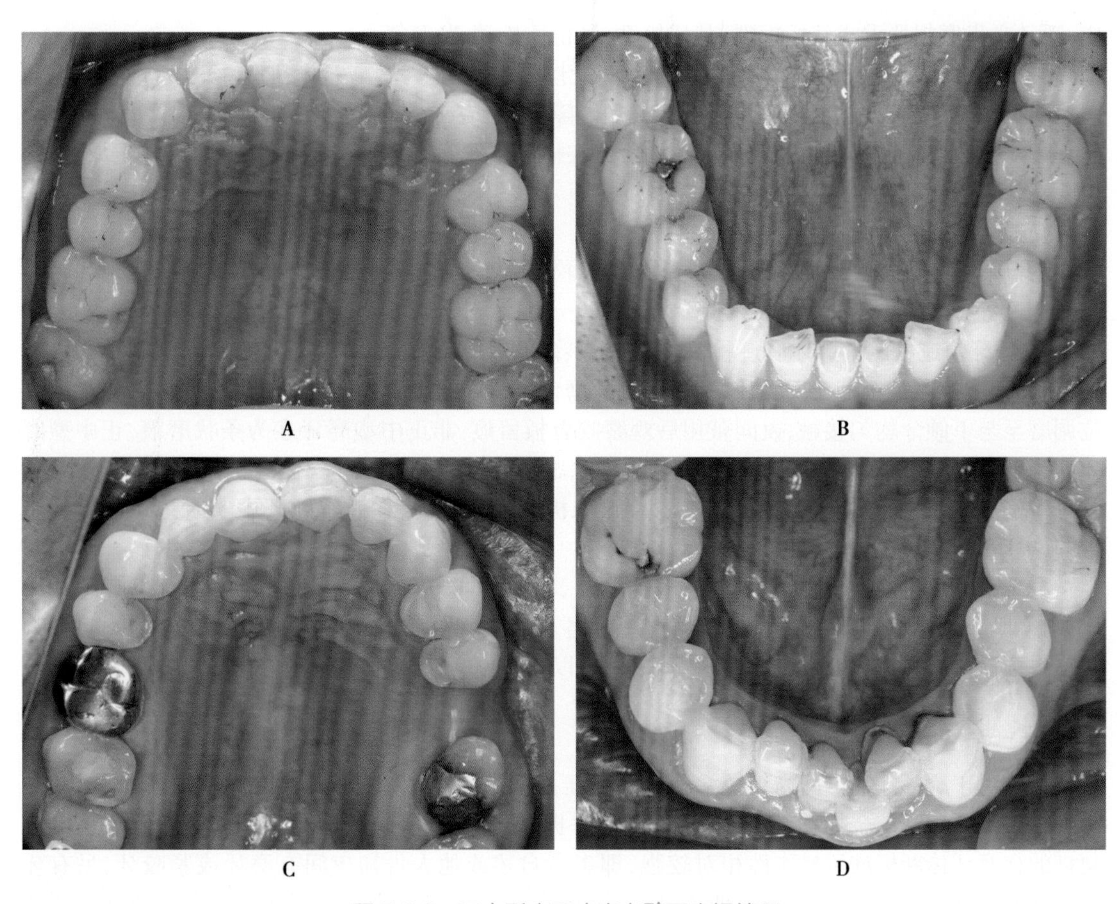

图 7-2-2 正中型磨牙症患者殆面磨损情况

A. 上颌前牙舌侧磨损变薄 B. 下颌前牙唇侧磨损变短 C. 上颌后牙舌尖磨平，颊尖完好 D. 下颌后牙颊尖磨平，舌尖完好

针对病情的发生、发展及不同症状进行重点问询。

1. 夜磨牙患者 应重点询问是否有同室居住者闻及夜间磨牙声，详细询问夜磨牙开始的年龄，夜间磨牙发生的时间、频次以及导致夜磨牙症状加重的因素。同时询问患者是否意识或感知到自己夜间磨牙。对紧咬牙患者，需询问其睡眠觉醒时是否可以感觉到上下颌牙咬合在一起，晨起时是否感到咀嚼肌区紧张或酸痛等不适。

2. 日磨牙患者 应重点问询终止磨牙发生的方法，睡眠期间是否有磨牙，有无慢性病长期服药史，特别是抗精神病类药物服用史，如果服用，问询药物名称及持续服用时间。紧咬牙患者，需问询其工作状态和身体姿势，如是否长时间低头工作或从事高度集中注意力的工作，有无不自主握拳、耸肩动作，是否为职业运动员等。

3. 所有磨牙症患者 均应询问有无伴发口颌面疼痛及颞下颌关节紊乱病症状，有无口腔科治疗史、颌面部外伤史等。成人后出现夜磨牙者，尚需询问发病前期有无迁居、调换工作或重大生活事件发生，睡眠质量情况等。

（二）临床检查

磨牙症的临床检查，除口颌系统常规检查外，更应重点关注与磨牙症相关的特异性损害，如牙齿的非功能性磨损，殆的垂直向关系改变及殆曲线变化。留意重度磨损时不同类型磨牙症的病损特征，以及牙周组织的异常改变。

1. 牙齿的非功能性损害 观察牙体外形的完整性，殆面尖嵴结构磨损的类型及分级评估；有无楔状缺损、牙隐裂、牙尖崩裂缺失、牙根折裂；牙齿殆面对外界刺激的敏感度等。

2. 殆的垂直向关系改变 垂直距离是否变短，牙弓各段殆面磨损是否均匀，殆平面是否正常，上下颌的纵殆曲线与横殆曲线有无明显改变。

3. 口内其他检查 有无牙周创伤、唇颊侧牙槽骨结节样增生，口腔黏膜及舌缘齿痕，修复体崩瓷,活动义齿磨损严重或基托折裂,基牙松动,种植体松动、脱落等。

4. 咀嚼肌与颞下颌关节 颞肌、咬肌是否肥厚,紧张度是否增高,咀嚼肌触诊是否敏感或扪痛阈值降低;颞下颌关节是否出现明显不适或功能障碍。

5. 模型检查 制取上下颌硬质石膏模型,在模型上观察异常咬合平面情况,通过查看磨损部位验证牙齿磨动方式。

(三)特异性检查

除以上检查外,尚有一些针对磨牙症的特殊检查,如磨牙痕迹检测、磨牙活动音像记录和多导睡眠监测等。

1. 磨牙痕迹检测 磨牙痕迹检测方法包括:①可用磨牙检测片在上颌模型上压制一次性𬌗膜,夜间配戴检测是否存在夜磨牙;②也可制作磨牙区厚度约1mm的上颌稳定性咬合板,并在平卧位调磨至与下颌牙均匀接触,夜间戴用后观察咬合板留痕:非正中型磨牙症为条状磨痕,正中型磨牙症为点状咬痕。

2. 磨牙症音像记录 使用高清(红外)摄像机及拾音设备,在患者睡眠中实时记录磨牙症患者的磨牙活动和声音。

3. 多导睡眠监测 通过监测睡眠中的脑电、心电、肌电及呼吸等,可以客观评价患者睡眠周期、咀嚼肌节律性运动以及呼吸心率的情况和各自相关性。实时记录磨牙活动发生的时间及频率。也可针对磨牙症患者设置不同咀嚼肌导联,以获得更为直接的口颌面监测数据。

三、磨牙症的诊断

目前对于磨牙症的诊断尚无统一公认的标准,多导睡眠监测由于可以实时检测到磨牙活动被认为是夜磨牙诊断的金标准,但鉴于仪器设备昂贵、使用复杂等缺点而少用。美国睡眠疾病协会制订的夜磨牙诊断标准可操作性相对较强,即患者自述或他人告知夜间有磨牙或紧咬牙,另有牙齿异常磨损、夜间有磨牙声或咀嚼肌不适,三者中存在一项即可诊断为磨牙症。以上两种诊断的不足是均不能对磨牙症进行分类诊断。

学习笔记

通过病史采集、临床专科检查再配合某些特异性检查,仔细分析磨牙症患者的临床表现和各种检查结果,即可对不同类型的磨牙症患者作出正确的诊断。临床检查过程中要注意将磨牙症引起的咀嚼肌短暂不适与颞下颌关节紊乱病、颈椎病等引起的咀嚼肌群紊乱症状相鉴别。

(一)夜磨牙的临床诊断依据

1. 非正中型夜磨牙 应有他人告知的磨牙声或磨牙动作,清醒时往往不可复制。口内检查可见尖牙牙尖及后牙颊尖水平向特异性磨损平面,严重者𬌗面磨平。或被任意一项磨牙症特异性检测证实。

2. 正中型夜磨牙 有睡眠时无意识的紧咬牙现象。口内检查可见牙尖陡峭或𬌗面杯型磨损面、舌体边缘或颊部黏膜齿痕。或被任意一项磨牙症特异性检测证实。

3. 混合型夜磨牙 夜间有他人闻及的磨牙声并伴有无意识的紧咬牙现象;口内检查可见牙尖水平及陡峭的磨损小面、舌体边缘或颊部黏膜齿痕。或被任意一项磨牙症特异性检测证实。

(二)日磨牙的临床诊断依据

1. 非正中型日磨牙 清醒时有不能自控的磨牙动作及声音,睡眠时一般没有磨牙发生。常伴有抗精神病类药物长期服用史,偶有无明确原因突然起病者。

2. 正中型日磨牙(紧咬) 清醒时发现有无意识的紧咬牙现象,意识控制可中断。口内检查表现同正中型夜磨牙。

四、磨牙症的治疗

由于磨牙症的病因及发病机制复杂,目前尚无公认的特异性治疗方法。常见的治疗方法包括心理与行为学治疗、肌松弛治疗、咬合板治疗、药物治疗及多学科联合治疗等,每一种疗法都有其局限性,在制订治疗方案之前,应结合患者情况慎重选择。

(一)治疗原则

磨牙症病因隐匿,难以用现有方法检出。越来越多的研究认为磨牙症与精神心理因素相关,但始终缺乏明确的因果关系,不能为磨牙症的治疗提供可靠依据。因此临床治疗除关注患者心理行为健康外,应加强以预防磨牙症损害为主的对症治疗,遵循隔离上下颌牙以防牙齿快速磨损、降低肌张力、减少磨牙症继发性病损以及保护口颌系统功能健康的原则。通常采用以下治疗方法:①以治疗装置隔离咬合面,保护牙齿免于继续被磨损;②降低咀嚼肌的肌张力,减少咀嚼肌的过度收缩活动;③消除紧张情绪,缓解精神压力。

对于非正中型日磨牙患者的治疗,除了上诉策略以外还应与相应慢性或精神类疾病的医师会诊以求得更好的治疗方案和疗效。

(二)治疗方案

磨牙症的治疗效果与其分型诊断有着密切关系,不同类型磨牙症患者应采取相应的诊疗计划方可达到最佳的临床效果。

1. 非正中型磨牙症

(1)可采用上颌颊翼咬合板治疗,通过咬合板阻隔,既可避免上下颌牙齿相互磨损,又能降低咀嚼肌的垂直向肌力,同时用颊侧翼板限制下颌过度侧移,纠正过度的肌张力,从而达到治疗非正中型磨牙症的目的。夜磨牙患者仅夜间戴用,日磨牙患者仅白天戴用。

上颌颊翼咬合板的制作要点:在上颌稳定型咬合板的基础上增加颊侧翼板,向下伸至下颌后牙的颊面外形高点以下,并与下颌后牙颊面间保持 1~1.5mm 的间隙(图 7-2-3)。

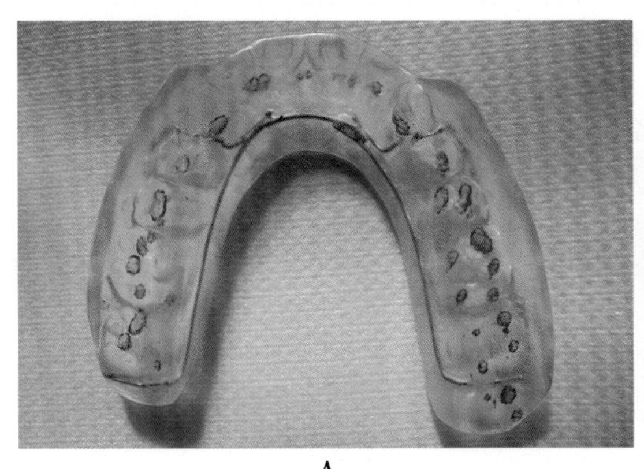
A

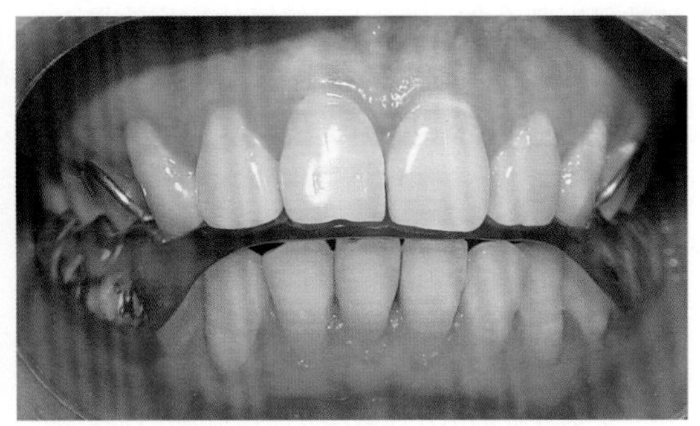
B

图 7-2-3 上颌颊翼咬合板
A. 上颌颊翼咬合板咬合面 B. 上颌颊翼咬合板口内戴用

(2)也可根据患者具体情况采用其他咬合板治疗,并辅以肌松弛治疗、心理治疗或其他治疗方法。

2. 正中型磨牙症

(1)可采用稳定型咬合板治疗,隔断上下颌牙齿接触,避免牙体进一步损失,同时降低咀嚼肌的垂直向肌张力。

(2)也可根据患者具体情况采用其他咬合板治疗,辅以肌松弛治疗、心理治疗或其他治疗方法。

3. 混合型磨牙症

(1)可采用稳定型咬合板和上颌颊翼咬合板联合治疗,白天戴用稳定型咬合板(不超过 3 个月),夜间戴用上颌颊翼咬合板。

(2)也可根据患者具体情况采用其他咬合板治疗,辅以肌松弛治疗、心理治疗或其他治疗方法。

(三)治疗方法

1. 咬合板治疗 在对磨牙症病因不十分清楚的情况下,目前咬合板仍然是最常用的方法之一,其目的在于通过隔离咬合面及限制磨牙动作,降低升颌肌紧张度,避免牙齿咬合面磨损,达到减轻、消除磨牙症的目的。除稳定型咬合板和上颌颊翼咬合板外,尚有尖牙高𬌗型咬合板、松弛型咬合板、NTI-tss(nociceptive trigeminal inhibitory tension suppression system)咬合板等。需注意的是,

学习笔记

前牙接触式咬合板长期戴用有导致咬合变化(如前牙开殆)的风险,故要密切随访。对不能遵照医嘱者禁止使用。

戴用咬合板注意事项:①要保证定期复诊,半年内2~4周复诊一次,半年后每2~3个月复诊一次;②复诊时需调改咬合板至与对颌牙切缘及牙尖均匀接触;③检查咬合关系是否有变化,若有咬合不适或异常表现,应立即停止戴用。多数情况下这些咬合变化可以恢复。

不宜戴用咬合板的情况:①小于16岁的少年儿童;②因精神疾病生活不能自理者如痴呆症、癫痫、精神病等,对咬合板不便摘戴、保管、清洁,甚至有误吞危险的患者;③对义齿材料过敏或对义齿异物感明显又无法克服者;④牙体、牙周或黏膜病变未得到有效治疗控制者。

2. 肌松弛治疗 肌松弛治疗的方法较多,如理疗、咀嚼肌局部喷雾、肌痛点封闭等。肌松弛训练是一种对症疗法,可降低咀嚼肌张力,有效减轻磨牙程度。一般认为,对于有咬合异常和明显肌紧张的磨牙症患者应首先采取肌松弛措施,降低肌张力。

3. 心理与行为学治疗 通过认识磨牙症患者可能存在焦虑、紧张等负面情绪,提醒医师不仅要重视患者的临床症状,还要关注其心理问题。对有明显心理因素的患者,可同心理医师合作帮助患者找到适当的方式减轻心理压力,解除顾虑,降低精神紧张,并充分调动患者进行自我放松,从而缓解肌紧张和磨牙症。治疗磨牙症的心理行为疗法有咨询心理医师、放松疗法、暗示性催眠疗法、睡眠健康卫生以及改变生活方式等。

4. 多学科联合治疗 非正中型日磨牙及叩齿型日磨牙很多时候是迟发型运动障碍的一种表现形式,与长期服用抗精神病类药物有关,因此,单靠口腔科治疗不能完全解决磨牙问题,需要和精神科医师合作,方可达到较好的治疗效果。

上述任何一种疗法都不会适用于所有的患者,因此,在对症治疗的同时,应详细询问患者病史,针对可能的病因综合考虑患者的各方面情况,采用多种方法进行综合治疗。

学习笔记

复习思考题

1. 什么是磨牙症?磨牙症有哪些类型?
2. 磨牙症的外周致病因素有哪些?
3. 磨牙症的中枢致病因素有哪些?
4. 磨牙症的治疗原则及方法包括哪些内容?

(阎 英)

第八章 颞下颌关节紊乱病

内容提要

颞下颌关节紊乱病(temporomandibular disorders,TMD)是口颌面部的常见病,主要临床表现包括咀嚼肌和颞下颌关节疼痛、颞下颌关节弹响或杂音、下颌运动异常等三大症状,也可以伴有头痛、耳痛等其他部位的疼痛等症状。咬合异常是TMD的主要病因之一。TMD的分类、诊断标准众多,近年来有较大影响力的是基于症状问卷和临床检查的颞下颌关节紊乱病诊断标准(diagnostic criteria for temporomandibular disorders,DC/TMD)。TMD的治疗提倡先从保守的可逆性对症治疗开始,对有明确咬合病因者,可尽早采取咬合治疗措施。只有在前续治疗无效的情况下才考虑手术治疗。

颞下颌关节紊乱病(TMD)是一组涉及颞下颌关节(temporomandibular joint,TMJ)、咀嚼肌及其相关附属结构的咀嚼系统疾病,其主要症状包括咀嚼肌和颞下颌关节疼痛、颞下颌关节弹响或杂音以及下颌运动异常等,可伴有包括头痛在内的多部位疼痛和功能障碍等症状。不同研究人员在不同国家用不同的方法调查发现,人群中约有20%~60%的人患有不同程度的TMD,女性患病率比男性高,女:男比例约为2:1~3:1,青少年和中年人群的发病率较高。本病发病因素尚未完全阐明,早期多为功能紊乱性质,晚期可以出现关节的器质性破坏。临床症状与X线表现可以不一致,X线显示器质性变化明显的患者,也可以没有明显的临床症状。本病具有一定的自限性,治疗一般首选保守、可逆的治疗方法,仅极少数病例需要手术治疗。

学习笔记

第一节 颞下颌关节紊乱病的病因

TMD的病因可分为易感因素(predisposing factors)、促发因素(initiating factors)和持续因素(perpetuating factors)。

1. 易感因素 指具有降低机体对疾病的耐受力、增加疾病发病率作用的因素,其局部因素包括:咬合紊乱、口颌系统发育异常(髁突与关节窝大小不协调等)、副功能运动以及偏侧咀嚼等;全身因素包括:机体健康不良、心理性易感(焦虑和抑郁等精神特质)等。

2. 促发因素 指可以促使病症发生的因素,其局部因素包括咬合的快速变化、创伤以及口颌系统短期内过度负荷(如过度开口、咬食硬物、不良口腔习惯等)等。全身因素包括环境刺激(如寒冷刺激)、应激和突发性生活事件刺激等精神创伤性因素。

3. 持续因素 指具有作用持久、并对治疗有明确影响的因素,主要包括咬合紊乱、磨牙症、精神心理因素等。持续因素的存在是TMD病程迁延的一个重要原因。咬合异常既可以是易感因素,又可以是促发因素和持续作用因素。

上述致病因素的作用可具体体现在如下关于病因的论述中。

一、咬合因素

关于TMD咬合病因的问题已经讨论了100多年,早期学者认为咬合是TMD最重要的病因,但是后来由于没有获得广泛的、直接的证据。许多研究者认为咬合因素与TMD的关系很小,甚至没有关系。但不可否认,咬合异常是 TMD 的主要易感因素和持续因素。TMD 患者中常见的异常咬合包括内倾性深覆𬌗,个别前牙反𬌗,个别后牙反𬌗或锁𬌗,第三磨牙伸长以及个别后牙缺失久未修复而导致对颌牙伸长、邻牙倾斜而形成的继发性咬合干扰等。异常咬合因素可以削弱口颌系统的耐受力,在某些促发因素(如打哈欠或咬硬物等)作用下诱发 TMD。

常见的咬合病因学说主要包括压迫学说、神经肌肉反馈学说、功能负荷改变学说和咬合围栏学说等。

(一)压迫学说

1934 年美国耳鼻喉科医师 Costen 报道了主诉为耳鸣、头晕的一些颞下颌关节弹响、口颌面部疼痛和开闭口功能异常的患者,常有大量后牙缺失致咬合垂直距离降低的特征。Costen 认为,垂直距离过低可造成过度闭口、髁突后移,后移的髁突可压迫鼓板、咽鼓管以及从鼓鳞裂出颅的耳颞神经和鼓索神经,因而提倡加高咬合以引导髁突前移缓解此压迫作用。这一关于 TMD 病因和病理机制的研究影响久远,TMD 一度被称为 Costen 综合征。但是之后的研究发现,关节囊附着于鼓鳞裂之前,髁突后移并不会直接压迫到鼓板和鼓索神经等结构,因此压迫学说并未被广泛接受。

(二)神经肌肉反馈学说

20 世纪 50 年代生物反馈理论进展很快,加之肌电图的应用,出现了 TMD 的神经肌肉反馈学说。其主要观点为咬合、咀嚼肌和颞下颌关节三者是一个功能整体,相互间存在神经反馈联系,咬合异常可以通过牙周膜感受器反馈性引起咀嚼肌的张力改变以及肌收缩活动变化,从而引起咀嚼肌以及颞下颌关节功能方面的症状。

(三)功能负荷异常学说

咬合关系正常者闭口紧咬时𬌗力可以被有效地分散,髁突前斜面和关节盘中带主要承受压力负荷,髁突后斜面、关节盘后带主要承受拉力负荷。而咬合关系异常时,颞下颌关节内功能负荷的大小和/或分布将因反馈性肌收缩活动的改变而改变,原来承受压力或拉力负荷的部位分布可能发生变化。髁突软骨、软骨下骨和关节盘具有因负荷改变而发生适应性改建的能力。当咬合负荷超过关节组织的改建能力时,便出现颞下颌关节的退行性改建,当改建后的关节形态不能完全满足不同功能运动的需求时就可能表现出 TMD 的症状和体征。

学习笔记

(四)咬合围栏学说

上、下颌牙列之间存在"围栏"效应,即在闭口末期上颌牙列对下颌牙列在静态和动态咬合过程中通过止接触发挥一定的限制作用,包括前后向、左右侧向和垂直向等三维方向。①前后向:前牙内倾性深覆𬌗者,内倾的上颌前牙可能将下颌限制在靠后的位置上,影响着下颌的前伸、侧方运动以及开闭口运动的角度;上颌第三磨牙伸长可能影响下颌的后退咬合运动,而下颌第三磨牙伸长则可能影响下颌的前伸咬合运动。②左右侧向:上颌尖牙和第一前磨牙舌侧倾斜、后牙的锁𬌗关系等,均可影响下颌的侧导。③垂直向:牙尖交错位是边缘运动的最上位,上颌牙列对下颌牙列的进一步上移有限制作用。这些限制作用,有些是生理性的,而有些则是有碍于正常功能活动的,属于病理性𬌗因素,例如第三磨牙伸长等。咬合围栏效应可影响下颌肌群的收缩活动,导致其疲劳、疼痛,进而影响颞下颌关节组织的负荷和运动功能。

二、精神心理因素

20 世纪 60 年代开始,随着生物-心理-社会医学模式的兴起,精神心理因素与 TMD 的致病相关性越来越受到重视,甚至有学者认为 TMD 是一种心身疾病。个性因素如具有焦虑和抑郁特质的个体,以及社会因素如一些突发事件(家庭变故、就业压力、工作压力、经济压力、人际关系压力和法律纠纷等),都可能成为心理刺激因素,影响咀嚼肌的功能活动,进而影响颞下颌关节的负荷。另外,TMD 疼痛主要发生于颌面部,容易引起患者过度关注,引发焦虑和紧张情绪,从而加重 TMD 患者疼痛的主观感受。所以 TMD 疼痛患者所叙述的不仅仅是疼痛,而是伴随着心理反应的复杂情绪。

三、行为因素

有些 TMD 表现与患者的一些特定的行为习惯有关。

（一）副功能运动

副功能运动指功能运动(咀嚼、言语和吞咽等)以外的下颌运动,例如磨牙、紧咬牙和其他特定口腔习惯(吐舌、伸舌吞咽、咬指甲、咬唇颊、咬异物等),这些副功能运动可能会导致或加重 TMD 症状。有副功能运动的患者可长期存在肌紧张,关节负荷较大。夜磨牙患者容易出现晨起时一过性的 TMD 症状,或其 TMD 症状在晨起时较重(见第七章)。

（二）偏侧咀嚼

偏侧咀嚼时双侧咀嚼肌的张力处于不平衡状态,工作侧髁突常处于转动为主的状态,而非工作的髁突则处于滑动为主的状态。生长发育期的儿童长期偏侧咀嚼可影响颌面部的发育,甚至导致双侧颌面不对称现象。下颌骨不对称、功能活动不对称,可能导致双侧颞下颌关节的不对称改建,从而增加了关节对功能紊乱性刺激的易感性。

（三）食物癖好

喜食硬食,啃切食物用力过大或张口过大,可造成咀嚼疲劳以及咀嚼肌、韧带及颞下颌关节的创伤。

（四）不良姿势

用手支撑下颌的不良习惯,长期伏案工作、打字,频繁用肩部夹持电话等动作,长时间职业性头背姿势不正确,俯卧睡姿等,均可造成颈部及腰背的肌疲劳,影响下颌骨的正常位置。

（五）职业性劳损

某些职业容易引起咀嚼肌功能紊乱,例如,吹奏乐演奏者长时间或不当的吹奏动作;演唱者长时间大张口等。

四、创伤因素

（一）直接创伤

下颌骨受到的直接创伤作用,例如下颌撞击伤或长时间大张口等可能导致的关节韧带、关节囊损伤等。

（二）间接创伤

外力并非直接作用于下颌骨,但可以造成颞下颌关节损伤的创伤,常与颈部过伸、过屈等损伤性动作有关,例如汽车追尾造成的颈椎甩鞭伤等。

（三）微创伤

作用于关节结构的较小力量长期、反复作用而形成的损伤,最常见的是副功能运动所造成的微小创伤。间断性磨牙动作可增加关节的负荷;异常咬合可导致颞下颌关节以及咀嚼肌的微创伤。

五、解剖因素

人类进化过程中,言语功能的增强需要下颌活动更加灵巧而精细,直立行走后视野的扩大以及火的应用,使食物性状发生变化,颌骨以及颞下颌关节的解剖结构也随之发生相应的变化。上、下颌骨明显变小,颌骨肌以及关节韧带的强度也明显减弱,关节承担功能负荷的能力降低。颞下颌关节可以通过功能性改建来重塑各解剖结构的形态,以适应具体的功能需要,例如关节结节变低,关节窝变浅,关节窝前后径变长,髁突变小,关节窝明显大于髁突,髁突的前后向运动空间增大。但有些个体改建后的关节形态并不能完全符合其功能需要,反而使其面临着 TMD 的潜在威胁。颌骨发育畸形、髁突先天过大或过小、关节内结构发育不协调、关节囊松弛等个体化解剖特点,都可能增加个体对 TMD 的易感性。

六、其他因素

（一）冷刺激

寒冷刺激可导致肌紧张性收缩,出现下颌打颤、不自主叩齿等异常肌功能活动,诱发或加重 TMD 患者的疼痛。

（二）全身因素

代谢、免疫、激素水平变化等与 TMD 也有一定的关系。关节软骨细胞中的合成和分解代谢受

学习笔记

到多种力学、化学以及免疫学等因素的影响。健康的关节软骨组织代谢活动可以达到动态平衡，而当关节软骨受到不良刺激时，关节局部的代谢活动将失衡，例如一些细胞因子、蛋白酶和蛋白酶抑制物的精细调节发生变化，可导致分解代谢或合成代谢活动异常，关节出现相应的病变。另外，TMD 患病率女性明显高于男性，但是其确切机制尚未阐明，雌激素水平可能具有一定的病理意义，例如加重颞下颌关节损伤或加重疼痛感受。

总之，目前认为 TMD 可由多因素导致，一些个体的颞下颌关节在解剖学上存在薄弱环节，同时又存在一些易感因素，组织的代偿能力较弱，在促发因素的作用下便可出现 TMD 症状。作为持续的微小创伤刺激，异常咬合不仅可以改变咀嚼系统的生物力环境，通过牙周-咀嚼肌反馈机制影响咀嚼肌的收缩活动，而且可能影响颞下颌关节的改建，导致其解剖形态异常。因此咬合因素与 TMD 的致病相关性应予以足够的重视。

（刘晓东）

第二节　颞下颌关节紊乱病的发病机制

颞下颌关节紊乱病（TMD）的病程一般分为三个阶段：肌功能紊乱阶段、关节内结构紊乱阶段和关节器质性改变阶段。这三个阶段一般代表了疾病的早期、中期和后期，或轻、中、重程度。

目前在关于 TMD 发病机制的学说中，比较一致的观点主要集中在咀嚼肌功能异常和颞下颌关节结构与功能异常等方面。

一、咀嚼肌功能异常

学习笔记

咀嚼肌功能异常主要表现为疼痛和功能障碍。影响咀嚼肌功能的因素可分为局部因素和系统因素两大类。局部因素包括咬合因素，如咬合干扰、早接触等；创伤因素如大张口、副功能运动以及直接或间接创伤等。系统因素最常见的是精神紧张（可通过神经传出系统影响肌梭或交感神经的兴奋性）；雌激素水平异常等因素也会加重肌功能异常症状。

（一）咀嚼肌疼痛

肌源性疼痛指来源于咀嚼肌的疼痛，其性质主要为钝痛，程度可以从轻微的酸痛到严重的疼痛。咀嚼肌疼痛可能与滋养动脉收缩及肌肉组织中代谢产物的堆积有关，例如肌肉局部缺血时局部会释放缓激肽、前列腺素等致痛因子。咀嚼肌的疼痛主要通过 $A_δ$ 纤维和 C 纤维传入神经元向上一级神经元传递，通常锐痛由 $A_δ$ 纤维传递，而钝痛由 C 类纤维传递。在从外周的游离神经末梢传向皮质的过程中，神经系统可以对伤害信息作出调整，所以疼痛感觉与刺激强度并非完全匹配。

肌源性疼痛是一种深部组织疼痛，其持续存在可引起中枢效应，表现为感觉异常（如牵涉痛或继发性痛觉过敏），或肌肉收缩异常（可影响下颌运动，表现为张口受限和张口偏斜等），甚至自主神经效应（如血压和心率变化，情绪紧张，失眠等）。感觉异常时疼痛区域可扩大，一块肌肉损伤可表现为多块肌肉的疼痛。

（二）咀嚼肌功能障碍

咀嚼肌功能障碍常表现为开口受限和开口偏斜。当肌肉有疼痛症状时，下颌运动会加重疼痛感受。疼痛感觉会使患者保护性限制下颌运动的幅度以避免疼痛的出现或加重，临床上可见肌痛患者缓慢地、被动地张口时，常可以达到正常幅度的最大张口度，而快速张口时则常有保护性张口受限。

咀嚼肌痉挛是一种较少见的咀嚼肌异常表现，可因肌肉疲劳或者异常咬合而诱发，临床特征与腿部肌肉的抽筋类似，其机制尚未阐明，有些咀嚼肌痉挛患者的磁共振影像（magnetic resonance imaging，MRI）显示有神经脱髓鞘现象。

二、颞下颌关节的结构和功能异常

（一）疼痛

源于颞下颌关节的疼痛属于深部的躯体疼痛，疼痛程度常与下颌运动有关。正常关节表面软

骨没有神经支配，颞下颌关节疼痛主要来源于关节的软组织（韧带、双板区、滑膜或关节囊）和软骨下骨。颞下颌关节创伤、滑膜炎症、关节盘移位和骨关节炎等均可出现疼痛症状。颞下颌关节疼痛性质主要为钝痛，由 C 类纤维传递；少数滑膜炎等可表现为锐痛，由 Aδ 纤维传递。关节疼痛可因局部刺激和功能运动等因素的不同而有所不同。

当关节痛短时间发作时，疼痛范围局限于关节区，一般不会激发中枢性刺激效应；当关节痛持续性存在时，患者可出现外周敏化（peripheral sensitization）和中枢敏化（central sensitization）。外周敏化指外周伤害感受器兴奋性或应答性增强，是初级神经元的外周突神经末梢对外周刺激过度兴奋或过度反应的状态；中枢敏化指脊髓或脊髓上位伤害性感觉神经元对外周刺激过度兴奋或过度反应的状态，如感觉为头痛的牵涉痛，以及一些咀嚼肌的压痛以及咀嚼肌的肌僵直相关的疼痛过敏。精神心理因素、雌激素和冷刺激等因素可加重疼痛感受。

（二）颞下颌关节运动功能障碍

颞下颌关节运动功能障碍常表现为弹响、绞锁、开口偏斜和开口受限，其主要发病机制包括关节内紊乱以及骨关节面解剖变异、关节润滑障碍、关节韧带松弛等学说。

1. 关节内紊乱 20 世纪 80 年代前后形成关节内紊乱（internal derangement，ID）学说，核心内容是关节盘移位（disc displacement，DD），其要点是：①关节结构正常者在牙尖交错位时，关节盘后带的后缘位于髁突顶或其稍后方，也就是通常所说的 12 点位置（图 8-2-1），髁突前斜面-关节盘中带-关节结节后斜面紧密接触。张口过程中盘髁复合体相对于关节窝做滑动运动，髁突在关节盘下做转动运动，至最大张口位时，髁突位于关节盘中带下方，盘髁复合体位于关节结节前下方。②关节内紊乱者牙尖交错位时，关节盘后带后缘位于髁突顶的前方，明显改变了关节盘与髁突的 12 点位置关系，这称为关节盘前移位（anterior disc displacement）。美国口颌面痛协会规定的关节盘前移位的标准是关节盘后带的后缘在 11:30 之前。如果张口过程中盘突位置关系可以恢复正常，就称为可复性关节盘前移位（anterior disc displacement with reduction，ADDWR）；如果在张口过程中关节盘始终位于髁突的前方，至最大张口位时仍不能恢复正常的盘突关系，则称为不可复性关节盘前移位（anterior disc displacement without reduction，ADDWOR）。另外关节盘还可以出现内侧移位、外侧移位和旋转移位。

学习笔记

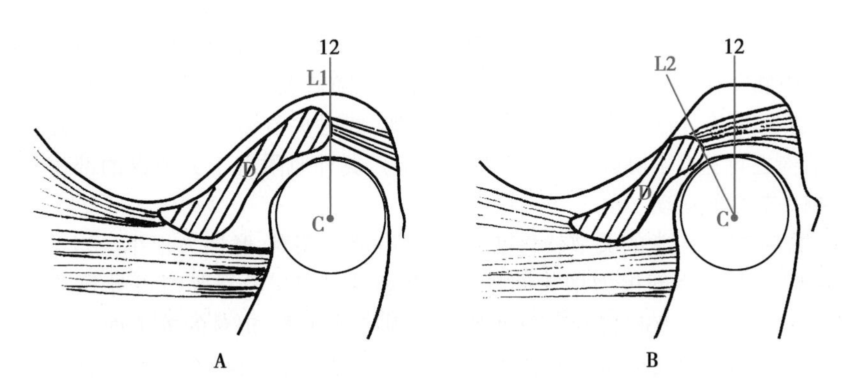

图 8-2-1 闭口位盘突 12 点位置关系（A）以及盘前移位（B）

C：髁突；D：关节盘；L1：经髁突中心点 C 垂直于眶耳平面的垂线（正常情况下关节盘后缘位于该线上或位于该线后方）；L2：连接髁突中心与关节盘后缘的直线，位于 12 点位置的前方（约 11 点处）

可复性关节盘移位的典型症状是开闭口往复弹响，开口弹响代表髁突越过关节盘后带后缘运动到与中带相对的位置，闭口弹响代表髁突越过关节盘后带后缘回到相对于关节盘偏后的位置。不可复性盘前移位的典型症状是张口受限，即张口过程中髁突无法回到前移的关节盘中带下方，髁突动度减小，被动开口也不能增加其动度，开口时下颌偏向患侧，下颌向对侧的侧方运动受限。由于不可复性盘前移位关节的髁突压迫盘后区，所以可能伴有疼痛症状。随着关节盘移位的时间延长，关节盘后方的髁突在运动中撞击前移的关节盘及其后方的双板区，双板区可逐渐变薄、变形或穿孔（perforation），但也可出现改建（见第二章第二节）。关节盘移位后关节局部生物力环境也会发生变化，导致髁突发生相应的改建或退行性变（见第二章第三节）（图 8-2-2）。

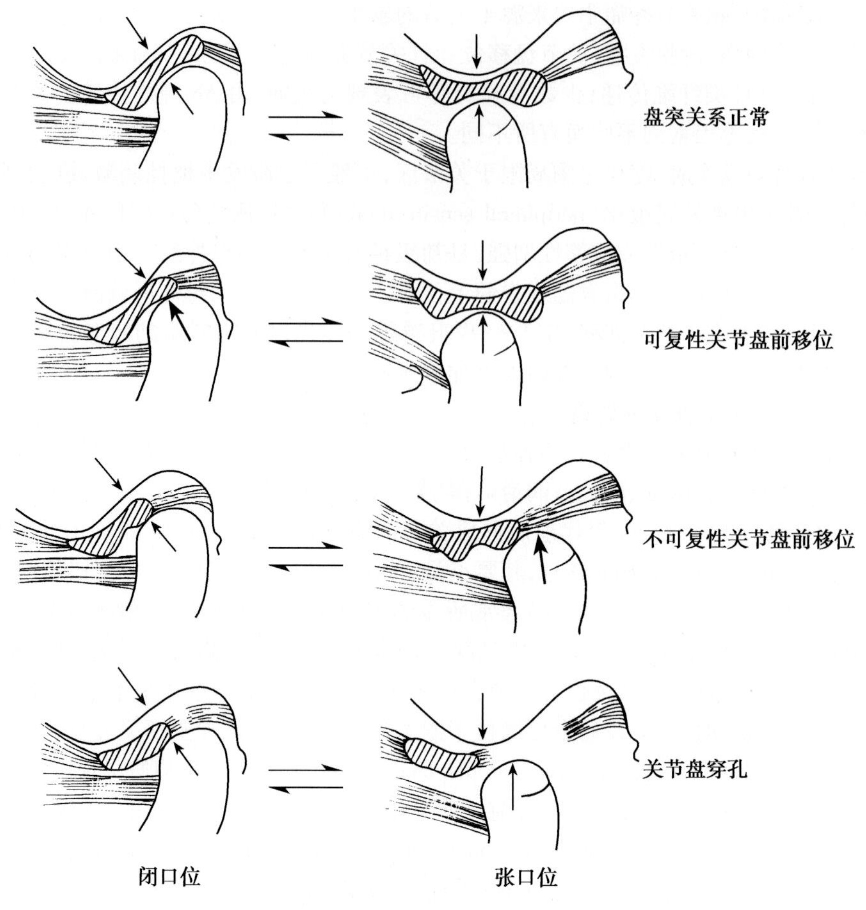

图 8-2-2　关节盘移位、穿孔机制

学习笔记

2. 关节结构紊乱的其他机制

（1）解剖因素：关节结节后斜面的角度在很大程度上影响了盘髁复合体的功能：关节结节较平时，开口过程中髁突在关节盘下的向后转动量很小。随着关节结节角度增加，在盘突复合体向前滑动过程中髁突在关节盘下向后方的转动会增加，此时关节囊、关节韧带的功能将有所变化。另外，关节各结构之间发育不协调（髁突过大或过小），翼外肌附着于关节盘的部位和附着纤维量等，都可能影响关节盘的运动。

（2）关节润滑障碍：正常的关节软骨面光滑，并有滑液润滑，摩擦力很小。当关节有病变时关节面可变得不光滑，运动中摩擦力增大即出现关节杂音。当累及滑膜时可导致滑液分泌发生变化，进而影响其润滑作用。有时关节表面因磨损出现纤维暴露，相对的关节面之间暴露的纤维组织会形成纤维粘连，粘连形成早期可能会因髁突的反复运动而被拉断，患者会感觉髁突运动幅度的变化，有时患者可以感到在试图张口时关节内有阻力，直到杂音突然出现才能张大，这一关节杂音表明关节面粘连被撕开。

（3）关节韧带松弛：关节韧带的作用是限制下颌运动，关节韧带的主要构成成分是胶原纤维，胶原纤维的形状及功能存在较大的个体差异。韧带松弛的关节，其运动幅度会更大。女性的关节通常比男性更加灵活，因此全身性的韧带松弛可能与女性激素的水平异常有关。有研究发现，全身性关节松弛的女性出现颞下颌关节弹响的概率较正常女性要高，这可能是女性较男性高发 TMD 的原因之一。

（刘晓东）

第三节　颞下颌关节紊乱病的临床表现

TMD 的临床表现比较复杂，主要有咀嚼肌和颞下颌关节疼痛、颞下颌关节弹响或杂音、下颌运

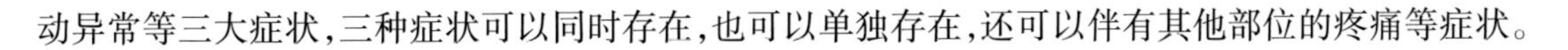

动异常等三大症状，三种症状可以同时存在，也可以单独存在，还可以伴有其他部位的疼痛等症状。

一、疼痛

疼痛是TMD患者最常见的主诉症状，临床上常表现为颞下颌关节区以及咀嚼肌区的疼痛和/或压痛，常与下颌功能运动直接相关，同时可伴有头痛、耳痛、眼痛、额痛和枕后痛，甚至颈、肩、臂和背等部位的疼痛，多为轻、中度程度的钝痛，初起时也可能是一种发软无力、酸、胀、疲劳和牵拉感等，患者可因症状出现的部位不同而求治于眼科、耳科和神经内科等；疼痛发作的时间常无一定规律。

临床上通常按疼痛常见的来源分为肌源性疼痛和关节源性疼痛。

（一）肌源性疼痛

肌源性疼痛系来源于肌的疼痛，其临床表现多样，疼痛程度或轻微或明显，常有触压痛、运动痛，可伴下颌运动功能障碍。

1. 保护性肌僵直（protective muscle splinting）　表现为肌无力，有时静止时并无肌疼痛感，但运动时可明显感到肌疼痛，下颌运动受限，开口度保护性受限，缓慢开口可达到正常的开口范围。

肌僵直是咀嚼肌对伤害性刺激的最初的保护性反应，是由中枢神经系统介导的保护机制引起的不自主的肌张力过高。相关的伤害性刺激包括冠修复体过高，咬合关系异常，咀嚼硬物、张口过大、开口时间过久或咀嚼时间过长等导致的肌疲劳，情绪紧张等。肌僵直症状常常伴随伤害性刺激而出现，当伤害性刺激消除后，症状会逐渐减轻甚至消失；但如果刺激持续存在，症状会进一步发展为其他类型的肌痛。

2. 局限性肌痛（local muscle soreness）　表现为肌无力感，肌肉局部可有疼痛和触痛，运动时加重，可伴有下颌运动受限、开口度减小，缓慢开口也不能达到正常开口幅度，但被动开口度可达到正常范围。

局限性肌痛是一种常见的非炎症性局部肌疼痛。通常继发于肌僵直，也可由其他原因造成的肌劳损或创伤而引起。与保护性肌僵直不同，局限性肌痛由肌组织局部环境改变而引发，在肌组织中有致痛物质（如缓激肽、P物质等）释放。局限性肌痛属于一种深部疼痛，也可引起保护性肌僵直，形成“恶性循环”。因此，临床治疗肌痛时，去除病因非常重要。

3. 肌筋膜痛（myofascial pain）　表现为局部肌疼痛，运动时加重，有扳机点，有些患者伴有头痛，下颌运动的速度和范围都减小。在紧张的肌或筋膜内可触及扳机点，触压激惹这些扳机点可出现较大范围的肌疼痛，并出现牵涉痛，甚至头痛，所以肌筋膜痛又可称为扳机点肌痛。

肌筋膜痛发生的机制尚未明确，主要由中枢神经系统介导，可能与局限性肌痛发展、持续的深部疼痛、紧张情绪、睡眠障碍、肌劳损、寒冷刺激及特异性扳机点的存在等有关。

4. 肌痉挛（myospasm）　表现为明显的肌紧张，属于肌疼痛的急性肌紊乱病，运动时疼痛将加重，触诊有肌僵硬感伴疼痛。下颌运动明显受限，甚至可出现急性错𬌗。

肌痉挛是由中枢神经系统介导的、不自主的、急性紧张性肌收缩，较少见。肌痉挛发生的机制也不明确，可能与肌疲劳等局部肌环境因素以及深部疼痛等有关。

5. 慢性肌炎（chronic myositis）和肌挛缩（muscle contracture）　表现为慢性的、持续性的、局部性的明显肌痛，疼痛随下颌运动而加重，有肌紧张感，整块肌有弥散性的、明显的触痛，下颌运动的速度和范围明显受限。长期的慢性肌炎可发展为肌挛缩，后者为无痛性的肌纤维功能长度缩短，也可发生于长期下颌运动限制之后，如颌间固定等，亦常见于创伤和感染后。

慢性肌炎主要由神经系统异常（如神经炎）所致，所以又被称为慢性中枢介导性肌痛，其临床症状类似组织炎症，可因肌创伤或感染而致。

（二）关节源性疼痛

关节源性疼痛系来源于关节及其周围软组织的疼痛的总称，相关组织包括关节盘的附着、盘后组织和关节囊等，这些结构内有丰富的感受器，受到刺激可以产生疼痛。一般难以区分其具体来源。如果疼痛因关节的正常结构受到刺激所致，其疼痛性质多为急性的、短暂的，可产生反射活动导致下颌运动立即中断；如果疼痛系炎性改变所致，其疼痛性质则多为持续的钝性痛，下颌运动时疼痛加重，并可引起保护性肌僵直以及下颌运动受限。

关节源性疼痛的临床表现包括：

1. 关节盘韧带疼痛　由于盘突关系不协调，关节盘韧带受到牵拉，产生疼痛。疼痛的性质常是短暂的，与下颌运动有关。关节盘韧带的疼痛说明盘突关系异常，当下颌功能运动时，可表现出颞下颌关节异常的感觉以及弹响、运动范围受限和下颌偏斜等。若有炎性改变，则为持续性疼痛，也可引起继发性关节囊炎，容易引起进一步的盘突关系紊乱。关节盘韧带的改变往往是不可逆的。

2. 盘后组织炎疼痛　盘后组织具有丰富的神经和血管，当关节盘前移位等因素造成的髁突对盘后区压迫时，组织区盘后组织可出现水肿和/或关节内渗出液增多，引起局部疼痛，并迫使髁突移位，可造成急性错㕮。用咬合板分开咬合，可防止其发展。如果是由急性外伤造成关节内血肿，则可能发展成纤维性关节强直。

3. 滑膜炎或关节囊炎疼痛　外伤、微小创伤等所引起的滑膜炎或关节囊炎，可导致关节区疼痛，两者很难通过临床症状加以区分，临床上均表现为关节区压痛，下颌运动时疼痛加重，边缘运动略受限。如果囊内渗出液过量，可造成急性错㕮。关节囊炎牵延不愈易使关节囊纤维化。

4. 骨关节炎疼痛　骨关节炎疼痛主要与关节负荷异常、关节盘移位、关节盘穿孔、软骨和骨变化相关的局部刺激等有关，疼痛呈持续性，下颌运动时加重。

二、关节弹响或杂音

关节弹响或杂音是 TMD 最常见的症状，习惯上统称为弹响。由于音量和音质不同，关节弹响可分为弹响音、破碎音、摩擦音和捻发音等。有些轻微的弹响患者本人能感知，医师则需要借用听诊器等才能听到。临床上常见的弹响可以通过触诊感觉到其异常振动，有的关节弹响音很大，他人也能听到。关节弹响可以出现在各种下颌运动过程中，如开口初、中、末期，闭口初、中、末期，前伸、后退、侧方运动中等，其主要临床表现如下：

学习笔记

（一）关节盘移位相关的关节弹响

1. 可复性盘移位相关的弹响　常见关节盘前移位，以开闭口往返弹响声最为常见，较清脆，开口弹响可发生在开口任意时期，因前移位的关节盘恢复到正常的盘髁对应位置而产生；闭口弹响的发生常接近于牙尖交错位，为关节盘重新前移位而产生。关节盘前移位也可能仅出现开口时（单音弹响），甚至可以没有弹响出现。下颌运动范围基本正常，但开口型异常。

2. 不可复性盘移位相关的弹响　临床上常不能检出弹响体征，但往往有弹响病史。

（二）关节器质性病变相关的关节弹响

关节器质性病变主要包括骨质增生、磨损，关节盘穿孔、撕裂等。由于关节面不光滑，运动时可产生粗糙的摩擦音，或者因不光滑的关节面之间相互阻挡而出现的破碎音等。

（三）滑膜及滑液异常相关的关节弹响

滑膜病变、滑液分泌减少或滑液浓稠度增加等，会产生细碎的捻发音。

（四）翼外肌功能异常相关的关节弹响

翼外肌功能紊乱，特别是翼外肌上头功能紊乱时，会造成盘突运动不协调，出现关节弹响。

三、下颌运动异常

下颌运动与颌骨肌及颞下颌关节的关系非常密切，颌骨肌是下颌运动的动力，颞下颌关节则是下颌运动的活动轴。正常的下颌运动中双侧颞下颌关节运动顺畅、自如，颌骨肌收缩协调，而 TMD 者的下颌运动可有以下异常表现。

（一）运动受限

下颌运动受限包括开闭口、前伸后退、侧方运动范围受限。由于受限的原因不同，其症状也不一致，最常见的运动受限是开口受限。由关节外原因造成的开口受限，其受限的程度与肌受累的程度成正向关系，可由轻度受限到完全受限不等，用力开口时开颌肌因受到被动牵拉可出现疼痛，但开口度可以增大；由关节内原因造成的开口受限多属无痛性，用被动牵张的方法不能使开口度增大，开口度通常不小于一指，受累侧的关节在下颌前伸及侧方运动时均可不同程度受限。

关节内原因所致的开口受限可有以下几种情况：①不可复性盘移位，造成突然发生的、明显的开口受限；②盘突复合体与关节窝粘连，形成重度开口受限；③关节囊炎性水肿或纤维性变，致使囊变小，弹性减低。

（二）开闭口型异常

开闭口型异常最常见的是开口偏斜，偏向一侧或向两侧偏摆（包括微小颤抖）等。

（三）关节绞锁（joint lock）

开闭口过程中遇到阻碍而不能继续开口或闭口运动，但通过主动调整，例如用手活动下颌后，又可以继续完成开闭口动作的现象称为绞锁。根据绞锁出现的时间，可分为闭口绞锁和开口绞锁。

四、其他临床表现

TMD 患者可以有头痛、耳症、眼症、神经衰弱和记忆力减退等症状。TMD 头痛表现多样，大多为紧张性头痛，疼痛主要来源于肌，如肌筋膜痛，呈持续钝痛，多为双侧，患者常诉头部有紧束感，通常不会显著影响日常生活。少数的 TMD 患者有偏头痛，其疼痛来源于神经血管，疼痛呈搏动性、单侧性，疼痛剧烈，可伴恶心、呕吐和眩晕等症状，显著影响日常生活。

耳症也是 TMD 的常见表现之一。由于解剖上的毗邻关系、相同的胚胎来源和神经支配，有时耳痛可能是由于患者混淆了疼痛部位的结果。耳症也可能表现为耳鸣、耳闭和眩晕等症状，一般认为这些症状与鼓膜张肌及腭帆张肌功能紊乱有关。鼓膜张肌收缩影响鼓膜的状态，改变内耳的压力，腭帆张肌收缩影响咽鼓管的开闭，也会改变内耳的压力。

（李晓箐　易新竹）

第四节　颞下颌关节紊乱病的分类与诊断

学习笔记

一、颞下颌关节紊乱病的分类

100 多年来，TMD 的命名和分类众多，这也从一个侧面反映了人们对 TMD 认识的不断变更、不断深入。近 20 多年，国内外学者对该病的认识有了很大的进展，很多方面的观点也已基本达成共识，包括命名和分类。

（一）国内分类

1962 年，张震康和曾祥辉在总结诊治 166 例 TMD 的基础上提出将其分成两大类：一类为颞下颌关节功能性疾病，包括肌功能失调、肌痉挛、肌挛缩等；另一类为颞下颌关节器质性疾病，包括骨关节炎、风湿性关节炎、髁突良性肥大、髁突骨瘤等。这一分类先后于 1973 年、1977 年、1997 年和 2005 年做了修订。2005 年马绪臣和张震康参考国际分类标准（research diagnostic criteria for temporomandibular disorders，RDC/TMD），结合课题组的研究结果及实践经验和我国 TMD 临床工作的实际情况，提出如下临床诊断分类：

第一类　咀嚼肌紊乱疾病：①肌筋膜痛；②肌痉挛；③肌纤维变性挛缩；④未分类的局限性肌痛。

第二类　结构紊乱疾病：①可复性盘前移位；②不可复性盘前移位伴开口受限；③不可复性盘前移位无开口受限；④关节盘侧方（内、外）移位；⑤关节盘旋转移位。

第三类　关节炎性疾病：①滑膜炎（急性、慢性）；②关节囊炎（急性、慢性）。

第四类　骨关节病或骨关节炎：①骨关节病或骨关节炎伴关节盘穿孔；②骨关节病或骨关节炎不伴关节盘穿孔。

该分类还推荐了 RDC/TMD 提出的双轴诊断，包括轴Ⅰ的躯体疾病诊断分类和轴Ⅱ的疼痛及功能丧失的分级和精神心理状况的评价。

（二）国际分类

国际上 TMD 也曾有众多的分类。直到 1991 年，在美国国立牙科研究院（National Institute of Dental Research，NIDR）资助下，美国华盛顿大学 Samuel F. Dworkin 和 Linda LeResche 负责制订了

RDC/TMD,并从全美召集一部分TMD临床和流行病学研究人员对此标准进行讨论,达成了共识。这个分类和诊断标准发表(1992年)后,被广泛采用,有英语、法语、德语、西班牙语、日语、朝鲜语、汉语等20种语言版本。该分类包括两部分(两轴),轴Ⅰ为躯体疾病的临床分类,轴Ⅱ为疼痛、功能障碍和心理状态的评价。这一分类中把临床上少见的一些诊断,如肌肉疾病中的肌痉挛、肌炎和肌挛缩等排除在外。这些肌肉疾病的病因、病理机制和临床表现均与TMD有很大的不同,也尚无确切的诊断标准。

RDC/TMD的轴Ⅰ临床诊断分类如下:

第一类　肌肉疾患:①肌筋膜痛;②肌筋膜痛伴开口受限。

第二类　关节盘移位:①可复性关节盘移位;②不可复性关节盘移位,伴开口受限;③不可复性关节盘移位,无开口受限。

第三类　关节痛、关节炎、关节病:①关节痛;②骨关节炎;③骨关节病。

2000年后,国际牙科研究学会(International Association for Dental Research,IADR)多次召集专题研讨会对RDC/TMD进行修订,并最终于2014年发布了基于症状问卷和临床检查的颞下颌关节紊乱病诊断标准,即DC/TMD。中文版的DC/TMD诊断标准及相关评价工具由北京大学口腔医学院傅开元和新加坡学者Adrian U Jin. Yap共同主持翻译完成。该诊断标准中的评价工具包括TMD症状问卷、临床检查表、检查指令、诊断标准,以及轴Ⅱ的慢性疼痛等级量表、下颌功能受限量表、患者健康问卷-9(用于评价抑郁情绪)、广泛性焦虑症量表(general anxiety disorder-7,GAD-7)、患者健康问卷-15(用于评价躯体化症状)等评价量表。

该分类将TMD躯体疾病的临床诊断分为以下两大类:

第一类　疼痛性疾病:①肌肉疼痛(局限性肌痛、肌筋膜痛、牵涉型肌筋膜痛);②关节痛;③TMD头痛。

第二类　关节疾病:①可复性关节盘移位;②可复性关节盘移位,伴绞锁;③不可复性关节盘移位,有开口受限;④不可复性关节盘移位,无开口受限;⑤退行性关节病;⑥关节半脱位。

学习笔记

二、DC/TMD诊断标准

(一)疼痛性疾病

1. 肌肉痛(敏感度0.90,特异度0.95)

(1)病史或主诉:一侧或两侧面部、太阳穴、耳内或耳前区域疼痛,下颌运动时(如张口、说话、咀嚼、咬牙等)疼痛加重。

(2)检查确认咀嚼肌部位疼痛,肌肉触诊或最大开口时咀嚼肌部位有熟悉的疼痛。

肌肉痛可以进一步分为局限性肌痛、肌筋膜痛和牵涉型肌筋膜痛三种情况。局限型肌痛:肌肉触诊疼痛局限于受压区域;肌筋膜痛:肌肉触诊疼痛表现放散痛(疼痛放散到受压区以外,但不超过该肌肉边界);牵涉型肌筋膜痛:肌肉触诊疼痛表现为牵涉痛(疼痛扩展到该肌肉边界外的其他部位)。

2. 关节痛(敏感度0.89,特异度0.98)

(1)病史或主诉:一侧或两侧面部、太阳穴、耳内或耳前区域疼痛,下颌运动时(如张口、说话、咀嚼、咬牙等)疼痛加重。

(2)检查确认颞下颌关节区疼痛,关节区触诊或大张口、前伸、侧方运动时有熟悉的疼痛。

3. TMD头痛(敏感度0.89,特异度0.87)

(1)病史或主诉有包括头部太阳穴部位的头痛,下颌运动时(如张口、说话、咀嚼、咬牙等)疼痛加重。

(2)检查确认颞肌区的头痛,颞肌的触诊或下颌运动(大张口、前伸、或侧方运动)会引发颞部熟悉的头痛。

(二)关节疾病

1. 可复性关节盘移位(敏感度0.34,特异度0.92)

(1)病史或主诉有关节声响,或检查时患者报告有关节声响。

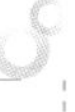

（2）检查开闭口均有弹响，或开（闭）口及侧方或前伸运动有弹响。

2. 可复性关节盘移位，伴绞锁（敏感度 0.38，特异度 0.98）

（1）病史或主诉有关节声响，目前存在开口时一过性关节锁住。

（2）检查开闭口均有弹响，或开（闭）口及侧方或前伸运动有弹响；如果检查时出现关节绞锁，手法帮助下可以开口。

3. 不可复性关节盘移位，伴开口受限（敏感度 0.80，特异度 0.97）

（1）病史或主诉曾有过下颌锁住或卡住（包括短暂的锁住或卡住）史，目前有关节锁住、开口受限，影响进食。

（2）被动开口<40mm（包括中切牙覆𬌗）。

4. 不可复性关节盘移位，不伴开口受限（敏感度 0.54，特异度 0.79）

（1）病史或主诉曾有过下颌锁住或卡住（包括短暂的锁住或卡住）史，之前有关节锁住、开口受限及影响进食史。

（2）被动开口≥40mm（包括中切牙覆𬌗）。

5. 退行性关节病（敏感度 0.55，特异度 0.61）

（1）病史或主诉有关节声响，或检查时患者报告有关节声响。

（2）检查下颌开闭口、侧方或前伸运动有摩擦音（破碎音）。

6. 半脱位（敏感度 0.98，特异度 1.00）

（1）病史或主诉曾有过大张口后下颌锁住或卡住（包括短暂的锁住或卡住）史，没有手法帮助无法闭口。

（2）如果检查时出现半脱位，患者自己手法帮助可以复位。

DC/TMD 是一种临床诊断工具，只是依靠症状（病史）和体征（临床检查），不包括影像诊断，所以不是最终诊断，是初步的临床诊断。各项分类诊断的特异度较高，根据 DC/TMD 标准可以作出较准确的具体分类诊断。但应该认识到，有些分类的诊断敏感度较低，如可复性关节盘移位的诊断敏感度是 0.34，不可复性关节盘移位无开口受限的诊断敏感度 0.54，也就是说，有相当一部分患者的诊断被漏诊了。退行性关节病的诊断敏感度（0.55）和特异度（0.61）都较低，仅凭临床信息的诊断错误率很高。所以，当 DC/TMD 不能明确的情况下，MRI 和/或 X 线影像检查是必需的，特别是退行性关节病的诊断主要是依靠 X 线诊断。

学习笔记

DC/TMD 轴Ⅱ的诊断评价工具包括慢性疼痛等级量表、下颌功能受限量表、患者健康问卷-9、患者健康问卷-15 以及广泛性焦虑症量表（GAD-7）。众所周知，有相当一部分 TMD 患者存在明显的心理问题，特别是咀嚼肌疼痛患者，TMD 双轴诊断是非常必要的。在确定治疗方案前，应采用 TMD 双轴诊断方法对患者进行躯体疾病和精神心理状况的全面评估，这对于患有慢性疼痛、病程迁延的患者更为必要。以前的诊断标准（RDC/TMD）采用的是症状自评量表（symptom checklist 90，SCL-90）来评价患者的精神心理状况，但 SCL-90 量表比较复杂，需经过专业培训，一般口腔医师是无法胜任这项评价工作的。DC/TMD 推荐了相对简单的几个量表来替代 SCL-90 量表。患者健康问卷-9 评价抑郁情绪，患者健康问卷-15 来评价躯体化症状，广泛性焦虑症量表（GAD-7）评价焦虑，临床医师无需培训就可应用。

资源组：ER8-4-1 DC/TMD 轴Ⅱ的诊断评价工具

三、颞下颌关节紊乱病的影像诊断

（一）关节盘移位的影像诊断

颞下颌关节盘移位是指关节盘位置发生了改变，闭口位时失去了原有正常的盘-髁关系，关节盘移位至髁突前方（前下方），或向髁突内外侧方移位，干扰了下颌运动时髁突的运动，造成一系列临床症状和体征，如关节弹响、疼痛和开口受限。按 Tasaki M 和 Westesson P-L（1996 年）分类，关节盘移位包括：单纯前移位、外侧部分前移位、内侧部分前移位、前外旋转移位、前内旋转移位、外侧向移位、内侧向移位、后移位、关节盘形态显示不清而无法归类等。由于关节盘内外侧向移位诊断较为困难，虽然 MRI 可以显示，但这些移位不至于造成严重的功能障碍，所以临床上一般不作出如此详细的诊断。关节盘后移位少见。临床诊断 TMD 关节盘移位通常分为可复性盘前移位和不可复性盘前移位。

1. 检查方法 颞下颌关节盘移位的影像诊断方法有关节造影检查和MRI检查。关节造影是在关节区局麻下向关节上腔和/或关节下腔注入适量的造影剂，再拍摄许勒位片、侧位体层片、或口腔颌面锥形束CT（cone-beam CT，CBCT），根据X线显影的造影剂形态、位置来间接判断关节盘（X线不显影）形态和位置。MRI问世以前，关节造影曾是诊断关节盘移位唯一的影像诊断手段。目前通常采用MRI来检查关节盘移位情况。

2. 正常关节盘的MRI表现 关节盘本体部由致密的结缔组织（胶原纤维）组成，因此，在T_1-权重像和质子权重像上表现为低信号，形态为上下双凹黑色条带影（常被描述为哑铃形或领结形）（图8-4-1）。关节盘边缘清晰，与周围组织界限清楚。双板区为疏松结缔组织，表现为高信号（白色影像），所以关节盘后带与双板区可见一明确的界限，称为盘后界线。闭口位时关节盘中间带位于关节结节后斜面与髁突前斜面之间，关节盘后带后缘与双板区交界线（盘后界线）应在髁突顶附近（相当于髁突顶12点处）（图8-4-1A）。开口位，关节盘哑铃状形态更加明显。关节盘中间带被"挤压"在髁突顶与关节结节之间（图8-4-1B）。

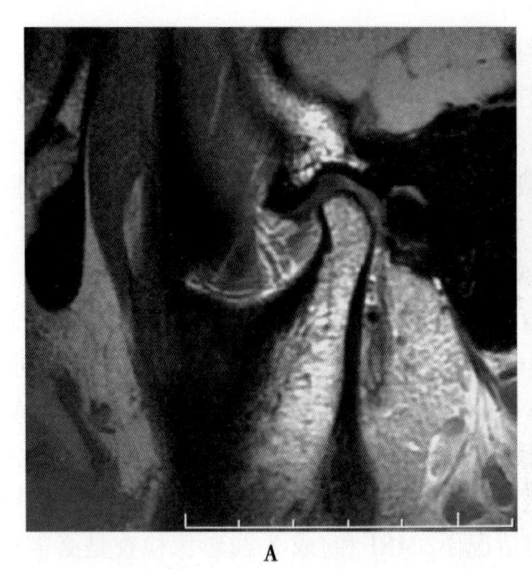
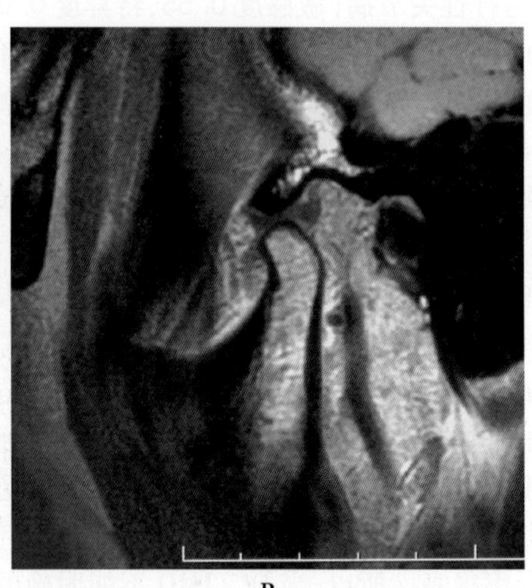

A　　B

图8-4-1 正常关节盘的MRI表现（扫描参数：TR 2 017ms，TE 21.2ms）
A. 闭口位　B. 开口位

冠状位一般只扫描闭口位，显示髁突表面覆盖一低信号弓形条带，附着于髁突内外极。关节盘向内侧或外侧移位均认为是异常。

3. 关节盘移位的MRI表现 关节盘移位最常见的是前下移位。根据大开口时能否恢复正常的盘突关系，可分为可复性盘前移位和不可复性盘前移位。

（1）关节盘前移位的MRI评价方法：过髁突顶和髁头中心点画连线1，过盘后带后缘与髁头中心点画连线2，两条线的夹角大于15°定义为关节盘前移位（图8-4-2）。如果将连线2看成钟表的时针，当关节盘后带后缘位于11∶30时针位置之前，可诊断为关节盘前移位。前移位的关节盘通常伴有形态改变，失去正常的双凹形。

（2）关节盘移位的MRI诊断标准：下颌处于牙尖交错位（闭口位）时，关节盘后带后缘位于11∶30时针位置之前，髁头不在关节盘中间带下方。如果是可复性盘前移位，最大开

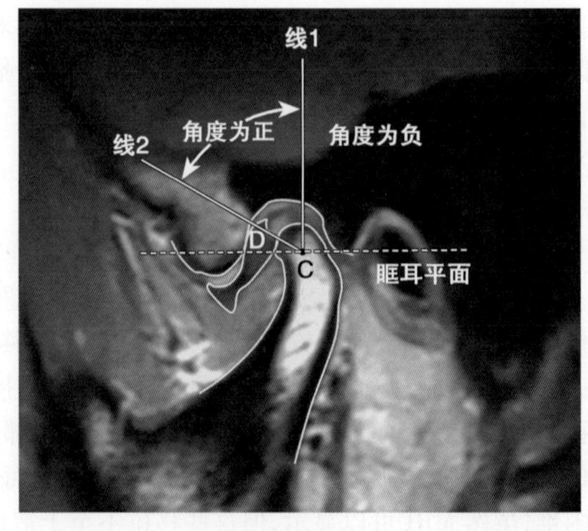

图8-4-2 MRI关节盘前移位的角度评价法

口位时，关节盘中间带位于髁头和关节结节之间（图 8-4-3）。如果是不可复性盘前移位，关节盘中间带仍位于髁头前方（图 8-4-4）。

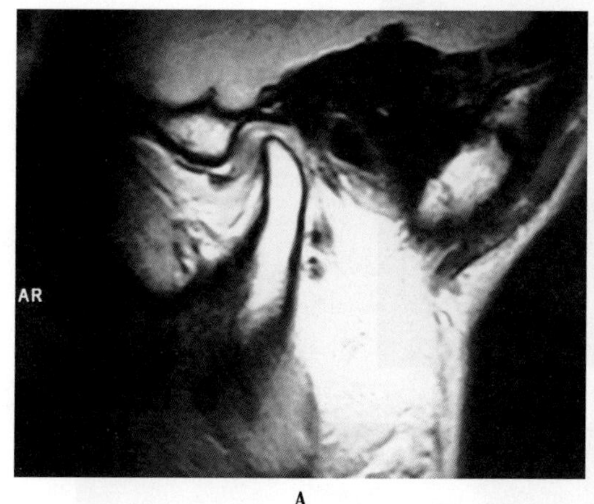

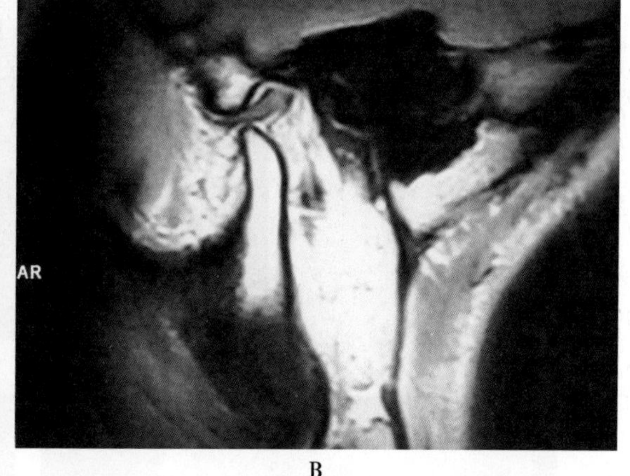

A　　B

图 8-4-3　可复性盘前移位的 MRI 表现（扫描参数：TR 3 000ms,TE 15ms）
A. 闭口位　B. 开口位

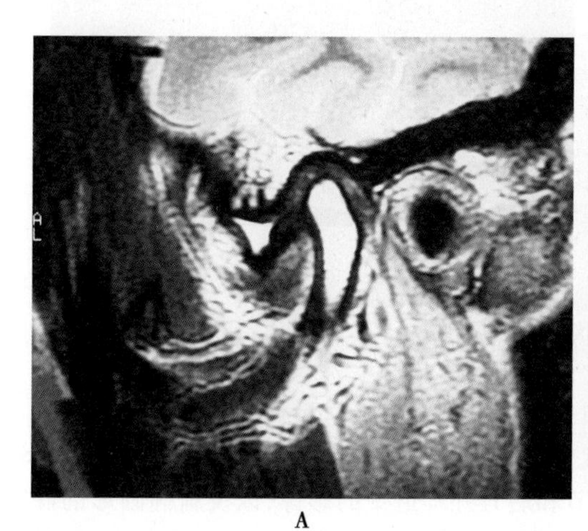

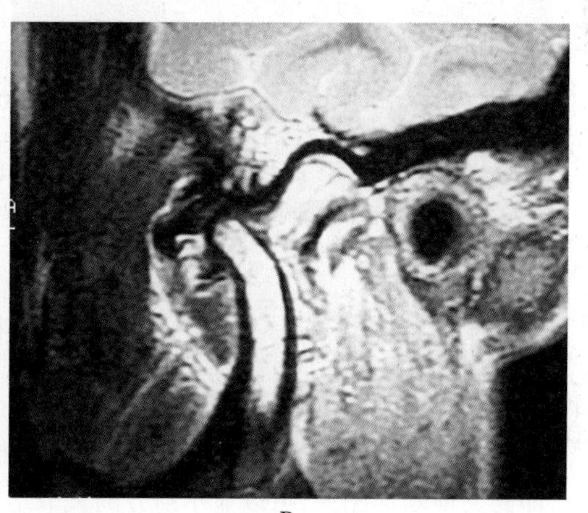

A　　B

图 8-4-4　不可复性盘前移位的 MRI 表现（扫描参数 TR 4 200ms,TE 78.6ms）
A. 闭口位　B. 开口位

（二）颞下颌关节退行性关节病的影像诊断

颞下颌关节退行性关节病分为原发性退行性关节病和继发性退行性关节病，组织病理学表现两者无法区分。退行性关节病早期表现为关节软骨基质的降解和软骨的破坏，即退行性改变。随之表现为软骨下骨（骨皮质）的吸收破坏，最后导致较大范围的骨质破坏或增生硬化，关节骨外形变异、畸形，甚至有碎骨片游离脱落等。TMD 退行性关节病为继发性退行性关节病，常见的原因有关节盘的移位，特别是不可复性盘前移位，还有外伤、关节内微小创伤、咬合因素、磨牙症、不良习惯等。

1. 检查方法　虽然 MRI 也可显示骨质破坏、凹陷缺损、骨质增生、硬化、髁突磨平变短等，但通常用 X 线检查来评价。X 线检查有许勒位平片、经咽侧位片、曲面体层片、CBCT 和螺旋 CT。

近年来，应用于临床的口腔 CBCT 因其良好的空间分辨率在牙、颌骨和颞下颌关节骨成像方面显示出极大的优势。CBCT 可清楚显示髁突表面的平滑弧形骨面或骨皮质线影，以及髁突内部均匀的骨小梁结构，冠状位的影像更清晰（图 8-4-5）。CBCT 对颞下颌关节退行性关节病有更高的检出率，特别是早期微小的骨改变。螺旋 CT 通常用于颌面部炎症或肿瘤的鉴别诊断，一般不用于退行性关节病的诊断。

2. 正常颞下颌关节的 X 线表现　许勒位片、经咽侧位片和曲面体层片的正常颞下颌关节影像

学习笔记

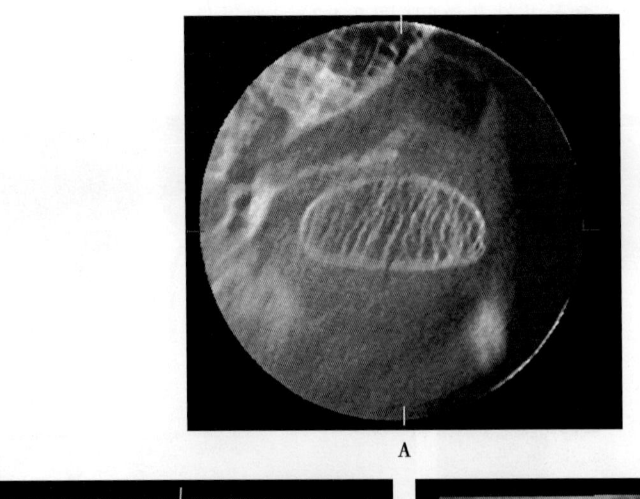

A

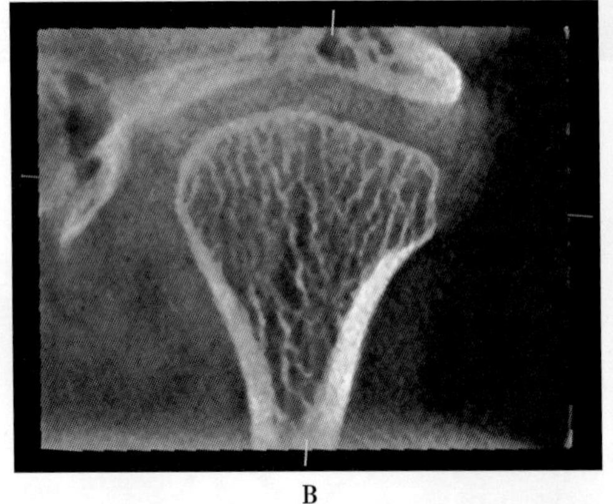

B

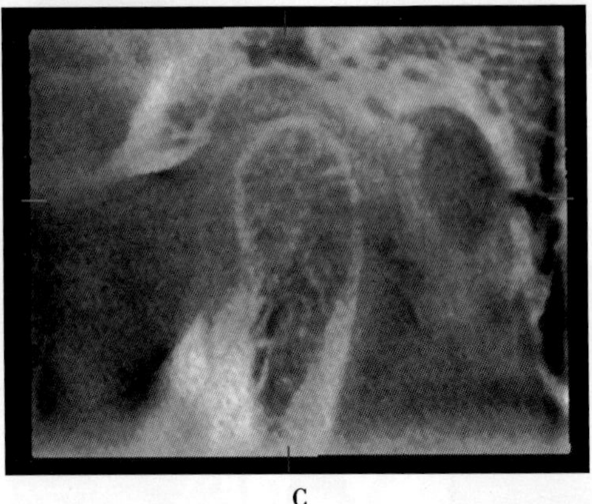

C

图 8-4-5 正常颞下颌关节的 CBCT 影像
A. 轴位 B. 冠状位 C. 矢状位

学习笔记

不再赘述(参考口腔颌面医学影像学教材)。下面介绍正常颞下颌关节的 CBCT 影像。

CBCT 可以重建任何层面的二维图像和三维立体图像。临床上，首先显示轴位图像(图 8-4-5A)，即髁突横断面图像，可以显示前方的关节结节和后方外耳道壁的影像，以及扁椭圆形的髁突，在此图像上可以测量髁突的内外径和前后径。垂直或平行于该髁突的内外径平面重建颞下颌关节矢状位和冠状位图像。冠状位髁突表面呈弧形，成年人可见一条光滑连续的骨皮质线，可分为外侧斜面和内侧斜面(图 8-4-5B)。最内侧和最外侧突起处分别被称为髁突内极和外极。髁突内部可显示均匀分布的骨小梁结构。冠状位同时显示上方颞骨关节窝和内侧颅底骨性结构。矢状位为髁突前后向的断面影像(图 8-4-5C)，可显示髁突顶及以此为分界的前斜面和后斜面影像，髁突内部骨小梁结构显示不如冠状位影像。髁突前上后方依次为关节结节、关节窝及外耳道。矢状位上可测量关节间隙，如关节前间隙、上间隙和后间隙，可用于评价髁突在关节窝中的位置。

3. 退行性关节病的 X 线表现 退行性关节病的 X 线表现为关节间隙的变窄和关节骨的退行性改变。大关节(承重关节)退行性关节病的早期影像改变表现为关节间隙的狭窄，但颞下颌关节退行性关节病关节间隙变窄并不多见，可能与颞下颌关节主要功能为非承重有关，也与上下颌牙齿的咬合支持有关。颞下颌关节退行性关节病的骨改变可发生在关节窝、关节结节和髁突。最常见的、也最容易观察的是髁突骨质改变，临床上多是根据髁突骨质 X 线改变来诊断颞下颌关节退行性关节病。髁突骨质改变通常有以下几种：

(1) 骨质破坏(图 8-4-6，图 8-4-7)：早期表现为髁突表面骨皮质模糊不清、连续性中断、表面不平整，继而发展为凹陷缺损，严重的进展为广泛的破坏。

(2) 骨质增生(图 8-4-8，图 8-4-9)：表现为髁突表面或边缘小的突起，发生在髁突前缘多呈唇样改变；较大的骨质增生，称为骨赘形成；脱落的小骨块进入关节腔，变成关节游离体。

(3) 骨质硬化(图 8-4-10，图 8-4-11)：可表现为骨松质内的弥散性、斑点片状或广泛的高密度

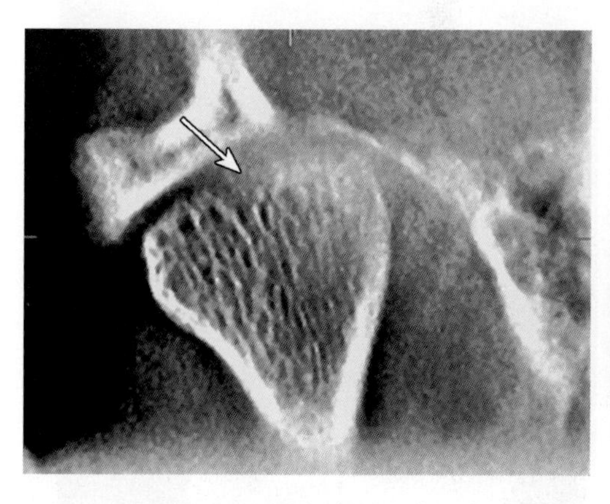
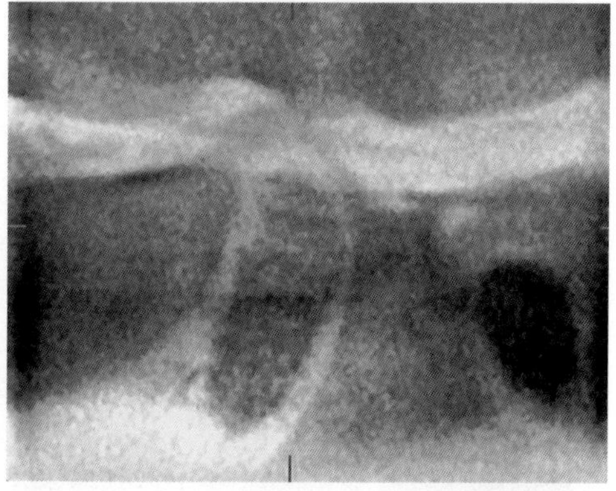

图 8-4-6　髁突表面骨皮质连续性中断、表面不平整，小凹陷缺损（箭头示）

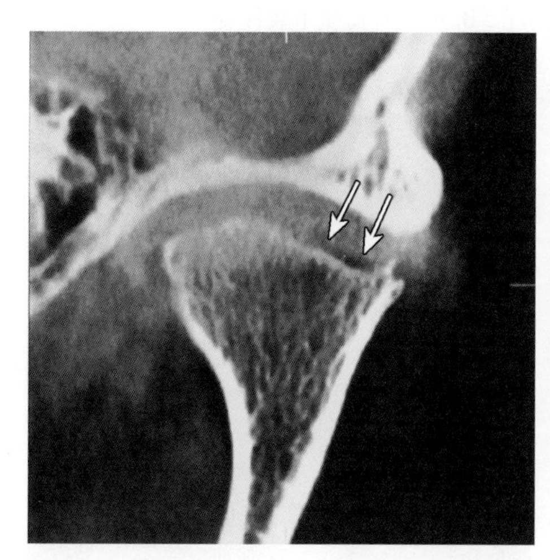
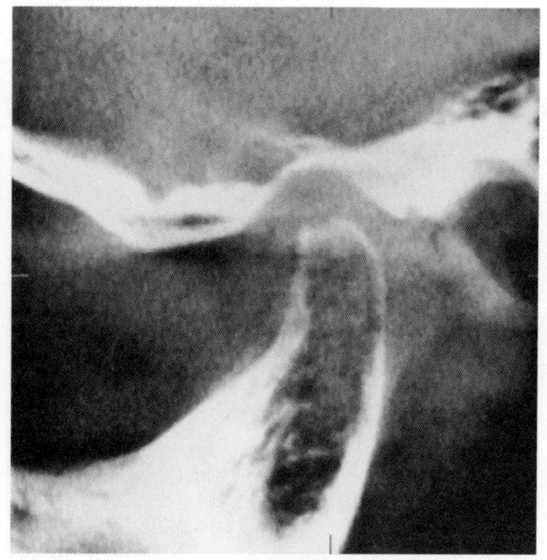

图 8-4-7　髁突表面广泛的破坏（箭头示）

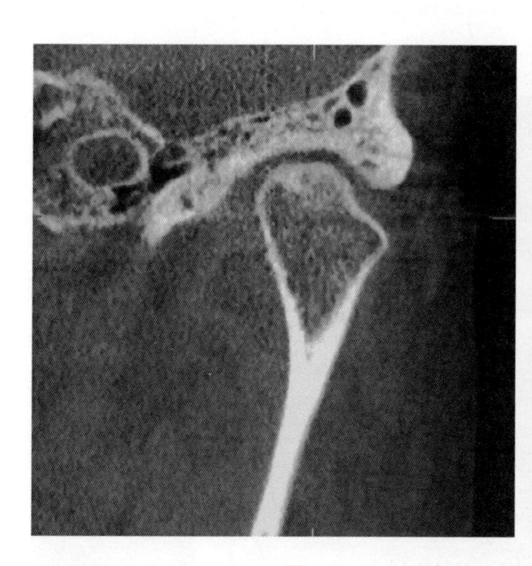
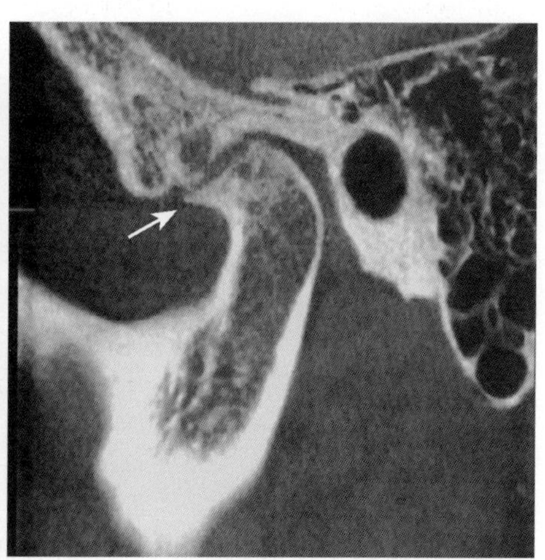

图 8-4-8　髁突前缘唇样骨质增生（箭头示）

学习笔记

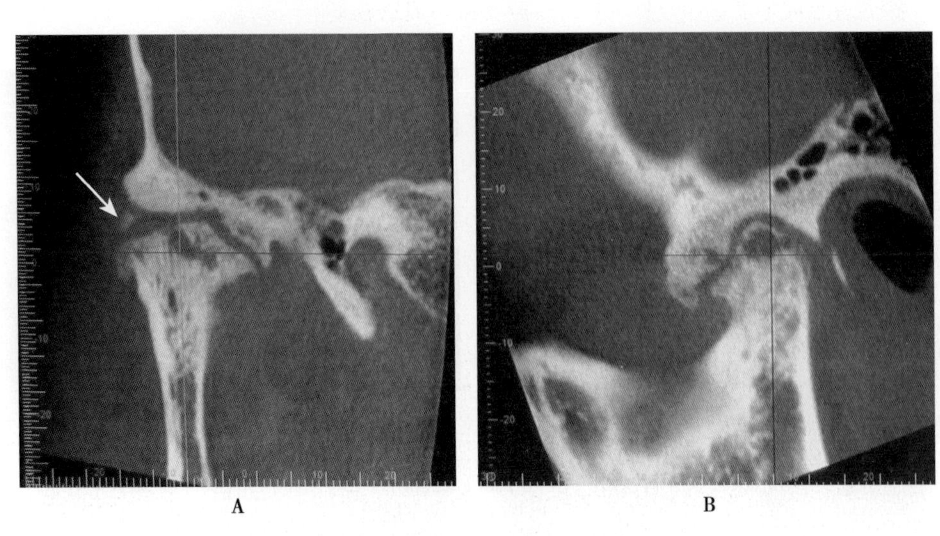

图 8-4-9　髁突边缘骨质增生、骨赘形成

A. 可见关节腔内游离体(箭头示)　B. 可见骨皮质下囊样变

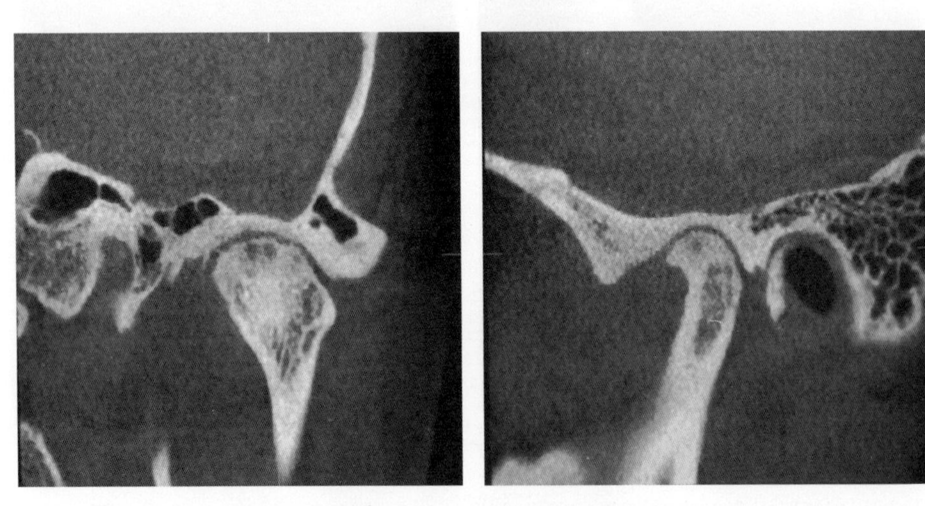

图 8-4-10　髁突内广泛的骨质硬化和囊性变

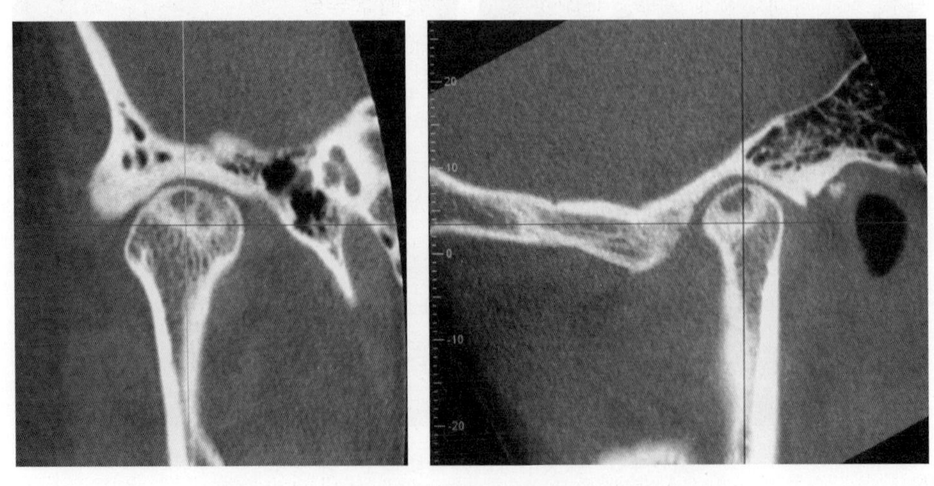

图 8-4-11　髁突内部斑片状骨质硬化，局部囊样变

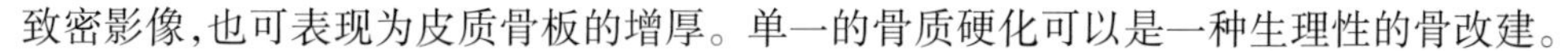

致密影像，也可表现为皮质骨板的增厚。单一的骨质硬化可以是一种生理性的骨改建。

（4）髁突短小或形态改变（图 8-4-12）：髁突破坏或磨损后，外形发生改变，变得短小或各种形态异常。如果只有髁突前斜面的磨平改变，可能只是髁突的一种生理性改建，要结合临床或其他的 X 线表现才可以诊断为退行性关节病。

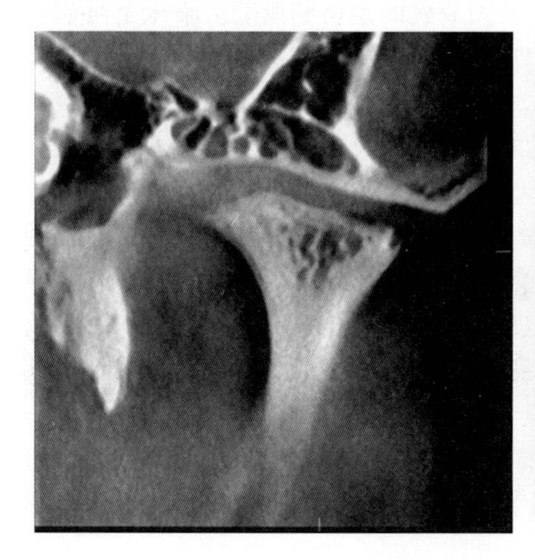
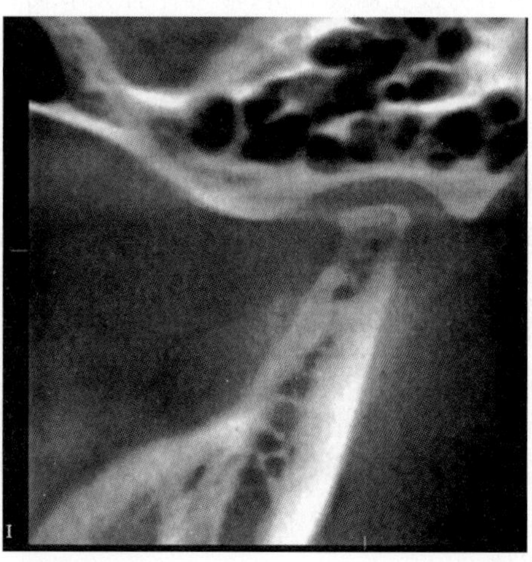

图 8-4-12　髁突磨平短小

（5）骨质囊样变（图 8-4-9，图 8-4-11）：表现为髁突内部的圆形或椭圆形的低密度囊样病变，边界清，多有硬化的边缘，还常有其他退行性关节病征象，如增生、硬化等。

四、颞下颌关节紊乱病的鉴别诊断

TMD 最常见临床表现为颞下颌关节和/或咀嚼肌疼痛、关节弹响或杂音、开口受限及头痛等。临床上诸多疾病可以存在相近或类似的症状体征，因此，需进行认真的鉴别诊断。需要鉴别诊断的疾患包括关节内和关节外疾患两大类。

（一）关节内疾患

此类疾患包括颞下颌关节本身的疾病及全身性疾病累及颞下颌关节，如髁突发育畸形、感染性关节炎、创伤性关节炎、关节囊肿和肿瘤以及类风湿关节炎、强直性脊柱炎、系统性红斑狼疮和关节炎型银屑病等全身性疾病累及颞下颌关节等。

1. 髁突发育畸形　髁突发育畸形包括髁突发育不良、髁突发育过度及双髁突畸形等。髁突发育不良常表现为髁突发育过小，可发于一侧关节，也可两侧关节均发生，往往伴有患侧下颌骨体部及升支短小，下颌角前切迹变深等。双侧髁突发育不良时常导致颏部后缩，呈小颌畸形。髁突发育过度又称为髁突良性肥大。单侧髁突发育过度可致面部发育不对称畸形，下颌骨向健侧偏斜，咬合关系紊乱等。双侧髁突发育过度则常表现为下颌前突畸形。双髁突畸形可因胚胎发育异常而致，也可由髁突纵向不完全性骨折引起。

髁突发育不良或过度多因颌骨畸形就医，但其中部分患者可出现关节弹响及疼痛等 TMD 症状，此时应注意进行 X 线检查，予以准确诊断。双髁突畸形常无临床症状而于 X 线检查时偶然发现，其中部分患者可有髁突运动障碍，特别是外伤所致双髁突畸形病例，常伴有关节疼痛、杂音及开口受限等临床症状。

2. 感染性关节炎　感染性关节炎分为化脓性关节炎和非化脓性关节炎两类，临床上均较少见，但以化脓性关节炎相对较多。急性化脓性关节炎一般发病较快，可见不同程度的关节区红肿，常伴有较重的关节疼痛、发热及全身不适等。颞下颌关节的开放性伤口、邻近部位及颌面间隙感染、关节腔内注射污染及败血症的血源性播散等均可导致颞下颌关节的感染。但应注意的是，并非所有的化脓性关节炎患者均能发现感染来源，也并非均有典型的临床表现，此时应特别注意临床及 X 线检查。关节区急性而明确的自发痛、咀嚼痛、扪压痛并伴有咬合关系改变及 X 线片显示关节间隙增宽等时，往往提示化脓性关节炎存在的可能性，应特别注意。必要时应进行关节腔内穿刺,帮助诊断。

非化脓性关节炎临床上极为罕见,包括结核、梅毒及真菌感染等。

3. 创伤性关节炎 创伤性关节炎分急性和慢性两种。急性创伤性关节炎系由对关节的直接或间接的急性创伤引起,可发生关节软骨分离、剥脱,关节盘移位、撕裂,创伤性滑膜炎及关节内血肿等,严重者可发生髁突骨折,常可伴有关节韧带及关节囊的损伤和撕裂。临床上可表现为关节局部疼痛、肿胀、关节运动受限及开口困难等。在伴有髁突骨折时,症状则比较严重。急性创伤性关节炎未得到及时、正确的治疗,则可进入慢性期,称为慢性创伤性关节炎,常继发退行性关节病。临床表现为关节区酸胀不适、易于疲劳、不同程度的开口受限及关节内杂音等。创伤性关节炎严重者可导致关节内粘连,乃至关节强直。

4. 关节囊肿及肿瘤 颞下颌关节囊肿及肿瘤在临床上均甚为少见,但因其亦可出现与TMD相类似的症状,如不注意,易于漏诊。颞下颌关节囊肿包括腱鞘囊肿和滑液囊肿两种。颞下颌关节良性肿瘤包括髁突骨瘤、骨软骨瘤、滑膜软骨瘤病、纤维黏液瘤及成软骨细胞瘤等。颞下颌关节恶性肿瘤以转移瘤相对较为常见,如甲状腺癌、乳腺癌等,均可转移至髁突。关节原发的恶性肿瘤包括骨肉瘤、软骨肉瘤及滑膜肉瘤等。关节囊肿及良性肿瘤往往出现与TMD相类似的临床表现,仅仅依靠临床检查,常难以明确诊断。关节恶性肿瘤患者常存在较严重的关节疼痛及开口受限,部分患者可伴有面部感觉异常。对临床检查疑有关节占位性病变的患者,及时、全面进行影像学检查是必要的。

5. 全身性疾病累及颞下颌关节 类风湿关节炎、强直性脊柱炎、系统性红斑狼疮及关节炎型银屑病等均可累及颞下颌关节而出现与TMD相似的临床症状,如关节区疼痛、不同程度的开口受限及关节内杂音等。其中大部分患者有明确的全身性疾病相关病史,较易作出诊断;但也有部分患者,特别是类风湿关节炎和强直性脊柱炎患者可因颞下颌关节症状而首先到TMD门诊就医,此时若有疏忽,则较易漏诊。对于此类病例,全面的问诊和及时的生化检查对于明确诊断是十分重要的,必要时应尽早请相关学科医师会诊。

学习笔记

(二)关节外疾患

较常见的需与TMD鉴别的关节外疾患有喙突过长、三叉神经痛、慢性鼻窦炎、耳源性疾病、慢性化脓性腮腺炎、偏头痛、颈椎病、癔症性牙关紧闭、破伤风性牙关紧闭及关节外肿瘤等。

喙突过长是一种发育性异常,为开口受限的重要原因之一,常被误诊为TMD而接受多种错误治疗。某些喙突过长患者可伴有喙突骨软骨瘤,X线检查具有重要诊断价值。非典型性三叉神经痛较易与TMD疼痛混淆,某些患者疼痛性质不典型,亦无明确“扳机点”,此时可口服卡马西平进行试验性治疗,每日3次,每次0.1~0.2g,对鉴别诊断有一定帮助。慢性鼻窦炎可引起头痛,某些患者可存在关节不适及面部疼痛,但多有鼻塞、流脓鼻涕等症状,有助于鉴别,必要时应进行耳鼻喉科检查。耳源性疾病中需与TMD关节疼痛相鉴别者,较常见的为外耳道炎、外耳道疖及化脓性中耳炎等,但亦应注意排除外耳道肿瘤所导致的关节区牵涉性痛。慢性腮腺炎症会引起反复发作性疼痛,部分患者以面痛到关节门诊就医。此时仔细询问病史,挤压腮腺可见有脓性分泌物自腮腺导管口溢出等,均有助于诊断,必要时应进行腮腺造影检查。偏头痛多见于女性,除了反复发作的半侧头痛,往往伴有恶心、呕吐、畏光、畏声、畏嗅等症状。颈椎病可引起头晕、耳鸣,颈、肩、背、耳后区及面侧部疼痛等不适,患者症状常与颈部活动和体位有关,X线检查有助于诊断。对癔症及破伤风所致牙关紧闭患者,详细了解病史有助于诊断。在TMD的鉴别诊断中,应特别注意某些关节外肿瘤,其可引起开口受限、关节区不适等症状,较常见者包括颞下窝肿瘤、翼腭窝肿瘤、腮腺深叶肿瘤、上颌窦后壁癌及鼻咽癌等。此时,应根据相关肿瘤的不同临床特点及医学影像检查及时作出诊断,以免贻误患者的治疗。

(傅开元)

第五节 颞下颌关节紊乱病的可逆性治疗

TMD的治疗方法多种多样,大致可以分为可逆性治疗、咬合治疗及手术治疗三大类。对因治疗是最佳治疗方案，然而由于TMD的病因机制尚存在争议，临床上经常难以作出明确的病因学诊断，因此在未明确病因之前提倡先从温和的可逆性对症治疗开始，若仍不能有效缓解症状，则可进一步采取其他治疗措施，在前续治疗无效的情况下再考虑手术治疗。

目前常用的可逆性治疗方法主要包括病情宣教及医疗教育、下颌功能锻炼、物理治疗（理疗）、药物治疗、咬合板治疗、局部封闭、关节腔冲洗及心理治疗等。

一、病情宣教及医疗教育

TMD最常见的就诊主诉为口颌面部疼痛，以钝性痛、功能运动性痛为主，发病比较隐匿，患者常常不确定什么时候开始出现相关症状，因此就诊时往往非常关切自己“罹患何种疾病”“因何患病”“预后如何”等问题。因此，医师应在详细采集病史、进行相关临床检查、作出审慎的诊断之后，首先对患者进行细致的宣教，认真解答患者关心的问题，尽可能安抚患者，消除其对该病的畏惧心理。建立和谐的医患关系有助于提高疗效。

宣教时应告知患者：注意纠正与TMD密切相关的不良习惯，如咬硬物或习惯性咀嚼韧性食物、长期单侧咀嚼、开口过大、长时间不良的头颈姿势、夜磨牙、紧咬牙等；应尽可能让受累的关节和肌肉得到休息，患病期间应尽可能将下颌功能运动控制在无痛的范围内。

二、下颌功能锻炼

肌肉功能状态对颞下颌关节的影响较大，合理的下颌功能锻炼有助于恢复口颌肌的功能状态，改善颞下颌关节的功能环境。

（一）下颌自主运动锻炼

嘱患者端坐、放松，分别进行缓慢的自主开闭口运动、左右侧方运动、前伸后退运动，每个动作都应达到最大幅度，并在运动的极限位停留2~3秒，每个动作重复8~10次，每天将上述所有的动作重复3~5次。这项简单的自主锻炼有助于改善下颌运动的协调性，使紧张的肌肉得以放松，从而缓解下颌运动受限的症状。

（二）下颌阻力运动锻炼

下颌阻力运动锻炼方法与自主运动锻炼相似，只是在各运动中让患者对相应的运动作一定的对抗或阻挡，以期诱导出拮抗肌群之间的交互抑制作用，从而改善肌张力。

1. 阻力开闭口运动 嘱患者将手置于颏部下方，在缓慢开口过程中适度向上用力做阻止开口的动作，直到最大开口位，在此停留2~3秒。然后，开始阻力闭口运动，即在下颌最大开口位状态下，将手指置于下颌切牙切端，手指适度向下用力，给闭口动作施加一定的阻力，同时让患者在阻力下慢慢闭口，直至上颌切牙贴近手指的位置。每个动作重复8~10次，每天3~5次。

2. 阻力侧方运动 将手置于一侧的下颌体部，并对下颌体施加一定的向内的、阻碍下颌向外侧运动的压力，嘱患者对抗该阻力做下颌侧方运动，至下颌运动到侧方运动极限位，并停留2~3秒。每个动作重复8~10次，每天3~5次。

3. 阻力前伸运动 将手置于下颌颏部前方，并对下颌颏部施加一定的向后的、阻碍下颌前伸运动的力，嘱患者对抗该阻力做下颌前伸运动，至下颌运动到前伸运动极限位，并停留2~3秒。每个动作重复8~10次，每天3~5次。

（三）被动开口锻炼

嘱患者大开口，将拇指置于上颌牙上、示指置于下颌牙上，然后各手指分别向上颌和下颌施加压力，在手指的压力作用下患者被动地开口至最大，在被动最大开口位维持10~20秒，然后休息5~10秒，如此重复。建议每次锻炼3分钟左右，每天3~5次。这种锻炼有助于开口受限患者以及颞下颌关节术后下颌运动度低下患者恢复正常的开口功能。

三、物理治疗

目前用于TMD物理治疗的方法很多，常用的有激光、电刺激、超短波、超声波、热敷、冷疗及针灸等。

学习笔记

（一）激光理疗

激光理疗是一种利用弱激光直接照射生物组织后引起一系列生物效应，从而达到治疗目的的治疗方法。目前用于理疗的弱激光主要包括氦氖激光、半导体激光和扩束的二氧化碳激光等。弱激光能够穿透表层组织，促进局部微循环，刺激局部组织释放内源性阿片样物质，因此具有较好的止痛作用。

（二）电刺激疗法

电刺激疗法主要包括经皮神经电刺激（transcutaneous electrical nerve stimulation，TENS）疗法和直流电刺激（electrogalvanic stimulation，EGS）疗法等。经皮神经电刺激仪采用的是不同频率的低电压、低电流强度的双相电流，通过表面电极将电刺激透过皮肤传达到三叉神经，使其所支配的肌肉产生节律性收缩，以缓解肌肉的紧张性收缩，从而缓解肌紧张性疼痛，恢复正常肌功能。直流电刺激仪采用的是不同频率的高电压、低电流强度的单相电流，在临床上主要用来帮助放松肌肉、消除炎症、改善局部血液循环，从而缓解疼痛。

（三）超短波疗法

超短波疗法是将波长1~10m的超高频交流电作用于人体，从而达到治疗目的的治疗方法。超短波穿透性极强，作用部位较深，可作用于肌和骨组织交界处，产生明显的温热效应，使关节局部血液循环得到改善。温热效应还可降低神经肌肉的兴奋性，从而起到解痉止痛的作用。超短波产生的内生热对机体神经系统、内分泌系统、心血管系统以及局部组织的新陈代谢都有影响，具有镇痛、镇静和消炎作用。

（四）超声波疗法

超声波疗法是一种将频率在800~1 000kHz的超声波作用于人体，从而达到治疗目的的治疗方法。超声传感器头部的高频振动可以转化为热，向组织深部（深达5cm）传导。该疗法不仅能增大深部组织的血流量，还可以改善结缔组织的弹性和延展性，利用该效应可降低软组织的紧张度，缓解慢性疼痛以及肌挛缩等症状。此外，超声波还有助于将糖皮质激素等药物经皮肤透入深部组织，提高临床疗效。

学习笔记

（五）热敷疗法

热敷疗法具有扩张血管、改善局部血液循环、促进局部代谢的作用，热敷本身也可缓解肌肉痉挛、消炎并促进瘀血的吸收。常用的方法是用热毛巾湿敷疼痛区域，上面放热水袋来维持温度，每次持续15~20分钟（不宜超过30分钟），每天3~5次。

（六）冷疗

冷疗是一种简单有效的缓解疼痛方法，其理论依据是冷刺激能使局部血管收缩，降低周围感觉和运动神经纤维的传导速度，从而缓解疼痛，复温阶段局部组织血流量的增加也有助于组织修复。常用的方法是将冰块直接放置于有症状区域，做在组织表面不施加压力的画圈运动。患者最初会感到不舒服，但这种感觉很快会变为烧灼感，继续冷敷会产生轻度疼痛，然后感到麻木，当感到麻木时将冰块拿走。冰块每次放置的时间不超过7分钟，待温度回升后可以重复这一冷敷过程。蒸汽冷疗喷雾是另一种常用的冷疗手段，最常用的喷雾剂是氯乙烷和氟甲烷。一般蒸汽冷疗喷嘴要距离组织约30cm，持续喷雾约5秒钟，组织温度恢复后再重复喷雾。需要注意的是在喷雾过程中要用毛巾遮盖眼睛、耳朵、口、鼻。当存在肌筋膜痛时，先在有扳机点的肌肉上喷冷疗喷雾剂，紧接着对肌肉实施被动牵拉，这种做法有助于消除扳机点。

（七）其他

其他可用于TMD的物理治疗方法还包括针灸、微波疗法以及红外线疗法等。尽管针灸疗法的确切机制尚不清楚，但一些临床实践表明针灸治疗TMD慢性疼痛有效。常用的施针穴位包括下关、上关、颊车、合谷、听宫、翳风、耳门等。针灸作为一种简单、保守和几乎没有副作用的疼痛控制方法，有些情况下可以减少或代替药物治疗。

四、药物治疗

TMD的药物治疗属于对症治疗方法，可与其他疗法联合应用，是快速缓解患者症状、恢复口颌系统功能的重要手段。目前用于 TMD 治疗的药物主要包括非甾体类解热镇痛抗炎药、弱阿片类镇痛药、糖皮质激素类药、软骨保护剂、关节润滑剂、肌松剂、抗抑郁药和抗焦虑药等。针对 TMD 疼痛的用药首选非甾体类解热镇痛抗炎药；对于中重度、顽固性疼痛可以考虑弱阿片类镇痛药，或者联合应用糖皮质激素类药和非甾体类解热镇痛抗炎药；对存在明显退行性变的患者，可以考虑应用软骨保护剂、关节润滑剂；对迁延不愈且伴有心理问题的慢性疼痛患者，可以考虑联合应用抗焦虑药、抗抑郁药（抗焦虑药、抗抑郁药的应用方法应遵循神经内科医师的医嘱）。

（一）非甾体类解热镇痛抗炎药

非甾体类解热镇痛抗炎药是目前应用最多的 TMD 疼痛治疗药物，主要适用于轻中度疼痛患者。此类药物种类很多，按照化学结构可分为苯胺类（代表药物对乙酰氨基酚）、水杨酸类（代表药物阿司匹林）、吡唑酮类（代表药物保泰松）、吲哚乙酸类（代表药物吲哚美辛）、芳基丙酸类（代表药物洛索洛芬钠、布洛芬）、芳基乙酸类（代表药物双氯芬酸钠）和选择性环氧合酶抑制剂（代表药物塞来昔布）等。此类药物的常见不良反应是胃肠道并发症，如果需要进行胃肠道保护，可以考虑与质子泵抑制剂（如奥美拉唑、雷贝拉唑等）联合应用。

（二）弱阿片类镇痛药

阿片类镇痛药是抑制疼痛的最有效物质，可分为弱阿片类（如可待因、盐酸曲马多等）和强阿片类（如吗啡、羟考酮等）两大类。这些药物主要通过与中枢和外周神经系统内特异性的阿片受体结合，激活中枢疼痛下行抑制通路，进而抑制疼痛的发生。由于 TMD 相关的疼痛多为轻中度疼痛，此类药物的应用需求很小。为提高顽固性 TMD 疼痛的镇痛效果，必要时可以考虑弱阿片类药物和非甾体类解热镇痛抗炎药联合应用。由于该类药物具有成瘾和药物耐受性，通常不用于长期治疗。可待因片和盐酸曲马多是常用的弱阿片类镇痛药。需要注意的是，在非甾体类解热镇痛抗炎药有效的情况下，不应该使用阿片类镇痛药。

（三）糖皮质激素类药

糖皮质激素类药一般用于急性且疼痛严重或顽固性颞下颌关节的炎症性疾病如滑膜炎、关节囊炎或骨关节炎，也可以用于颞下颌关节的术后疼痛，一般推荐短期应用（连续用药不超过 2 周）。原则上，用药初始阶段可与非甾体类解热镇痛抗炎药联合应用，以泼尼松龙为例，可为 15~30mg/d（2 次/d），3 天后减为 5~10mg/d，约 1 周后停药，停药后可视情况继续应用非甾体类解热镇痛抗炎药。在临床上，糖皮质激素类药治疗可以口服给药、关节腔局部注射给药以及关节局部通过超声波或直流电导入给药。由于糖皮质激素类药关节腔内注射可能会导致关节面软骨的丧失，故此类注射不适用于年轻患者，且不宜同一部位连续多次注射，建议 2 次注射的间隔至少要在 3 个月以上。

（四）软骨保护剂

软骨保护剂包括氨基葡萄糖和硫酸软骨素，两者都是正常关节软骨的重要构成成分，研究表明两者可能具有改善关节软骨结构的作用，因而可以改善骨关节炎症状。这类药物一般起效较慢，但停药后疗效仍能持续一段时间，建议 6~12 周为 1 个疗程，间隔 2 个月后可重复用药。

（五）关节润滑剂

目前临床上常用的关节润滑剂是透明质酸（又称玻璃酸）。透明质酸既是关节滑液的主要成分，又是关节软骨内蛋白多糖的重要骨架结构。退行性变关节内的润滑机制常被破坏，关节运动摩擦力将增大，摩擦力增大也被认为是骨关节炎的主要促进因素。因此，对于颞下颌关节骨关节炎、不可复性关节盘前移位等患者，可以采用向关节腔注射透明质酸钠的方法治疗，一般单侧关节上腔的透明质酸钠注射剂量为 1mL，或上、下腔分别注射 0.5mL。每周 1 次，5 周为 1 个疗程。

（六）抗抑郁药

目前抗抑郁药已经被越来越多地用于慢性口颌面痛的治疗。睡前服用低剂量的三环类抗抑郁药，可以有效缓解肌肉紧张性头痛和肌肉-骨骼疼痛，减少睡眠中觉醒的次数，增加慢波睡眠并显著减少快速动眼睡眠的时间。阿米替林是目前首选用于 TMD 慢性疼痛治疗的三环类抗抑郁药。阿米替林一般成人起始用量为 10mg，睡前单次服用，之后根据情况可每 2~3 天追加 10mg，直至有效止痛。若患者出现明显的副作用（如嗜睡、口干、视力模糊等），应及时停用。

学习笔记

（七）抗焦虑药

该类药物主要用于稳定患者的情绪，减轻焦虑和紧张状态，从而松弛肌肉、改善睡眠质量。常用药物主要是苯二氮䓬类药物（地西泮、奥沙西泮等）。长期使用此类药物会导致药物依赖和抑郁症，建议在神经内科医师指导下服用。

五、咬合板

咬合板也称为𬌗板、𬌗垫、咬合夹板、𬌗护板、口内矫形器等（occlusal splint，occlusal guard，occlusal appliance，bite plate，bite guard，bite plane，night guard），是一种口腔临床常用的可摘式治疗装置，可由硬质树脂或软弹性树脂材料制作而成，覆盖在牙列𬌗面和/或切缘，同对颌牙保持一定的接触关系。主要用于TMD、磨牙症、口颌面痛、颈椎功能紊乱等病症的治疗，以及口腔修复、正畸、正颌外科、种植、牙周等的辅助治疗。

（一）咬合板的作用机制

1. 机械性调位作用　咬合板戴入后原有的垂直高度、咬合接触位点、髁突在关节窝内的位置均将发生变化，相关部位的应力分布也随之变化，因而通过调节咬合板𬌗面与对颌牙的接触关系，可将咬合、颞下颌关节以及咬合与颞下颌关节之间的生物力关系调整到适当的状态。

2. 神经-肌肉反射调节作用　咬合板通过确定新的颌位和咬合接触关系，改变原来牙周、口颌肌和颞下颌关节中感受器所发出的神经传入信号，进而通过中枢神经系统的反馈作用，调整口颌肌的收缩、舒张状态，从而改善口颌系统的功能。

3. 精神安慰作用　精神安慰作用即心理性调节作用，咬合板作为一种治疗手段，每天戴入口内的行为可能会对患者产生暗示作用，从而减轻心理压力，减少异常或有害的肌活动。

（二）咬合板的主要作用

1. 暂时性消除咬合干扰，缓解异常咬合接触力的作用。

2. 调整髁突位置，改变关节间隙，减小关节腔压力，减轻髁突对关节后区组织的压力。

3. 缓解由于咬合紊乱所诱发的口颌肌功能亢进与高张力状态，改善口颌肌功能。

4. 减轻紧咬牙和夜磨牙等副功能活动对牙体、牙周组织的异常作用，保护牙齿不被过度磨耗、牙周组织免受异常力的刺激。

5. 在咬合重建等治疗过程中辅助确定颌位关系。

学习笔记

（三）咬合板的类型

咬合板种类较多，根据戴用时间的长短，可分为暂时性咬合板和永久性咬合板两类；根据治疗作用的不同，可分为稳定型咬合板（stabilization splint）、再定位咬合板（repositioning splint）、松弛咬合板（relaxation splint）、枢轴咬合板（pivot splint）、𬌗调位性咬合板、尖牙高𬌗型咬合板、软弹性咬合板、流体静力咬合板、NTI-tss咬合板等。目前TMD治疗中应用较多的咬合板是稳定型咬合板和再定位咬合板。

1. 稳定型咬合板　稳定型咬合板最终确定的颌位多接近牙尖交错位（即自然咬合位），咬合面覆盖全牙列，可制作于上颌或下颌，咬合板𬌗面与对颌牙保持多点均匀接触。

（1）适应证：其适应证广泛，除前牙开𬌗患者因配戴时常有口干、流涎等不适感，以及严重开口受限患者因无法取模而影响其使用外，绝大多数TMD、口颌面痛、磨牙症患者均可使用。上、下颌稳定咬合板各有优缺点，上颌稳定型咬合板容易取得与对颌牙的点状接触，但常需增加辅助固位装置，且体积较大，戴入后对美观和发音影响较明显；下颌稳定咬合板体积较小，不适感较轻，对患者的发音和美观影响较小。

（2）制作流程

1）先取上颌或下颌印模，制作石膏模型。

2）利用压膜机压制咬合板树脂框架，也可以自凝树脂先制作一个咬合板框架。由于后期将进行咬合面重垫，咬合板框架的咬合面应尽可能薄，尽可能为重垫提供更大的空间（厚度）。

3）口内试戴咬合板框架，就位合适后，在咬合板框架𬌗面添加自凝树脂，树脂结固前嘱患者自然闭口、咬合，至自凝树脂初步结固后取出。待自凝材料完全结固后，先调磨溢出的多余自凝材料。

4）咬合面精细调磨，这是稳定性咬合板的特色和关键步骤，因为咬合板上下颌牙之间的接触关系，直接影响着该咬合板的疗效。调磨咬合板的咬合面形态时，应注意形成合理的纵𬌗曲线和横𬌗曲线，咬合接触点应落在支持尖周围，咬合面的凸凹过渡应流畅，不能形成台阶式的过渡结构（图 8-5-1）。稳定型咬合板前牙区的咬合接触很轻，或基本没有咬合接触。咬合板后牙区厚度一般约 1~2mm。

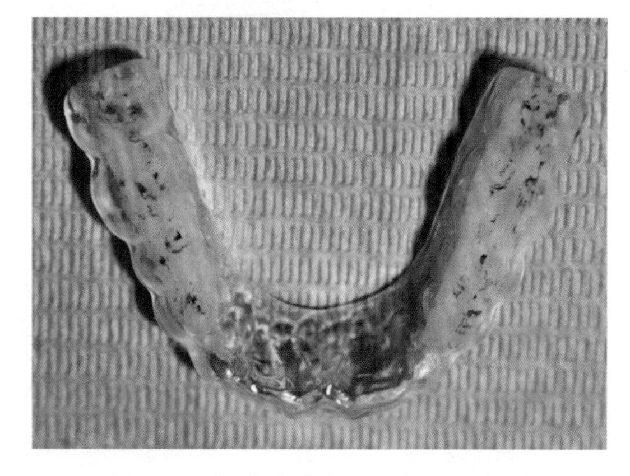

图 8-5-1　调磨完成的下颌稳定型咬合板

下颌稳定型咬合板的详细制作流程见后面的𬌗学实验九。

（3）使用方法及注意事项：除夜磨牙患者需要夜间、长期戴用咬合板外，其他患者在除咀嚼外的其他时间应尽量多戴用咬合板，但一般连续戴用时间不超过 6 个月。停止戴用后还应根据临床表现，酌情进行其他治疗，例如修复缺牙等。鉴于咬合关系有可能在肌功能及关节结构得到调整后出现变化，在戴用咬合板期间需要不断检查，一般建议配戴 2 周左右首次复诊，如口颌系统状态基本稳定，则可每月复诊。复诊时如果患者主诉咬合板上有咬合高点或其他干扰点，或者在取下咬合板后有咬合不吻合的现象（通常这种不吻合的感觉仅持续十几分钟便可自然消失），应作相应的检查，并根据检查结果调整咬合板𬌗面接触关系。

配戴咬合板的医嘱如下：

①每天按时配戴。

②配戴时应保持面部肌肉自然放松，不要刻意咬动。

③刚开始配戴时，可能会出现唾液分泌增多、吐字不清、舌体运动受影响等，这些都属于正常现象，随着配戴时间的延长，会逐步适应。

④不戴时应将咬合板浸泡在干净的自来水中，放入热水中易造成咬合板变形。

⑤取下咬合板后如果有天然牙咬合异常等变化，则提示咬合面塑形没有达到预定目标，需要复诊，重新调磨咬合面的接触形态。

⑥咬合板要定期用牙刷、牙膏清洁，以保证卫生状况良好。

⑦咬合板如有破损，建议停止戴用，以免因咬合面接触不当造成天然牙的咬合变化。

⑧咬合板配戴过程中，如果发现任何其他不适，应尽快与医师联系。

⑨咬合板配戴时间通常不超过半年。

2. 再定位咬合板　再定位咬合板的主要作用是将下颌导向前伸咬合位，达到改善关节盘前移者的盘突关系、使关节弹响消失或明显减轻的目的（图 8-5-2），故又称前位咬合板。再定位咬合板覆盖全牙列𬌗面，由于制作于上颌的咬合板更容易将下颌导向前伸位，因而再定位咬合板多做在上颌牙列。

（1）适应证：适用于可复性关节盘前移位以及急性不可复性关节盘前移位患者关节盘复位后的后续治疗。由于戴用再定位咬合板后髁突会向前下方移位，该咬合板对缓解盘后组织的压力、减轻相关组织炎症等也有一定的疗效。

（2）制作流程

1）树脂框架制作：与稳定型咬合板的制作步骤类似，制作上颌牙列的树脂框架，必要时可在双侧上颌第一前磨牙及第一磨牙处置单臂卡环增强固位。

2）下颌前伸位确定及斜面导板的制作：树脂框架口内试戴完成后，进行以下操作①嘱患者作下颌前伸、开闭口运动，寻找并确定患者无弹响出现或弹响明显减轻的下颌最小前伸位；②在上颌树脂框架的𬌗面及前牙区腭侧放置自凝树脂，嘱患者咬合于事先训练、确定好的下颌最小前伸位，待自凝材料结固后取出咬合板；③调磨后牙区的咬合，使其与下颌牙均匀接触，确保咬合位的稳

学习笔记

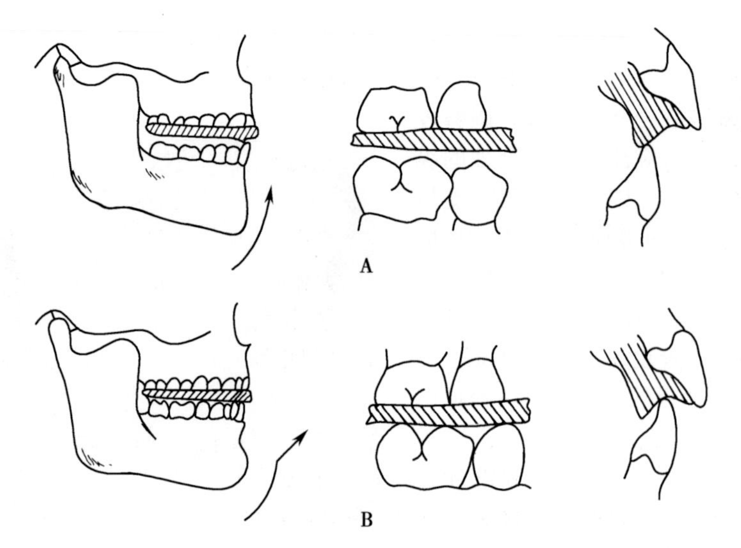

图 8-5-2　再定位咬合板

借助引导区的作用使下颌牙进入所建立的前伸位，同时所有牙齿达到同时稳定接触

A. 下颌切牙刚接触斜面导板时的状态　B. 下颌切牙进入所确定的下颌最小前伸位时的状态

定；④在咬合板的前牙区腭侧制做斜面导板，以限制下颌后退。

（3）使用方法及注意事项：治疗初期原则上每天 24 小时非咀嚼情况下均应戴用，戴用 2 周左右第一次复诊，酌情调磨咬合板垂直高度，并适当调磨咬合接触点。在以后定期复诊时，也要适当调磨咬合接触点，随着弹响症状的改善，逐渐将再定位咬合板调整为稳定型咬合板，改为夜间戴用。疗程一般为 3~6 个月。

通常摘下再定位咬合板时患者会有咬合不适感，例如"找不到稳定的咬合"，因此戴用再定位咬合板后应密切观察咬合变化，如果摘下咬合板后长时间不能获得稳定的咬合接触关系，提示其咬合干扰明显并可能会加重病情，应立即停止戴用。

其他注意事项同稳定型咬合板。

3. 其他类型的咬合板

（1）松弛咬合板：又称前牙平面咬合板或者小平面导板，多制作于上颌，由腭侧基托、固位卡环和覆盖在两侧尖牙之间的平板构成。前牙区有宽 3~4mm 的平面，该平面区只与下颌前牙呈点状接触，而使后牙分离，在第一磨牙区域脱开咬合 1~2mm（图 8-5-3）。松弛咬合板主要用于治疗咬合状态突然改变所造成的肌功能紊乱和颌位的不稳定，如张口受限、咀嚼肌痉挛、下颌偏位等，也可以用于夜磨牙、紧咬牙等副功能活动的治疗，以及改善深覆殆的辅助治疗。需要注意的是，长期戴用松弛咬合板可能会压低下颌前牙，引起咬合关系（如前牙开殆）的改变。

（2）枢轴咬合板：枢轴咬合板覆盖全牙列，但只在咬合板的最后一颗磨牙位置有尖形突起（即枢轴点）与对颌磨牙的中央窝接触，其余牙齿不接触。配戴枢轴咬合板的目的是试图让患者闭口时在开颌肌群以及颏部牵引力（配戴颏兜）的作用下，下颌以枢轴点为支点发生旋转，在闭口时对髁突施加一个向下的力量，从而有利于前移的关节盘恢复到正常的位置（图 8-5-4）。枢轴咬合板主要用于急性不可复性关节盘前移位的患者。由于枢轴效应，戴用过久会造成前牙过萌、后牙被压低等副作用，建议连续戴用不超过 1 周，关节盘复位后应及时改用稳定型咬合板进行治疗。

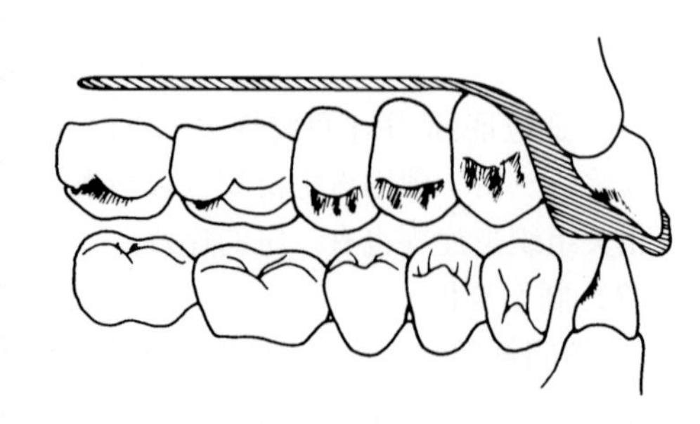

图 8-5-3　松弛咬合板戴入

（3）殆调位性咬合板：主要用于颌位调整后的咬合重建或者作为全牙列咬合重建前口颌肌、

颞下颌关节适应性能力判断试验的依据。特别适用于因咬合距离过低、需要升高颌间距离而进行咬合重建的患者，上、下颌均适用，该咬合板的𬌗面有适当的尖窝关系。

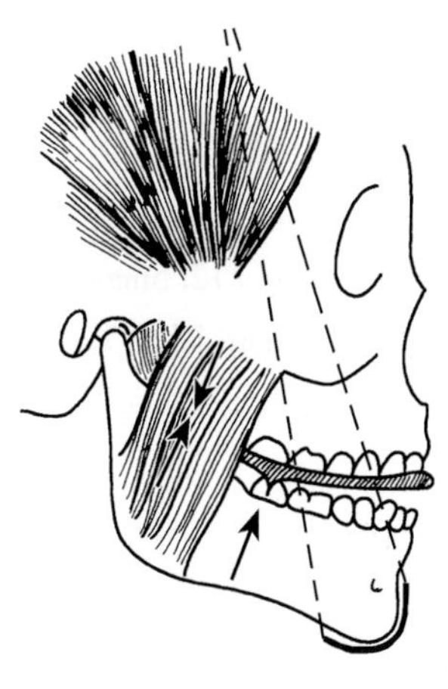

图 8-5-4　枢轴咬合板
只在最后一颗磨牙区有咬合接触，借助颏兜牵引产生枢轴效应

（4）尖牙高𬌗型咬合板：上、下颌均可制作尖牙高𬌗型咬合板，基托范围覆盖部分牙列（前牙、前磨牙区）或全牙列，但仅有尖牙区有咬合接触。制作在上颌时需置双侧单臂卡环以辅助固位。用自凝树脂将双侧尖牙区加高，让患者在牙尖交错𬌗时仅有尖牙接触。需要注意的是，长期戴用尖牙高𬌗型咬合板存在咬合变化的风险，配戴后需定期复诊。除 TMD 之外，该类咬合板还可以用于磨牙症的治疗。

（5）软弹性咬合板：是用富有弹性和韧性的义齿材料在真空压膜机上制作而成的，制作于上、下颌均可，要求达到与对颌牙均匀接触。与硬质材料制成的咬合板相比，软弹性咬合板可以更好地缓冲咬合压力，避免与牙体、牙周组织的刚性接触，从而避免配戴硬质咬合板对基牙、对颌牙及牙周组织可能带来的损伤以及对青少年牙𬌗发育的影响。不足之处在于软弹性材料不易调改，要达到咬合的均匀接触比较困难。在调磨软弹性咬合板时，宜先选用金刚砂石磨头粗磨，再改用硅橡胶金刚砂石磨头，由粗到细进行磨改，然后采用专用抛光砂、布轮、专用蜡抛光。除 TMD 之外，软弹性咬合板还可以用于磨牙症患者的治疗，也可以作为运动员使用的咬合护垫。

（6）流体静力咬合板：该咬合板类似两个“水床”，外部由薄而光滑的弹性材料制成囊状，囊内充满液体，囊的左右两端较宽，戴用时置于双侧上下颌后牙之间，囊的中间部狭长，戴用时绕过前牙黏膜反折区（图 8-5-5）。戴上该咬合板后上下颌后牙与咬合板之间容易达到均匀的咬合接触，并在上下颌前牙之间形成 1~2mm 的咬合间隙。该咬合板可用于消除𬌗干扰或早接触，以减轻患者的临床症状和体征。

（7）NTI-tss 咬合板：该咬合板仅覆盖上颌中切牙，接触面近远中径约为 3mm，戴入后仅下颌中切牙与咬合板接触，其余牙齿无咬合接触（图 8-5-6）。NTI-tss 咬合板具有异物感小、舒适美观的优点，常用于缓解肌紧张、增加张口度、减轻关节痛和头痛。NTI-tss 咬合板与下颌前牙的咬合接触面积小，长期戴用有压低下颌前牙导致开𬌗的风险。此外，由于该咬合板体积很小，夜间戴用时需要用线绳固定以防误吞。

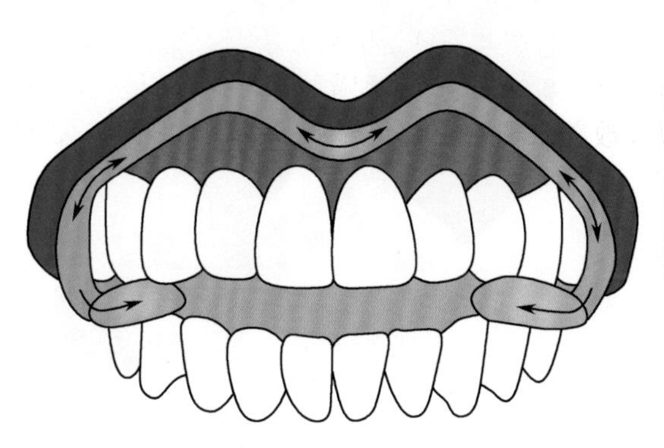

图 8-5-5　流体静力咬合板

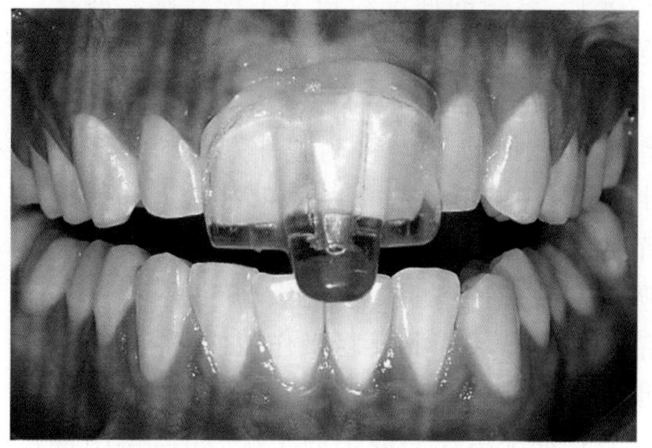

图 8-5-6　NTI-tss 咬合板

六、局部封闭

局部封闭是指将麻醉剂等药物直接注射于目标组织内（一般选疼痛最明显的区域），常用于治疗咀嚼肌功能紊乱、关节盘后区损伤（如滑膜炎）、骨关节炎以及急性不可复性关节盘前移位等。化脓性炎症者禁止采用该方法治疗。常用的药物主要包括局麻药、长效糖皮质激素和透明质酸钠

等。根据目标部位不同，可以分为咀嚼肌封闭、关节盘后区封闭、关节腔注射等。

（一）咀嚼肌封闭

常用的咀嚼肌封闭位点包括定位明确的咀嚼肌压痛点、肌筋膜痛扳机点及翼外肌。由于布比卡因等长效局麻药物可能会增加肌肉毒性，一般不用于肌肉的注射。常用的咀嚼肌封闭药物为不含肾上腺素的2%的利多卡因2~3mL（必要时可加入醋酸强的松龙混悬液0.5mL/12.5mg）。翼外肌封闭时，于颧弓下缘与乙状切迹构成的三角区域内垂直进针，深度约2.5~3cm，回抽无血时注药。封闭间隔可根据症状变化情况调整，可每日1次，5~7次为1个疗程。

（二）关节盘后区封闭

关节盘后区封闭时嘱患者小开口，于耳屏—外眦连线距耳屏前约1cm、下约0.5cm处垂直进针，深度约1.5cm，回抽无血时注药（封闭药物同咀嚼肌封闭）。封闭后2周内应限制大幅度下颌运动。

（三）关节腔注射

关节腔注射是指将药物直接注射在关节上腔或下腔内，适用于滑膜炎、骨关节炎、可复性或不可复性关节盘移位等的治疗。常用的关节腔注射药物为局麻药、糖皮质激素和透明质酸钠等。

关节上腔注射方法是嘱患者大开口位，在耳屏前1cm处用2%的利多卡因1mL做皮下及双板区浸润麻醉，以5号注射针于耳屏前1cm关节窝外缘和髁突之间的凹陷区进针，向前、上、内进针约2~2.5cm，抵到关节窝骨面后稍后退，推注少许药物（如针尖在关节腔内则推注很省力，并可轻松回抽），确认无误后缓慢注入药物1.5mL左右，退针，压迫5分钟左右。此时患者会感觉后牙分离，不能咬紧。

关节下腔注射方法是嘱患者小开口并前伸下颌，使前牙对刃。以耳屏前与髁突后方之间凹陷稍下方为进针点，向前刺入抵达髁突后斜面后，稍后退约1mm，嘱患者开闭口数次，见针头随髁突运动，推注少许药物以确认针尖位于关节腔内，然后缓慢注入药物1mL左右，退针，压迫5分钟左右。

学习笔记

七、关节腔冲洗

关节腔冲洗是指通过在关节腔内注入冲洗药物，以清理关节腔内的炎性分泌物、病变组织碎片等，适用于经影像学检查或临床检查判断关节腔内有炎性分泌物或病变组织碎片者（常见于不可复性关节盘前移位、骨关节炎等情况）。常用的冲洗药物为生理盐水。冲洗装置可选用7号长针头后接三通阀门，阀门的两个接头分别接装有冲洗液的注射器和空注射器（图8-5-7）。穿刺进针方法同关节腔封闭，穿刺成功后先将1~2mL冲洗液注入关节腔，然后将阀门旋转至空注射器，反复注、吸数次后，抽出液体，再将阀门旋回装有冲洗液的注射器。如此反复操作数次，冲洗完毕退出针头前可注入关节腔封闭药物，以增强疗效。冲洗治疗一般1周1次，如需再次冲洗可间隔1周进行，一般不超过3次。需要注意的是，关节腔灌洗压力要适中，压力过大易使关节囊破裂，过小则达不到冲洗目的。关节腔冲洗术后建议给予抗生素和镇痛药物。

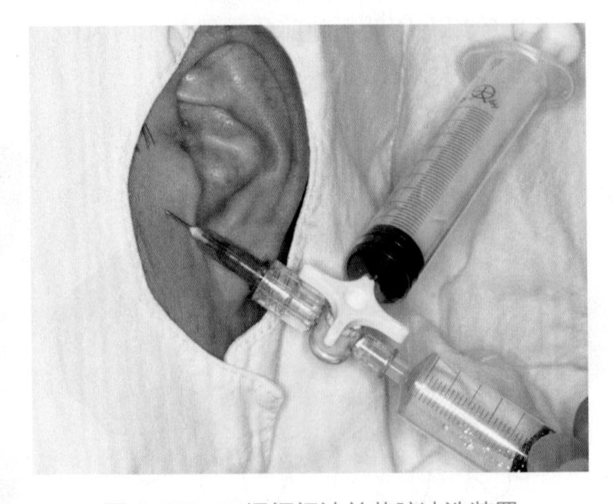

图8-5-7　三通阀门法关节腔冲洗装置
（浙江中医药大学口腔医学院谷志远医师提供）

八、心理及行为疗法

随着TMD的诊疗由单纯的生物医学模式向生物-心理-社会医学模式转变，也鉴于精神心理因素在该病的发生、发展、转归和预后各阶段可能发挥的重要作用，对有精神心理症状的TMD患者，

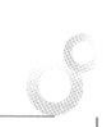

建议配合心理治疗和行为疗法。在临床诊疗过程中，可采用 DC/TMD 中的心理评估量表对患者进行简单的心理评估，如发现阳性指征，建议与心身科等专业科室合作，对患者进行综合诊疗。

（于世宾）

第六节　颞下颌关节紊乱病的咬合治疗

咬合治疗是一种不可逆的治疗方法，对于 TMD 患者，需要在明确异常咬合所在之后，有针对性地进行咬合治疗。当咬合异常是该病的病因时，消除这些异常咬合是治疗该病的关键环节。不完善的咬合治疗不仅可能无效，甚至可能加重一些临床症状。

本节重点介绍 TMD 咬合治疗的目标，具体的咬合治疗操作细节请参考本系列教材相关章节。

一、干扰性第三磨牙的拔除及相关治疗

第三磨牙位于牙列末端，萌出时间最晚，由于进化的原因，常有外形变异和萌出位置异常，从而导致其与对颌牙的咬合接触关系异常，呈现反𬌗、锁𬌗以及其他尖窝不吻合接触等表现（图 8-6-1～图 8-6-3）。另外，临床上常见第三磨牙先天缺如，导致其对颌第三磨牙过度萌出（图 8-6-4）；第三磨牙阻生也是常见的临床现象，阻生的第三磨牙同样也可能产生干扰性咬合接触（图 8-6-5）。由于现代人颌骨骨量较早期人类颌骨骨量明显减少，骨量可明显小于牙量，其后果之一是出现牙列拥挤。第三磨牙缺如可以在一定程度上缓解现代人这种牙量和骨量之间的不协调现象。在第三磨牙尚未萌出时将其拔除，对于有牙列拥挤倾向者是有益的，这不仅有助于避免或减轻牙列拥挤的程度，更有助于建立和巩固良好的恒牙𬌗接触关系，尤其是巩固正畸治疗所获得的正常咬合关系。

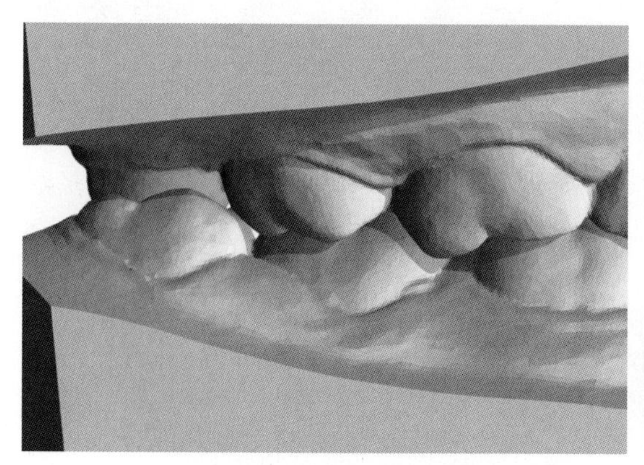

图 8-6-1　第三磨牙反𬌗

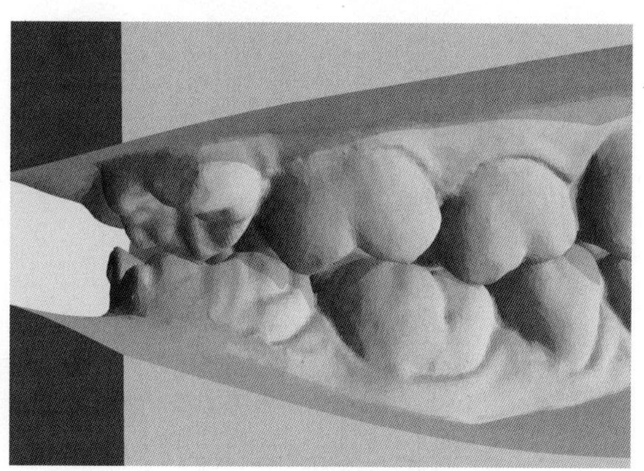

图 8-6-2　第三磨牙锁𬌗

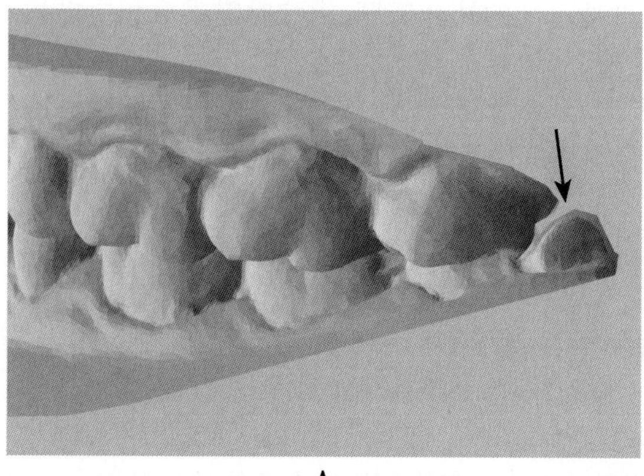

A

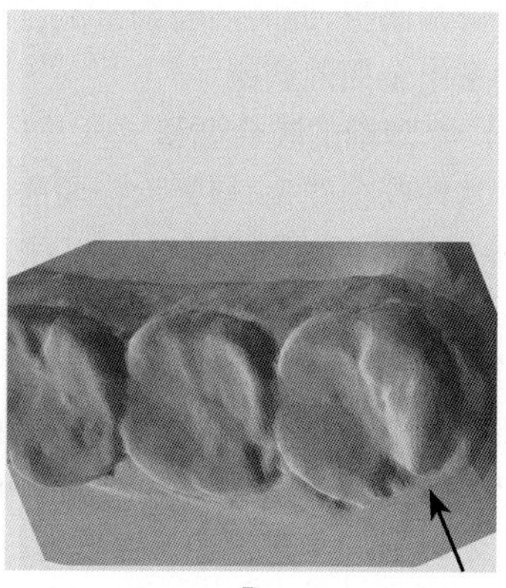

B

图 8-6-3　下颌第三磨牙咬合接触不良，磨牙远中关系

A. 下颌第三磨牙远中半与对颌牙没有正中咬合接触　B. 远中半磨耗不足，呈“伸长”状

学习笔记

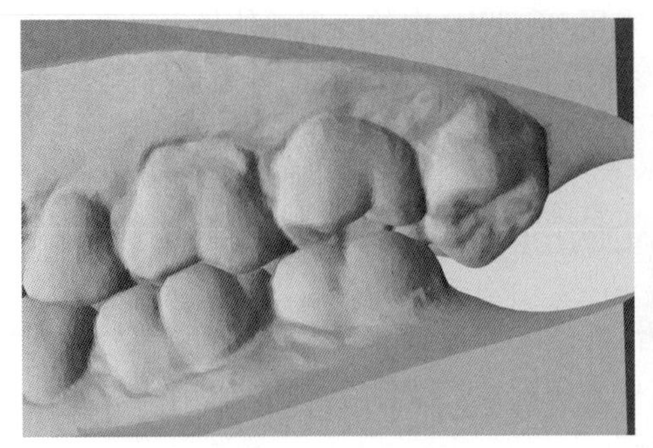

图 8-6-4　下颌第三磨牙先天缺如，导致对颌牙过度萌出

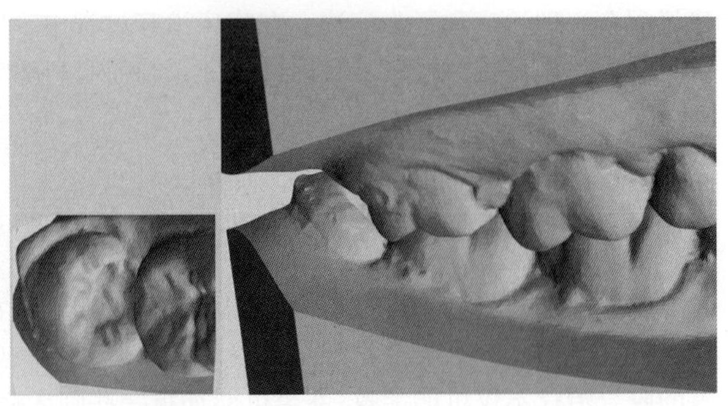

图 8-6-5　下颌第三磨牙阻生，但仍然与上颌第二磨牙有干扰性咬合接触

对于成年患者，异常的第三磨牙可能已经存在许久，其他牙按照有第三磨牙的咬合接触方式进行功能活动并产生了相应的磨损面（图 8-6-6），因此，即使拔除异常的第三磨牙，那些磨损面仍然会将咬合关系确定在原来第三磨牙存在时的状态，异常第三磨牙对整体咬合关系的影响因磨损小面等结构而保留下来。可见，此时单纯拔除异常的第三磨牙对改善整体咬合关系的作用有限，需酌情针对异常磨损小面进行调𬌗治疗，彻底消除原来异常第三磨牙的影响，才会明显改善颞下颌关节的功能环境。

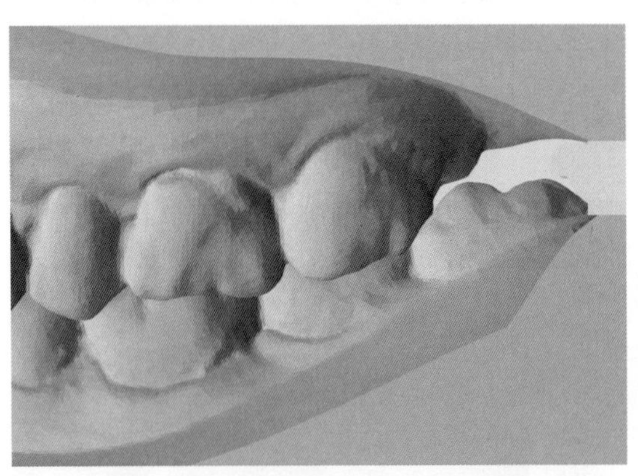

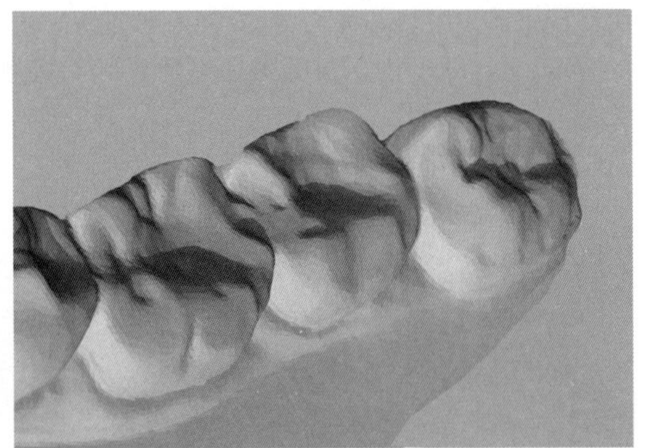

图 8-6-6　上颌第三磨牙缺如导致下颌第三磨牙伸长，并与上颌第二磨牙远中接触，下颌第三磨牙近中边缘嵴被磨损，下颌第一、第二磨牙也有与之相对应的磨损

二、缺牙相关的咬合治疗

缺牙久未修复可形成对颌牙伸长、邻牙倾斜的继发性或渐进性咬合紊乱（图 8-6-7，图 8-6-8），并常伴有异常磨损，此时的咬合紊乱已不再是单纯的缺牙问题，治疗时需采取相应措施对整体咬合接触关系作全面的调整。

（一）修复前的咬合调整

对继发性咬合变化，修复治疗前的咬合调整是获得良好疗效的关键。治疗要点如下：

1. 建立良好的纵𬌗曲线

（1）缺牙区对颌牙伸长，严重影响纵𬌗曲线（图 8-6-7），治疗时可采用正畸压低技术或者调𬌗技术，恢复和谐的纵𬌗曲线。

（2）缺牙区邻牙倾斜，可导致纵𬌗曲线异常（图 8-6-8），对于邻牙倾斜程度较小者，可以先作调𬌗治疗，在建立协调的纵𬌗曲线的基础上修复缺牙；如果邻牙倾斜度较大（图 8-6-8），则应考虑采用正畸技术调整倾斜牙的牙长轴后再行修复治疗。

2. 建立良好的横𬌗曲线　横𬌗曲线倒置是影响固定修复体咬合功能的常见因素，可通过调整牙长轴方向（正畸手段）或磨改高耸的引导尖（调𬌗）等方法，改善横𬌗曲线曲度。

3. 建立正常的覆𬌗覆盖关系　当基牙存在对刃𬌗关系时，应在基牙预备过程中适当调整牙冠

学习笔记

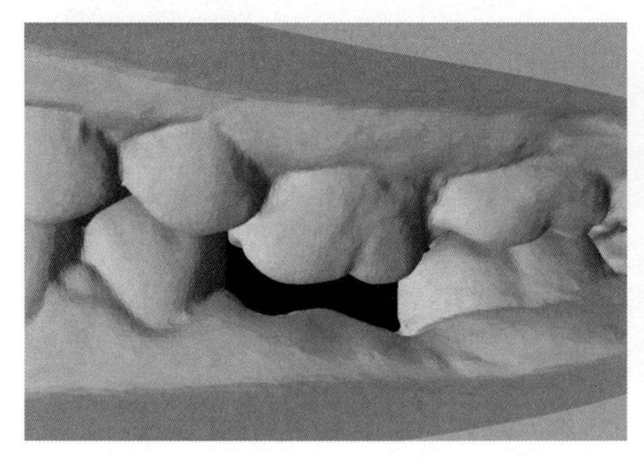

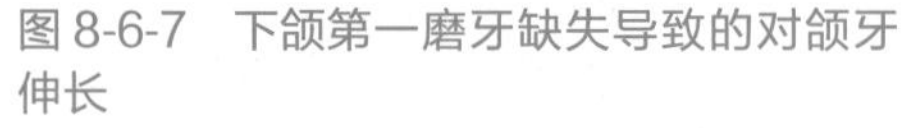

图 8-6-7　下颌第一磨牙缺失导致的对颌牙伸长

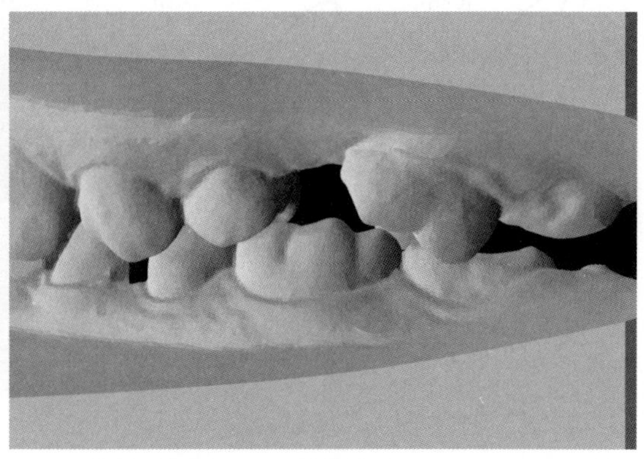

图 8-6-8　上颌第一磨牙缺失导致第二磨牙向近中倾斜

的颊舌径，以便修复后能够基本恢复甚至完全恢复正常的覆𬌗覆盖关系。如果基牙存在反𬌗关系，若条件允许，则建议首先矫正反𬌗关系，然后再行修复治疗；若条件不允许，则因尽可能降低修复体的反覆𬌗程度。

4. 整体咬合接触关系的调整　由于机体具有较强的适应能力，单一咬合问题多可因避让动作等得以缓解。TMD 患者的咬合问题通常不单一，有多项咬合问题并存，例如伴有缺牙的 TMD 患者，常是缺牙后久未修复、出现继发性咬合紊乱的患者，并可能存在缺牙相关的单侧咀嚼及异常磨损等问题。因此，治疗时不仅要关注缺牙区的咬合接触问题，还要关注非缺牙区的咬合接触问题，应根据不同的修复设计，有针对性地进行修复前调𬌗，建立整体稳定的咬合接触关系后再行缺牙修复治疗。若单纯行缺牙修复，其改善 TMD 症状的效果可能不明显。

学习笔记

（二）修复体的咬合要素

修复体咬合关系应满足以下要求：①与余留牙一起形成协调的纵𬌗曲线和横𬌗曲线，应避免形成台阶式牙列咬合面（图 8-6-9）；②具有正常的覆𬌗覆盖关系，避免做成浅覆盖、对刃𬌗；③构建协调的尖窝对应关系，使上、下颌牙的支持尖之间有较密切的接触关系，而引导尖与支持尖之间有一定的覆盖间隙；④合理分配咬合接触强度，减小桥体受力，从而减少作用于基牙的非轴向力；⑤修复体凸凹幅度应与口内余留牙的磨耗水平相匹配。

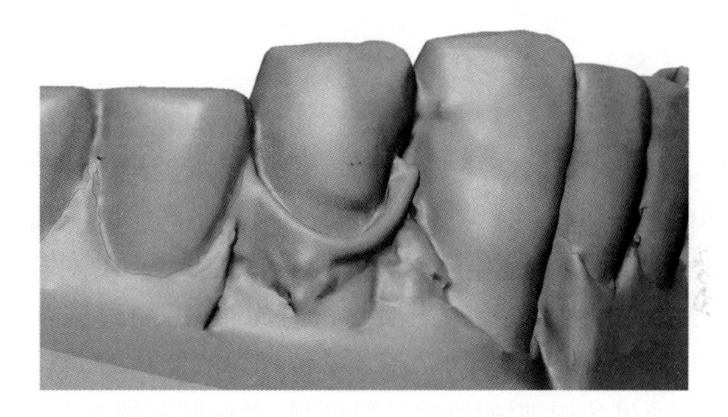

图 8-6-9　修复体过低，形成台阶式牙列咬合面

三、错𬌗相关的咬合治疗

与 TMD 关系密切的错𬌗常为牙性错𬌗，对面部美观的影响较小，因此在咬合发育阶段较少因美观原因得到矫治。有些 TMD 患者在青少年期间曾经接受过正畸治疗，随着后来牙、颌、面的发育（如第三磨牙萌出等），一些正畸治疗建立的咬合接触关系发生了变化，最终形成的异常咬合导致出现 TMD 症状。

如果 TMD 患者有以下错𬌗表现，且没有正畸禁忌问题，应考虑通过矫治错𬌗畸形的方法改善咬合接触关系，从而改善 TMD 症状。

（一）个别前牙反𬌗或个别后牙反𬌗、锁𬌗

由反𬌗或锁𬌗形成的𬌗导与正常𬌗导之间常有冲突，例如右侧上颌侧切牙反𬌗，而其他牙是正常𬌗，在切割运动中，由正常𬌗的切牙提供的前导引导下颌由前下向后上走行，而由反𬌗的切牙提供的前导则引导下颌由后下向前上走行，两种前导所引导的下颌运动方向相冲突（图 8-6-10），因而易导致颞下颌关节的运动功能紊乱。

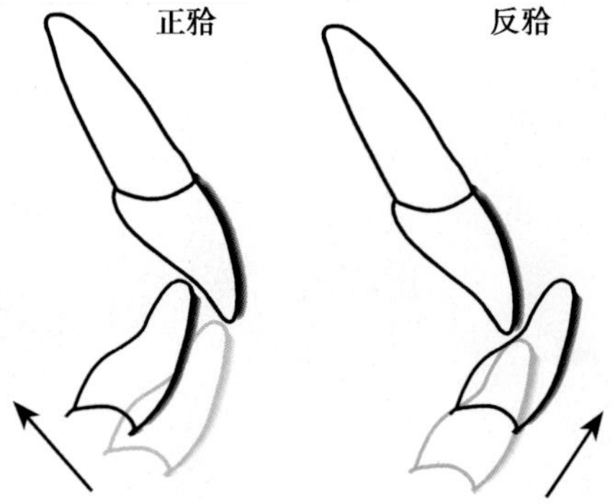

正𬌗　　反𬌗

图 8-6-10　前导冲突

部分前牙反𬌗所形成的两种相反的前导，导致切割运动时对颞下颌关节的运动功能产生相互冲突的引导作用（箭头示不同咬合关系所引导的切割运动方向）

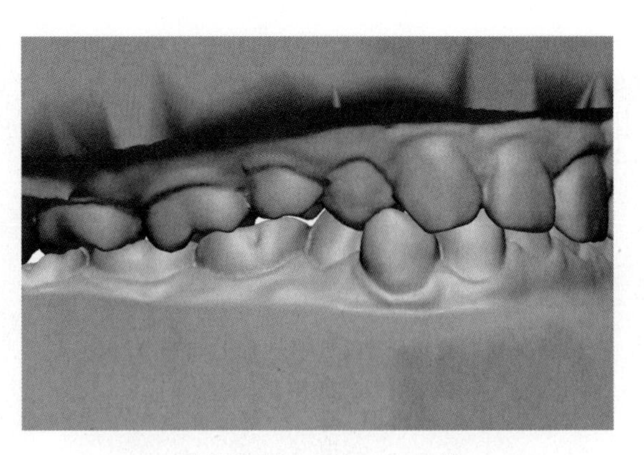

图 8-6-11　反 Spee 曲线

（二）反 Spee 曲线

下颌牙列𬌗面呈凹向上的曲面，而上颌牙列后段𬌗面呈凸向下的曲面，这一牙列特点与开颌肌中大量纤维由前上向后下走行以及自然闭口时下颌从后下向前上运动的特点相匹配，使得闭口咬合过程中上下颌牙列可以广泛而同步接触。如果 Spee 曲线曲度呈凸向上的曲面（图 8-6-11），那么这一和谐的功能关系将被破坏，自然闭口时上下颌牙列中的各咬合接触点很难同步接触。异常接触可以反馈性影响咀嚼肌的收缩活动以及颞下颌关节的正常运动功能，因此，需要采取正畸等措施加以纠正。

（三）凸-凸咬合接触关系

凸-凸咬合接触关系包括一牙对一牙的不完全安氏Ⅱ类（图 8-6-12）或不完全安氏Ⅲ类咬合关系、后牙深覆盖（图 8-6-13）、后牙对刃（图 8-6-14）、前牙个别牙反𬌗（图 8-6-15）、个别牙扭转（图 8-6-16，图 8-6-17）以及（或）咬合面畸形（图 8-6-18）等。正常情况下矢状方向上的咬合接触是一牙对二牙（除下颌中切牙和上颌最后一个磨牙外）的对应关系，在冠状方向上也是凸凹相对的接触关系，这样有利于在有效嚼细食物的同时，将加载到牙上的咬合力向多个方向分散（见第一章第二节）。凸-凸接触关系者，其分解咬合力的能力较弱，在咀嚼食物时容易产生较大的咬合冲击作用，从而通过牙周-咀嚼肌的反射机制，影响颞下颌关节的负荷。

（四）其他

还有一些错𬌗表现被认为与 TMD 关系密切，例如内倾型深覆𬌗，因为其引导的下颌切割运动，不是从前下向后上的运动，而是从下向上的运动，对颞下颌关节的影响较大。此外，内倾型深覆𬌗可以造成切牙区牙龈的咬合性损伤，属于创伤性咬合，故应及时矫正。

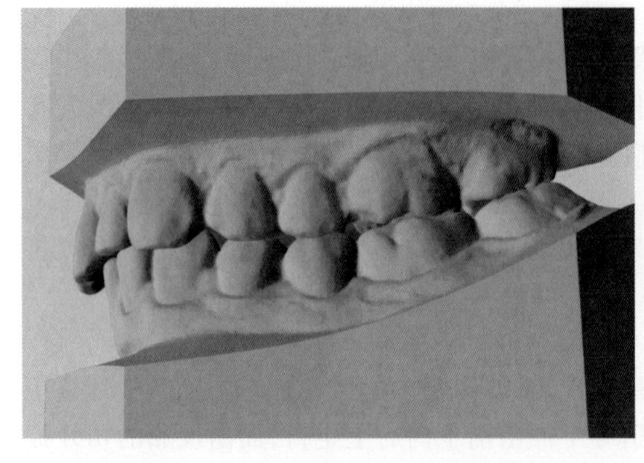

图 8-6-12　不完全安氏Ⅱ类咬合关系（一牙对一牙）

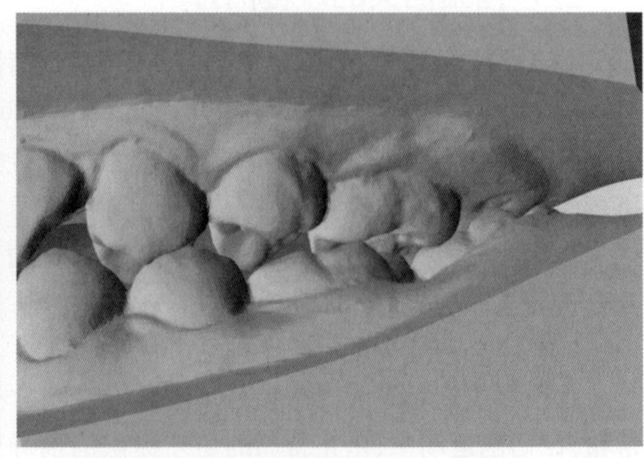

图 8-6-13　前磨牙深覆盖伴安氏Ⅲ类咬合关系

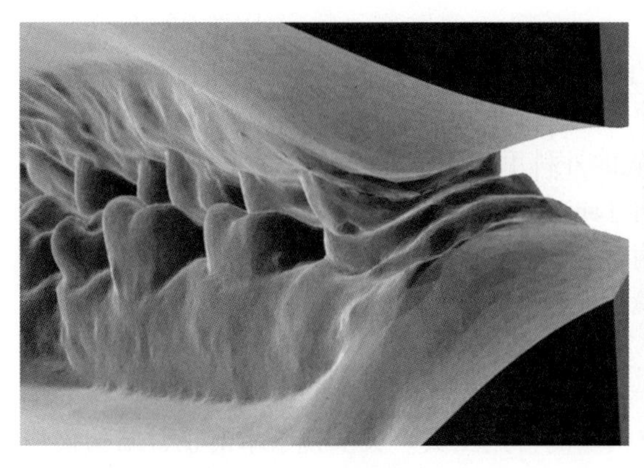

图 8-6-14　第三磨牙对刃

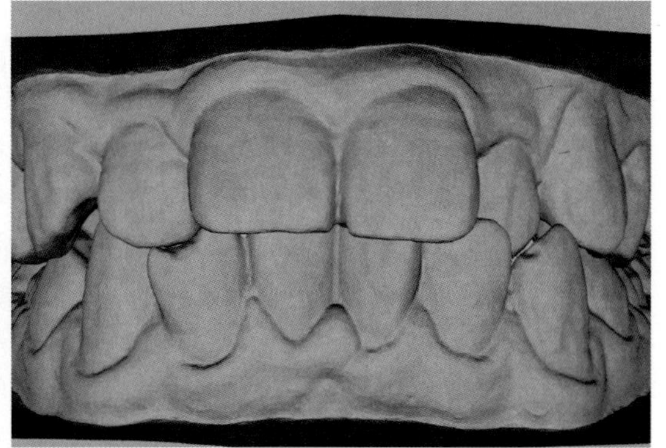

图 8-6-15　左侧上颌侧切牙反殆

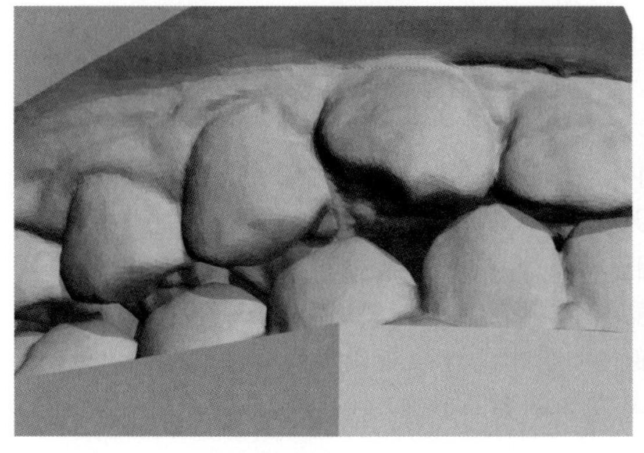

图 8-6-16　上颌尖牙扭转，其舌侧近中边缘嵴与对颌尖牙顶呈凸凸接触关系

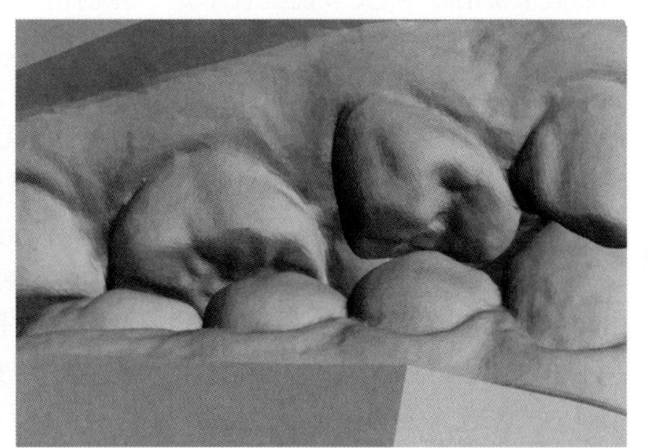

图 8-6-17　上颌第一磨牙扭转造成的凸凹关系不吻合

四、调殆

除修复治疗基牙预备以及戴牙时需要调殆外，还有一些情况需要采取调殆方法治疗 TMD，但通常是在其他如正畸、牙周病基础治疗等基本完成时才进行。调殆的目的是消除那些不能以正畸、修复等措施纠正的异常咬合接触，例如畸形中央尖等牙体咬合面发育畸形（图 8-6-18）、不均匀磨损等，以重构咬合面接触形态的方式建立良好的咬合接触关系。以对不均匀磨损的调殆为例，调殆时不仅需要调磨高尖陡壁等凸起结构，也需要开沟建窝，改善不均匀磨损形成的平面型后牙殆面，使咬合接触区咬合力的分布更加合理（见第一章第二节），从而有利于咀嚼肌的收缩，进而改善颞下颌关节的功能。其他调殆内容见第六章第一节。

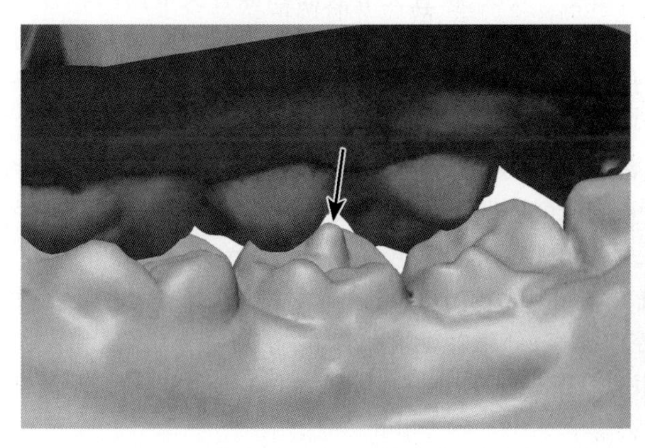

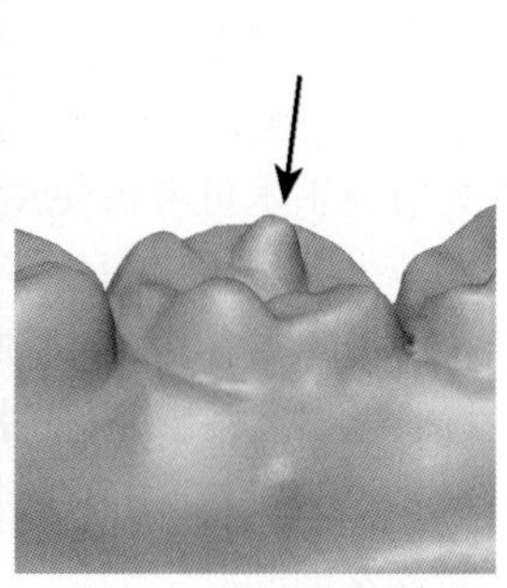

图 8-6-18　下颌第二前磨牙咬合面畸形中央尖

（王美青）

第七节　颞下颌关节紊乱病的外科治疗

19世纪末20世纪初出现针对颞下颌关节疾病的外科手术治疗方法。1887年Annandale报道了第一例开放性颞下颌关节关节盘复位术，1909年Lanz进行了第一例开放性颞下颌关节关节盘摘除术。1975年大西正俊（Ohnishi）在《日本口腔病学杂志》上首次报道了颞下颌关节的关节镜手术。目前TMD的外科治疗包括颞下颌关节关节镜手术和开放性手术。

一、颞下颌关节关节镜手术

颞下颌关节关节镜是检查和治疗颞下颌关节疾病的常用工具。关节镜手术对正常结构损伤小，所以它是介于非手术治疗和开放性手术之间的微创外科方法。关节镜手术可分为关节镜检查术和关节镜治疗术，关节镜检查术是一种创伤性手段，故除个别疑难病例需进行单纯的诊断性关节镜检查外，提倡诊断和治疗同期完成。

（一）适应证

1. 诊断性关节镜术　临床上疑有关节病但无法被其他检查手段明确诊断的病例、确诊与否将影响治疗方案的病例可采用诊断性关节镜术。具体包括：①无法解释的、持续性的、对非手术治疗无效的颞下颌关节区疼痛和/或张口受限；②依据其他诊断方法确认需进行微创手术治疗；③活检。

2. 治疗性关节镜术　关节功能不良严重影响患者的正常生活、非手术治疗无效、需进行关节内部结构调整或处理的病例，建议用治疗性关节镜术。具体包括：①颞下颌关节结构紊乱疾病非手术治疗半年以上无效的病例；②严重的退行性变且非手术治疗半年以上无效的病例；③颞下颌关节囊内粘连不能通过非手术治疗的病例；④反复发作的颞下颌关节脱位且非手术治疗无效的病例。

学习笔记

（二）诊断性关节镜术

常规的关节镜诊断可以在局麻下进行。通过髁突后方耳颞神经的阻滞麻醉和关节附近皮下组织的浸润麻醉（3~4mL利多卡因/肾上腺素，10mg/mL）可达到关节区的有效麻醉。术前应告知患者麻醉能影响到面神经的上段分支。

关节镜检查首先要确定关节镜下的解剖标志，例如，关节盘和关节后附着的边界、内侧的关节囊、关节结节的下部。关节镜在各种解剖标志之间始终缓慢轻柔地移动。旋转关节镜可以获得理想的视野。要经常检查引流针以防止出现阻塞导致迅速出现灌洗液的外渗现象。应注意光学镜的放大倍数，放大的倍数取决于观察物和关节镜之间的距离，在20~25mm距离下该比例为1∶1。

检查时应首先确定关节盘后附着以及关节盘后带，该区域是炎症好发部位，常见的表现有：血管增加、关节囊水肿、绒毛或者滑膜的增生。其次，检查关节表面和颞骨关节面的软骨。骨关节炎的症状如纤维化、纤维软骨病变、软骨下骨的暴露等，主要发生在关节结节的后斜面。通常在关节盘后部外侧中央可检查到关节盘穿孔，关节盘穿孔较大者，可以从关节上腔观察到关节下腔。

（三）治疗性关节镜术

简单外科操作，例如关节松解、灌洗或部分滑膜切除可以在局麻下进行，给或不给镇静剂均可。复杂的关节镜手术可考虑使用全身麻醉。颞下颌关节关节镜手术可分关节上腔手术和关节下腔手术。关节上腔手术应用较多，关节下腔手术开展较少。常用的治疗性关节镜术式如下：

1. 颞下颌关节粘连松解和灌洗术　此法比较简单，与诊断性关节镜操作相仿。在关节镜直视下，通过锐性或钝性器械完成关节腔内操作，分离纤维性粘连，并通过流入、流出装置进行关节腔内冲洗、引流，将崩解、断裂的纤维组织及炎症物质冲出关节腔。此术虽简单易行，但经常有治疗不彻底和粘连易复发的问题。

2. 颞下颌关节盘前区松解和盘后区凝灼术　关节盘前带前约2mm处，切开滑膜及翼外肌上头部分肌纤维，减少盘前张力，然后用一钝性探针将关节盘后组织向下压迫的同时，附加下颌手法复位使关节盘向后回缩。但该方法通常难以将移位的关节盘复位，即使关节盘被复位，也缺乏稳定性，所以还需要结合盘后区凝灼术。盘后区凝灼术可采用双极电凝或 YAG 激光。双极电凝或 YAG 激光造成盘后区组织瘢痕化，盘后附着收缩有助于关节盘的复位和固定。

3. 颞下颌关节射频消融术　射频消融技术是一种不同于传统的电刀、电凝的冷融化技术，工作温度为 40~70℃，仅作用于靶组织表层 0.1mm，因此很少造成邻近组织的热灼伤。具有操作精确、残留物少、热损伤小、平整性好和同步止血等优点，可用于关节囊内粘连的松解消融、关节盘翼外肌附着的部分切断、关节盘的修整及退变软骨的修整等。

4. 颞下颌关节盘复位固定术　主要操作要点为关节盘前附着松解+关节盘的水平褥式牵引缝合。在关节镜直视下，采用射频消融器械在前隐窝完成关节盘前附着松解，其深度约为 2mm。松解完毕后，应用钝头穿刺针推关节盘向后上并使之复位。关节盘后带中外和中内 1/3 水平褥式缝合，缝线穿过关节盘进入关节上腔，于上腔将缝线拉至外耳道皮肤外，使关节盘处于回复位置，打结固定。采用此术式可以有效地复位移位的关节盘，但远期效果尚不明确。

5. 颞下颌关节囊内清扫修整术　此术式可用于清除囊内粘连物、腔内游离体，可同时进行骨组织削刨，是一种较有效的治疗退行性变的方法。囊内清扫修整术手术器械有手动型和电动型两种，如剪刀、活检钳、钝分离器、手动关节刀、关节锉、探针等。

二、颞下颌关节开放性手术

TMD 中严重的结构紊乱疾病和骨关节病，经保守治疗效果不佳，严重影响关节功能和正常生活者，可考虑进行颞下颌关节开放性手术治疗。

（一）适应证

1. 颞下颌关节结构紊乱疾病中的关节盘前移位导致严重的关节弹响和/或疼痛、下颌运动功能障碍、经保守治疗半年以上无明显疗效、患者强烈要求手术治疗的病例，可行颞下颌关节盘复位术。

2. 因外伤、关节盘前移位以及骨关节病所导致的关节盘附着区穿孔、关节盘本体部穿孔或破裂，穿孔的范围不超过关节盘本体的 1/3、经保守治疗症状无改善者可行颞下颌关节盘穿孔修补术。

3. 因颞下颌关节紊乱病所致的长期慢性疼痛、并伴有下颌运动功能障碍、经保守治疗半年以上无效者、髁突有严重破坏的病例，可行髁突高位成形术。

4. 对颞下颌关节囊松弛、关节半脱位、经半年以上保守治疗无效者，可行颞下颌关节囊紧缩术、关节结节切除术、关节结节增高术等手术治疗。

（二）颞下颌关节开放性手术方法

颞下颌关节开放性手术需要完善的术前准备。术前通过临床和影像学检查了解关节盘移位的方向和程度及关节硬组织的病变。关节盘穿孔术前需经关节造影或关节镜检查证实。关节囊松弛、关节半脱位术前明确关节结节的大小，关节结节是否有气化现象以及关节囊松弛情况，关节结节气化明显者禁止行关节结节切除术。开放性手术均采用经鼻腔插管行全身麻醉。常用的颞下颌关节开放性手术术式如下：

1. 颞下颌关节盘复位术　在双板区与关节盘后带交界处作一楔形切口，将关节盘向后外牵拉，使关节盘后带回复到髁突顶端，如关节窝、关节结节和髁突表面粗糙可锉平。

2. 颞下颌关节盘穿孔修补术　当穿孔位于双板区或关节盘后带时，可在切开关节下腔后沿穿孔边缘作一楔形切口，连同穿孔外侧的部分组织一并切除。关节盘外侧穿孔，可直接沿穿孔边缘作弧形切除，然后将关节盘组织直接拉拢缝合。如穿孔较大不能直接拉拢缝合，可将关节窝上方的颞肌筋膜形成舌形瓣，并翻转至穿孔处直接与关节盘组织缝合，也可取游离皮片缝合在穿孔的关节盘组织处。关节盘穿孔或破裂范围大以及关节盘明显变形无法进行修补者可行关节盘摘除术并置换关节盘。

3. 颞下颌关节髁突高位成形术　髁突高位切除术是在距髁突顶端 2~3mm 距离，切除部分髁突组织，将切除后的髁突残端磨平或锉平，并形成新的髁突前斜面、横嵴和后斜面，此法多用于严重的退行性变病例。

学习笔记

4. 颞下颌关节囊紧缩术 在关节窝下方,关节囊处作一横行切口或作 T 形切口。将横行切口纵行缝合,将 T 形切口后三角形的关节囊组织剪去,并将前方的三角形后移并缝合。

5. 颞下颌关节结节切除术 从关节结节外侧斜向内侧去骨,外侧面去骨 4~7mm,内侧面去骨 1~3mm。去骨时应注意保护关节结节下方的关节盘。用骨锉将关节结节锉平,使关节窝的前缘与切除后的关节结节一致。活动下颌,观察髁突在开闭口运动中能否自如地越过关节结节。

6. 颞下颌关节关节结节增高术 用裂钻在关节结节上作横行截骨,然后在截骨间隙植入材料,增高关节结节,用微型夹板或钢丝固定。

复习思考题

1. 颞下颌关节紊乱病的𬌗因素有哪些?
2. 简述 TMD 的关节结构紊乱学说。
3. 试述 TMD 的主要临床表现。
4. 详细列出颞下颌关节紊乱病 DC/TMD 临床诊断分类。
5. 详细叙述 DC/TMD 不可复性关节盘移位,伴开口受限的诊断标准。
6. DC/TMD 诊断标准对所包含的各种疾病的诊断准确性是否都很高,是否有必要结合影像学检查?
7. 简述用于颞下颌关节紊乱病治疗的常用药物类型及主要用药原则。
8. 简述咬合板的主要作用。
9. 简述常见的治疗性颞下颌关节镜术式。

(秦力铮)

学习笔记

第九章 唇舌颌面颈肌功能紊乱

>> 内容提要

唇舌颌面颈肌功能紊乱指不明原因出现的、没有明确的器质性病损的唇、舌、下颌、面及头颈的姿势和运动功能异常。咬合与唇舌颌面颈肌功能紊乱关系密切，其神经生物学基础是咬合相关的牙周本体觉初级神经元位于脑干的三叉神经中脑核，三叉神经中脑核神经元与同样位于脑干的三叉神经运动核、面神经核、舌下神经核等运动性脑神经核团有直接突触联系，从而影响其功能，在相关神经支配区域出现症状。除神经解剖生理学联系之外，颈部感觉运动系与三叉神经系还有密切的生物力学联系。本章重点介绍咬合与唇舌颌面肌功能的相关性，阐述咬合异常影响这些部位肌功能的可能原因，以及颈椎功能紊乱的诊断与治疗原则。

本章所述唇舌颌面颈肌功能紊乱指成人不明原因出现的唇、舌、下颌、面及头颈的姿势或运动功能的异常，典型临床表现为相关骨骼肌（如唇周围肌、舌肌、咀嚼肌、表情肌、胸锁乳突肌等）的痉挛性收缩。尽管随着病程的延长可以出现肌收缩异常相关的局部组织结构形态学变化（如颈曲变直等），但这类疾病总体上很少有明确的器质性病变。

学习笔记

第一节 唇舌颌面肌功能紊乱

唇舌颌面肌功能紊乱主要表现为这些部位肌肉的痉挛性收缩或非自主性收缩，从而产生相关组织结构的姿势或运动功能异常，其中唇运动功能异常可表现为不自主鼓唇或唇的颤动，舌运动功能异常可表现为不自主吐舌，下颌运动功能异常可表现为下颌抖动，面部运动功能异常可表现为咬肌等肌肉痉挛、抽搐等。下颌运动功能异常与日磨牙的不同之处在于：日磨牙患者常见有上、下颌牙之间不自主的规律性接触，唇舌颌面肌功能紊乱的下颌运动功能异常则主要表现为下颌作非自主性开口、侧向或前伸运动，有时在运动中会有一些咬合接触，但通常不会出现磨牙声，也不会出现紧咬现象。这类疾病有的呈无规律间断发作，有的则表现为下颌持续性抖动，唇舌颌面部肌肉频繁抽搐，严重影响咀嚼、表情等功能，对患者的日常生活造成很大困扰。

一、异常咬合致唇舌颌面肌功能紊乱的神经解剖生理学基础

支配唇舌颌面区域骨骼肌的运动神经纤维主要来自面神经、舌下神经以及三叉神经运动支等，这些运动纤维分别由面神经核、舌下神经核以及三叉神经运动核等处发出。异常咬合所产生的力刺激信息（包括咬合力大小、方向、作用点等），可通过牙周本体感受器或力感受器向中枢传递。感受咬合力刺激的初级神经元位于三叉神经中脑核，这是唯一的胞体位于脑内的初级感觉神经元。三叉神经中脑核在中脑吻尾方向上呈“散兵”式长距离排列，因此，其中枢突可以和许多位于中脑的运动性神经核团（如三叉神经运动核、面神经核、舌下神经核等）的神经元发生直接的突触联系。这样，异常咬合便可以通过兴奋三叉神经中脑核，再通过中脑核神经元与这些运动性神经核团的神经元之间的突触联系，兴奋这些运动神经元，从而导致相应部位的骨骼肌收缩，表现出唇舌颌面区域骨骼肌的痉挛、非自主收缩等异常症状。因此异常咬合可以是唇舌颌面肌功能紊乱的重要病因之一。

二、唇舌颌面肌功能紊乱的诊断

唇舌颌面肌功能紊乱的主要诊断依据是姿势和运动功能异常，典型症状为肌痉挛和非自主性异常运动（或动作），其共同的临床特点是：中老年多见，无明显诱因而发病，痉挛症状可间断发作，非痉挛期可以无明显疼痛或运动障碍，如果不是在咀嚼期发作，患者可以有正常的咀嚼功能。非自主性异常运动很少影响睡眠，也很少影响面型（例如造成面部不对称等）。但是仅凭这些临床表现尚不能作出诊断，作为功能紊乱性疾病，在作出最后诊断之前须排除心理问题和器质性病变，其主要途径是病史回顾和影像学检查。唇舌颌面肌功能紊乱患者通常没有明显诱因而发病，不属于迟发性药物反应或神经系统手术反应，相关的头面颈区域以及脑内没有占位性病变，没有明显炎性问题。

面部肌肉运动功能紊乱最典型的是单侧面肌痉挛，主要表现为一侧面神经和/或咬肌神经支配区肌肉的阵发性、张力性、痉挛性、非自主性收缩，这种痉挛性收缩可以因主动收缩（例如咀嚼或紧咬活动）而诱发，但并非每次咀嚼或紧咬都出现痉挛。发作时一次痉挛可持续数分钟，可伴有痉挛区肌肉疼痛，痉挛期结束后疼痛消失，但可以因紧咬乃至一些下意识的吞咽、紧闭双唇等动作而再次出现。该类患者常见的影像学异常表现是神经受到血管的压迫以及神经脱髓鞘改变。一些脑内占位性病变的患者也可出现该类症状，应注意鉴别。

三、唇舌颌面肌功能紊乱的咬合治疗原则

对有唇舌颌面肌功能紊乱临床表现的患者，应首先排除器质性病变（包括占位性病变），然后在详细的咬合检查基础上，采取相应的咬合治疗措施进行针对性治疗。

由于唇舌颌面肌功能紊乱患者多见于中老年，针对中老年人群的咬合特点，咬合检查应重点关注磨耗、缺牙、修复体等情况，并注意错𬌗（包括第三磨牙伸长等）表现。中老年错𬌗患者常因年龄等问题较少接受正畸治疗，但是对于明显错𬌗，例如个别牙反𬌗或锁𬌗，以及因牙长轴明显倾斜或扭转而造成的与对颌牙尖窝不吻合的接触等，仍应尽可能采取正畸方法予以纠正。

学习笔记

唇舌颌面肌功能紊乱患者的咬合治疗以改善咬合接触为主，因此调𬌗和修复是主要的治疗手段。对于有异常磨耗、继发性咬合紊乱者，通常需要以磨改咬合接触面形态的方式消除咬合干扰；对于缺牙患者，通常需要在以调𬌗方法消除症状的基础上进行修复治疗；对于已经配戴修复体的患者，则需要重点检查修复体是否合适，必要时应拆除使用时间较久的修复体（使用时间久后可能存在与口内存留的天然牙之间磨耗不均衡等问题），予以调𬌗治疗和/或临时冠修复，待症状消失后，再重新修复缺牙。

唇舌颌面肌功能紊乱的调𬌗治疗，应注意不应仅局限于缺牙局部或错位牙局部，因为异常咬合可能涉及几乎整个牙列；牙的调磨量可能不仅局限于牙釉质，有时需要在根管治疗的基础上完成调𬌗治疗。对于由明确错𬌗引起的咬合干扰，如果因患者个体原因不宜作正畸治疗，而且其异常咬合接触可以通过调𬌗方法加以改善，也可考虑进行局部姑息性磨改，以缓解局部异常咬合的干扰作用。此时由于磨改量可能比较大，应向患者做充分的解释，调𬌗前与患者作良好的沟通是获得满意疗效的关键步骤之一。有关调𬌗的注意事项见第六章第一节。

痉挛区注射肉毒杆菌内毒素也是常用的治疗肌痉挛的方法，其目的是降低肌张力。有些病情严重的患者，例如单侧面肌痉挛反复发作伴有剧痛、严重影响口颌面部功能者，可考虑外科手术干预。

（王美青）

第二节　颈椎功能紊乱及其与口颌系统功能的联系

颈椎功能与口颌系统功能密切相关。临床可见发育性下颌偏颌畸形患者，除颜面形态不对称、颞下颌关节盘移位外，还常伴有颈椎生理弯曲度和偏移度的改变，以及颅面、颈、肩、背部肌肉酸痛甚至肌强直等症状。这种情况下颈椎牵引、理疗等常规的颈椎病保守治疗方法往往效果不明显，而经过矫治下颌偏斜等咬合问题，其异常的颈椎姿势却能得到明显纠正，肌肉酸痛的症状可得

到缓解。这说明咬合与身体姿势、颈肩背部肌疼痛等症状有关联，也表明咬合的生理、病理与全身有密切的联系。本节介绍咬合与颈椎功能紊乱的相关知识。

一、概念

颈椎功能紊乱（cervical spine dysfunction，CSD）指颈椎周围软组织疼痛、颈部活动受限及头颈肩姿势异常等症候群。颈椎功能紊乱的概念最早可追溯到1843年Riadore关于颈椎功能紊乱与面部疼痛的相关性研究，之后颈痛与颅面痛的相互关系逐渐被重视。

二、咬合异常影响颈椎功能的基础

咬合异常对颈椎功能的影响主要涉及颈部感觉运动系统和三叉神经系统。颈部感觉运动系统是指双侧下颌骨下缘、乳突、上项线及枕外隆突的连线与胸骨颈静脉切迹、锁骨、肩峰和第7颈椎棘突的连线区域内，所有肌肉、骨骼、血管和神经等构成的与颈部运动和感觉有关的结构（图9-2-1，图9-2-2）。三叉神经系统（或称三叉神经系）指分别含有躯体感觉和躯体运动两种纤维的三叉神经感觉根和运动根所支配的所有组织和器官构成的系统。颈部感觉运动系与三叉神经系在神经解剖、神经生理及生物力学等方面有密切关系。

文档：ER9-2-1 咬合异常影响颈椎功能的基础

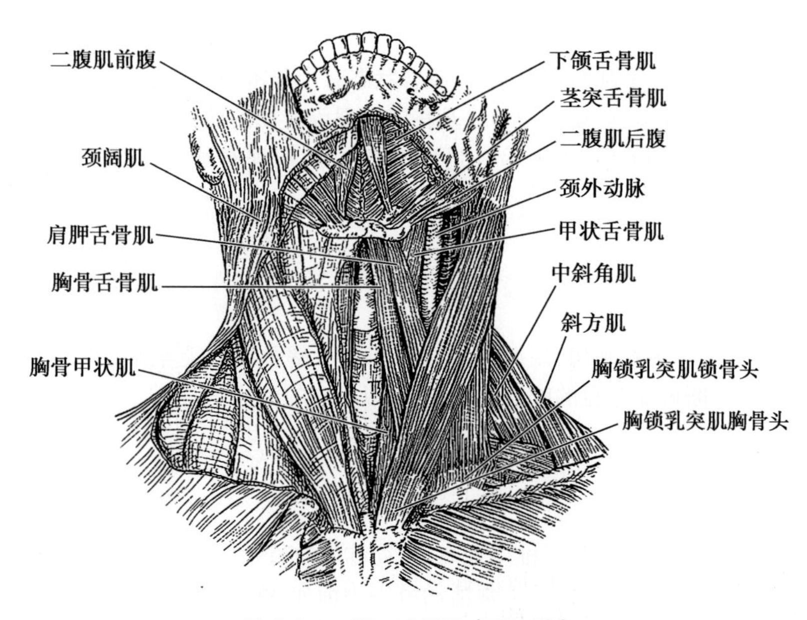

图9-2-1　颈、项部肌（正面观）

学习笔记

三、颈椎功能紊乱与颞下颌关节紊乱病的相关性

1. 颞下颌关节紊乱病患者颈椎功能的异常　有报道指出，22.5%的颞下颌关节紊乱病患者有严重的颅颈区域病变，而在非颞下颌关节紊乱病者中颅颈区域病变只有5%。颞下颌关节紊乱病患者症状侧与非症状侧斜方肌表面温度相差0.78℃，而无症状者两侧相差仅0.13℃，说明颞下颌关节紊乱病患者斜方肌处于高代谢率状态。这种高代谢活动使肌组织容易疲劳，进而产生缺血性肌肉疼痛。检查发现，颞下颌关节紊乱病伴有颈椎前凸的年轻人，在自然头位时头姿势较正常对照组更显前倾，第1颈椎体积小，颅底平面较平坦，而经口颌治疗后前凸的颈椎逐渐伸展。

2. 颈椎功能紊乱患者的口颌系统功能紊乱及咬合异常　寰椎（C_1）低背侧弓者咬合紊乱出现的频率和程度高于高背侧弓者，其头姿势较为伸展，颈椎有向前倾斜的趋势，枢椎（C_2）齿突与背侧弓的垂直位置关系减弱。有研究指出，女性第1颈椎低背侧弓者椎体长度较小、下颌角较钝、下颌平面较陡、髁突向后旋转、下颌骨后部高度与前部高度比值较小；对有第1、第2颈椎排列异常伴有颞下颌关节紊乱病的患者，经过手法矫正颈椎错位后大部分患者的张口困难、关节疼痛和弹响等

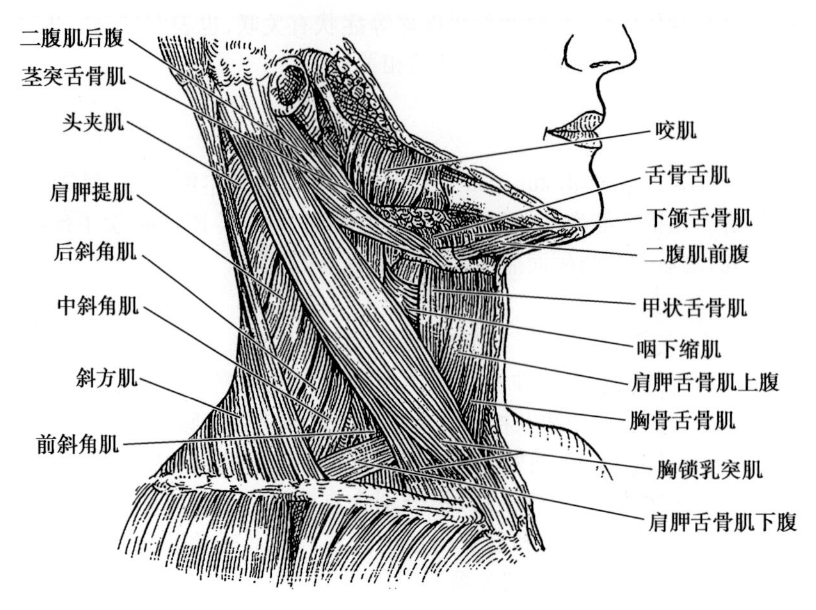

图 9-2-2　颈、项部肌（侧面观）

症状消失。这说明颈椎功能紊乱与口颌系统、咬合状态有十分密切的关系。

神经解剖学、神经生理学、运动生理学以及临床表现等方面的研究均表明，三叉神经系与颈部感觉运动系统之间有着密切关系，也提示口颌系统的生理、病理对颈肩背部的组织结构可有重要影响。

学习笔记

第三节　颈椎功能紊乱的诊断与治疗原则

颈椎功能紊乱与咬合关系密切，因此口腔医师需要了解颈椎功能紊乱的临床特点，并通过相应的临床检查，准确诊断可能存在的咬合问题，并予以相应的治疗。

一、颈椎功能紊乱的临床表现及检查

（一）临床症状

画廊：ER9-3-1
颈椎功能紊乱

颈椎功能紊乱的特征性变化是颈椎生理曲度（简称颈曲）改变。此外，患者的颈部或项部肌肉可有局限性压痛并伴有运动困难，颈椎正常活动范围为前屈 35°～45°、后伸 35°～45°、侧屈 45°、旋转 60°～80°。颈椎前屈后伸运动发生在下段颈椎，颈椎侧屈运动发生在中段颈椎。颈椎功能紊乱者这些部位的运动功能可出现异常，但通常无神经功能方面的障碍。

（二）影像学表现

对颈椎形态、倾斜、弯曲及前倾程度的影像检查包括颈椎正、侧位 X 线片和头颅定位正、侧位 X 线片。

1. 矢状面指标　标准颈椎侧位片上颈椎生理曲度（简称颈曲）是反映颈椎功能紊乱的重要 X 线征象。Bobor 法及改进 Bobor 法是颈椎曲度测量的经典方法，如图 9-3-1 所示，颈椎侧位片上自第 2 颈椎齿状突顶点到第 7 颈椎椎体后下缘作直线 a，连接各椎体后缘成弧线 c，测量弧线最凸点到 a 线的垂直距离 D 即为颈椎前凸度，正常成年人此值为 10.21±3.98mm。颈椎功能紊乱时颈椎 X 线片矢状面可见颈椎生理弯曲度减少或前凸消失、曲度变直、曲度值减小。一般无椎体骨质增生、破坏等表现。

还可以采用自然头颅侧位 X 线片测量上位颈椎倾斜度、弯曲度，其测量指标如图 9-3-2 所示。

描述上位颈椎的倾斜度、弯曲度的指标有：①上位颈椎倾斜度（SN-CP）：颈椎平面（CP）与前颅底平面（SN）的交角。SN-CP 角越大，说明上位颈椎倾斜度越大。②颈椎弯曲度（OPT-CVT）：齿突切线（odontoid process tangent，OPT）与颈椎切线（cervical vertebrae tangent，CVT）的交角。OPT-CVT 角越大，说明颈椎弯曲度越大。正常人上位颈椎倾斜度（SN-CP）平均为 97°±7.0°，颈椎弯曲度（OPT-CVT）平均为 3.9°±2.4°。

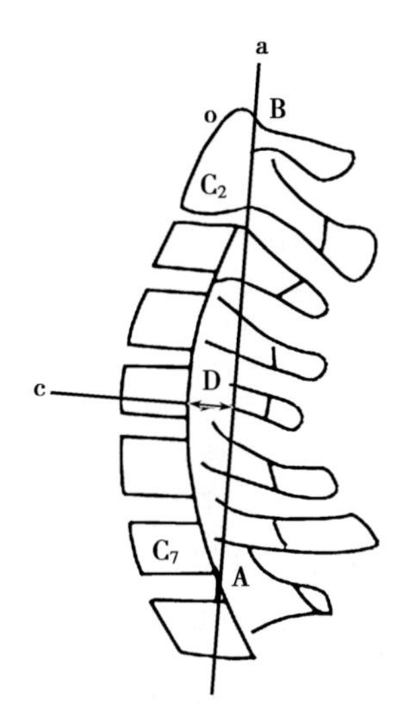

图 9-3-1 颈椎曲度测量指标（Bobor 法）

直线 a：自第 2 颈椎齿状突顶点 B 到第 7 颈椎椎体后下缘 A 所做的直线；弧线 c：第 3~7 颈椎各椎体后缘连线；o：第 2 颈椎齿状突；C_2：第 2 颈椎；C_7：第 7 颈椎；D：弧线 c 最凸点到直线 a 的垂直距离

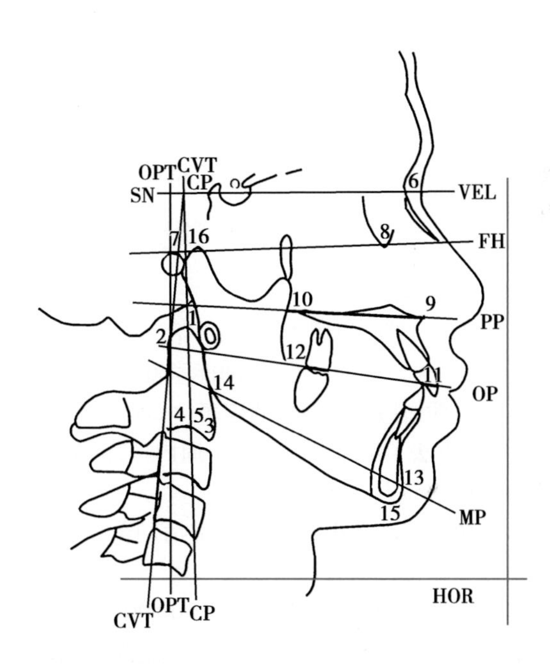

图 9-3-2 头颅定位侧位片上位颈椎倾斜及弯曲测量

标志点：0. 蝶鞍点（S）；1. 第 2 颈椎（C_2）齿突最上点；2. 齿突后缘最凸点；3. 齿突下缘最前点；4. 齿突下缘最后点；5. 齿突下缘中间点；6. 鼻根点（N）；7. 机械耳点（Op）；8. 眶下点（Or）；9. 前鼻棘点（ANS）；10. 后鼻棘点（PNS）；11. 前牙咬合接触点（I）；12. 后牙咬合接触点（M）；13. 颏前点（Pg）；14. 下颌角点（Go）；15. 颏下点（Me）；16. 髁突顶点（Co）

标志线及平面：前颅底平面（SN）、眶耳平面（FH）、腭平面（PP）、咬合平面（OP）、下颌平面（MP）；颈椎平面（CP）：齿突最上点与齿突下缘中间点的连线；颈椎切线（CVT）：齿突后缘最凸点与第四颈椎椎体后缘最后点的连线；齿突切线（OPT）：齿突后缘最凸点与齿突下缘最后点的连线；颅外垂直线（VEL）；水平线（HOR）

描述颈椎前倾、前伸程度的指标有：①颈水平角（HOR-CVT、HOR-OPT）：颈椎切线（CVT）、齿突切线（OPT）与水平线（HOR）的交角。②颅颈角（SN-CVT、SN-OPT）：颈椎切线（CVT）、齿突切线（OPT）与前颅底平面（SN）的交角。个别正常殆、无颈椎功能紊乱者 HOR-CVT 角为 80. 67°±6. 03°，HOR-OPT 角为 93. 34°±5. 77°，SN-OPT 角为 99. 86°±8. 67°，SN-CVT 角为 103. 64°±7. 22°。颅颈角与下颌骨旋转程度以及下颌骨长度有密切关系，颅颈角越大，下颌平面越倾斜，下颌骨体积越小，其后部高度越低，鼻咽腔越小，下颌常呈后缩位。鼻咽腔有阻塞时，颅颈角则常常较大，上颌切牙呈后缩位。

2. 冠状面检测指标 在头颅定位正位 X 线片上，连接第 3~第 6 颈椎棘突的颈椎轴线（蓝色标识线）与颅面中线（眉间嵴到前鼻嵴点的连线，红色标识线）的交角称为颈椎偏移角（图 9-3-3），正常人颈椎偏移角 2. 30°±1. 52°，该角度的大小反映了颈椎在冠状面内偏离中线的程度。头颅定位正位 X 线片上其他对称解剖标识点间的关系（线、角等测量），反映了颜面左右对称性。下颌骨偏斜患者，颜面形态不对称同时颈椎常偏离颅面中线。

（三）云纹图

脊柱侧弯程度可用云纹图或称莫尔云纹技术（Moire technique）进行检测，这是利用光的双次干涉原理所产生的光学纹路现象进行的定量测量。莫尔云纹在体表的直接投影是等高带，需要经过图像转换为等高线，或根据等高线特征采用镜像复制与等高重叠的方法恢复体表三维轮廓。建立躯体中线对称线后，对比左右两侧同等高平面线条对称情况。

学习笔记

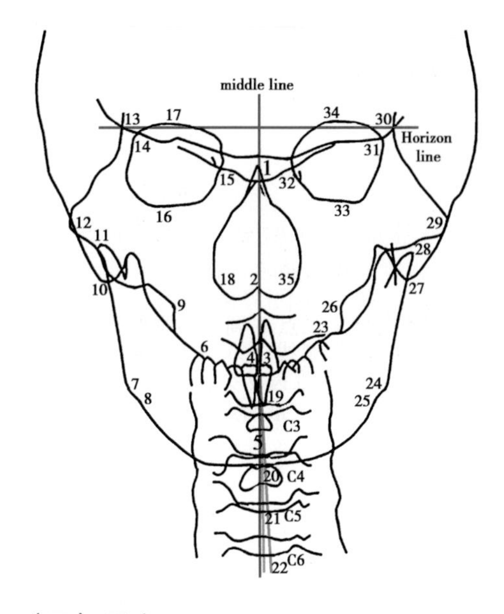

图 9-3-3　头颅定位后前位片测量指标

标志点：1. 鸡冠中心点（s）；2. 前鼻嵴点（ANS）；3. 上颌中切牙点（Iu）；4. 下颌中切牙点（Il）；5. 颏点（Me）；6. 右磨牙点（RM）；7. 右下颌角点（RGo）；8. 右下颌角前切迹点（RGp）；9. 右颧牙槽嵴点（RMaz）；10. 右乳突点（RMas）；11. 右髁突点（Rcd）；12. 右颧突点（RIgg）；13. 右蝶骨小翼点（RAnter）；14. 右蝶眶点（RUSR）；15. 右眶内侧点（ROre）；16. 右眶下缘点（ROri）；17. 右眶上缘最高点（ROru）；18. 右鼻旁点（RNas）；19. 第 3 颈椎棘突点（C3）；20. 第 4 颈椎棘突点（C4）；21. 第 5 颈椎棘突点（C5）；22. 第 6 颈椎棘突点（C6）；23～35. 为左侧同名标志点

标志线：颅面中线（middle line）：过鸡冠中心点、垂直于连接两侧蝶骨小翼点直线的垂线；水平线（Horizon line）：双侧蝶骨小翼点的连线（13 和 30 标志点）；颈椎走线：C_3～C_6 颈椎棘突顶点的连线

文档：ER9-3-2 颈椎功能紊乱患者肌电图

（四）肌电

颈椎功能紊乱者患侧胸锁乳突肌、斜方肌肌电幅度较正常咬合者减弱，左右肌电活动不协调。如果有肌痉挛存在，则可能有电位增高的情况。

二、颈椎功能紊乱的诊断及鉴别诊断

（一）诊断

文档：ER9-3-3 NBQ 表（英文版）

根据颈项部软组织疼痛、颈部活动受限或亢进、头颈肩姿势异常等临床表现，颈椎侧位片显示颈椎曲度消失，可诊断为颈椎功能紊乱。另外，以下各项检查可以作为颈椎功能紊乱的辅助诊断。

1. 颈部伯恩茅斯问卷调查表（neck Bournemouth questionnaire，NBQ）　该表列出 7 个问题，以数字量表法了解患者在最近 1 周内颈部痛发生的频率、影响程度等。数字越大、颈痛及对精神心理影响越大。

2. 颈椎运动范围　颈椎正常活动范围为前屈 35°～45°、后伸 35°～45°、侧屈 45°、旋转 60°～80°。小于该范围具有诊断意义。

3. 疼痛激发实验（adapted spurling test，AST）　也称为椎间孔挤压试验。具体检查方法：令患者头偏向患侧，检查者左手掌放于患者头顶部、右手握拳轻叩左手背，若出现肢体放射性痛或麻木，说明力量向下传递到椎间孔时明显变小，提示可能有根性损害。对根性疼痛严重者，检查者用双手重叠放于头顶、向下加压（简称 Jackson 压头试验），即可诱发或加剧症状。

4. 颈深屈肌力量和耐力检查（craniocervical flexion test，CCFT）　用以监测颈深屈肌收缩时颈椎生理曲度的变化。颈深屈肌（头长肌和颈长肌）是维持颈椎生理曲度的重要肌肉。将充气压力传感器置于受试者颈下，医师施加压力，受试者在压力指示引导下进行压力为 20～30mmHg 的 5 个压力等级的耐受反馈，每 2mmHg 为 1 个等级，每个等级持续 10 秒、重复 10 次。根据患者无痛完成最大压力时的次数，计算完成指数（performance index）。例如，在 24mmHg 完成了 6 次，则完成指数为 4×6=24。无颈痛人群完成指数为 65.8±27.5，完成指数低则提示颈深屈肌功能障碍。

（二）鉴别诊断

颈椎功能紊乱需与有明确病因导致的颈椎疾病，如外伤、肿瘤、风湿等做鉴别。

1. 颈椎综合征（颈椎病）　颈椎综合征系由颈椎间盘退行性变引起的颈椎稳定性降低，颈椎平衡失调，刺激或压迫邻近颈神经根、脊髓、交感神经或椎动脉而产生的一系列反射性和压迫性症状和体征。多发生于 40 岁以后，男性较多见。颈椎功能紊乱需与神经根受压型以及脊髓受压型颈椎病相鉴别，后两者有神经根、脊髓、交感神经等受压的相应表现。颈椎功能紊乱的临床表现与颈椎病分类中的颈型颈椎病（neck type cervical spondylosis）（也称局部型颈椎病）的临床特征基本一致，X 线片上没有椎间隙狭窄等明显的退行性改变，但有颈椎生理曲线的改变，椎体间不稳定及轻度骨质增生等变化。

2. 慢性颈部软组织劳损 慢性颈部软组织劳损常由于急性软组织损伤治疗不及时、不彻底或颈部骨关节变化引起颈、项、背、肩胛部软组织继发病变，主要表现是慢性颈肩痛。

三、颈椎功能紊乱的治疗原则

行为矫治是治疗和预防该症的重要方法，应注意保持正确的颈部姿势，长期伏案工作者应经常做颈部体操，提高头颈部肌肉的抗疲劳能力。由于TMD与颈椎功能紊乱的关系非常密切，而咬合因素在二症中都具有重要意义，因此对容易诱发颞下颌关节紊乱病的咬合问题如内倾型深覆𬌗、个别牙反𬌗、早接触等，可进行早期干预，纠正错𬌗畸形，必要时采用调𬌗方法消除早接触，同时做缓解颈项部肌肉痉挛的颈部保健操、按摩推拿、理疗（热电超声等）。

ER9-3-4

视频：ER9-3-4
颈部保健操

复习思考题

1. 简述咬合异常导致唇、舌、面、下颌及颈部肌功能紊乱的神经生物学基础。
2. 唇、舌、面及下颌区域肌功能紊乱的诊断要点有哪些？
3. 简述唇舌颌面肌功能紊乱的咬合治疗原则。
4. 颈椎功能紊乱的主要临床表现有哪些？
5. 简述颈椎功能紊乱的诊断要点。
6. 简述颈椎功能紊乱的治疗原则。

（董　研）

学习笔记

第十章 实验教程

实验一　天然牙颌位记录分析

【实验目的】

1. 掌握面弓转移的方法。

2. 掌握正中关系（选择使用 GPT-9 推荐的“髁突位于关节窝前上位”作为正中关系）的记录方法。

3. 掌握殆架的使用及利用殆架分析咬合的方法。

【器械和材料】

检查盘一套、托盘、红蓝铅笔、印模材料、咬合记录硅橡胶、殆架专用石膏（零膨胀石膏）、调拌工具、小刀、殆架及解剖式面弓。

【学时】 12 学时。

【实验步骤】

（一）模型制备

1. 每组 2 人，相互取印模。印模要求组织面清晰，边缘完整，无气泡，牙尖不能穿透印模材料。

2. 削去托盘外过多的印模材料，使印模保存于托盘之中，以防在灌注时变形。

3. 冲洗印模，吹干；调拌石膏，先加水再加石膏，比例为 60mL 水加 100g 石膏，调成糊状。将石膏注入印模内，由高处向低处抖动，直至石膏充满牙列并覆盖印模表面至一定厚度，待硬固后剥离模型。

4. 将模型多余部分磨除，以便上殆架时使用。24 小时内勿将上下颌模型相对，更不能作各向运动，以免损伤模型上牙尖及表面准确标志。将上下颌模型分开，面向上放置。

（二）转移咬合关系上殆架

利用解剖式面弓转移上颌牙列相对铰链轴的位置关系。

1. 解剖式面弓的组成及组装　解剖式面弓（图 10-1-1）由弓体、外耳道定位器、鼻托、万向关节和殆叉组成。

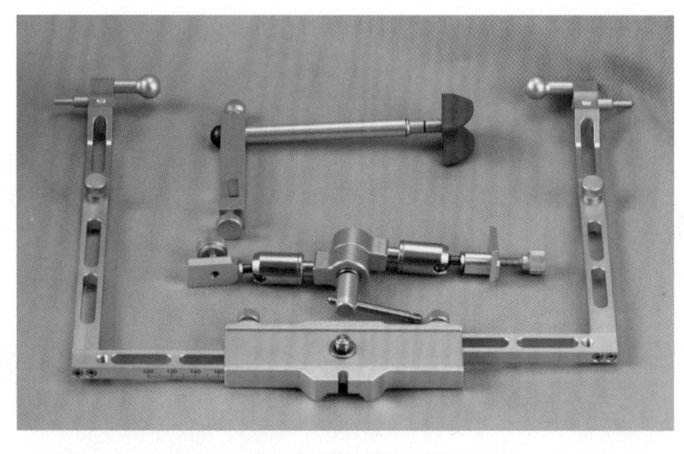

图 10-1-1　解剖式面弓的部分组件

学习笔记

调整鼻托定位杆螺钉松紧度，可以使鼻托左右滑动，又不至于脱落；面弓体定位螺钉为左右联动设计，旋紧调节螺钉就可以锁定面弓体宽度（图 10-1-2）。

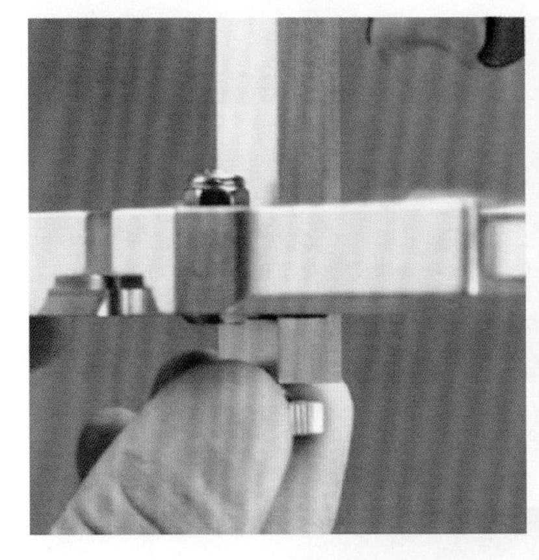

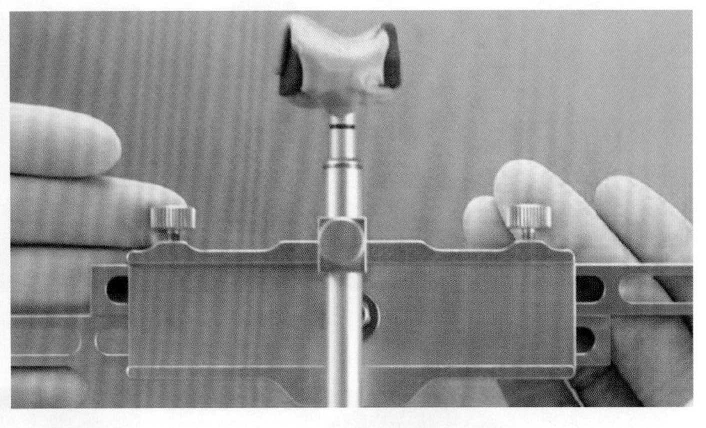

图 10-1-2　调整鼻托定位杆螺钉及面弓体定位螺钉

2. 准备𬌗叉　可选择双侧磨牙区与前牙区带有咬合记录红膏的𬌗叉（图 10-1-3），将𬌗叉放入温水中软化咬合记录红膏；将𬌗叉旋转放入口内，双手在双侧磨牙区轻轻均匀加压（图 10-1-4），将上颌前牙区和双侧磨牙区的牙列形态转移至咬合记录红膏上；快速取下𬌗叉；口外等待咬合记录红膏自然冷却；检查并修整咬合印迹（图 10-1-5），放回模型上检查咬合印迹。

视频：ER10-1-1 𬌗叉的准备——口内直接操作

视频：ER10-1-2 𬌗叉的准备——口外模型间接操作

学习笔记

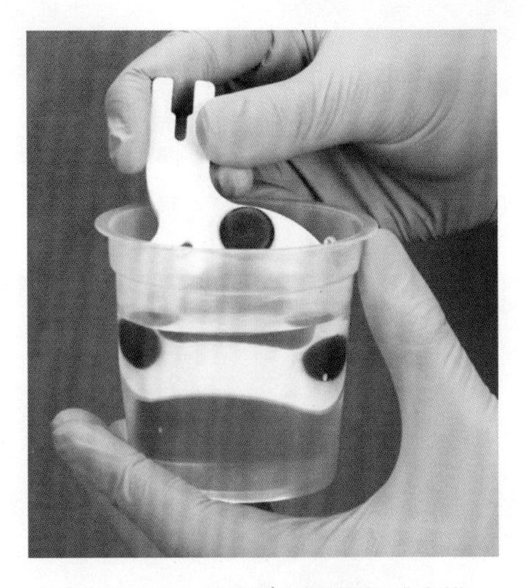

图 10-1-3　选择𬌗叉及软化咬合蜡

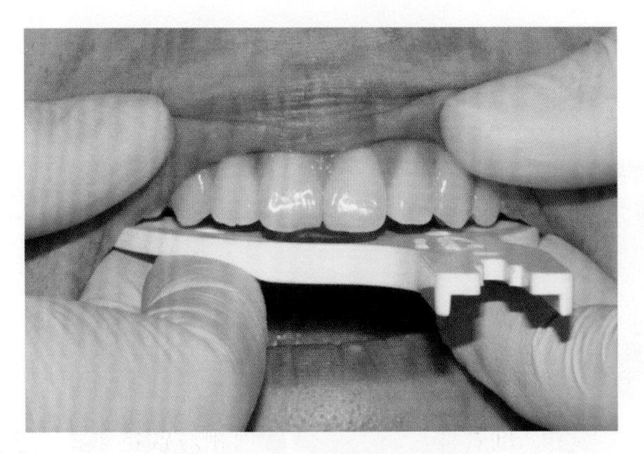

图 10-1-4　口内轻压𬌗叉就位

将带有上颌牙列咬合印迹的𬌗叉与万向关节准确连接。先在垂直向上将万向关节与𬌗叉的口外沟槽正确匹配，再在水平向上将万向关节推到𬌗叉沟槽止点，然后翻面确认万向关节准确就位于𬌗叉的沟槽，最后锁紧万向关节螺钉（图 10-1-6）。

3. 面弓就位　以 CE 平面为参考平面，将已组装了鼻托的面弓体通过双侧外耳道定位器及鼻托三点初步固位于颌面部。微细调整后，从正面检查保证面弓体横杆与双侧瞳孔连线平行，侧面确认耳屏中点及鼻翼中点与面弓相应的参考点准确对位（图 10-1-7，图 10-1-8）。

4. 连接𬌗叉　记录上颌牙列相对于铰链轴的空间位置。将连有万向关节且带有上颌牙列咬合印迹的𬌗叉再次口内就位（图 10-1-9）。将万向关节连接至面弓后，再次从

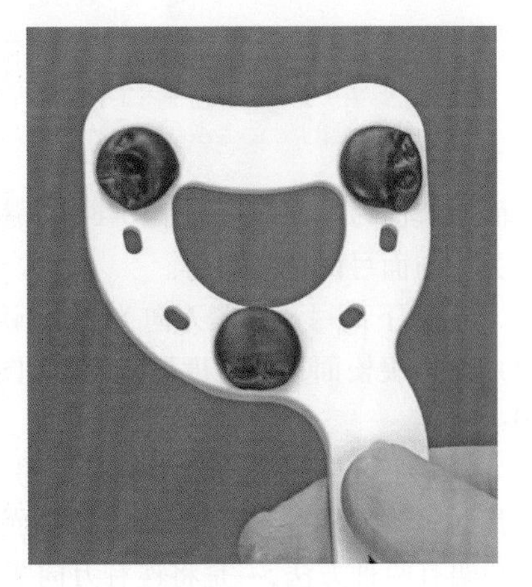

图 10-1-5　标准的咬合印迹

视频：ER10-1-3 解剖式面弓转移

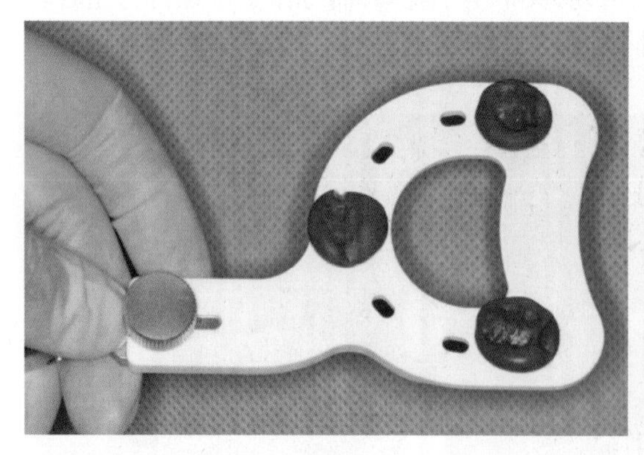
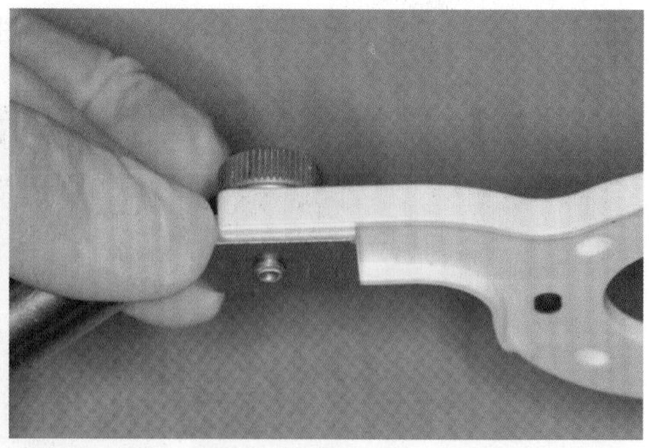

图 10-1-6 连接𬌗叉与万向关节

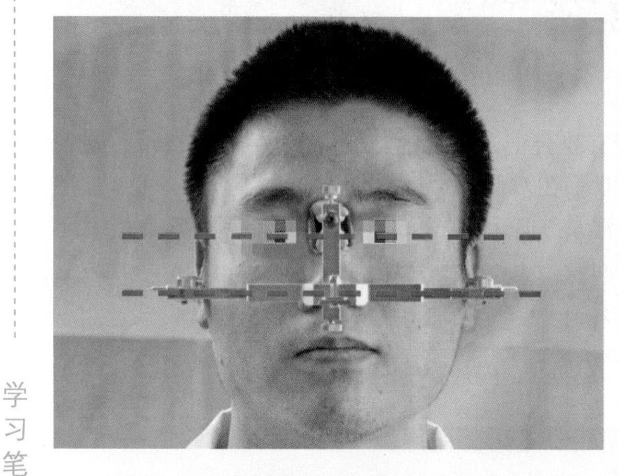

图 10-1-7 面弓就位（正面）：检查平行度

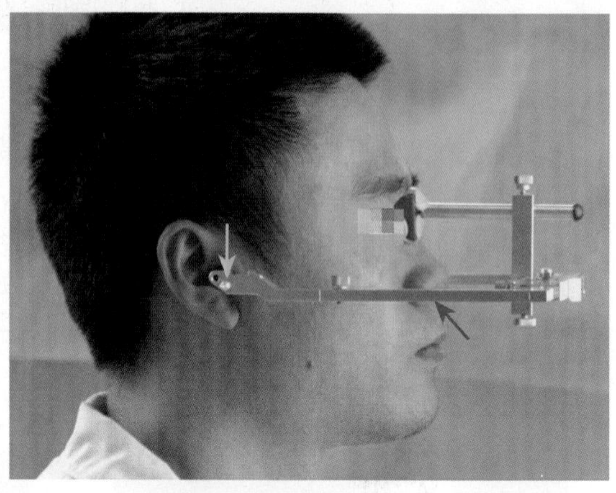

图 10-1-8 面弓就位（侧面）：确认参考点

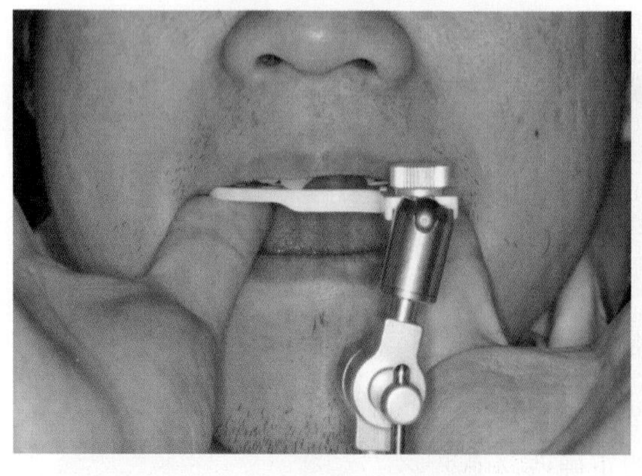

图 10-1-9 将连接万向关节且带有上颌牙列咬合印迹的𬌗叉再次口内就位

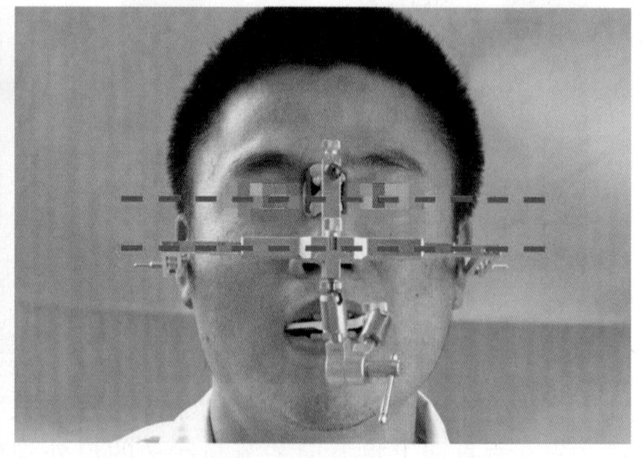

图 10-1-10 面弓连接万向关节（正面）：再次检查平行度

学习笔记

正面检查面弓的平行度(图 10-1-10),从侧面确认面弓的参考点(图 10-1-11),准确无误后,锁紧万向关节与面弓的连接螺钉。

视频:ER10-1-4 面弓转移后通过转移台上𬌗架

5. 取下面弓　锁紧万向关节,确认无误后,尽快松开鼻托定位螺钉,收回并固定鼻托(图 10-1-12);然后旋松面弓体宽度调节螺钉(图 10-1-13),取下面弓体(图 10-1-14),随后卸下万向关节(图 10-1-15)。

6. 转移上颌关系至𬌗架　从面弓上取下带有𬌗叉的万向关节,此时万向关节的空间构象记录就是通过铰链轴的参考平面(代表头颅)与上颌牙列的相对空间位置关系。将这一位置关系转移至𬌗架有两种方法,一是将连有万向关节的面弓直接与𬌗架连成一个整体,完成转移;二是取下万向关节通过转移台与𬌗架相连完成转移,这两个方法的最终效果是完全一致的。下面主要介绍第

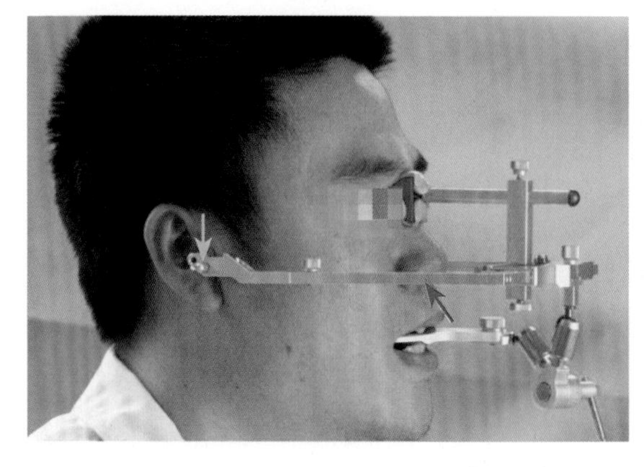

图 10-1-11 面弓连接万向关节（侧面）：再次确认参考点

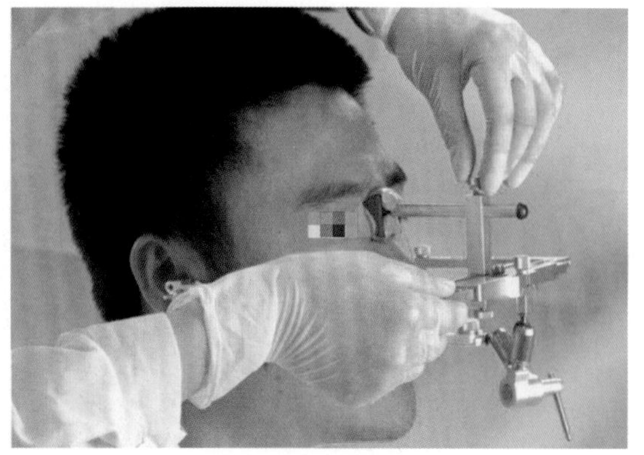

图 10-1-12 松开鼻托定位器

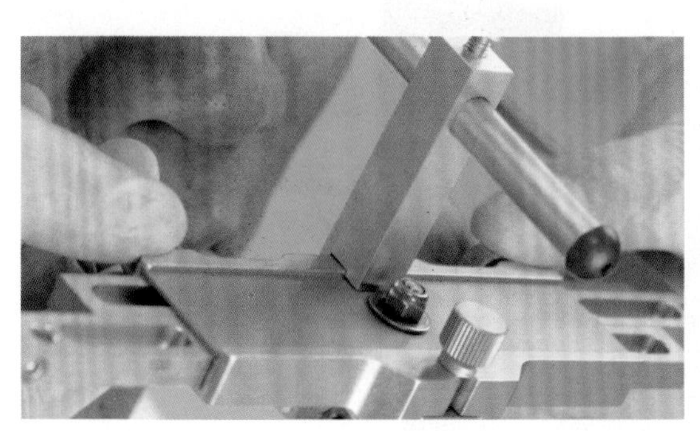

图 10-1-13 旋松面弓体宽度调节螺钉

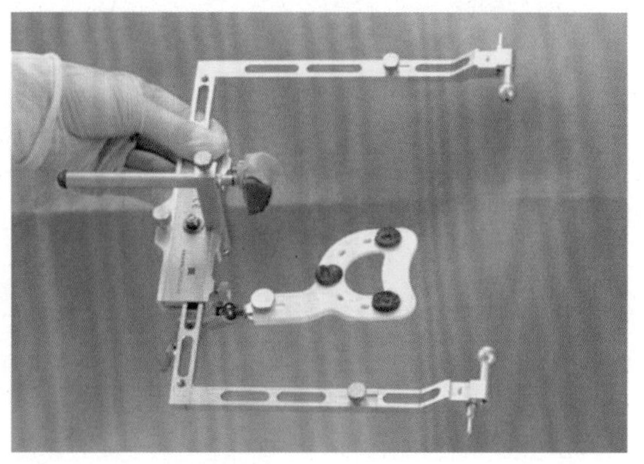

图 10-1-14 取下面弓

学习笔记

二种方法。

首先将带有上颌牙列咬合印迹的万向关节连接到转移架上（图 10-1-16）。调整转移台螺钉，使转移台支撑板与殆叉之间留出 5～10mm 间隙（图 10-1-17）。用咬合记录硅橡胶（图 10-1-18）或零膨胀石膏充填转移台支撑板和殆叉之间的间隙，利用支撑板来稳定殆叉，等待咬合记录硅橡胶或石膏固化，防止放置上颌模型时殆叉因模型重量下沉移位。先旋松万向关节与殆叉的螺钉，后旋松万向关节与转移台的螺钉，将上颌牙列咬合印迹转移至转移台（图 10-1-19）。将上颌关系从转移台上转移至殆架上（图 10-1-20）。

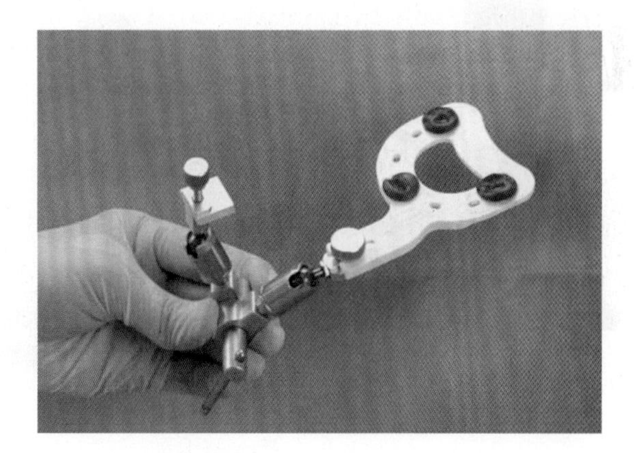

图 10-1-15 卸下万向关节

7. 将上颌模型转移至殆架 确认殆架的各项参数为零。锁紧正中锁，打开殆架上颌体，用咬合蜡上的咬合印迹将上颌模型就位于殆叉上，确认模型在殆叉上稳定无翘动；通过调磨或加厚上颌模型底座，使其与上颌架环之间距离为 5～10mm（图 10-1-21）。当间距过大时，会增加石膏凝固过程中发生膨胀变形导致的误差；当间距过小时，上颌模型与架环之间石膏强度不足，容易使两者在后续操作过程中分离。

确认上颌模型底座与上颌架环之间距离在合适的范围后，打开殆架上颌体，严格按照殆架专用零膨胀石膏的产品说明书中要求的水粉比操作，在规定的时间内将调拌好的石膏涂布于上颌模型底座上，复位殆架上颌体至切导针与切导盘接触，待石膏完全凝固后即完成转移上颌关系至殆架

视频:ER10-1-5
口内前伸及侧方殆记录的制取

视频:ER10-1-6
通过殆记录进行半可调殆架前伸髁导斜度的调节

视频:ER10-1-7
通过殆记录进行半可调殆架侧方髁导斜度的调节

视频:ER10-1-8
个性化切导盘的制作

视频:ER10-1-9
成品个性化切导盘的调节

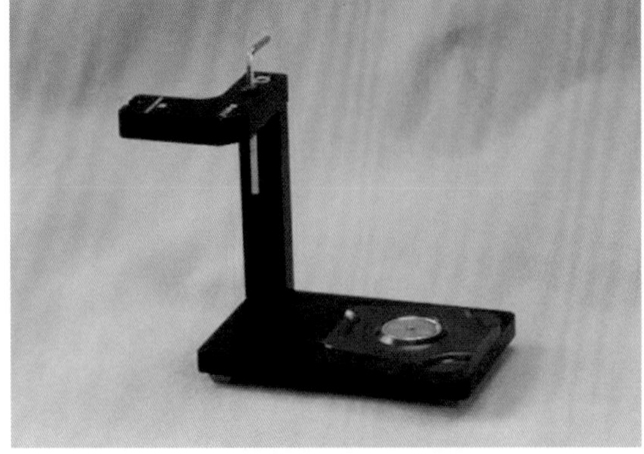
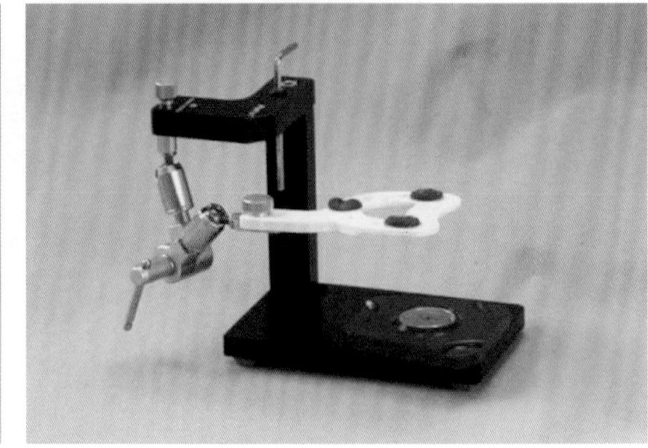

图 10-1-16 万向关节与殆叉连接到转移架

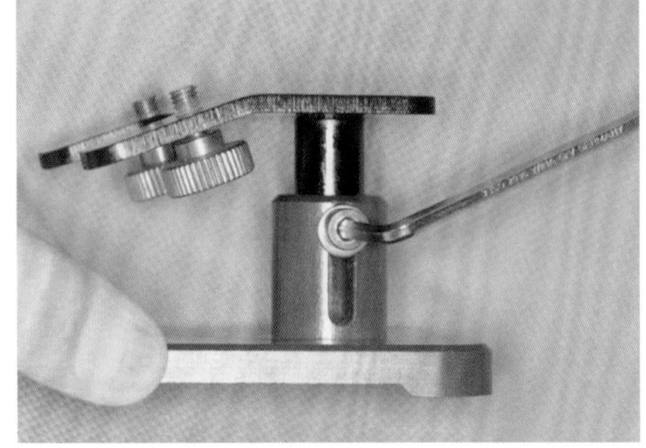
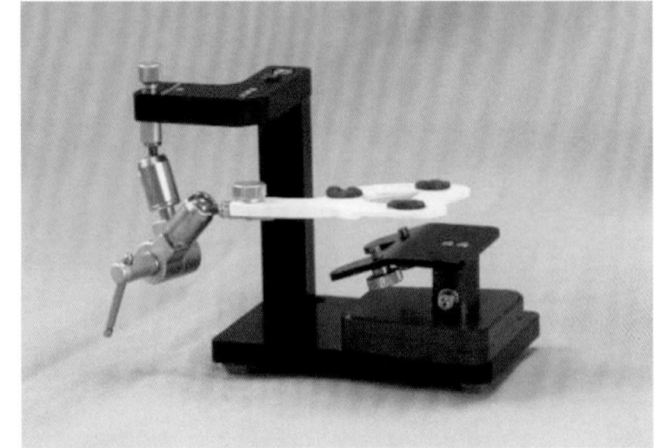

图 10-1-17 调整转移台支撑板与殆叉之间间隙

学习笔记

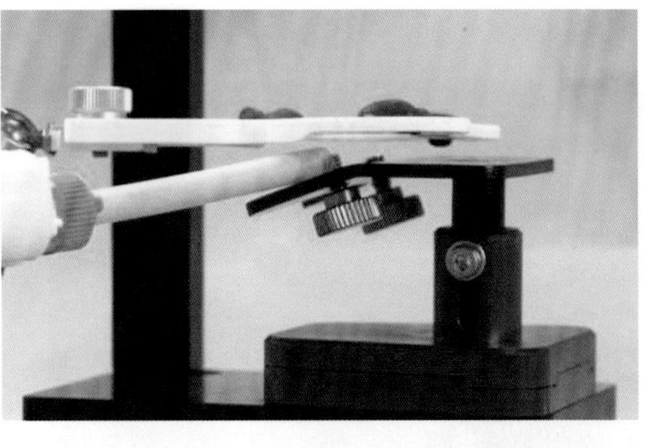
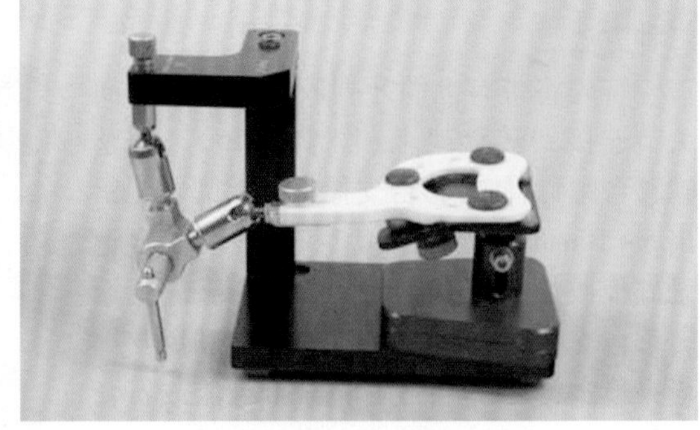

图 10-1-18 咬合记录硅橡胶充填转移台支撑板与殆叉之间间隙：至少 4 个点均匀支撑

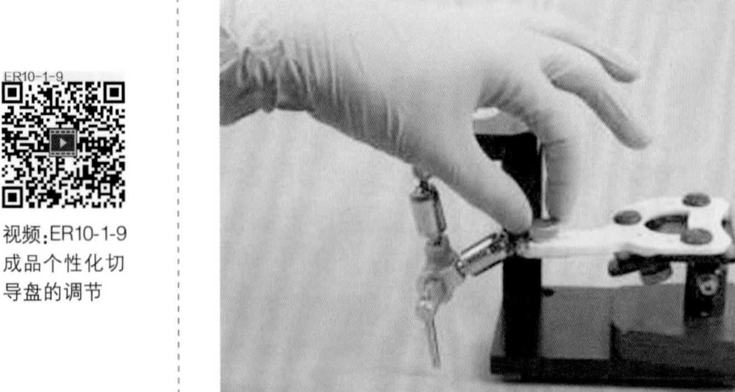

图 10-1-19 将上颌牙列咬合印迹转移至转移台

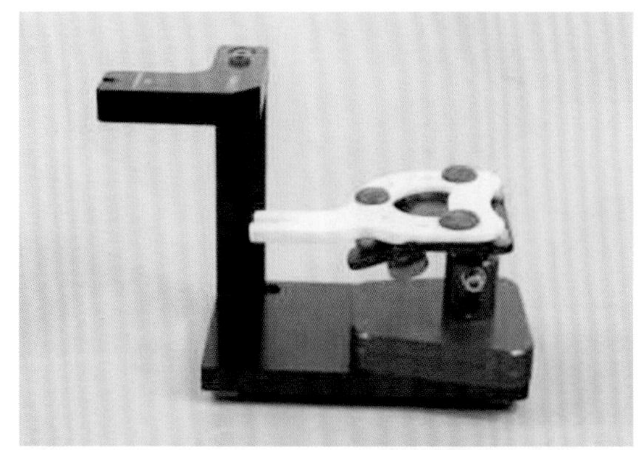

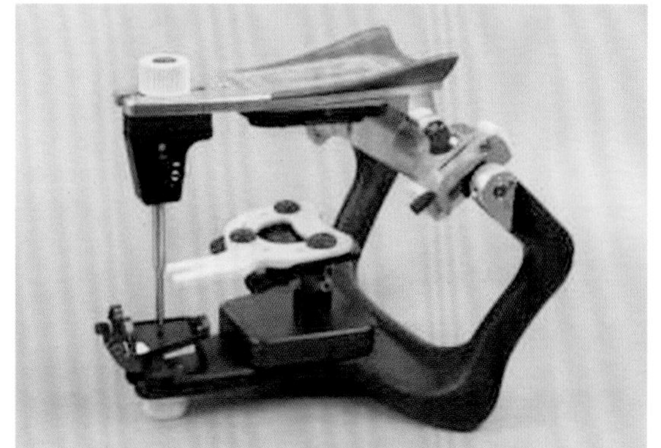

图 10-1-20 将上颌关系转移至殆架

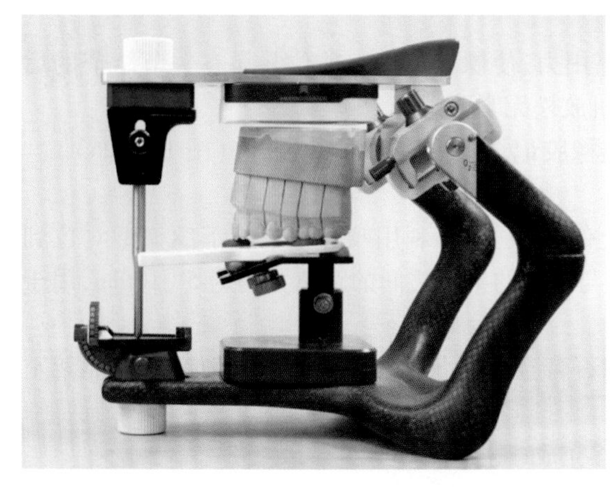

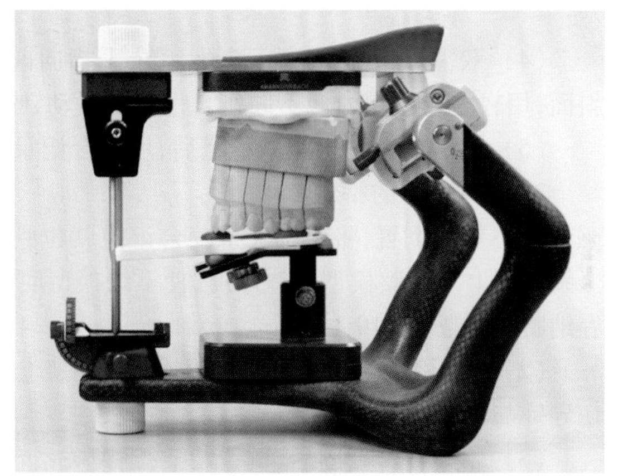

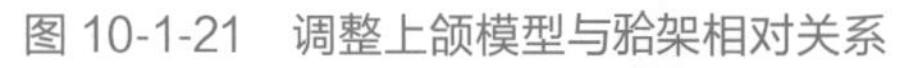

图 10-1-21 调整上颌模型与殆架相对关系

图 10-1-22 固定上颌模型于殆架上

学习笔记

(图 10-1-22)。

(三) 正中关系的记录

1. 准备咬合记录硅橡胶 制取咬合记录时,需选择固化快、硬度大、弹性小的咬合记录硅橡胶(图 10-1-23)。

2. 记录正中关系

(1) 前牙区咬棉球 15 分钟(去程序化)(图 10-1-24)。

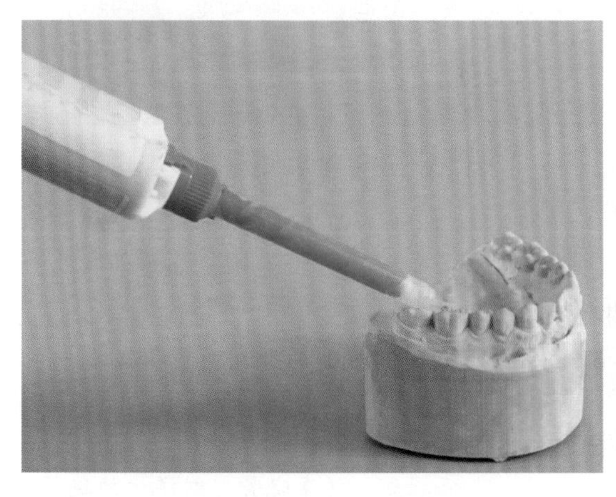

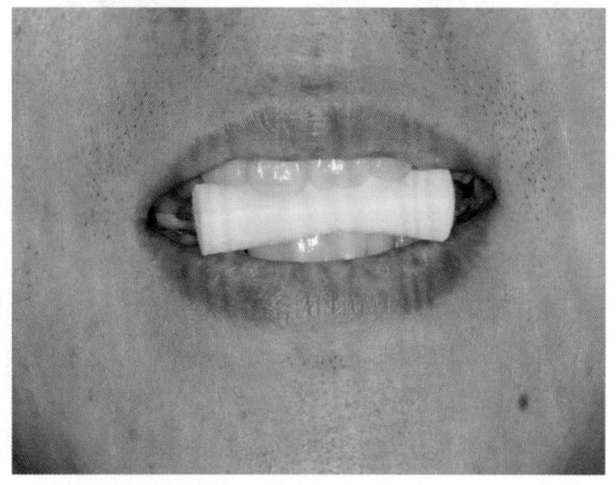

图 10-1-23 咬合记录硅橡胶

图 10-1-24 去程序化

(2) 受检者舒适地斜躺在牙椅上,颏部向上,放松。

(3) 术者坐在受检者正后方,双手的示指到小指(4 个手指)分别置于受检者双侧下颌下缘,且小指位于下颌角处;双手拇指置于下颌骨颏部,分别位于正中联合两侧(图 10-1-25)。

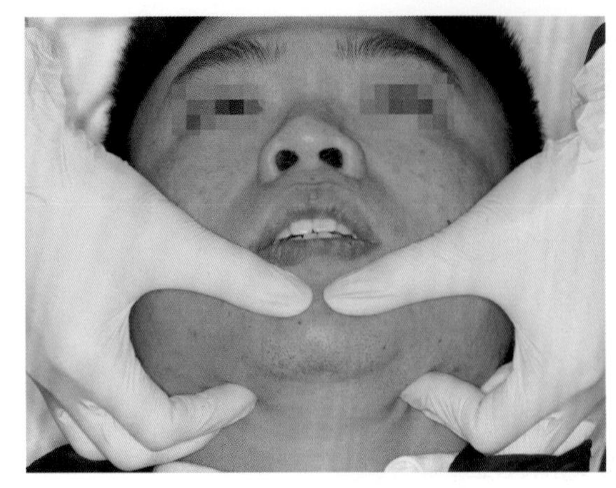

图 10-1-25 正中关系记录的手法

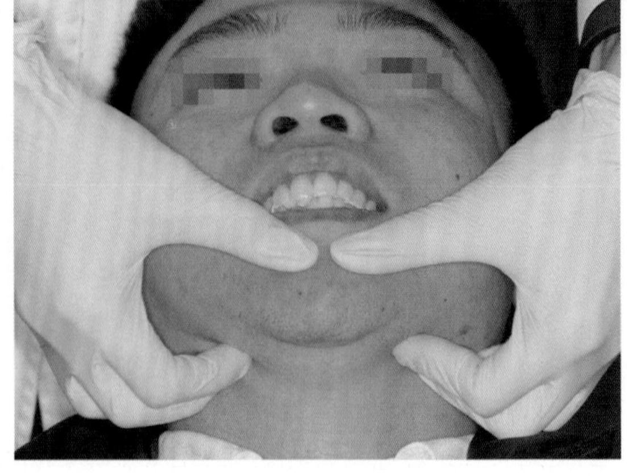

图 10-1-26 用咬合记录硅胶记录正中关系

（4）双手拇指向下后压下颌，其余手指向前上用力，使髁突位于上前位并靠在关节结节的后斜面，用轻力或不用力使下颌作自由铰链运动，咬肌放松无紧张感。

（5）手法取得正中关系稳定后，用咬合记录硅橡胶记录正中关系的咬合状态（图 10-1-26）。

3. 正中关系的殆架转移

（1）殆架倒置，将正中关系咬合记录就位到上颌模型上，再利用咬合记录将下颌模型对位到上颌模型上。调整模型底座厚度，使下颌模型底面与殆架的架环之间的距离大约为 5～10mm，用于容纳殆架石膏（图 10-1-27）。

（2）将下颌模型底面润湿，调拌适量殆架专用石膏至奶油状，置于下颌模型底面，关闭殆架至切导针与切导盘接触。

（3）殆架石膏硬固后，倒置殆架，正中关系转移完成（图 10-1-28）。

学习笔记

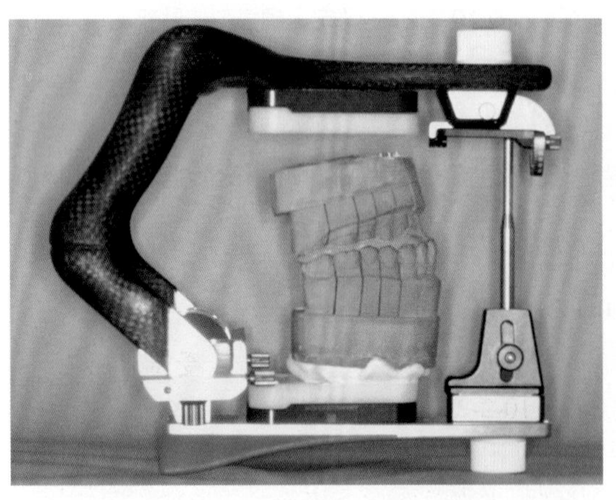

图 10-1-27 倒置殆架，调整下颌模型与殆架相对关系

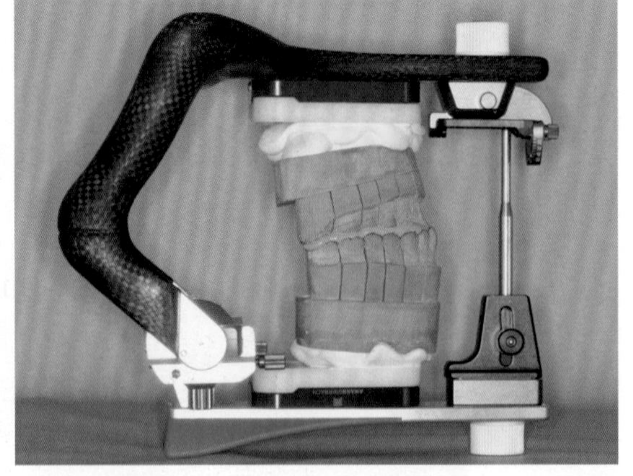

图 10-1-28 完成转移正中关系

【思考题】

1. 解剖式面弓使用时，不同的体位对转移结果有什么影响？

2. 使用解剖式面弓时，如果患者外耳道高低不一致，导致面弓的平面与瞳孔连线明显不平行时，应该怎么处理？

3. 临床常用的正中关系和其相对应的确定方法还有哪些？

（李晓箐 刘洋 师晓蕊）

实验二 咬合的仪器检查

计算机辅助下的一些电子咬合测量装置，可即时、定量地分析咬合接触，更客观且可视化地描述和评估咬合过程，从而为咬合分析、确定治疗方案提供可靠依据。本实验以压电感应式咬合分析系统为例介绍咬合的计算机辅助仪器检查。

【实验目的】

熟悉压电感应式咬合分析电子仪基本操作和分析方法。

【器械和材料】

压电感应式咬合分析系统、电压力感应膜片、装有配套软件的计算机。

【学时】 3 学时。

【实验步骤】

（一）仪器介绍

压电感应式咬合分析系统主要由控制手柄和电压力感应膜片组成，膜片上有马蹄形的感应区，受到咬合力时可以实时记录咬合接触点的部位、范围和咬合力大小。

（二）仪器安装

1. 将支架插入控制手柄，打开控制手柄上的膜片夹，插入电压力感应式膜片，膜片上有“UP”标志的一面朝上，使支架上的三角尖端正对膜片中线，合上膜片夹（图 10-2-1）。

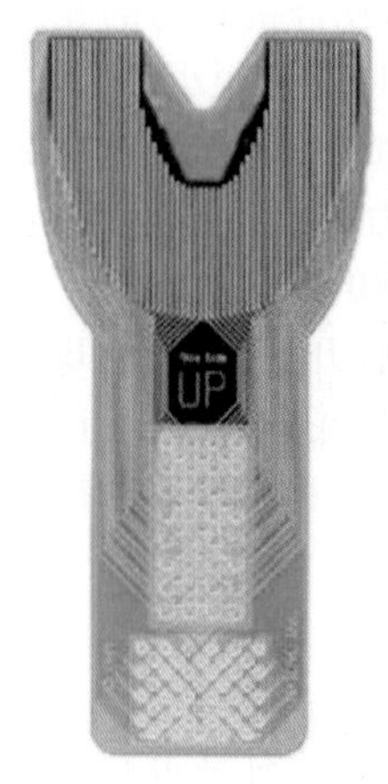

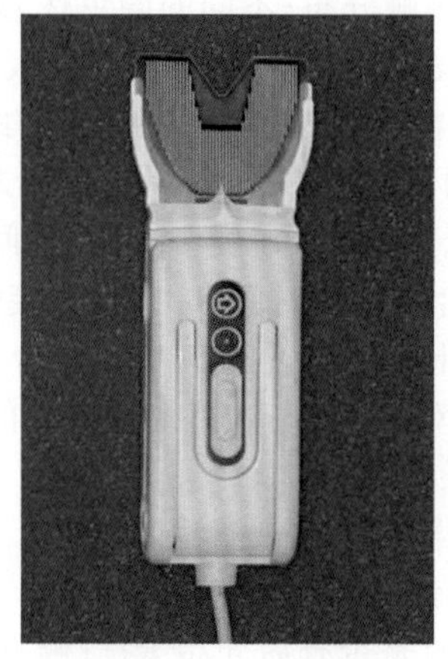

图 10-2-1　电压力感应膜片和控制手柄

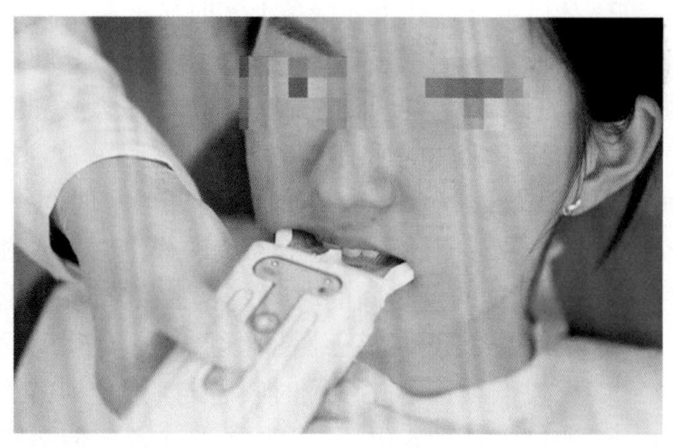

图 10-2-2　记录受试者咬合信息

2. 将安装好膜片的控制手柄与计算机相连接

3. 运行软件，根据要求输入受试者的信息，测量受试者中切牙的宽度，建立数据库，进入记录模式。

（三）检查时的体位

检查者位于受试者右后方，左手牵拉受试者口角，右手持控制手柄，旋转进入受试者口内，使支架上的三角尖端正对受试者上中线进行咬合记录（图 10-2-2）：

1. 最大牙尖交错位的咬合　受试者上下颌牙紧咬，使上下颌牙齿达到最广泛、最紧密的接触。

2. 前伸咬合运动　受试者下颌从最大牙尖交错位起，下颌前牙沿上颌前牙舌面滑动至切牙切缘相对的对刃位置。

3. 侧方咬合运动　受试者从最大牙尖交错位起，工作侧下颌牙颊尖的颊斜面沿上颌牙颊尖的舌斜面滑动，向左（或向右）至工作侧上下颌尖牙牙尖顶相对（或工作侧上下颌后牙颊尖相对）的位置。

4. 正中关系位的咬合　将感应膜片旋转进入受试者口内，使支架上的三角尖端正对受试者上颌中切牙中线。测试者手法引导使下颌咬在正中关系位，记录上下颌牙列的咬合情况。

（四）下颌运动咬合记录

生成受试者咬合动态电影，保存受试者咬合信息。

（五）数据分析

1. 软件记录受试者咬合后生成界面如图 10-2-3；软件根据患者前牙宽度建立了个性化的牙弓图像，牙弓图像外侧标注了牙位信息，内侧实时显示该牙位咬合力相对大小。

牙弓中央的被分割为四个区域的白色椭圆为咬合平衡的最佳范围，周围的灰色区域为咬合平衡的可接受范围，红宝石标志则代表了咬合力中心点，其形成的颜色曲线为中心点的运动轨迹，若受试

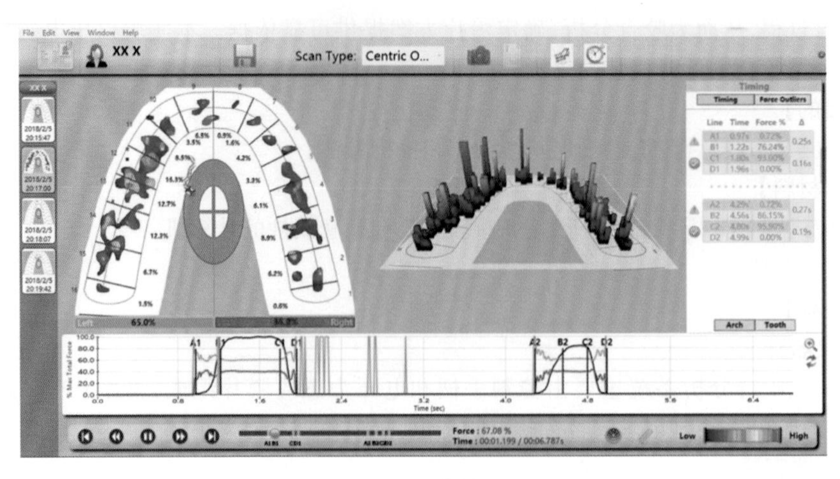

图 10-2-3　软件界面

者已完全咬紧达到最大牙尖交错位时，红宝石标志仍位于灰色区域以外，提示受试者咬合力不平衡。

牙弓上有颜色的区域为咬合接触区，显示咬合接触分布；不同的颜色代表咬合接触力的相对大小，可根据颜色标尺判断咬合力的大小：紫红色代表咬合力很大，深蓝色代表咬合力很小。

2. 牙弓下方的红条和绿条上实时显示左右侧咬合力分别占全口总的咬合力的百分比，下图中纵坐标为相对咬合力，横坐标为时间，可动态显示随时间变化的左右及全牙弓咬合力的相对比值。红色曲线表示右侧牙弓，绿色曲线表示左侧牙弓，黑色曲线表示整个牙弓咬合力随时间的变化曲线。

3. 曲线上标注的所有 A 时间点为有第一点咬合接触的时间点，即咬合接触开始的时间，B 时间点为到达最大咬合接触的时间点，直至 C 时间点开始下降，至 D 时间点咬合彻底分离，没有任何咬合接触。最右侧的表格显示各点的详细时间及相对力大小。A、B 两点之间的时间差表示𬌗接触时间长短；C、D 两点之间的时间差表示𬌗分离时间长短。

学习笔记

4. 中间的咬合动态三维图像可方便操作者从不同的角度观察𬌗力大小。

5. 比较下颌正中关系位时咬合与最大牙尖交错位时咬合的差异。

6. 通过咬合动态电影，可观察受试者前伸运动时是否有后牙𬌗干扰；侧方运动时是否有平衡侧𬌗干扰（见第五章第四节“一、咬合接触”）。

实验三　颞下颌关节振动分析

关节音是颞下颌关节区组织在下颌盘髁运动过程中发出的声音。本实验以颞下颌关节振动分析技术（joint vibration analysis，JVA）为例介绍关节音有关信息的采集、转换与分析。

视频：ER10-3-1 颞下颌关节振动分析

【实验目的】

熟悉颞下颌关节振动分析技术的基本操作和分析方法。

【器械和材料】

颞下颌关节振动传感器、模数转换信号盒、颞下颌关节振动分析软件、电脑。

【学时】 3 学时。

【实验步骤】

（一）仪器介绍

采集下颌运动时颞下颌关节区的振动信号，通过模数转换，用二维或三维数字波形定量显示振动强度、能量、频率、时间等信息。

（二）仪器连接

1. 受试者采取端坐位，将模数转换信号盒悬挂在受试者的颈部。

2. 将受试者颞下颌关节区暴露，拨开周围头发避免测量干扰，将耳机式传感器戴在受试者头部，传感器贴紧双侧颞下颌关节区（图 10-3-1）。

3. 将传感器的引线头分别插入信号盒的左右两侧插孔，将信号盒与电脑相连接，信号盒指示灯亮起表示连接成功。

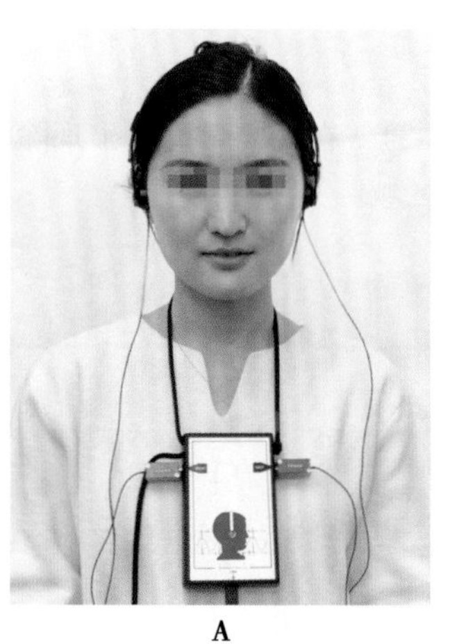

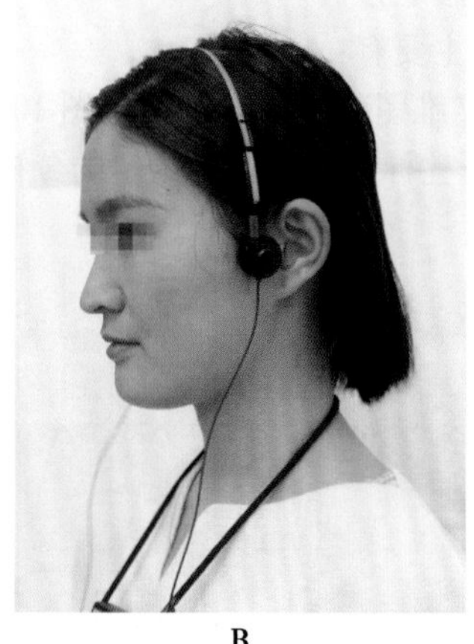

A　　　　　　　　B

图 10-3-1　颞下颌关节振动传感器及模数转换型号盒的佩戴
A. 正面观　B. 侧面观

（三）建立病例档案

1. 收集受试者的资料（姓名、年龄、出生日期等），建立个人资料档案。

2. 运行关节振动记录程序，根据受试者下颌运动情况选择节拍器的速率（正常速度：每周期约 1.5 秒；慢速：每周期约 2.5 秒），选择信息采集的时间（一般为 15 秒，包含十个往复开闭口运动），进入录制界面。

3. 测量受试者下颌运动的基本信息

（1）最大开口度：受试者最大开口时上、下颌中切牙的切缘的距离，加上覆䍃距离。

（2）开口偏斜的方向和距离：受试者在最大开口位时下颌的偏移方向和距离。

学习笔记

（四）颞下颌关节振动信号采集

受试者根据节拍器的速度进行连续的下颌开闭口运动，开口时下颌运动至最大开口位，闭口时牙齿用力咬在牙尖交错位，并能听到牙齿接触的叩齿音。记录完成后输入文件名进行保存。可采用同样的方法进行前伸、后退运动和左（右）侧方运动记录。

（五）正常下颌运动的 JVA 时间（振动）二维图像（JVA sweep）

如图 10-3-2 所示，横坐标为时间（秒），上面为右侧关节（TMJ-R）振动，下面为左侧关节（TMJ-L）振动，中间曲线从上顶点（牙尖交错位）往下为开口（箭头指向 O 方向），从下顶点（最大开口位）往上为闭口（箭头指向 C 方向）。正常图像双侧颞下颌关节区振动信号均一，除了叩齿音之外没有明显异常幅度的波动。

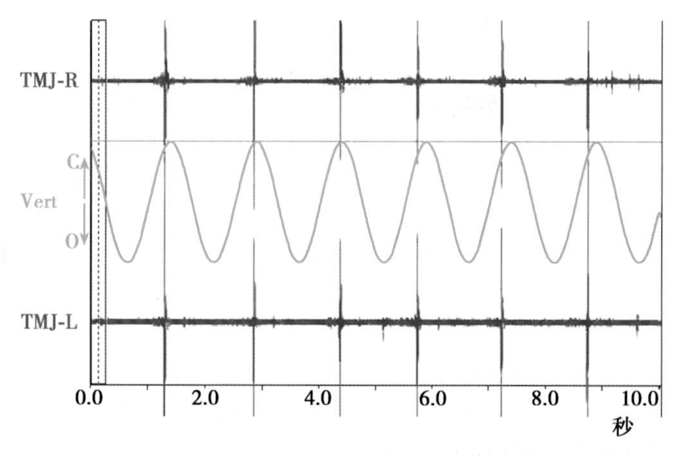

图 10-3-2　正常下颌运动的 JVA 时间（振动）二维图像

（六）异常关节振动分析

JVA 的分析界面主要有：

1. 时间（振动）二维图像（JVA sweep）（图 10-3-3） 在开闭口之间出现除叩齿音之外的异常振动波幅，6 对彩色选框柱标定了检查者锁定的分析区域。

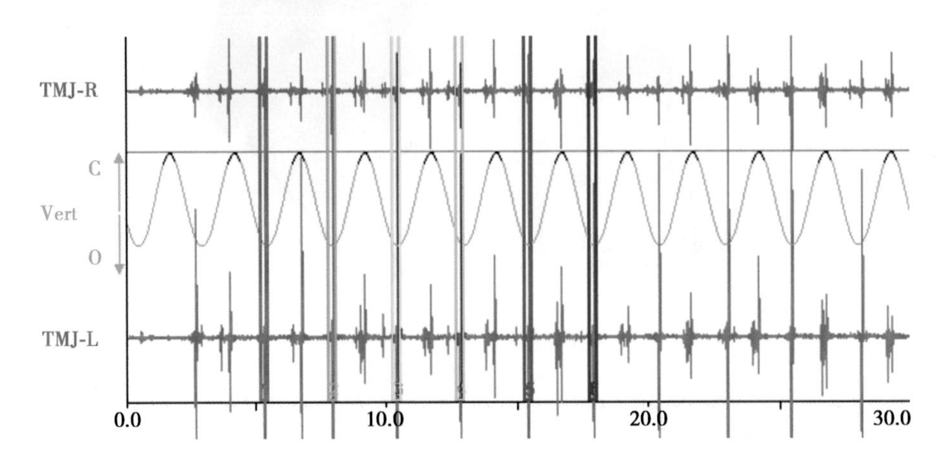

图 10-3-3 时间(振动)二维图像

6 对不同颜色选框柱所标记的区域是检查者锁定的振动分析区

2. 振动叠加窗口（superimposed vibration）（图 10-3-4） 振动叠加窗口显示的是 JVA sweep 窗口中标记的不同振动叠加的信息，图中上下波形线中各种不同颜色与 sweep 图（图 10-3-3）中选框柱的颜色一一对应，以此可以了解所锁定的振动所发生的时间、位置以及强度是否有重复性，是否为往复循环的关节振动。

学习笔记

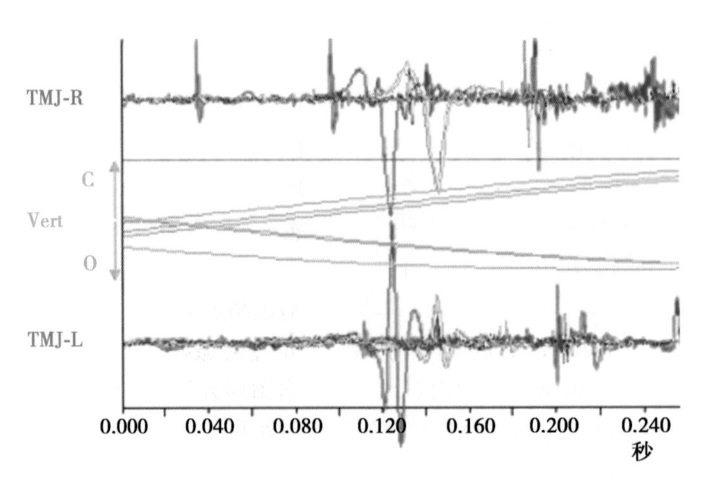

图 10-3-4 振动叠加窗口

通过叠加可看到图中锁定的不同颜色的振动波幅大小。中间绿线表示对应开闭口方向，图中可观察多次振动发生时相、位置的一致性

3. 放大的时间（振动）二维窗口（zoomed view）（图 10-3-5） 在 JVA sweep 窗口内实时移动的标记框内的振动信息，可在 zoomed view 窗口看到对应的放大后的信号图像，可以比较左右侧关节振动发生的先后次序，排除对侧关节振动引起的共振干扰。

4. 数据汇总窗口（summary）（图 10-3-6） 数据汇总窗口显示的是 JVA sweep 图中所标记振动的频率、强度、能量、时间等信息数据。不同颜色的方框内数据与 JVA sweep 图中所标记的振动颜色一致，最前方的数据为标记振动数据的平均值。主要的参考指标有：

（1）振动总能量（total integral energy，TI）（PaHz）：反映振动强度的参数，由强度频率曲线下的面积计算得出。

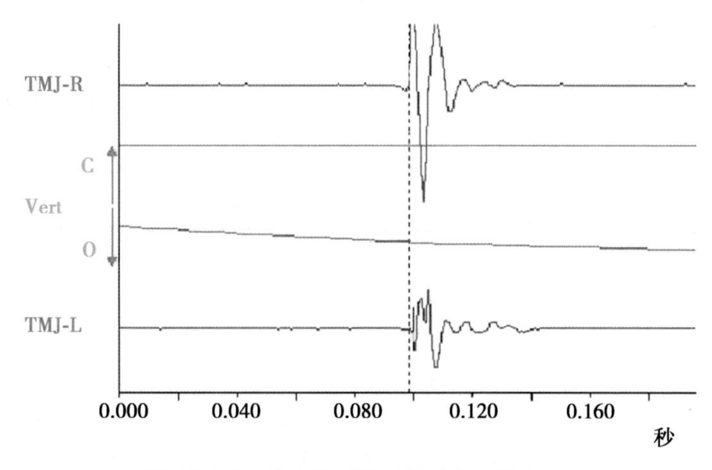

图 10-3-5 放大的时间（振动）二维窗口

Help	Average		Window 1		Window 2				Window 4		Window 5		Window 6	
Narrative	Right	Left	Right	Left	Right	Left	Right	Left	Right	Left	Right	Left	Right	Left
Total Integral	25.4	19.4	36.0	42.6	28.0	17.6	16.2	10.3	26.5	15.4	20.2	13.6	25.2	17.0
Integral <300Hz	21.0	16.7	34.2	40.3	26.6	15.4	10.3	7.4	25.4	13.8	13.6	11.0	15.6	12.0
Integral >300Hz	4.4	2.7	1.9	2.3	1.4	2.1	5.9	2.9	1.1	1.6	6.6	2.5	9.5	5.0
>300/<300 Ratio	0.21	0.16	0.05	0.06	0.05	0.14	0.57	0.39	0.04	0.12	0.48	0.23	0.61	0.41
Peak Amplitude	2.4	1.2	4.2	3.6	4.3	1.4	0.6	0.7	4.3	1.3	0.8	0.8	0.9	0.8
Peak Frequency	33	91	33	103	29	91	263	17	33	91	76	76	248	52
Med. Frequency	95	119	76	119	48	103	251	173	48	103	224	142	244	189
Distance to CO	27.7	28.9	15.9	14.8	17.4	15.9	35.7	40.5	19.4	17.8	41.8	44.9	35.7	39.7
Est. Velocity	-8.8	-19.1	-69.9	-68.8	-76.8	-68.1	61.6	43.9	-72.1	-75.3	42.7	6.8	61.6	46.8
Max. Opening	45													
Lat. Deflection	1 R													
Initial Exam														

图 10-3-6 数据汇总窗口

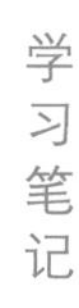

（2）小于 300Hz 的振动能量（integral energy<300Hz）（PaHz）：低频区能量。

（3）大于 300Hz 的振动能量（integral energy>300Hz）（PaHz）：高频区能量。

（4）大于 300Hz 的振动能量与小于 300Hz 的振动能量之间的比值（ratio>300Hz/<300Hz，Ratio）：有学者认为这个比值提示软组织或硬组织病变。

（5）峰频率（peak frequency，PF）（Hz）：频谱图振幅最高点的频率。

（6）峰振幅（peak Amplitude，PA）（Pa）：峰频率时的绝对振幅。

（7）中间频率（median frequency，MF）（Hz）：将频谱图均分为两部分时的频率。

（8）距离（distance to CO，D）：目标振动发生的位置距离牙尖交错位的距离。将最大开口范围三等分将开口或者闭口过程分为三个部分，为开口初期、中期和末期，闭口初期、中期和末期。

5. 运动时相窗口（velocity）（图 10-3-7） 下颌运动的速度以及关节音产生的位置，右侧弧形为开口，左侧弧形为闭口。图片下方显示下颌水平向与垂直向的运动速度，圆点位置为弹响出现的位置。

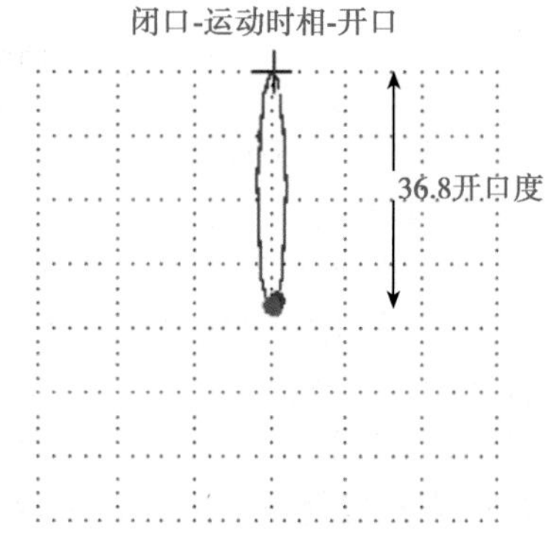

图 10-3-7 运动时相窗口

水平向（速度）：每格 250mm/s；垂直向（距离）：每格 10mm

6. 频率强度窗口（frequency spectra）（图 10-3-8） JVA sweep 图中锁定的关节音的频率-强度谱图，不同的颜色与 JVA sweep（见图 10-3-3）图中锁定的关节音颜色一致，而黑色则表示所有标记的振动的平均谱线。横坐标为振动频率，纵坐标为振动强度。图中每一侧关节振动图均绘制有两组谱图，幅度较小的为绝对谱图，表示的是平均振动曲线的绝对幅度（图中黑色面积部分）；幅度较

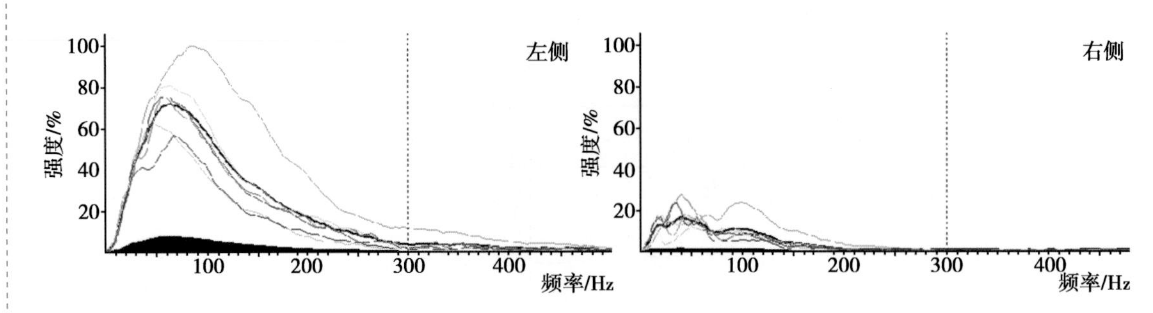

图 10-3-8 频率强度窗口

大的为相对谱图，对绝对图谱中各曲线所代表的振动强度按比例放大，曲线的高度与每个频率处的频谱能量成正比。在数据图像窗口可观察到相对应标记振动强度的绝对值。

7. 三维波形图窗口（wavelet transform view）（图 10-3-9） 通过三维影像的方式，直观地显示颞下颌关节区出现的振动时间、频率与强度之间的关系，三维空间坐标系中 X 轴代表时间，Y 轴代表频率，Z 轴代表振动强度，不同的颜色表示振动的不同强度，颜色越红、越亮，强度越高。

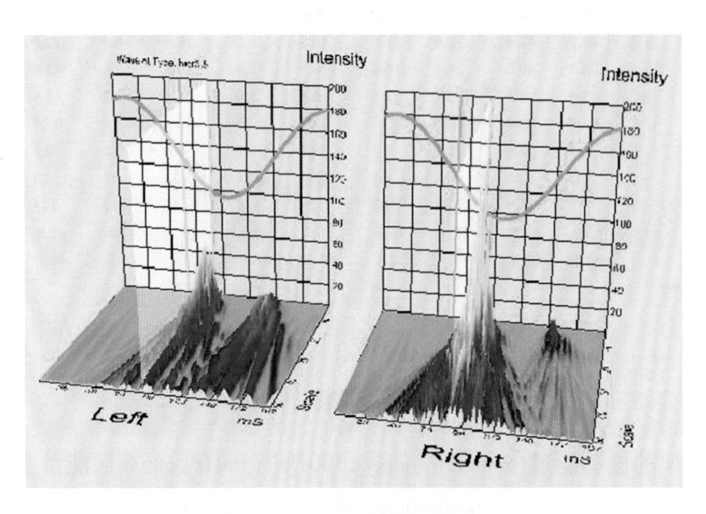

图 10-3-9 三维波形图窗口

学习笔记

视频：ER10-4-1 咀嚼肌肌电图检查

实验四 咀嚼肌肌电图检查

咀嚼肌肌电图检查是通过肌电记录装置实时监测咀嚼肌（颞肌、咬肌、二腹肌前腹、翼内肌、翼外肌等）在下颌功能运动过程中的电生理活动，为咀嚼肌功能相关疾病的诊断以及疗效评价提供相对定量、客观的依据。本实验以多导肌电仪为例测量下颌运动肌群（颞肌、咬肌、二腹肌前腹等）的表面肌电。

【实验目的】

熟悉表面肌电记录的基本操作和分析方法。

【器械和材料】

口腔检查盘一套、手套、乙醇棉球、Biopak 肌电仪、电脑、表面电极、饮用水（用于吞咽功能测试）、苹果（用于咀嚼功能测试）。

【学时】 3 学时。

【实验步骤】

（一）仪器介绍

肌电仪一般包括电极、放大器、带通滤波器、显示器等，肌电信号通过引导电极收集后输入放大器放大，继而进行数据分析以及模数转换，转换后的数字信号进入控制系统进行运算，最终实现数据的显示以及存储等功能（图 10-4-1）。

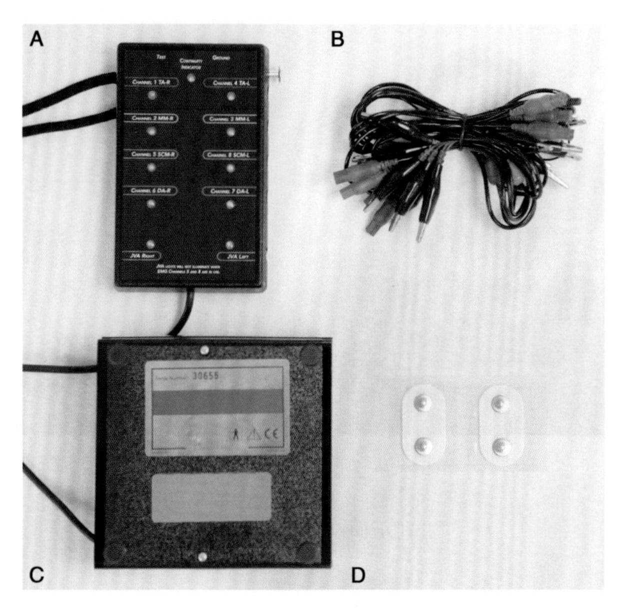

图 10-4-1　肌电仪
A. 功放盒　B. 引线　C. 信号处理器　D. 表面电极

（二）皮肤准备

用95%的乙醇棉球（或其他合适的皮肤清洁产品）清洁双侧咀嚼肌相应的位置，去除皮肤表面的化妆品和油脂。

（三）粘贴表面电极

表面电极置于各咀嚼肌表面，嘱受试者紧咬并感觉肌肉的膨突部位，使表面电极的纵向与肌纤维走行方向一致（图 10-4-2）。

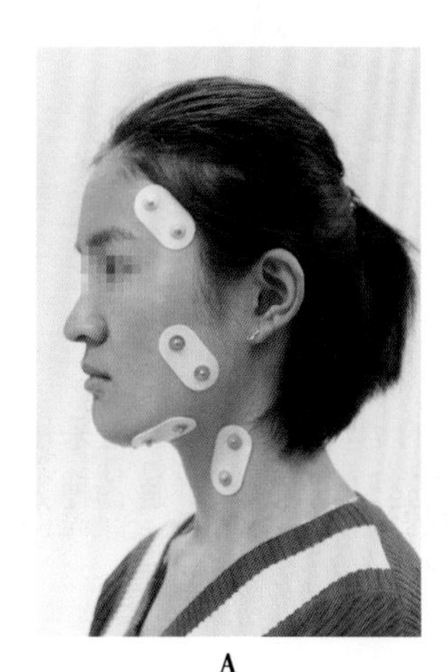

A　B

图 10-4-2　表面电极粘贴于咀嚼肌表面（颞肌前腹、咬肌、二腹肌前腹和胸锁乳突肌）
A. 侧面观　B. 正面观

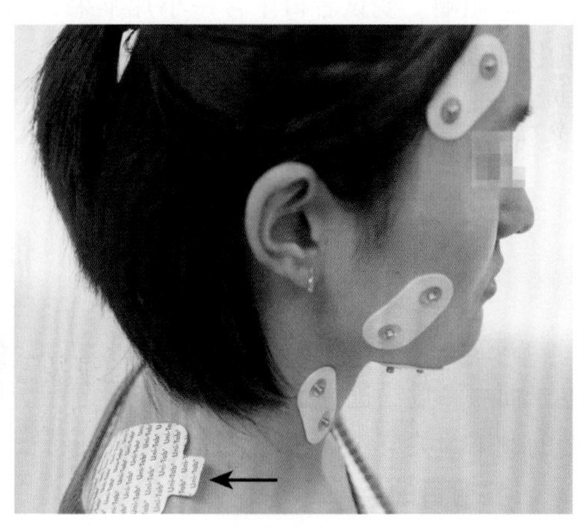

图 10-4-3　连接地线电极（箭头示）

（四）连接地线电极

使用一个额外的电极进行地线连接，通常将其放在受试者颈部或肩部的一侧（图 10-4-3）。

（五）接入引线

将功放盒的电源线悬挂于受试者的颈部，功放盒置于胸部舒适位置。将导线插头一一对应地连接到功放盒插孔，将鳄鱼夹连接到表面电极接头上（图 10-4-4）。连接电脑待绿色指示灯亮。

（六）记录数据

选择记录模式，指导受试者做放松，紧咬，吞咽，咀嚼等下颌运动，记录下颌运动过程中的实时

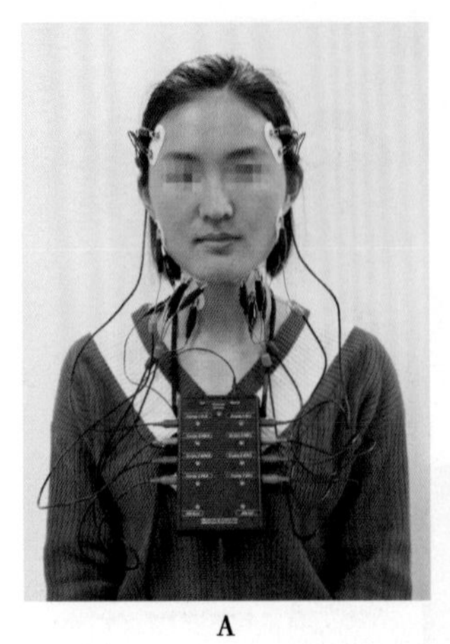
A

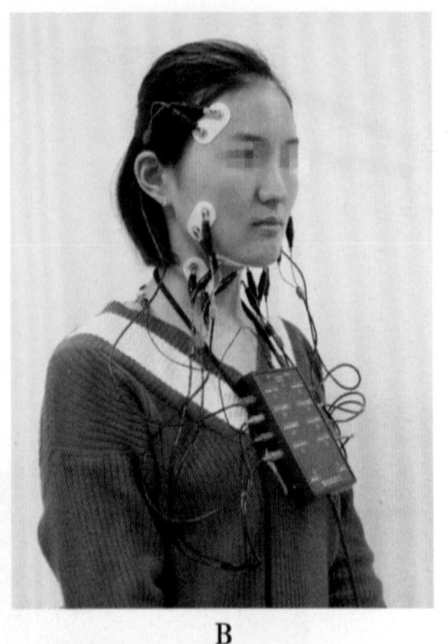
B

图 10-4-4 接入引线
A. 正面观 B. 侧面观

肌电活动。

1. 下颌姿势位 受试者端坐、眼睛微闭，牙齿轻轻松开，尽量放松咀嚼肌。

2. 牙尖交错位紧咬 受试者在牙尖交错位时，用最大力紧咬牙齿，持续 3 分钟。

3. 最大开闭口运动 受试者做大张口后回到牙尖交错位。

4. 前伸后退运动 受试者下颌从牙尖交错位开始，保持上下颌牙有咬合接触的同时向前伸滑至对刃位，然后再后退至牙尖交错位。

5. 侧方运动 受试者下颌分别从牙尖交错位开始，在保持有上下颌牙接触的同时向左侧（右侧）方运动，至上下同名牙尖相对的位置，然后回到牙尖交错位。

6. 吞咽 受试者口中含一小口水，记录将水咽下的过程中各肌的肌电活动。

7. 咀嚼 受试者口中含一小片苹果，开始记录用左侧（右侧）牙齿咀嚼口中的苹果 5~10 次的肌电活动。

学习笔记

文档：ER10-4-2 咀嚼肌表面肌电图的图像分析

（七）数据分析

具体见二维码。

实验五 髁突运动轨迹描记

髁突运动轨迹描记是利用描记装置，记录下颌各种功能运动时髁突的运动轨迹。本实验采用电子面弓测量法进行髁突运动轨迹描记与分析，有利于研究颞下颌关节运动的规律，了解各种类型的颞下颌关节疾病的特征性髁突运动特征。

【实验目的】

1. 掌握铰链轴的定义和定位方法。

2. 熟悉电子面弓测量髁突运动轨迹的基本操作和分析方法。

【器械和材料】

1. 髁突运动轨迹描记系统

（1）上面弓系统：眼镜式上面弓、上颌𬌗叉、万向关节、眶下点指引针、机械描记板。

（2）下面弓系统：下面弓、机械描记针、功能𬌗叉。

（3）电子描记系统：电脑（软件）、模数转换器、电子描记针、电子描记板、脚踏。

（4）数据转移系统：转移台、多用直尺、𬌗架。

2. 材料 夏用红蜡片、铝蜡、红膏、水浴箱、受试者上下颌模型、占位板、酒精灯、技工钳、临时冠材料、液体速干粘接剂、记号笔、描记纸、小刀、剪刀、石膏、饮用水（用于吞咽运动）、苹果（用于咀嚼运动）等。

【学时】8 学时。

【实验步骤】

（一）实验前准备

1. 模型制取　用超硬石膏制作受试者的上下颌模型一副。

2. 功能𬌗叉制作　将功能𬌗叉中心对准下颌牙弓中线，用记号笔做好正面标记和中线标记。根据受试者的下颌牙弓弧度弯制𬌗叉，使𬌗叉与受试者的下颌牙弓匹配。将弯制好的𬌗叉放入受试者的口内试戴，𬌗叉放置时，𬌗叉柄需与面部中线一致（图 10-5-1）。观察受试者是否有不适感，黏膜是否有压迫或𬌗叉是否干扰了咬合及下颌运动。

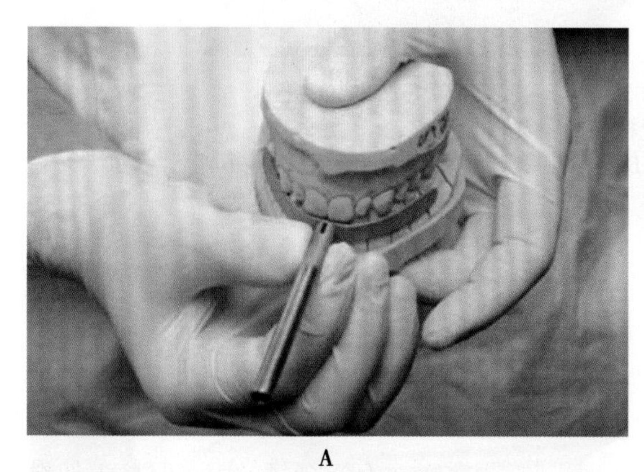

A

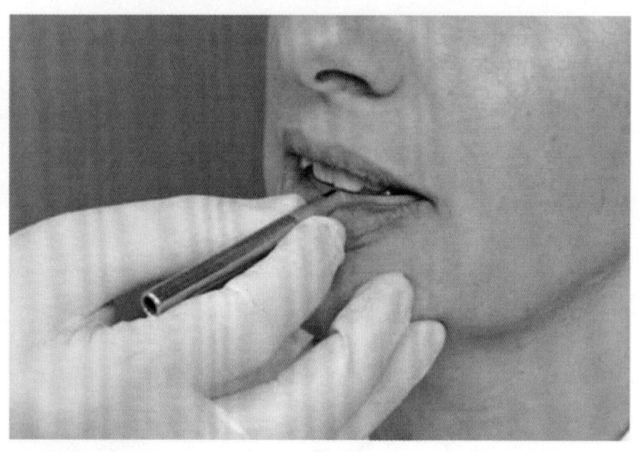

B

图 10-5-1　功能𬌗叉弯制及试戴

A. 在模型上弯制功能𬌗叉　B. 𬌗叉放入受试者口内试戴

3. 正中关系咬合蜡板制作　将一片夏用蜡片放入 55℃的水浴箱内预热，待蜡片变软后取出折叠为两层蜡板；将蜡板轻轻、均匀地压在上颌模型咬合面上，蜡片上的咬合深度不能超过牙齿外形高点线；待蜡板稍硬后剪去后缘及边缘多余蜡片，修剪为牙弓形态，制作成蜡板牙托；将牙托放入受试者口内试戴，检查接触是否稳定。指导受试者轻轻咬于正中关系位，特别注意不能用力咬合。取出蜡板，用刀片去除咬合面蜡片的咬合印记，在咬合接触点处滴上铝蜡（一般位于双侧牙弓后缘和双侧尖牙区或前牙区），再次引导受试者轻轻咬于正中关系位。取出蜡板，检查铝蜡的咬合印记是否清晰，模型对位是否稳定。

（二）仪器安装

1. 粘贴功能性𬌗叉　将调好的临时冠材料涂于功能𬌗叉的内表面，放入受试者下颌牙唇面的相应位置，注意标记的𬌗叉中线与受试者的面中线对齐。受试者咬在牙尖交错位并做前伸、侧方运动，防止𬌗叉干扰咬合。粘贴𬌗叉时可用薄蜡片隔离上颌牙列，防止上颌牙粘上临时冠材料。待临时冠材料硬固后，轻轻地从一侧取出𬌗叉。可在𬌗叉上观察到受试者下颌牙列唇面外形，用打磨机或刀片去除边缘多余临时冠材料和过大的倒凹，注意不要破坏临时冠材料的牙面形态（图 10-5-2）。将𬌗叉放回受试者口内检查是否固位良好、是否存在咬合干扰，黏膜是否受到压迫。隔湿干燥下颌牙唇、颊面，涂少量速干液体粘接剂在临时冠材料上，放入口内相应位置，黏附、固定功能性𬌗叉。

2. 安装上面弓　将上面弓上的数据归零，安装固定带和机械描记板，粘贴白色描记纸，做好准备工作。试戴上面弓时，可在鼻撑部位使用硅橡胶材料制作个性化的鼻撑；调整面弓使之与受试者头部宽度相适应，上面弓横杆与瞳孔连线平行，侧杆与耳上缘留有半指的距离，避免对受试者产生压迫不适感；前后向调整弓体，使机械描记板的后缘与耳屏前线一致。对于颜面部对称的受试者，尽量保证两侧读数一致。在机械描记板上标记铰链轴的大体位置（见第五章第二节的相关内容）。

3. 安装下面弓　调整两臂的微调螺丝，进行归零操作。检查者在受试者前方稳住下面弓并将其中心螺孔固定于𬌗叉上，助手在受试者后方固定下面弓两侧侧杆，使两侧侧杆的铰链轴定位孔圆心正对标记的机械铰链轴点。调整下面弓横杆与上面弓平行，拧紧𬌗叉定位螺丝。将双侧下面弓上的机械描记针尾部留出 22mm 的长度，使两侧侧杆与机械描记板留有适当的距离。安装两侧描记针，使针尖对准描记板上的机械铰链轴点，拧紧螺丝固定下面弓（图 10-5-3）。

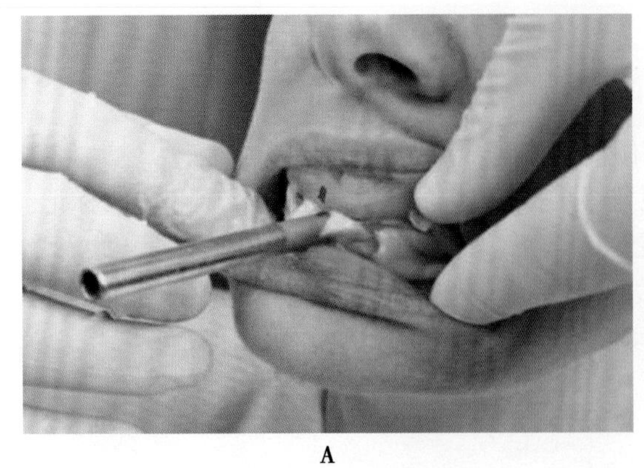

A

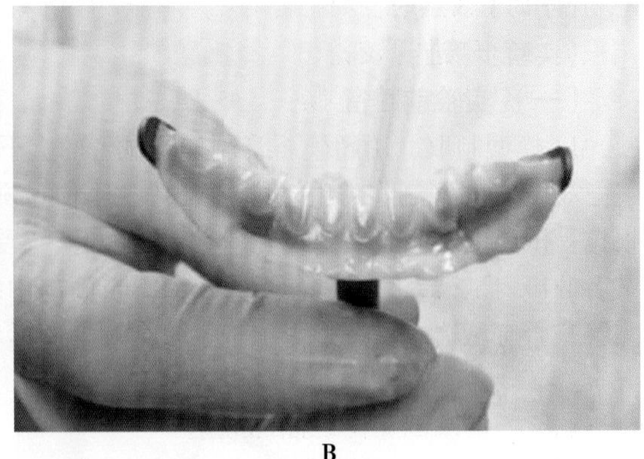

B

图 10-5-2 临时冠材料粘贴功能𬌗叉

A. 临时冠材料涂于功能𬌗叉的内表面 B. 可在𬌗叉上观察到下颌牙列唇面外形

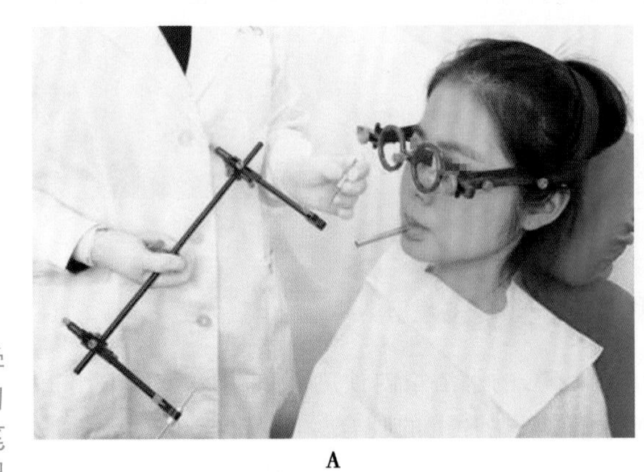

A

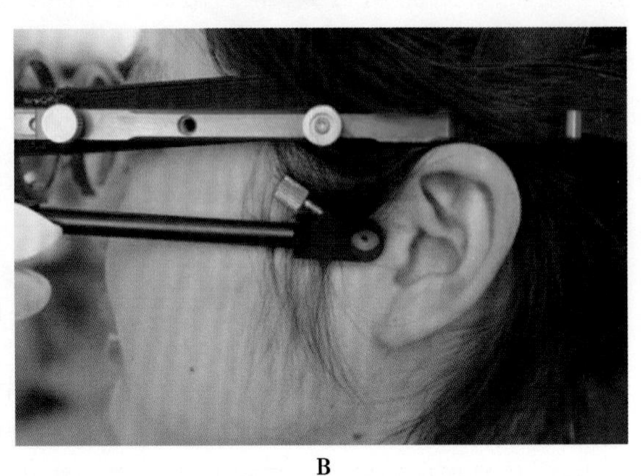

B

图 10-5-3 安装下面弓

A. 准备安装下面弓 B. 侧杆的铰链轴定位孔圆心与初步确定的经验铰链轴点对齐

学习笔记

视频:ER10-5-1 髁突运动轨迹描记(1)

(三) 铰链轴定位

1. 机械法定位铰链轴点 调节描记针侧面螺丝使针尖贴紧描记纸。让受试者连做 3 次下颌前伸后退运动,去除肌肉记忆,并手法引导受试者在正中关系位做小开闭口运动,注意闭口时牙齿不要接触,观察描记针的运动轨迹,通过调节下面弓上的侧杆控制螺丝,调整描记针上下左右的位置,直至描记针在小开闭口运动时只有定点转动,而没有滑动。此定点即为机械法定位的铰链轴点,标记好机械铰链轴点后取下机械描记针(图 10-5-4)。同样的方法标记另一侧铰链轴点。

2. 电子法测量铰链轴点 将电子描记板和电子描记针分别安装于上、下面弓,电子描记针正

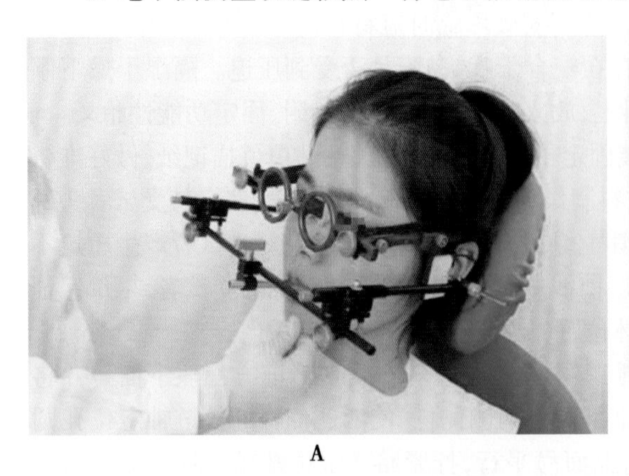

A

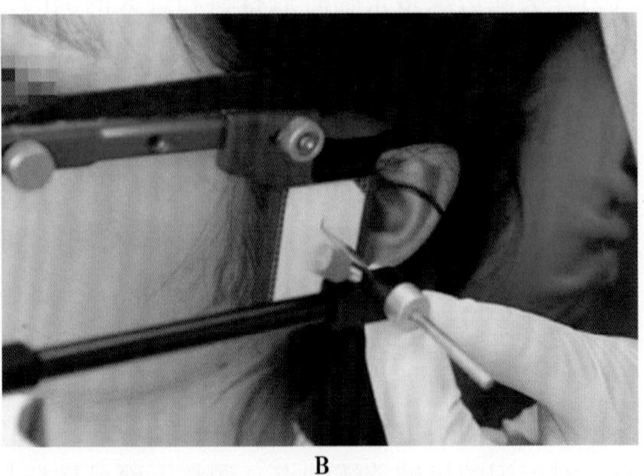

B

图 10-5-4 机械法定位铰链轴点

A. 引导受试者在正中关系位做小开闭口运动 B. 描记针在小闭口运动时定点转动

对机械铰链轴点位置，连接电脑与电子描记设备。首先进行铰链轴电子定位，用同样的手法引导受试者下颌在正中关系位做小范围开闭口运动，软件可根据受试者的小开颌运动计算出铰链轴点，减少人为观察的误差，调节下面弓的侧杆，使电子描记针与计算机定位的铰链轴点重合，可重复数次验证铰链轴点的精确性（图 10-5-5）。另一侧亦是如此。

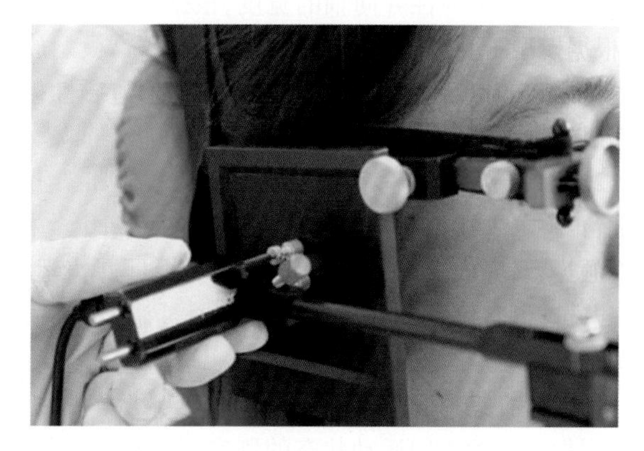

图 10-5-5 电子法测量铰链轴点

视频：ER10-5-2 髁突运动轨迹描记（2）

（四）记录髁突运动描记数据

双侧铰链轴精确定位后，输入上面弓的三维坐标数据进入运动记录界面。嘱受试者依次进行相应的下颌运动，记录其髁突运动数据，运动包括前伸后退运动、左右侧方运动、开闭口运动、自由运动，咀嚼、吞咽、语言、磨牙等功能性运动，每种运动重复记录 3 次，记录完成后保存数据。

（五）运动面弓的数据转移

1. 上颌关系的转移　在𬌗叉上放置红膏（一般置于双侧后牙和前牙区三点），将其放入 55℃恒温水浴箱内，待红膏变软后轻轻压在上颌牙弓咬合面，使上颌牙齿咬合面与红膏呈三点稳定的接触，其余牙齿与𬌗叉不接触，注意红膏不要超过牙齿的外形高点线。红膏冷却后，在助手的配合下用万向关节固定𬌗叉和上面弓，记录上颌骨与颅骨的位置关系。取出上面弓，在侧杆上安装定位针，使定位针对准标记的铰链轴点，拆除机械描记板。将一侧测量尺上的滑动器定位孔对准定位针，并插入孔内，记录相应数据。将测量尺换到另一侧，将滑动块移到对应数值处固定。使用定距

学习笔记

A

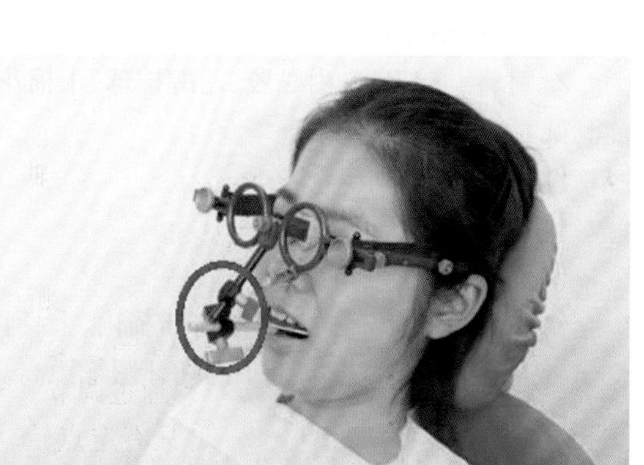

B

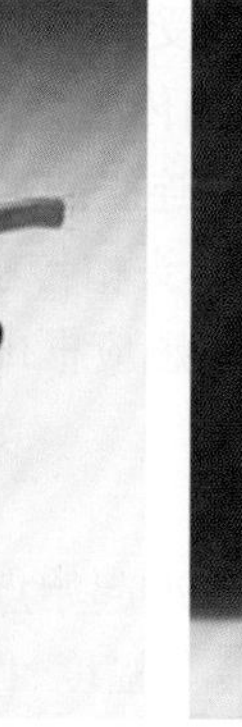

C

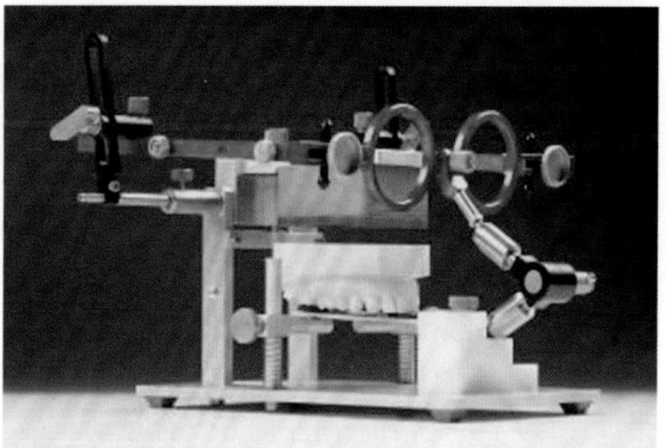

D

图 10-5-6 上颌关系转移

A. 制作上颌𬌗叉，并与万向关节连接　B. 万向关节连接𬌗叉和上面弓　C. 转移真性铰链轴点与眶下点　D. 固定上颌模型，完成上颌与颅骨位置关系的转移

尺调整转移台上弹性导向轴的宽度，根据实际宽度数值调整左右两侧距离。将面弓固定于转移台上，根据模型石膏厚度调整合适高度。将石膏模型放置在殆叉上，注意检查殆叉的稳定性以及殆叉与模型之间的接触。选择合适的占位板，通过磁性板固定转移台上部。用石膏粘接模型与占位板，即完成上颌位置关系的转移(图 10-5-6)。

2. 下颌关系的转移　将上颌模型放置于殆架上，翻转殆架，将正中关系咬合蜡板放在上颌模型上，再将下颌模型稳定地安放在咬合的铝蜡上。根据蜡板的厚度调整切导针的刻度，用石膏固定下颌模型，完成上下颌关系的转移。根据髁突运动轨迹的分析可以计算个性化的前伸髁道斜度，侧方髁道斜度、Bennett 角等数据，通过调节殆架的设置，可以在殆架上模拟受试者个性化的下颌运动。

视频：ER10-5-3 髁突运动轨迹描记(3)

（六）数据分析

根据记录的不同运动状态的髁突运动轨迹，从质量、数量、对称性、重复性等多方面评价髁突的运动特征，详细请参考教科书及教学录像。

视频：ER10-6-1 下颌切点运动轨迹描记

实验六　下颌切点运动轨迹描记

下颌切点运动轨迹描记，是通过各种装置，记录下颌各种运动时的切点运动轨迹，对下颌运动特征进行量化分析。本实验采用磁钢式下颌运动轨迹描记仪，对下颌切点运动轨迹进行记录与分析。

【实验目的】

1. 了解下颌切点运动轨迹描记的基本操作及方法。

2. 熟悉边缘运动的概念，了解下颌切点运动轨迹描记结果的分析。

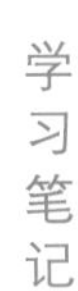

【器械和材料】

1. K7 CMS 下颌运动扫描仪系统　电脑(软件)、传感器头帽、校准杆、磁块、游标卡尺。

2. 材料　剪刀、口内黏胶、乙醇棉球、干棉花、饮用水(用于吞咽功能测试)、苹果(用于咀嚼功能测试)。

【学时】4 学时。

【实验步骤】

（一）受试者准备

保持测试环境安静，患者端坐于椅内，上身直立。打开软件录入受试者信息，用游标卡尺测量受试者上颌中切牙宽度与上下颌切牙龈缘距离。

（二）仪器安装

1. 磁块消毒后吹干，将口内粘胶粘于擦干后的下颌切牙唇面，磁块上的标记对准患者左侧向外，磁块中线应对准下唇系带，并且需避开牙尖交错位时上颌牙的接触，若覆殆较深可将磁块位置适当下移或粘接在下颌前牙唇侧牙龈，以不影响受试者开闭口为宜。

2. 配戴头帽，调整松紧，调节旋钮，使得双侧传感器阵列与面颊距离一致，正面观头帽横梁需与瞳孔连线平行(图 10-6-1)，侧面观下端传感器连线需水平(可用校准杆辅助定位)。

3. 校准起始点　按“A”进入校准模式，调整头帽传感器位置，使得受试者牙尖交错位时磁块投影位于绿色感应框内，大张口时光标位于红色感应框内，再次按“A”回到记录视图，牙尖交错位时磁块的十字光标与起始点重合。

（三）下颌切点运动轨迹记录

1. 基本下颌运动范围　点选“SCAN 13”，校准起始点，按空格键开始记录，嘱受试者先后做大张口、回到牙尖交错位、向左侧方咬合运动至最大幅度、回到牙尖交错位、向右侧方咬合运动至最大幅度、回到牙尖交错位、向前伸滑动至最大幅度、回到牙尖交错位，再次按空格键记录结束。该记录可获得受试者下颌边缘运动幅度、对称性以及方向等信息(图 10-6-2)。

2. 下颌运动速度　点选“SCAN 2”，校准起始点，开始记录，嘱受试者快速张闭口 3 次，每次张口时到最大张口位，闭口时需叩齿于牙尖交错位，记录结束。

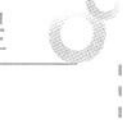

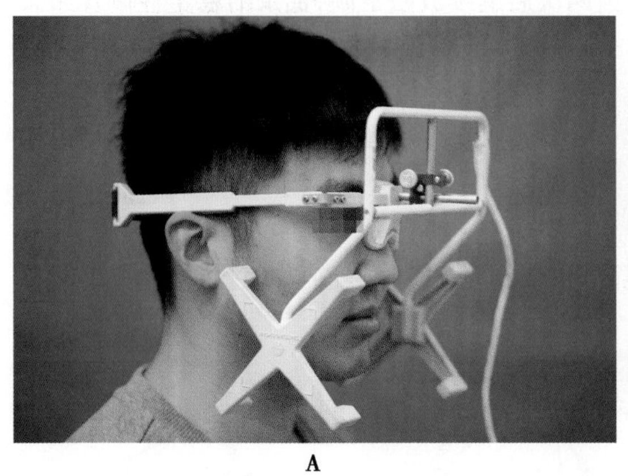

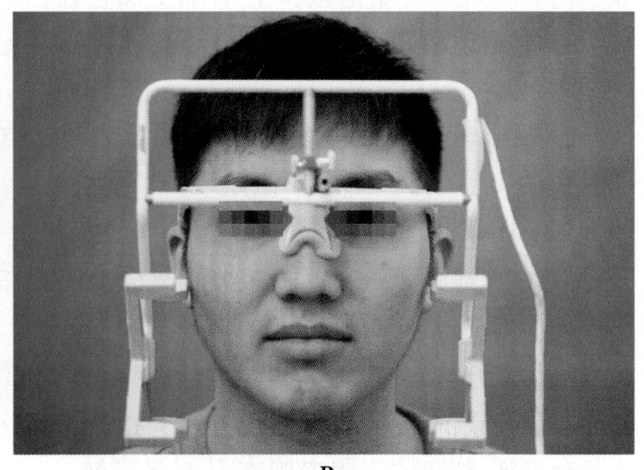

A　　B

图 10-6-1　CMS-K7 磁性传感器式下颌运动轨迹记录仪
A. 侧面观　B. 正面观

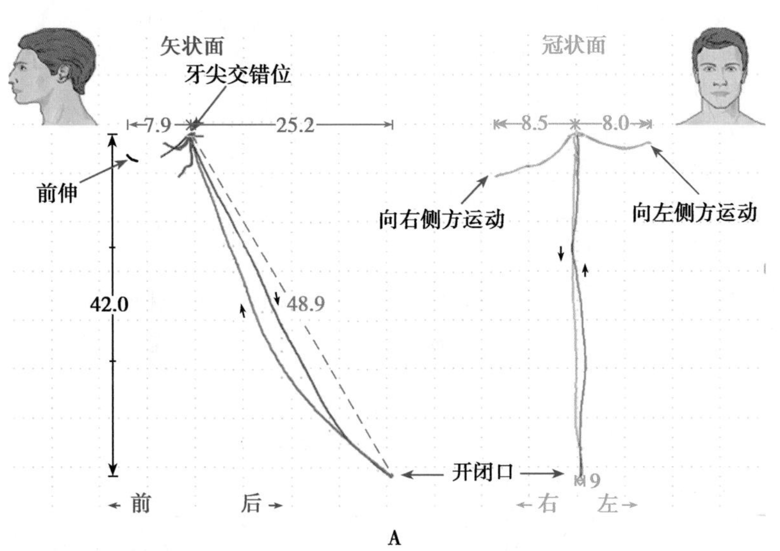

A

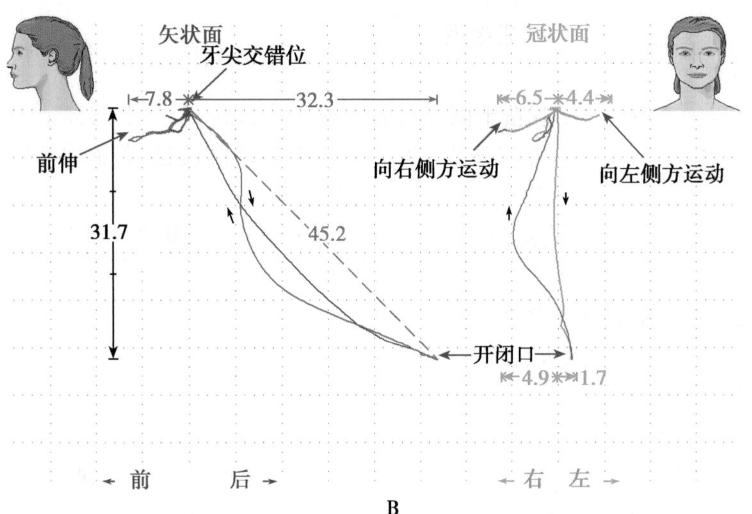

B

图 10-6-2　下颌开闭口、前伸、后退、左右侧方运动时下颌切点的运动轨迹（矢状面观和冠状面观）
A. 正常受试者　B. 异常受试者

学习笔记

3. 下颌姿势位检查　点选“SCAN 3”，嘱受试者放松身体，闭眼，校准起始点，嘱受试者放松下颌，牙齿不接触，开始记录，5 秒后嘱受试者轻轻叩齿两次后继续放松下颌，记录结束。

4. 吞咽运动　点选“SCAN 6”，受试者口中含一小口水，校准起始点，开始记录后将水喝下，记录结束。

5. 咀嚼运动　点选“SCAN 8”，受试者口中含一小块苹果，校准起始点，开始记录后受试者咀嚼口中的苹果至软烂，记录结束。

（四）数据分析

1. 运动幅度　不同的运动形式对应不同的运动幅度，运动幅度过大或过小都提示了不同病理状态的可能。例如，在不可复性关节盘移位患者中，可能会出现开口度明显降低；开口度过大，提示有翼外肌功能亢进可能。

2. 运动对称性　颞下颌关节为双侧联动关节，下颌进行开闭口、前伸（后退）、咀嚼等运动时双侧运动幅度基本对称，表现在开口型居中、双侧侧方运动幅度大致相等、咀嚼运动轨迹呈水滴状等特征性图像。而一些关节盘移位患者中，可能会出现开口型偏摆或偏斜；在咀嚼运动中，如果殆运循环轨迹偏向一侧，提示下颌存在运动不对称。

3. 运动轨迹质量　正常人的下颌运动轨迹重复性较好，光滑连续。异常受试者中可能出现图形的较大分离或交叉，提示颞下颌关节或咀嚼肌可能存在结构或功能的异常。

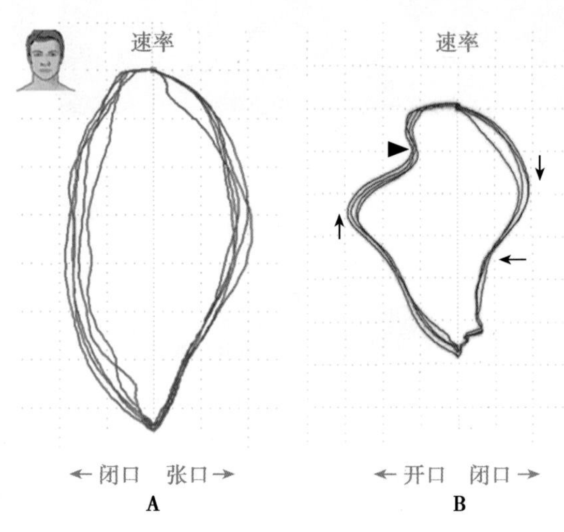

图 10-6-3　下颌运动速率曲线

A. 正常曲线　B. 异常曲线（▲表示弹响）

4. 运动速率　正常人运动速率图像呈水滴状（图 10-6-3A），若受试者伴有功能障碍，如可复性关节盘移位，则开过口程中髁突需越过错位的关节盘回到正常的盘髁关系，闭口时回到原有的盘髁关系，运动速率会出现突然降低或增高，表现为速率图形的凹陷或凸出（图 10-6-3B）。

5. 观察姿势位的稳定性，测量息止殆间隙距离与方向（图 10-6-4）　受试者下颌从姿势位到牙尖交错位，然后进行叩齿运动后放松于姿势位，观察是否能在姿势位保持三维稳定，同时测量在姿势位时，下颌切点在矢状面、冠状面以及水平面与牙尖交错位的距离。息止殆间隙小于 0.5mm 的患者可能有紧咬牙症状，息止殆间隙大于 4mm 的患者可能有不良舌习惯或者垂直距离过低的情况。

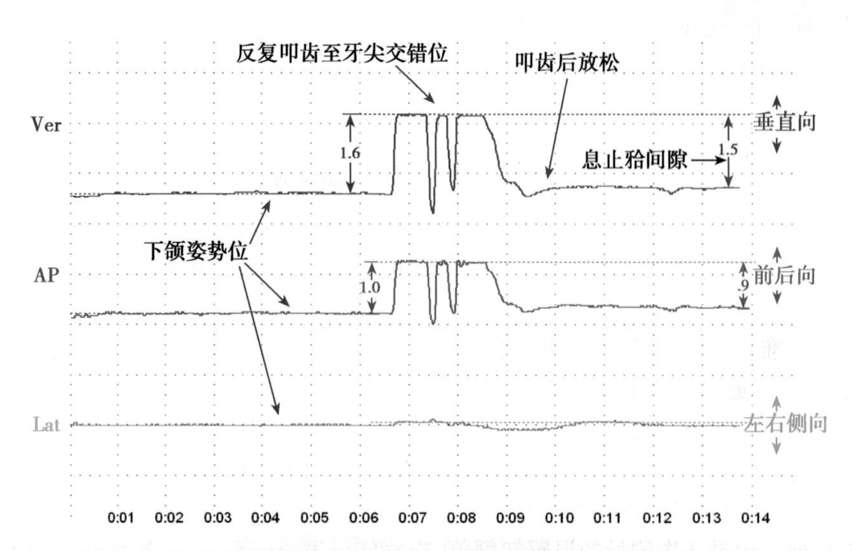

图 10-6-4　从姿势位反复叩齿后闭口至牙尖交错位时的下颌运动轨迹

从上向下依次为垂直向、前后向和左右侧向的位移

6. 吞咽时的下颌运动轨迹检查 吞咽过程可引导下颌进入牙尖交错位，因此可以观察受试者在吞咽后是否牙齿在牙尖交错位接触，是否存在咬合的运动干扰；一些吐舌吞咽的患者，因为有舌的干扰，吞咽时牙齿没有接触（图 10-6-5）。

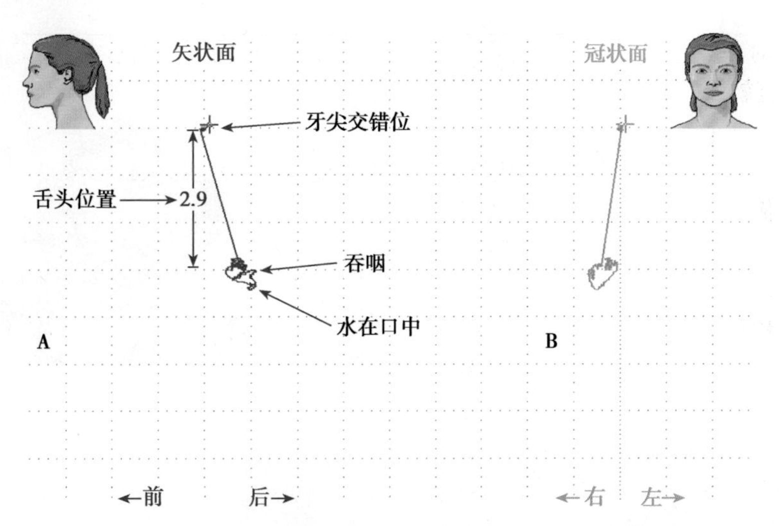

图 10-6-5 不良舌习惯患者作吞咽动作时的下颌运动轨迹
A. 矢状面观 B. 冠状面观

实验七 定量感觉测试

定量感觉测试（quantitative sensory testing，QST）是近年来发展起来的一种无创的神经物理性感觉定量判断技术。其工作原理是将定量化的刺激（温度、力、电、化学等刺激）作用于多种组织（黏膜、皮肤、肌肉、内脏等），采用心理学和生理学的方法（如阈值、刺激反应等）对受试者的反应进行定量评估，评价躯体感觉系统的功能。本实验通过对温度、力觉等感觉阈值的测试，加深对定量感觉测试方法和意义的理解。

【实验目的】

熟悉定量感觉测试的基本操作和分析方法，测量温度觉、力觉、压力痛觉等感觉阈值。

【器械与材料】

口腔检查盘一套、手套、乙醇棉球、无菌干棉球、温度感觉测试仪、定量触毛、针刺刺激器、数字化计算机压力测试仪、电脑。

【学时】 3 学时。

【实验步骤】

（一）温度觉测试

1. 建立受试者档案 记录受试者资料如姓名、年龄、出生日期、性别等，建立受试者档案。

2. 调试仪器 使用温度感觉测试仪，根据测试项目选择口内或口外探头连接至计算机，选择测量程序以及测量部位（图 10-7-1A），设置基线温度（32°C），温度变化率（1℃/s），探头温度区间（0~55℃）等参数。

3. 测试区域准备 用乙醇棉球（或无菌干棉球）清洁皮肤（或黏膜）相应的位置，去除皮肤表面的化妆品和油脂（或口腔内唾液等）。

4. 测试方法 将相应探头置于受试者需测量的区域（图 10-7-1B），探头的温度升高时如果受试者有热觉或者热痛的感觉时，按动鼠标记录温度；探头温度下降时，受试者感到冷觉或者冷痛时，再次按下鼠标，往复 3 次，每次之间间隔 20 秒。

5. 记录数据 记录 3 次测量的温感知阈值、冷感知阈值、热痛阈值和冷痛阈值（图 10-7-1C），取平均值分别为相应的感觉阈值。

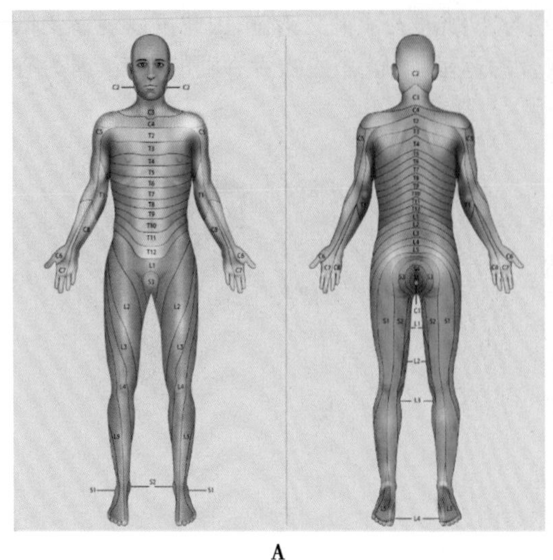

A

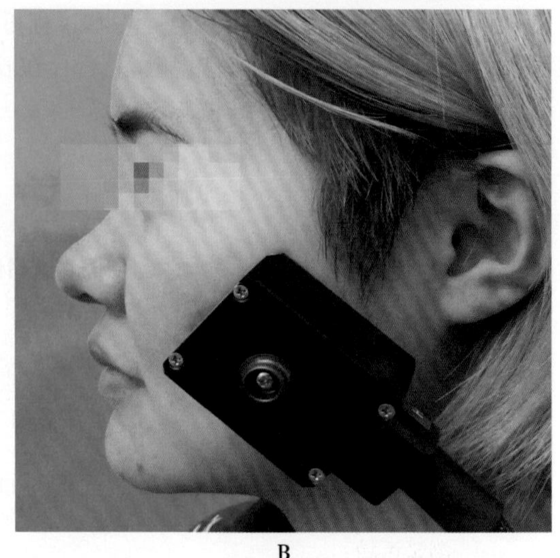

B

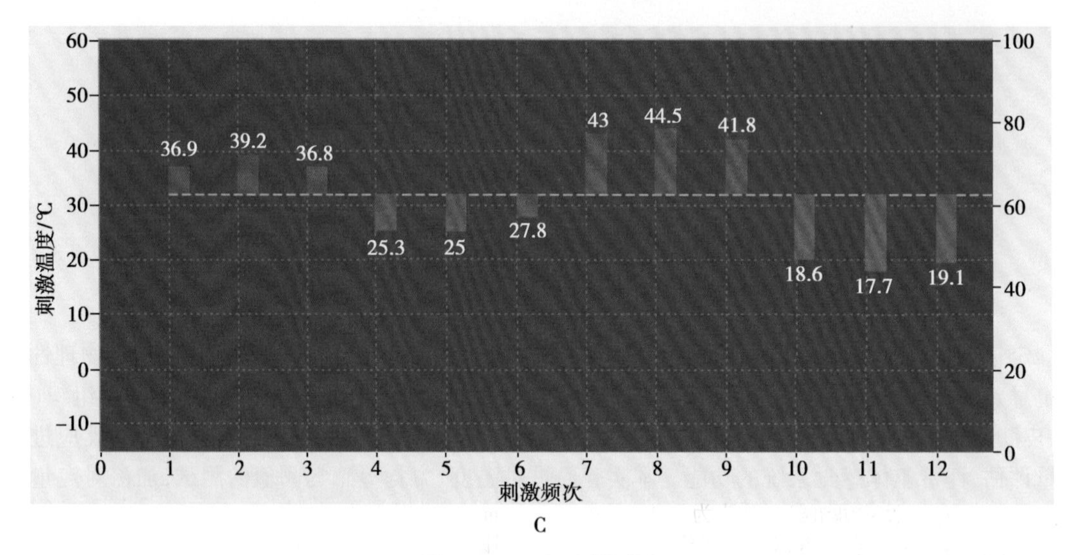

C

图 10-7-1 温度觉测试

A. 在程序内选择测试部位 B. 将探头置于测试部位 C. 温度觉测量界面

基础温度为 32℃，每 3 个数据为一组，从左到右各组依次为温感阈值、冷感阈值、热痛阈值和冷痛阈值

（二）力觉

1. 触觉感知阈值 将不同粗细的定量触毛（图 10-7-2A）的尼龙丝垂直于测试区域的皮肤或黏膜（图 10-7-2B），两次刺激之间的时间间隔 2 秒，从最轻的触毛开始，依次增加力值，直到受试者感受到触觉，此时的力值为第一次阈上刺激值。然后依次降低触毛的力值，直到受试者感觉不到触觉，此时的力值为第一次阈下刺激值，重复上述过程 5 次。分别记录上述 5 次的阈上刺激值和阈下刺激值，计算几何均数作为触觉感知阈值。

2. 力刺激痛觉阈值 将不同重量的针刺刺激器（图 10-7-3A）的针头垂直作用于测试区域（图 10-7-3B），接触时间为 2 秒，依次增加力值，直到受试者感觉到疼痛，此时的力值为第一次阈上刺激值；然后依次降低针刺力量，直到受试者感觉不到针刺痛觉，此时的力值为第一次阈下刺激值，每次刺激时间间隔为 10~20 秒。重复 5 次，分别记录 5 次的阈上刺激值和阈下刺激值，计算几何均数作为力刺激痛觉阈值。

3. 重复针刺叠加效应 选择与受试者力痛觉阈值相匹配的针刺刺激器，垂直于测试区域进行连续十次刺激，每次刺激之间时间间隔不超过 3 秒。记录受试者受到每次刺激的评分，即用 0~100 中任何一个数字表示每次刺激的疼痛程度（0 代表不痛，100 代表能够想象的最大程度疼痛），比较第一次刺激的疼痛值与最后一次刺激的疼痛值之间的差异（一般计算最后一次与第一次疼痛评分的比值），即为疼痛叠加效应。

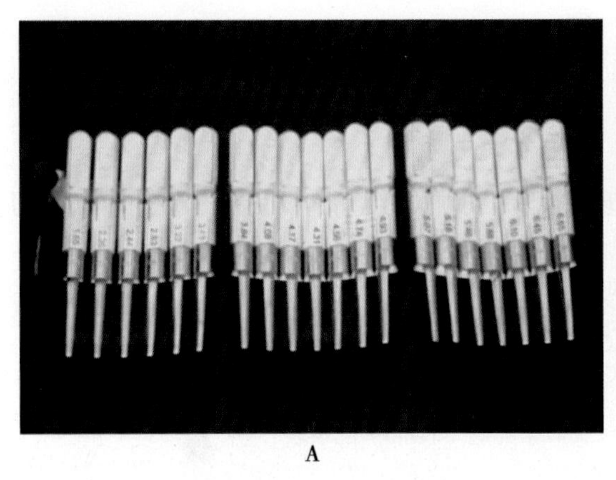

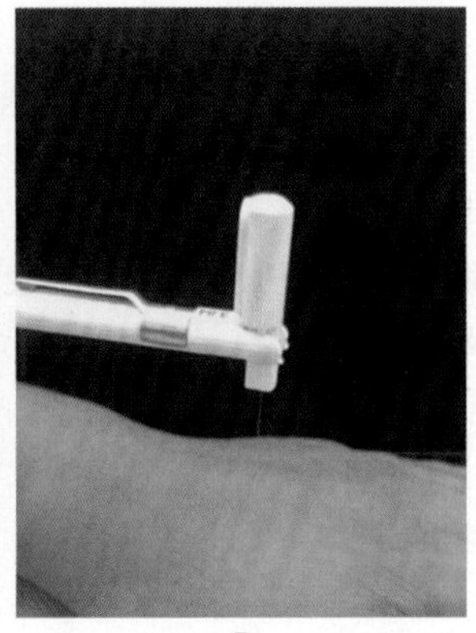

A　　B

图 10-7-2　触觉测试

A. 定量触毛　针头为平头，半径 0.5mm，刺激力值为 0.25-512mN　B. 触毛垂直置于测试区域

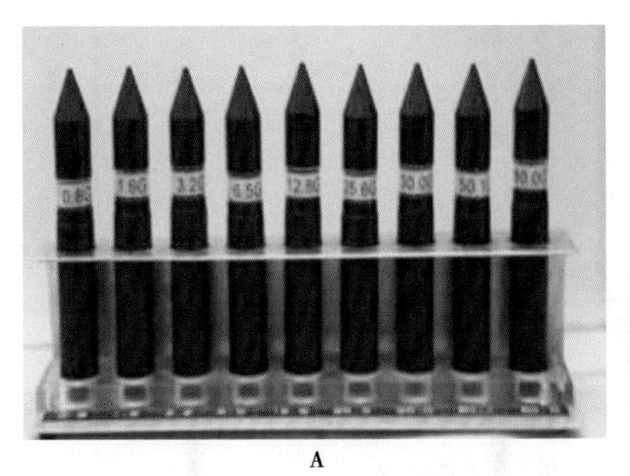

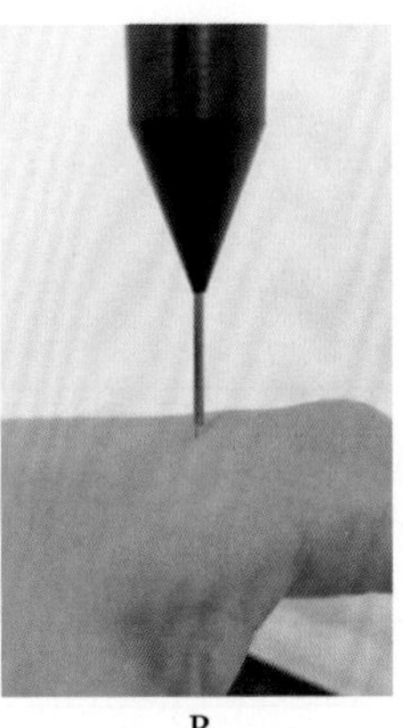

A　　B

图 10-7-3　力痛觉测试

A. 针刺刺激器　针头为平头（半径为 0.2mm），刺激力值分别为 8、16、32、64、128、256、512mN　B. 刺激器针头垂直置于测试区域

（三）压力痛觉

设定手持式数字化计算机压力测试仪的均匀升压速度（一般为 30~50kPa/s）。测试者将仪器顶部（面积为 $1cm^2$）置于测量区域（图 10-7-4A），沿垂直方向施加压力，并保持设定的升压速度（图 10-7-4B）。受试者感受到疼痛时，立刻按下停止按钮，记录此时测试仪的压强值。测试重复 3 次，每次间隔超过 60 秒，取 3 次测量平均值为最终压力痛觉阈值。

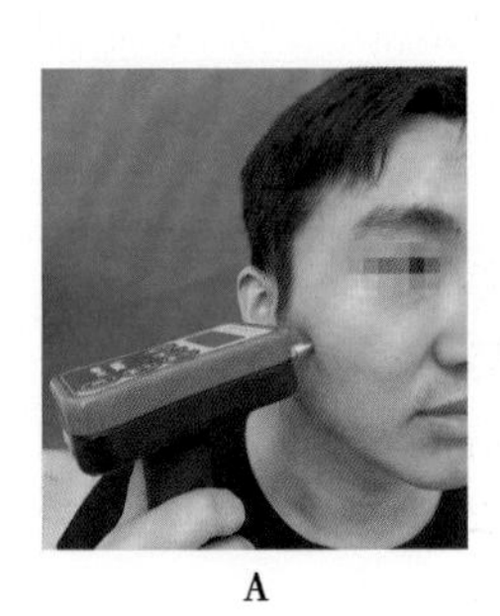

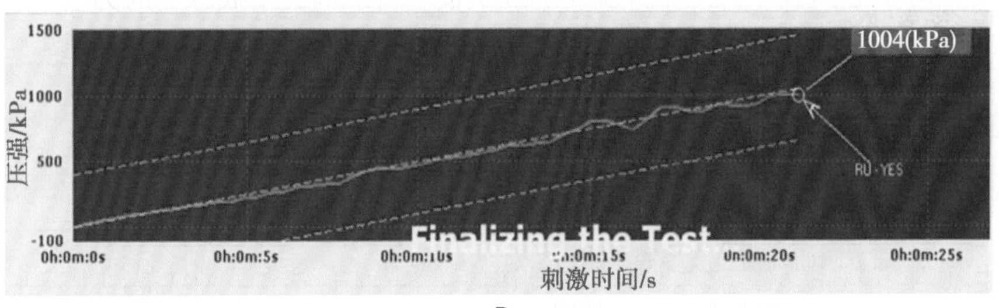

A　　B

图 10-7-4　压力痛觉测试

A. 压力测试仪顶端垂直于测试区域　B. 压力痛觉测试电脑界面

图中红线示初始压强值为 0，按已设定的施压速率（绿线示斜率）向测量区域匀速加压

（张静露）

学习笔记

实验八 颞下颌关节紊乱病的检查记录

【实验目的】

掌握颞下颌关节紊乱病的临床表现,熟悉颞下颌关节紊乱病的检查方法和病历书写。

【器械和材料】

检查盘一套、听诊器、圆规、直尺、咬合纸、咬合线和塑胶手套等。

【学时】 4学时。

【实验步骤】

颞下颌关节紊乱病(TMD)记录表

分类________________ 编号________________

X线片号______________ 模型号______________

姓名____ 性别____ 年龄____ 民族____ 籍贯____ 职业____

就诊日期__________ 通讯处__________

主诉:

现病史(此次发病的诱因、症状等):

既往史(曾患疾病及治疗):

		疼痛:左__右__开口__咀嚼__晨起__干扰睡眠__ 干扰日常工作__干扰食欲__
		弹响:左__右__开口__闭口__咀嚼__自己听到__他人听到__
		开口受限:容纳一指__二指__三指__牙关紧闭__
		下颌脱臼:左__右__双侧__自行复位__他人复位__
		肌疲劳:左__右__晨起__午后__
		耳前区痛:左__右__静止__开口__咀嚼__左侧动__ 右侧动__前伸__
		耳症:左__右__耳痛__耳鸣__听力下降__眩晕__
		头痛:偏头痛(左、右)头顶痛(左、右) 枕部痛(左、右)额部痛(左、右)
		面颊痛:颊部痛(左、右)部痛(左、右)眶部痛(左、右)
		颈背痛:颈痛(左、右、后)肩背(左、右)腰背(左、右)
		神经衰弱:失眠__多梦__记忆下降__
		关节炎:膝__肩__肘__腕__指__
		鼻窦炎:左__右__;冠周炎__;中耳炎__
		颌面外伤:__;口腔手术__
		偏侧咀嚼:左__右__,原因:
		磨牙症:夜磨牙__紧咬牙__
		食物癖好:
		其他:

续表

诱因:疲劳__,感冒__,过度咀嚼__,过度开口__,口腔手术__,外伤__,不明__

职业、社会及家庭状况:

心理和情绪状态

检查:

全身情况:健康:良__中__差__ 精神:正常__忧虑__急躁__淡漠__

面型:对称__左侧丰满__右侧丰满__ 面下 1/3 过短__面下 1/3 过长__

面中分高度(眼角-口角)__ m,面下分高度(鼻-颏)__ cm

下颌运动:

开闭口型

无痛自由开口度 mm,最大自由开口度 mm

最大被动开口度 mm,张口末偏斜 mm

最大前伸距 mm,前伸末偏斜 mm

左侧偏动距 mm,右侧偏动距 mm

弹响:· 表示清脆实响 ○表示低沉浊音 __表示摩擦音

右侧 左侧

运动试法:

	开口	前伸	向左	向右	推颌	紧咬
左侧						
右侧						

口内检查:

口腔卫生情况:良____中____差____ 牙周情况:良____中____差____

牙磨耗程度:0°____ 1°____ 2°____ 3°____ 4°____

中线:居中____偏左____ mm 偏右____ mm

安氏分类:Ⅰ____Ⅱ____Ⅲ____

前牙覆ㄠ:正常____ 1°深覆ㄠ____ 2°深覆ㄠ____ 3°深覆ㄠ____

前牙覆盖:正常____ 1°深覆盖____ 2°深覆盖____ 3°深覆盖____

开ㄠ牙____,对刃牙____,反ㄠ牙____,锁ㄠ牙____,反锁ㄠ牙____

牙列情况(缺失记 o,残根记 x,松动记+):

修复情况:________________

牙尖交错位接触:切牙______(右)______(左) 0=无接触

尖牙______(右)______(左) 1=轻接触

前磨牙______(右)______(左) 2=重接触

磨牙______(右)______(左)

肌位-牙尖交错位(轻咬与重咬):一致____不一致____,早接触牙____

叩齿音:清脆实响____沉闷滑走音________

后退接触位—牙尖交错位:一致____协调____不协调____距离____ mm 方向____

前伸咬合:前牙情况________,后牙情况________

左侧咬合:左侧牙接触情况________,右侧牙接触情况________

右侧咬合:右侧牙接触情况________,左侧牙接触情况________

学习笔记

学习笔记

续表

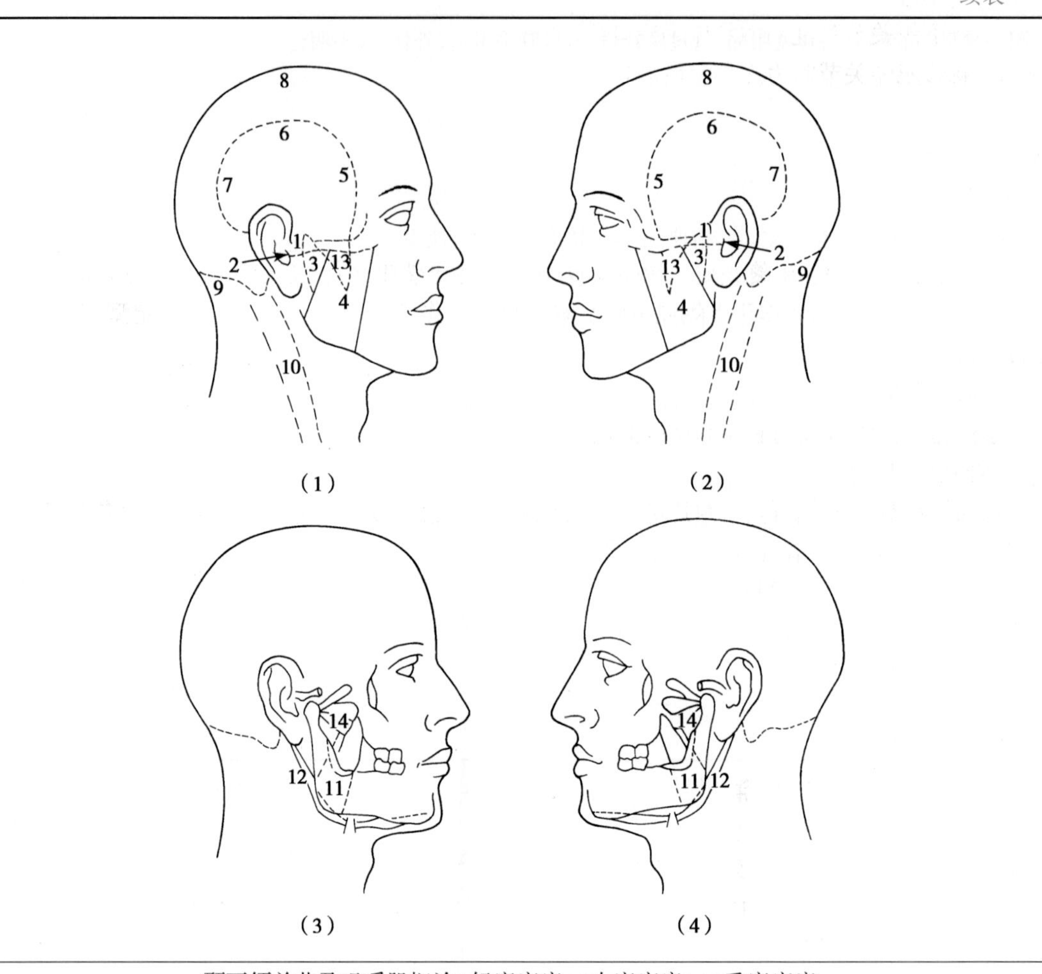

颞下颌关节及咀嚼肌扪诊+轻度疼痛++中度疼痛+++重度疼痛

口外扪诊	(8) 颅顶
(1) 关节囊外侧	(9) 枕后
(2) 关节囊后份(经外耳道)	(10) 胸锁乳突肌
(3) 咬肌深份	(11) 翼内肌
(4) 咬肌浅份	(12) 二腹肌后腹
(5) 颞肌前份	口内扪诊
(6) 颞肌中份	(13) 颞肌腱
(7) 颞肌后份	(14) 翼外肌下头

X 线检查(片号:　　　　　　)

初步诊断:

(左、右)肌肉疼痛　　　　(左、右)关节痛　　　　(左、右)TMD 头痛

(左、右)可复性关节盘移位

(左、右)可复性关节盘移位,伴绞锁

(左、右)不可复性关节盘移位,伴开口受限

(左、右)不可复性关节盘移位,不伴开口受限

(左、右)退行性关节病

(左、右)关节半脱位

治疗计划:

医师鉴名:

以上诊断和治疗计划我已知晓,并签字表示同意。

患者签名:　　　　　　　　　日期:

【思考题】

1. 颞下颌关节紊乱病的临床表现有哪些？
2. 触诊肌和关节时力度如何控制？

（李晓菁 刘洋）

实验九 下颌稳定型咬合板的制作

稳定型咬合板根据最终确定的颌位不同可以分为自然咬合位（接近牙尖交错位）和正中关系位稳定型咬合板，可以制作于上颌或下颌。本实验以制作于下颌的自然咬合位稳定型咬合板为例进行介绍。

【实验目的】

掌握稳定型咬合板的制作和调改方法。

【器械和材料】

口腔检查盘一套、手套、下颌托盘、藻酸盐印模材料、熟石膏、调拌刀、振荡器、模型修整器、工作刀、蜡刀、酒精灯、红蜡片若干、压膜机、1.5mm厚树脂膜片、口腔科台式打磨机、打磨钻、抛光轮、自凝牙托水、自凝牙托粉、温水若干、咬合纸。

【学时】10学时。

【实验步骤】

（一）下颌印模制取、灌制及修整

常规制取下颌印模，灌制。为保证咬合板就位顺利，用红蜡填补牙列唇（颊）舌侧可能影响就位的倒凹（图10-9-1）。

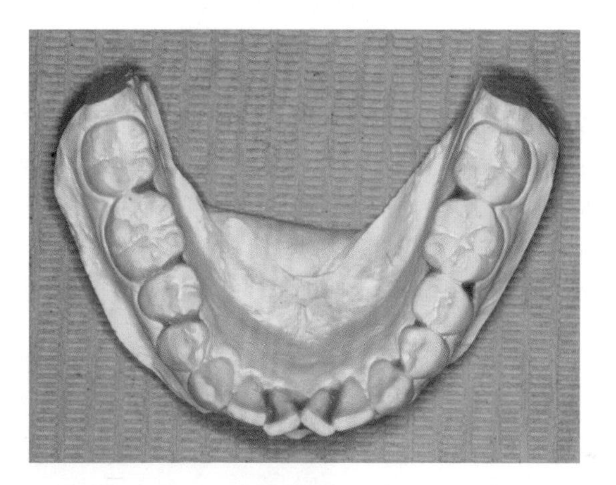

图10-9-1 下颌石膏模型（填倒凹后）

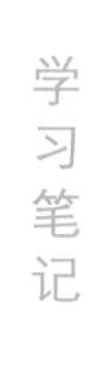

学习笔记

视频：ER10-9-1 咬合板框架制作

（二）咬合板框架制作

将修整好的石膏模型固定放置在压膜机上，选择1.5mm厚的树脂膜片，按照操作流程压制膜片。修剪、打磨树脂框架，树脂框架的舌侧应覆盖牙龈约3~5mm，唇颊侧边缘应包盖到牙冠中下部（图10-9-2）。

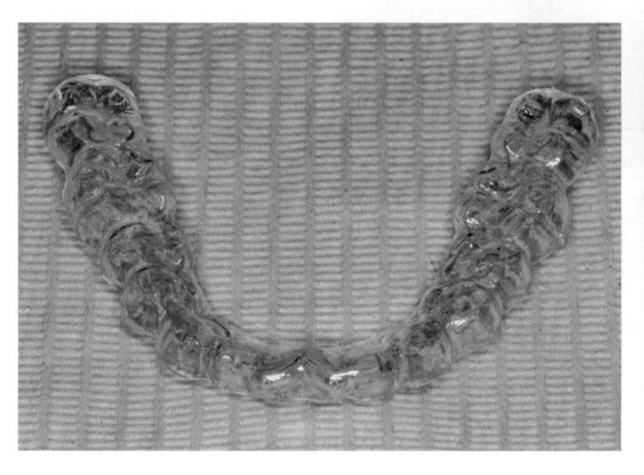

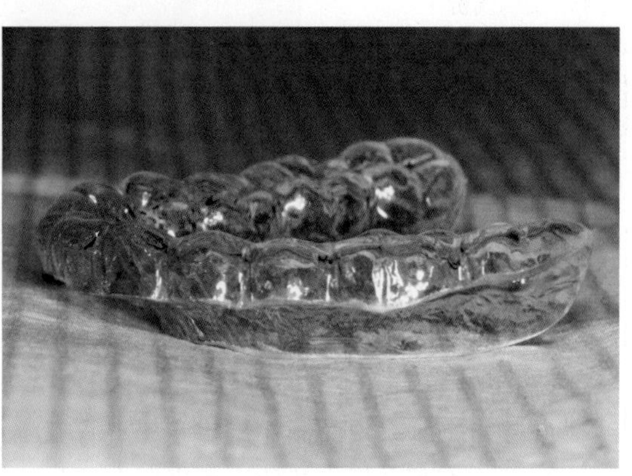

图10-9-2 下颌稳定型咬合板框架（正、侧面观）

视频：ER10-9-2 口内咬合面自凝衬垫

（三）口内咬合面自凝衬垫

口内试戴咬合板树脂框架（必要时再进行打磨、抛光），嘱受试者模拟自然闭口咬合数次，感知自然、放松咬合的状态；调拌自凝树脂，待自凝树脂进入丝状后期、面团初期时，将自凝树脂均匀堆积于树脂框架的后牙殆面上（图10-9-3）；将殆面带有未结固自凝树脂的咬合板框架戴入受试者口内，嘱患者自然闭口，咬于事先训练好的牙尖交错位，以获取对颌后牙的咬合印记（图10-9-4）；取出

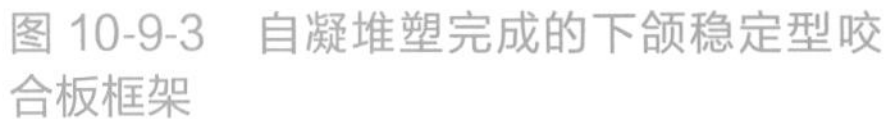

图 10-9-3 自凝堆塑完成的下颌稳定型咬合板框架

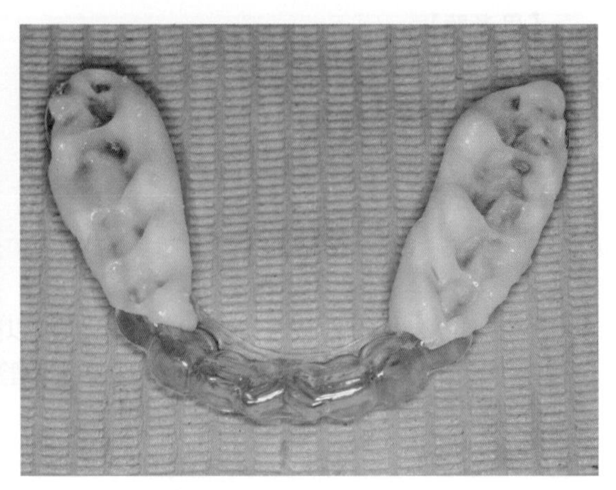

图 10-9-4 口内自凝衬垫完成的下颌稳定型咬合板

视频：ER10-9-3 咬合板修形及咬合调整

咬合板，置于 40℃左右的温水中使其完全结固。

（四）咬合板修形及咬合调整

待自凝材料完全结固后，首先用打磨机去除周边溢出的多余自凝树脂，使自凝树脂和树脂框架交界处自然、光滑过渡；其次，去除殆面中央可能影响下颌自由运动的突起部分，使后牙殆面中央形成的近远中方向的沟、尖很好地延续，呈现良好的纵殆曲线形态；第三，修整颊舌向，调整颊舌尖对应位置的高度，使横殆曲线协调；第四，将咬合板重新置于口内，以咬合纸检查咬合接触点在咬合面上的分布，调磨咬合接触点，使其主要分布于支持尖的牙尖斜面区域，各点的接触基本均匀，没有过重的咬合接触点（图 10-9-5）；最后，精细打磨，抛光。

学习笔记

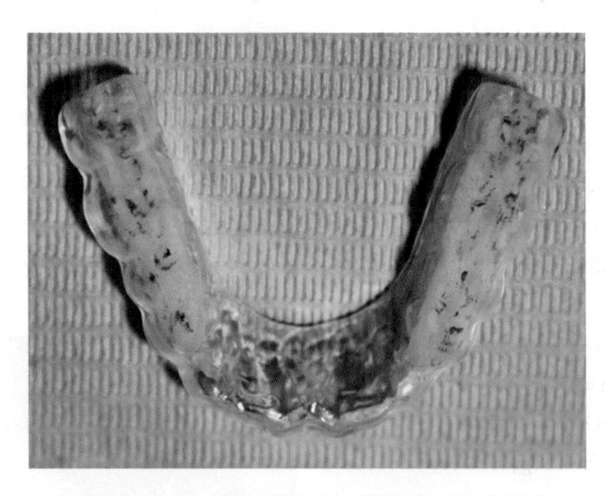

图 10-9-5 调磨完成的下颌稳定型咬合板

（五）交代使用方法及注意事项

具体见第八章第六节。

【思考题】

1. 稳定型咬合板的制作流程及要点有哪些？
2. 稳定型咬合板配戴的注意事项有哪些？

（于世宾）

参考文献

1. 易新竹. 殆学. 3 版. 北京:人民卫生出版社,2012
2. 王美青. 现代殆学. 北京:人民卫生出版社,2006
3. 徐樱华. 徐樱华实用殆学. 北京:科学技术文献出版社,2011
4. JEFFREY P O. Management of Temporomandibular Disorders and Occlusion. 7th ed. St. Louis:Mosby Inc,2013
5. DAWSON P E. Functional Occlusion From TMJ to Smile Design. St. Louis:Mosby Inc,2007
6. BISHOP K,KELLEHER M,BRIGGS P,et al. Wear now? An update on the etiology of tooth wear. Quintessence International, 1997,28(5):305-313
7. 河村洋郎. 口腔生理学. 6 版. 东京:大日本印刷株式会社,1979
8. 藤田恒太郎,桐野忠大,山下靖雄. 歯の解剖学. 18 版. 东京:金原出版株式会社,2012
9. 潘洁. 牙齿磨损的测量. 现代口腔医学杂志,2003,17(3):258-260
10. GOWD M S,SHANKAR T,RANJAN R,et al. Prosthetic Consideration in Implant-supported Prosthesis:A Review of Literature. J Int Soc Prev Community Dent,2017,7(Suppl 1):S1-S7
11. GRECO G D,LAS CASAS E B,CORNACCHIA T P,et al. Standard of disocclusion in complete dentures supported by implants without free distal ends:analysis by the finite elements method. J Appl Oral Sci,2012,20(1):64-69
12. 王美青,亓坤. 谈正畸治疗中的正中关系. 中华口腔医学杂志,2015,50(5):266-270
13. The Academy of Prosthodontic. The Glossary of Prosthodontic Terms:Ninth Edition. J Prosthet Dent,2017,117(5):c1-e105
14. 于海洋. 口腔生物力学. 北京:人民卫生出版社,2012
15. CHEN J,XU L F. A finite element analysis of the human temporomandibular joint. J Biomech Eng,1994,116(3):401-407
16. KANG H,BAO G,QI S. Biomechanical responses of human temporomandibular joint disc under tension and compression. Int J Oral Maxillofac Surg,2006,35(9):817-821
17. CHARLES M. Science and Practice of Occlusion. London:Quintessence Publishing Co. Inc,1997
18. DIJKGRAAF L C,DE BONT L G,BOERING G,et al. The structure,biochemistry,and metabolism of osteoarthritic cartilage:a review of the literature. J Oral Maxillofac Surg,1995,53(10):1182-1192
19. DIJKGRAAF L C,DE BONT L G,BOERING G,et al. Normal cartilage structure,biochemistry,and metabolism:a review of the literature. J Oral Maxillofac Surg,1995,53(8):924-929
20. MILAM S B. Pathogenesis of degenerative temporomandibular joint arthritides. Odontology,2005,93(1):7-15
21. 谢秋菲. 牙体解剖与口腔生理学. 2 版. 北京:北京大学医学出版社,2013
22. MACALUSO G M,LAAT A. H-reflexes in masseter and temporalis muscles in man. Exp Brain Res,1995,107:315-320
23. CRUCCU G,TRUINI A,PRIORI A. Excitability of the human trigeminal motoneuronal pool and interactions with other brainstem reflex pathways. J Physiol,2001,531(Pt 2):559-571.
24. SCUTTER S D,TÜRKER K S,YANG J. A new method for eliciting and studying H-reflexes in the human masseter. Arch Oral Biol,1997,42:371-376
25. LUO P,MORITANI M,DESSEM D. Jaw-muscle spindle afferent pathways to the trigeminal motor nucleus in the Rat. J Comp Neurol,2001,435:341-353
26. VAN STEENBERGHE D. The structure and function of periodontal innervation. J Periodontal Res,1979,14:185-203
27. TÜRKER K S,JENKINS M. Reflex responses induced by tooth unloading. J Neurophysiol,2000,84:1088-1092
28. 马绪臣,张震康. 颞下颌关节紊乱病双轴诊断的临床意义和规范治疗的必要性. 中华口腔医学杂志,2005,40(5):353-355
29. 刘洋,张亮. 咬合功能分析——临床实用技术图解. 南京:江苏凤凰科学技术出版社,2016
30. ANGLE E H. Classification of malocclusion. Dental Cosmos,1899,41:248-264,350-357

31. ANDREWS L F. The six keys to normal occlusion. Am J Orthod, 1972, 62(3): 296-309
32. ROTH R H. Functional occlusion for the orthodontist. J Clin Orthod, 1981, 15(1): 32-40, 44-51
33. ROTH R H. Functional occlusion for the orthodontist. Part Ⅱ. J Clin Orthod, 1981, 15(2): 100-123
34. ROTH R H. Functional occlusion for the orthodontist. Part Ⅲ. J Clin Orthod, 1981, 15(3): 174-179, 182-198
35. IVEN K, STEVEN E E. Functional occlusion in restorative dentistry and prosthodontics. St. Louis: Mosby Inc, 2015
36. MARTIN G. The science and art of occlusion and oral rehabilitation. Berlin: Quintessence publishing, 2015
37. MANFREDINI D, SERRA-NEGRA J, CARBONCINI F, et al. Current Concepts of Bruxism. Int J Prosthodont, 2017, 30(5): 437-438
38. LOBBEZOO F, VISSCHER C M, AHLBERG J, et al. Bruxism and genetics: a review of the literature. J Oral Rehabil, 2014, 41(9): 709-714
39. BERTAZZO-SILVEIRA E, KRUGER C M, PORTO DE TOLEDO I, et al. Association between sleep bruxism and alcohol, caffeine, tobacco, and drug abuse: A systematic review. J Am Dent Assoc, 2016, 147(11): 859-866
40. JOKUBAUSKAS L, BALTRUŠAITYTĖ A. Relationship between obstructive sleep apnoea syndrome and sleep bruxism: a systematic review. J Oral Rehabil, 2017, 44(2): 144-153
41. LAVIGNE G J, KATO T, KOLTA A, et al. Neurobiological mechanisms involved in sleep bruxism. Crit Rev Oral Biol Med, 2003, 14(1): 30-46
42. GASTALDO E, QUATRALE R, GRAZIANI A, et al. The excitability of the trigeminal motor system in sleep bruxism: a transcranial magnetic stimulation and brainstem reflex study. J Orofac Pain, 2006, 20(2): 145-155
43. RINTAKOSKI K, HUBLIN C, LOBBEZOO F, et al. Genetic factors account for half of the phenotypic variance in liability to sleep-related bruxism in young adults: a nationwide Finnish twin cohort study. Twin Res Hum Genet, 2012, 15(6): 714-719.
44. LAVIGNE G J, HUYNH N, KATO T, et al. Genesis of sleep bruxism: motor and autonomic-cardiac interactions. Arch Oral Biol, 2007, 52(4): 381-384
45. KATO T, MONTPLAISIR J Y, GUITARD F, et al. Evidence that experimentally induced sleep bruxism is a consequence of transient arousal. J Dent Res, 2003, 82(4): 284-288
46. CUTBIRTH S T. Increasing vertical dimension: considerations and steps in reconstruction of the severely worn dentition. Pract Proced Aesthet Dent, 2008, 20(10): 619-626
47. BROWN K E. Reconstruction considerations for severe dental attrition. J Prosthet Dent, 1980, 44(4): 384-388
48. 王惠芸. 殆学. 北京:人民卫生出版社, 1990
49. KOH H, ROBINSON P G. Occlusal adjustment for treating and preventing temporomandibular joint disorders. J Oral Rehabil, 2004, 31(4): 287-292
50. FORSSELL H, KALSO E. Application of principles of evidence-based medicine to occlusal treatment for temporomandibular disorders: are there lessons to be learned? J Orofac Pain, 2004, 18(1): 9-32
51. FORSSELL H, KALSO E, KOSKELA P, et al. Occlusal treatments in temporomandibular disorders: a qualitative systematic review of randomized controlled trials. Pain, 1999, 83(3): 549-560
52. GRAY H S. Occlusal adjustment: principles and practice. N Z Dent J, 1994, 90(399): 13-19
53. ASH M M. Occlusion, TMDs and dental education. Head & Face Medicine, 2007, 3: 1-4
54. KERSTEIN R. Treating myofascial pain dysfunction syndrome using disclusion time reduction. Dent Today, 1995, 14(3): 52, 54-57
55. PARKISON C E, Buschang P H, Behrents R G, et al. A new method of evaluating posterior occlusion and its relation to posttreatment occlusal changes. AM J Orthod Dentofacial Orthop, 2001, 120(5): 503-512
56. HARRIS E F, VADEN J L, DUNN K L, et al. Effects of patient age on postorthodontic stability in Class Ⅱ, Divison I malocclusions. AM J Orthod Dentofacial Orthop, 1994, 105: 25-34
57. GLICKMAN I. Clinical Periodontology. 4th ed. Philadelphia: WB Saunders Co., 1983
58. 曹采芳. 临床牙周病学. 北京:北京大学医学出版社, 2006
59. 加藤熙. 最新歯周病学. 东京:医歯薬出版株式会社, 2011
60. 王美青. 口腔解剖生理学. 7 版. 北京:人民卫生出版社, 2012
61. 吴江, 贾建平. 神经病学. 3 版. 北京:人民卫生出版社, 2015
62. 谷志远, 傅开元, 张震康. 颞下颌关节紊乱病. 北京:人民卫生出版社, 2008
63. 邱蔚六. 口腔颌面外科学. 6 版. 北京:人民卫生出版社, 2008
64. 马绪臣, 张震康. 颞下颌关节紊乱病双轴诊断的临床意义和规范治疗的必要性. 中华口腔医学杂志, 2005, 40(5): 353-355

65. DWORKIN S F, LERESCHE L. Research diagnostic criteria for temporomandibular disorders: review, criteria, examinations and specifications, critique. J Craniomandib Disord, 1992, 6:301-355
66. SCHIFFMAN E, OHRBACH R, TRUELOVE E, et al. Diagnostic Criteria for Temporomandibular Disorders (DC/TMD) for Clinical and Research Applications: recommendations of the International RDC/TMD Consortium Network and Orofacial Pain Special Interest Group. J Oral Facial Pain Headache, 2014, 28(1):6-27
67. YANG C, CAI X Y, CHEN M J, et al. New arthroscopic disc repositioning and suturing technique for treating an anteriorly displaced disc of the temporomandibular joint: part I-technique introduction. Int J Oral Maxillofac Surg, 2012, 41(9):1058-1063
68. 龙星. 颞下颌关节疾病的外科治疗. 口腔颌面外科杂志, 2013, 23(2):79-84
69. BROWNE P A, CLARK G T, KUBOKI T, et al. Concurrent cervical and craniofacial pain. A review of empiric and basic science evidence. Oral Surg Oral Med Oral Pathol Oral Radiol Endod, 1998, 86:633
70. CIANCAGLINI R, TESTA M, RADAELLI G. Association of neck pain with symptoms of temporomandibular dysfunction in the general adult population. Scand J Rehabil Med, 1999, 31:17
71. ERIKSSON P O, ZAFAR H, NORDH E. Concomitant mandibular and head-neck movements during jaw opening-closing in man. J of Oral Rehabilitation, 1998, 25:859
72. ERIKSSON P O, HÄGGMAN-HENRIKSON B, NORDH E, et al. Co-ordinated mandibular and head-neck movements during rhythmic jaw activities in man. J Dent Res, 2000, 79:1378
73. KERR F W. Central relationships of trigeminal and cervical primary afferents in the spinal cord and medulla. Brain Res, 1972, 43:561
74. YOSHINO K, KAWAGISHI S, AMANO N. Morphological characteristics of primary sensory and post-synaptic sympathetic neurones supplying the temporomandibular joint in the cat. Arch Oral Biol, 1998, 43:679
75. DONG Y, WANG X M, WANG M Q. EMG Power Spectrum in Patients With Developmental Mandibular Asymmetry. J Oral Rehabilitation, 2008, 35:27-31
76. YAMABE Y, YAMASHITA R, FUJII H. Head, neck and trunk movements accompanying jaw tapping. J Oral Rehabil, 1999, 26:900
77. 石世莹. 颈椎与颞下颌关节功能紊乱综合征 50 例报告. 颈腰痛杂志, 2000, 21:322
78. 董研, 郭天文, 王美青. 偏颌畸形患者颌面结构特征及其与颈椎姿势相关性的研究. 实用口腔医学杂志, 2001, 17:134-137
79. CLARK G T, BROWNE P A, NAKANO M, et al. Co-activation of the sternocleidomastoid muscles during maximum clench. J Dent Res, 1993, 72:1499-1502
80. GALM R, RITTMEISTER M, SCHMITT E. Vertigo in patients with cervical spine dysfunction. Eur Spine J, 1998, 7:55-58
81. GWENDOLEN A J, SHAUN P, O'LEARY E. Clinical assessment of the deep cervical flexor muscles: the craniocervical felxion text. J Manipulative Physiol Ther, 2008, 31:525-533
82. LIU X, ZHANG C, WANG D, et al. Proprioceptive mechanisms in occlusion-stimulated masseter hypercontraction. Eur J Oral Sci, 2017, 125(2):127-134